危重症急救护理程序

第 3 版

主　编　周　立　王　蓓　彭　飞

副主编　席淑华　杨亚娟　邵小平　傅尚希　王世英

编　者　（以姓氏笔画为序）

丁小萍	于冬梅	马山珊	王　芳	王　蓓
王世英	王利维	王晓航	王晶晶	尤秀丽
史苏霞	刘　晓	刘　静	许永华	孙　巍
杜锦霞	李　娜	李　歆	李　慧	李舒玲
杨小妹	杨亚娟	吴英华	沈锡珊	张　华
张　蓉	张　婷	张　颖	张佩芳	张美英
张晓萍	陆　叶	陈方蕾	邵小平	张艇华
罗　丹	岳立萍	周立兰	须　俊	俞美定
俞荷花	洪涵涵	夏　彭	徐　栋	席淑华
黄　欣	梅　花		董浩芬	智晓旭
傅尚希	谢少飞			

科学出版社

北京

内 容 简 介

本书共7章,介绍了急症救护程序、危重症患者的监护、急救监护技术、急救药物的备用、危重患者护理文书、常用急诊检验项目及标本采集等。为了便于记忆和快速掌握危重症急救程序,除详细阐述理论知识外,对病情判断、救治原则、急救措施和救护要点等采用流程图的形式加以说明。本书在第2版的基础上,参照美国心脏协会《2015心肺复苏指南》,对心肺复苏相关内容进行了更新;增加了急性心脑血管疾病介入治疗的监测及护理,呼吸功能、胃肠功能及血糖等监测支持技术,以及最新的抢救技术、检测技术和抢救用药等相关内容,体现了急救学科领域的最新治疗和护理进展。增加了第7章参考试题及答案,以强化急救知识训练。本书附有20项危重症急救护理技术的视频(扫描二维码可观看视频)。

本书可作为临床护士工作指导和培训的参考用书。

图书在版编目(CIP)数据

危重症急救护理程序/周立,王蓓,彭飞主编. —3版.—北京:科学出版社,2017.6

ISBN 978-7-03-053618-1

Ⅰ.①危… Ⅱ.①周… ②王… ③彭… Ⅲ.①险症-护理②急救-护理 Ⅳ.①R472.2

中国版本图书馆 CIP 数据核字(2017)第132593号

责任编辑:马 莉 / 责任校对:何艳萍
责任印制:肖 兴 / 封面设计:龙 岩

科 学 出 版 社 出版

北京东黄城根北街 16 号
邮政编码:100717
http://www.sciencep.com

北京通州皇家印刷厂 印刷
科学出版社发行 各地新华书店经销

*

2017年6月第 三 版 开本:787×1092 1/16
2017年6月第一次印刷 印张:29
字数:670 000

定价:99.00元
(如有印装质量问题,我社负责调换)

第3版前言

近年来,随着社会的发展和人口的老龄化,因交通事故、工伤、意外灾害及急性疾病等导致危重症病人逐年增多,危重症急救护理工作越来越受到重视。随着急救医学的发展、抢救技术和监护技术的不断更新,各种新的抢救和监测仪器用于临床,这就要求护理人员必须具备全面的急救知识,熟练掌握急救监护仪器的使用和操作,全面提高救护水平。

本书从危重症急救护理发展的需求出发,规范急救护理程序,帮助护理人员掌握急救知识和技能,并将其运用到危重症护理的实践中。全书共分7章,详细介绍了急症救护程序、危重症患者的监护、急救监护技术、急救药物的备用、危重患者护理文书、常用急救检验项目及标本采集等。从培训对象、认知特点及教学规律考虑,每章设制理论知识和救护流程图两部分。理论知识部分主要介绍病情观察、救治原则和救护要点,再采用流程图的形式加以说明,一目了然方便记忆。同时,本次再版还增加了参考试题及答案,以强化急救知识训练。

由于《危重症急救护理程序》初版深受读者欢迎,因此应广大读者和出版社的要求出版第3版,对原来的内容做了修订。为适应现代急救护理技术的发展,与国际前沿接轨,对部分章节做了增删和修改。参照美国心脏协会《2015心肺复苏指南》,对心肺复苏相关内容进行了更新;增加了急性心脑血管疾病介入治疗的监测及护理,呼吸功能、胃肠功能及血糖等监测支持技术;收录了最新的抢救技术、检测技术和抢救用药等信息,体现了急救学科领域的最新治疗和护理进展。更加突出监护技术操作方法的指导、护理观察重点及观察指标的临床意义。

感谢在本书编写、审定、出版过程中,第二军医大学长征医院多位临床专家的指导与帮助!感谢所有关注、支持本书的读者!

本书由长期从事临床一线工作的护理骨干撰写而成,编写成员均具有丰富的临床实践经验,但由于护理科学发展迅速,书中存在的疏漏和不妥之处,恳请护理界同仁多提宝贵意见。

编 者

2017 年 4 月

目录

第1章

急症救护程序

第一节　突发事件救护程序

突发性事件随时可发生,为做好医疗保障工作,必须先做好组织工作,以已有的急救医疗体系为基础,健全突发事件应急预案,实施全方位的医疗救援工作。突发性事件的救护突出争分夺秒、统一指挥、合理分工、相互协作的救援特点,以提高抢救成功率。

突发事件发生时,应立即根据患者的病情,按照先重后轻、先急后缓的急救原则,组织相关人员进行抢救。组成突发事件急救小组或启动医院突发事件处理预案。通知急救科及相关科室医师迅速到场,加强护理人员的配备,准备必需的救治设备和救护场所,通知药房、检验科和手术室做好应急准备。由院领导统一指挥,指定医疗、护理和后勤保障部门的负责人协同指挥,保证抢救工作有条不紊地展开。抢救工作完毕后,应及时做好就诊统计、情况汇总等工作,以便汇报及备案(图1-1)。

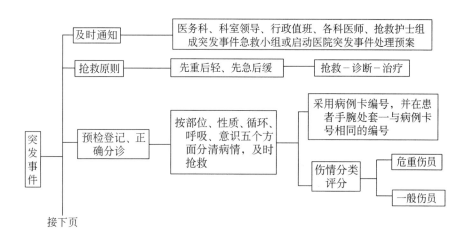

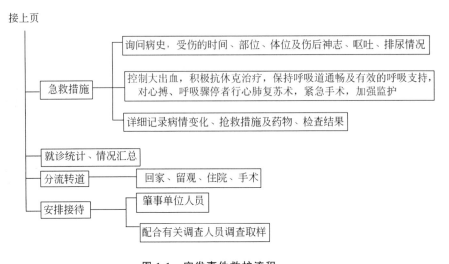

接上页

- 急救措施
  - 询问病史，受伤的时间、部位、体位及伤后神志、呕吐、排尿情况
  - 控制大出血，积极抗休克治疗，保持呼吸道通畅及有效的呼吸支持，对心搏、呼吸骤停者行心肺复苏术，紧急手术，加强监护
  - 详细记录病情变化、抢救措施及药物、检查结果
- 就诊统计、情况汇总
- 分流转道 —— 回家、留观、住院、手术
- 安排接待
  - 肇事单位人员
  - 配合有关调查人员调查取样

图 1-1　突发事件救护流程

第二节　多发伤救护程序

一、概　　述

多发伤是指在同一致伤因素作用下，机体有 2 个或 2 个以上解剖部位或器官同时或相继遭受严重损伤，其中至少有一处损伤可危及生命。多发伤应与复合伤、联合伤相区别。多发伤的临床特点是伤势重、伤死率高、休克发生率高、伤情复杂、容易漏诊，要求迅速判断伤情，迅速救治。

二、病　情　判　断

(一)病史

详细询问病史，了解伤员受伤的时间、地点，受伤时的姿态、致伤物的性质、外力作用部位、受伤后的主要症状及其发展变化情况等。

(二)伤情评估

1. 危及生命的伤情评估　对多发伤的早期检查，应尽快了解呼吸系统、心血管、中枢神经系统的主要生命体征。特别注意呼吸、血压、脉搏、意识、瞳孔大小及对光反应、四肢活动和胸腹呼吸情况，尽快判断有无致命伤。

(1)气道情况：有无气道不畅或阻塞。

(2)呼吸情况：检查双侧胸廓运动情况，有无浮动胸壁，呼吸音是否减弱，有无通气不良。

(3)循环情况：了解出血量，观察血压和脉搏，判断是否发生休克。

(4)中枢神经系统情况：意识状态，瞳孔大小及对光反应，有无偏瘫或截瘫。

2. 全身伤情评估　在进行紧急处理后生命体征稳定的情况下，应及时进行全身检查，对伤情作出全面评估。应详细采集病史，了解受伤原因和经过，必要时进行相应的实验室检查和影像诊断检查,如 X 线摄片、B 超、CT、磁共振成像(magnetic resonance imaging,MRI)等。根据以上评估,以确立损伤救治的先后顺序。

(三)进行必要的复查

伤情稳定后或在伤后数日内,应再进行一次详细的全面检查,以便减少或防止严重外伤的漏诊和误诊。

(四)诊断标准

凡具备下列 2 项以上定为多发性创伤:①头部伤(意识障碍、颅骨骨折、脑挫伤、颅内血肿);②胸部伤(多发肋骨骨折,血气胸,心肺挫伤,纵隔伤,心脏伤、心包伤,大血管伤,气管伤);③腹部伤(腹内出血、脏器伤、腹膜后大血肿);④长骨骨折(股骨或多发性长骨骨干骨折);⑤复杂骨盆骨折(或伴休克);⑥脊髓伤(伴高位截瘫)。

三、急救措施

1. 保持呼吸道通畅,纠正和改善呼吸功能障碍 去枕平卧,解开衣扣,清除呼吸道内异物,保持呼吸道通畅。给予吸氧,必要时给予气管插管或气管切开,机械通气。呼吸、心搏骤停者,即行心肺复苏术。

2. 补充有效循环血量,积极抗休克治疗 补充有效循环血量是严重多发伤的重要抢救措施,也是抗休克成功的关键。应迅速建立 2 条以上有效静脉通路,立即配血及备血。对有可能发生休克者,首选平衡液快速滴入,尽快输入全血。

3. 及早控制出血 对有活动性出血情况者应迅速控制外部出血,如加压包扎、止血带结扎等,查明内出血原因并予以消除,内脏大出血者应尽快予以手术处理。

4. 各脏器系统损伤的救护

(1)胸部创伤的处理:开放性气胸应迅速将其处理为闭合性。张力性气胸应尽快穿刺,行胸腔闭式引流,必要时行开胸手术。

(2)颅脑损伤的处理:及时复查 CT,明确诊断,应注意防止脑水肿,可选用甘露醇和激素治疗。

(3)腹部内脏损伤的处理:疑有腹腔内出血时,应立即行腹腔穿刺术,行 B 超检查等,尽快输血,防止休克的发生。做好术前准备,尽早行剖腹探查手术。

(4)骨折处理:给予临时止血、固定,待生命体征平稳后再处理骨折。多处骨折在全身情况许可后尽早进行手术内固定。

四、救护要点

1. 严密观察生命体征及病情变化。观察神志、瞳孔、肢体活动情况及尿量、尿色变化,及时发现隐蔽的深部损伤、继发性损伤、大出血及休克等危及生命情况。

2. 给氧,保持呼吸道通畅,必要时给予气管插管、气管切开,机械通气治疗。

3. 保持静脉输液通畅,补充有效循环血量。

4. 各脏器官损伤者给予及时相应的处理。

5. 留置导尿,导尿后留取尿标本和记尿量,观察有无泌尿系统损伤、微循环灌注情况及心肾功能等。

    6. 及早做好术前准备,如做好青霉素皮试、普鲁卡因皮试和配血及备血等术前准备工作。

    7. 积极防治感染、重要动脉损伤、脊髓损伤、肾衰竭等并发症的发生(图 1-2)。

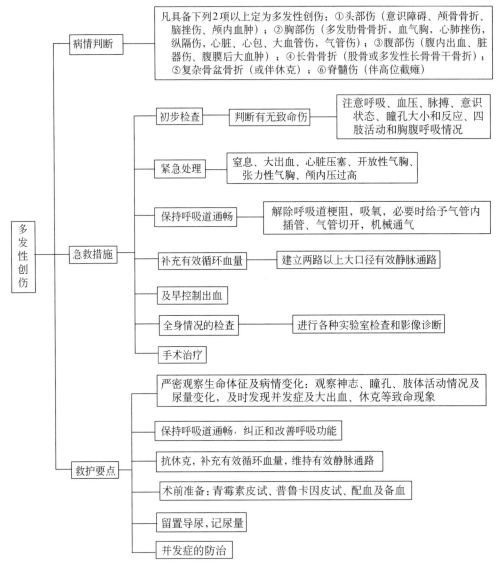

图 1-2　多发伤救护流程

（夏　兰　杨小妹）

第三节　颅脑损伤救护程序

一、概　　述

颅脑损伤包括颅伤和脑伤。颅伤是指头颅部软组织损伤和颅骨骨折,脑伤是指以脑损伤为主的各种颅内组织损伤。两者常常同时存在,且相互影响。对患者影响最大,决定其预后的是脑损伤。在我国因创伤致命的伤员中,半数以上与颅脑损伤有关,在交通事故中,因颅脑创伤而死亡的人数占首位。因此,早期诊断、及时救治和正确处理是提高颅脑损伤救治效果的关键。

二、病 情 判 断

(一)病史

重点了解致伤原因、暴力大小、作用方式和着力部位。

(二)意识变化

意识障碍的程度和时间可反映脑损伤的严重程度,意识状态也是反映脑功能恢复的重要指标。临床上采用国际通用的格拉斯哥昏迷分级(Glasgow coma scale,GCS)计分法来确定颅脑损伤昏迷程度和创伤程度的标准(表 1-1)。

表 1-1　GCS 昏迷计分标准

睡眠反应(计分)		言语反应(计分)		运动反应(计分)	
自动睁眼	4	回答正确	5	按吩咐做动作	6
呼唤睁眼	3	答非所问	4	刺痛能定位	5
刺激睁眼	2	胡言乱语	3	刺痛能躲避	4
不睁眼	1	只能发音	2	刺痛肢体屈曲反应	3
		不能发音	1	刺痛肢体过伸反应	2
				不能运动	1

注:GCS 评分共计 15 分,13～15 分为清醒,9～12 分为模糊,4～8 分为昏迷,3 分及以下为深昏迷

在临床应用 GCS 评分时不仅要看患者一时的意识变化,更应注意 GCS 评分的变化趋势。进行性意识障碍是继发性颅内血肿重要的早期表现,尤其是意识清醒患者的超早期意识变化,精神状态的异常,实际上是意识变化的先兆,患者从抑制状态转为兴奋状态,或从兴奋状态转为抑制状态,都提示意识状态开始变化。特别对出现异常躁动,或出现嗜睡加深的患者,常表明有颅内压增高和继发颅内血肿的可能,应引起高度警惕。

(三)症状及体征

1. **头痛与呕吐**　频繁的呕吐、进行性加重的剧烈头痛常为颅内压急剧增高的早期表现,应警惕颅内血肿和脑疝的发生。一般头部伤后早期头痛多较局限或以伤部为主。若头痛扩散到整个头部或双额颞、颈枕部、双眼眶部,伴有眼球胀痛、畏光,特别是有一侧为主的双眼持续胀痛并加剧,应怀疑有颅内血肿的可能。

2. **生命体征**　颅内压升高时,典型的生命体征变化是二慢二高(脉搏慢、呼吸慢、血压高和体温高),一般急性颅内压升高时以血压改变较为明显。早期出现呼吸抑制和节律紊乱,则

是颅后窝血肿的表现。若伤后即有高热,常是下丘脑或脑干损伤的症状。而伤后数日体温增高常提示有感染性合并症。伤后立即或迅速出现的生命体征改变常是脑干损伤的征象。

3. 头部体征　着力点有巨大血肿者,应疑有颅骨骨折。

(1)颅前窝骨折:主要表现为眼球结膜下出血,眼睑皮下淤血,酷似"熊猫眼"或称"眼镜征",脑脊液鼻漏,还可有嗅觉丧失和视力障碍。

(2)颅中窝骨折:表现为耳道流血性液、脑脊液耳漏、口角㖞斜和听力障碍。

(3)颅后窝骨折:主要表现为耳后乳突区皮下瘀斑,咽后壁黏膜淤血肿胀等。也可能伴有饮水与吞咽呛咳,伸舌偏斜等后组脑神经损害症状。

(4)其他:在着力点以外出现肿胀,尤其在枕顶部着力,颞肌腱膜下肿胀,常提示颞部有骨折,可能并发有硬膜外血肿。

(四)神经体征

1. 瞳孔变化　瞳孔变化对颅脑损伤有重要的临床意义。一侧瞳孔对光反应迟钝或(和)睫毛反射迟钝,是该侧动眼神经损伤的早期表现。双侧瞳孔散大,对光反应消失,眼球固定伴深昏迷或去大脑强直多为原发性脑干损伤或临终前的表现。双侧瞳孔散大或缩小,或大小多变、形状不整是脑干损害的表现。双眼同向凝视,提示额中回后部损伤,眼球震颤可见于小脑或脑干损伤。

2. 运动反射改变　伤后立即出现运动障碍是原发性脑损伤所致。伤后无运动改变,随着病情变化而出现运动障碍者,则提示有继发性损害。

3. 脑膜刺激征　伤后即出现脑膜刺激征是蛛网膜下腔出血的表现,颈项强直或有强迫头位而无下肢症状时,是颅后窝损伤的表现。

(五)辅助检查

1. 头颅 X 线摄片　凡条件允许者均应拍摄头颅正位片,必要时摄枕骨位片、切线位片,为诊断颅骨骨折提供有力依据。

2. CT 扫描　CT 扫描具有快速、安全、可靠的特点,是诊断颅脑伤的重要手段,应尽早采用。CT 检查不仅要观察颅内血肿、脑挫裂伤和脑水肿本身的表现,更应注意脑室的形态、大小、中线结构有无移位及移位程度。

3. MRI 检查　MRI 检查对某些颅脑损伤后改变的诊断有独特的作用,但不能代替 CT 检查。急性期的诊断价值不如 CT。

4. 诱发电位检查　对判断颅脑损伤的伤情和部位有重要价值。

5. 脑血管造影　无 CT 检查条件下可用,对诊断脑外血肿,如亚急性或慢性硬膜下血肿、外伤性血管病变有一定的作用。

三、急 救 措 施

1. 询问伤情,了解患者有无昏迷、昏迷时间长短、有无中间清醒期、近期遗忘、呕吐等。检查瞳孔、血压、呼吸、脉搏,按颅脑损伤的程度将患者安置于抢救室或监护室。

2. 保持呼吸道通畅,吸氧,监测呼吸功能,必要时行气管内插管或气管切开,进行机械通气。定时吸除呼吸道分泌物,确保气道通畅。

3. 迅速建立有效的静脉大口径通道,做好配血、验血准备。

4. 控制脑水肿,降低颅内压可选用 20% 甘露醇 250ml(根据病情需要酌情加呋塞米)30min 内快速滴注,也可遵医嘱应用大量激素、清蛋白(白蛋白)。

5. 开放性颅脑损伤患者,原则上尽早争取在伤后 6h 内进行清创缝合,最迟不超过 72h。有颅内血肿者可钻颅抽吸或开颅清除血肿。对病情危重或脑受压症状明显者应紧急手术抢救。头部出血量大,伴出血性休克时,应争取积极抗休克处理,予以输血和应用升压药,尽快纠正低血压。

6. 凡有手术指征者应及时做好术前准备:备皮、剃头、备血、皮试、留置导尿管。

7. 凡有伤口者,均应做破伤风抗毒素(tetanus antitoxin,TAT)皮肤试验,并根据病情给予抗生素,预防感染。

8. 尽快做好各项辅助检查:脑部 X 线摄片、CT,以明确诊断。

9. 严密监测生命体征、瞳孔、意识,及时发现病情变化。对意识障碍伴躁动的患者应防止坠床,应用约束带和加床栏进行保护。躁动剧烈者遵医嘱给予适当的镇静药或催眠药物。

10. 做好抢救和监护记录。

四、救 护 要 点

(一)一般护理

1. 将患者安置于抢救室或监护室,保持环境清洁、安静。

2. 每 15～30 分钟定时观察记录神志、瞳孔、血压、呼吸、脉搏,并及时向医师汇报。

3. 根据患者病情合理安置患者体位

(1)颅内压增高时,宜取头高位,以利颈静脉回流,减轻颅内压。

(2)低颅压患者适取平卧位,如取头高位则使头痛加重。

(3)患者脑脊液漏时,取平卧位或头高位。

(4)重伤昏迷患者取平卧、侧卧位,以利口腔与呼吸道分泌物向外引流,保持呼吸道通畅。

(5)患者休克时取平卧或头低卧位,时间不宜过长,避免增加颅内淤血。

4. 营养支持。伤后 2～3d 一般予以禁食,如患者病情稳定后无法进食,可用鼻饲给予要素饮食,如能全力(TPF)等。

(二)专科监护

1. 意识　意识障碍是颅脑外伤最常见的症状之一。可以根据患者语言、睁眼及有无自主运动来判断,是否发生昏迷或昏迷程度有无变化。

(1)原因:①脑水肿;②脑缺氧;③颅内压升高。

(2)临床表现:①嗜睡。为早期较轻微的意识障碍,患者处于睡眠状态,给予轻微刺激即可清醒,唤醒后能正确回答问题。②蒙眬。患者对人、物、时间、地点的意识能力均有障碍,反应迟钝,回答问题不正确。③浅昏迷。意识大部分丧失,仅存在吞咽、咳嗽、角膜和睫毛反射,对疼痛刺激有痛苦表情和防御反射。④深昏迷。意识完全丧失,对外界刺激毫无反应,一切反射消失。

(3)护理措施:①监测神志,并以 GCS 评分标准记录患者对外界刺激的反应。如发现患者由清醒转为嗜睡或躁动不安,或有进行性意识障碍加重时,应尽早行头颅 CT 扫描,为确定原发损伤的程度和继发性损伤的发生、发展提供可靠依据。②继发性损伤者,给予床栏、约束带保护患者,防止坠床、自伤等意外情况的发生。

2. 瞳孔　严密观察瞳孔的变化对脑外伤的病情观察有重要的意义。如瞳孔对称性缩小伴有脑膜刺激征,常为伤后出现的蛛网膜下腔出血;如双侧瞳孔针尖样缩小、对光反应迟钝,伴有中枢性高热,深昏迷则多为脑桥损害;伤后伤侧瞳孔先短暂缩小继之散大,伴对侧肢体运动障碍,则提示伤侧颅内血肿;如瞳孔对光反应消失、眼球固定,伴深昏迷和颈项强直,多为原发性脑干伤;如一侧瞳孔进行性散大,对光反应逐渐消失,伴意识障碍加重、生命体征紊乱和对侧肢体瘫痪,是脑疝的典型表现。

3. 生命体征与肢体活动　严密观察生命体征的变化,注意有无两慢一高的现象:即血压呈阶梯式上升,脉搏呈阶梯式减慢,呼吸深慢。观察患者的肢体活动度,伤后一侧肢体少动或不动,对疼痛刺激反应迟钝或无反应,有锥体束征,并呈进行性加重,应考虑血肿引起脑疝或血肿压迫运动中枢,出现大脑强直为脑疝晚期。

4. 脑水肿的观察与护理

(1)观察要点:①患者主诉头痛、恶心或喷射性呕吐;②意识障碍加重或意识改变,瞳孔散大及对光反应减弱或消失,生命体征改变,癫痫发作、继发性偏瘫、脑疝。

(2)护理措施:①患者静卧,保持头部正直,防止呼吸不畅;②连续心电监测,观察患者的神志、瞳孔、呼吸、脉搏、血压、颅内压等,及时发现病情变化,并向医师汇报;③给予高流量吸氧,4～6L/min,保持呼吸道通畅,防止脑缺氧;④根据病情调节输液速度,准确记录24h出入液量。

(三)并发症的观察与护理

1. 癫痫

(1)原因:①外伤致大脑皮质激惹或损伤;②颅内压增高;③高热;④脑缺氧。

(2)护理措施:①防止误吸与窒息。有专人看护,解开患者衣扣,头转向一侧,摘除义齿,及时清除口腔内异物,保持呼吸道通畅。上、下磨牙之间置牙垫,防舌咬伤。②高流量吸氧,改善脑缺氧。③癫痫发作和发作后躁动患者,应加强防范,避免发生坠床。④癫痫持续状态患者使用地西泮(安定)时,应注意观察呼吸,如呼吸停止,应立即行辅助呼吸。⑤详细记录癫痫发作时间、性质、持续时间及用药剂量。

2. 压疮

(1)原因:①患者因意识障碍、肢体瘫痪、伤口疼痛而不能自行改变体位,致局部长时间受压;②限制体位;③全身营养不良;④局部物理、化学刺激。

(2)护理措施:①定时协助患者改变体位,限制体位者,受压部位定期减压,避免局部皮肤长期受压,可使用海绵床垫或气垫床,并按摩骨隆突处;②保持皮肤清洁干燥,床单平整,及时更换衣被;③定时检查患者皮肤情况,如发现皮肤红肿应及早处理;④勤剪指甲,对烦躁或意识障碍者应适当约束双手,以免自伤或抓破皮肤。

3. 高热

(1)原因:①下丘脑、脑干损伤,导致体温调节中枢失常,而引起中枢性高热;②伤口、颅内、肺部或泌尿系统感染。

(2)护理措施:①定时测量体温。如体温＞38℃,即采取降温措施,温水擦浴、乙醇擦浴(禁擦心前区、后颈、腹部及足底)、头置冰帽及大血管处置冰袋、降温毯持续降温等。②冬眠低温疗法。用于重型颅脑损伤,防止脑水肿,也可用于高热。冬眠低温治疗时间不宜过长,一般为

3～5d,降温不宜过快,要定时测体温并观察全身情况,以肛温 32～34℃ 为宜。③亚低温治疗。亚低温能显著控制脑水肿,降低颅内压,减少脑组织细胞耗能,减轻神经毒性产物过度释放等。目前临床常用半导体冰毯机制冷与药物降温相结合的方法,使患者肛温维持在 30～34℃,持续 3～10d。亚低温治疗应注意:a. 定时监测生命体征。采用床边监护仪连续监测,亚低温状态下会引起血压降低和心率减慢,应严密观察患者的心律、心率、血压等,尤其应注意呼吸情况,应用肌松药的同时可用呼吸机辅助呼吸。b. 观察降温效果,及时记录。c. 降温毯置于患者躯干部、背部和臀部,皮肤温度较低,血循环减慢,易发生压疮,应定时翻身、按摩,减轻皮肤受压,改善低温下的血液循环,防止局部冻伤及压疮的发生。

4. 消化道出血

(1)严密观察患者生命体征,密切注意患者有无腹胀、呕吐、呕血、便血等症状。

(2)出血期护理:①禁食;②意识障碍及呕吐患者头偏向一侧,防止误吸、窒息发生;③遵医嘱静脉或肌内注射止血药。

(3)便血患者,随时清理床单,清洁肛周,擦洗会阴及臀部,防止肛周皮肤溃烂。

5. 肺部感染

(1)做好空气消毒措施。

(2)吸痰应及时、充分、有效,并严格无菌操作。

(3)定时翻身、叩背,防止坠积性肺炎(图 1-3)。

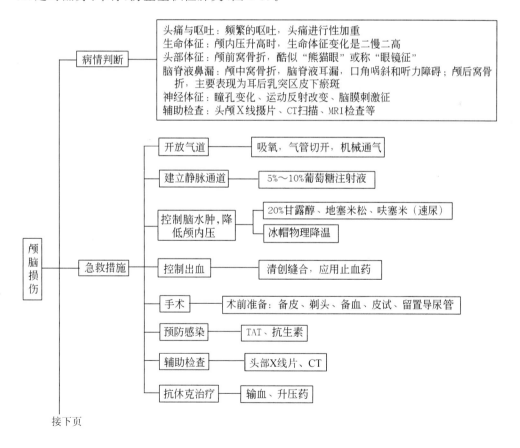

接下页

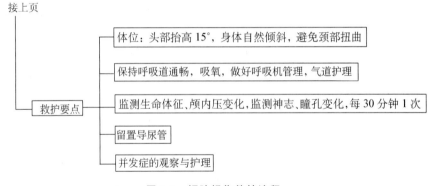

图 1-3　颅脑损伤救护流程

（席淑华　谢少飞）

第四节　严重胸外伤救护程序

一、概　述

胸外伤多由于暴力挤压、冲撞、跌倒、坠落、钝器打击、锐器或枪弹伤所致。胸部创伤分闭合性伤和开放性伤两大类，后者又以胸膜屏障完整性是否被破坏分为穿透性和非穿透性伤。严重胸外伤包括肋骨或胸骨骨折、损伤性气胸、损伤性血胸、损伤性心包积血、肺或支气管的损伤等。常因损伤胸内脏器或血管而引起气胸、血胸，导致呼吸循环功能障碍以致危及生命。迅速正确的救护，是提高抢救成功率的关键。

二、病情判断

（一）症状与体征

1. 胸痛　胸痛是胸外伤最常见的症状，伤处压痛明显，疼痛随呼吸运动加重。

2. 呼吸困难　常可因气胸和血胸引起肺萎陷、呼吸道及肺实质的损伤、呼吸道血液或分泌物的堵塞、反常呼吸运动、胸痛而致呼吸活动的受限等原因而引起呼吸困难。

3. 呼吸异常运动　当肺部、胸膜及胸壁发生损伤时，可出现伤侧的呼吸运动减弱或消失。当多根、多处肋骨骨折时，胸壁失去肋骨支撑，大块胸壁"软化"，呼吸运动时，与其他部位胸壁活动相反，吸气时凹陷，呼气时向外凸出，严重影响呼吸功能，称为"浮动胸壁"或"连枷胸"，此种呼吸称为反常呼吸。反常呼吸时，纵隔随着呼吸摆动，称为"纵隔摆动"。

4. 休克　损伤胸内脏器或大血管时，常因严重失血及呼吸功能障碍而导致休克。

5. 咯血　肺组织、气管、支气管损伤时，可出现咯血或痰中带血的症状。

6. 皮下气肿　张力性气胸患者皮下扪诊时可有握雪感，听诊时可有捻发音，这是皮下气肿的特异体征。

（二）辅助检查

1. 胸部X线检查。胸部X线检查对胸外伤的诊断具有很重要的意义。可以明确有无肋骨骨折，骨折的部位及性质，判断胸内有无积血、积气及量的大小，显示纵隔移位情况及肺组织的萎缩程度等。

2. 胸腔穿刺。损伤性血胸胸腔穿刺抽出不凝固血液时即可明确诊断。

3. B超、CT、磁共振成像、支气管镜、支气管造影等检查可协助诊断。

三、急救措施

1. 保持呼吸道通畅，维持呼吸、循环功能稳定　高流量给氧。病情允许者，鼓励患者咳嗽排痰，及时解除呼吸道梗阻，必要时行气管内插管或气管切开，给予呼吸机辅助呼吸。

2. 迅速补充血容量，积极抗休克　对失血性休克者，应立即建立两条以上大口径静脉通路，输液、输血或血浆代用品，以补充血容量。

3. 对各种不同类型的严重胸外伤，根据其特点，给予及时相应的处理　开放性气胸应迅速封闭伤口，变开放性为闭合性，并及早予以清创缝合。张力性气胸应于锁骨中线第2肋间处行穿刺减压。连枷胸引起反常呼吸者应对胸部加压包扎，或行胸壁牵引治疗。创伤性血胸者应立即补充血容量，行胸腔穿刺，进行性血胸应及早开胸探查止血。心脏压塞者，可行心包穿刺减压。

4. 气胸、血胸的处理　可行胸腔闭式引流术，引流出胸腔内的积气、积血。积气多聚集在胸腔的上部，故常选在锁骨中线第2肋间插管引流。积液常处于低部，可选择在腋中线和腋后线之间的第6、7、8肋间穿刺引流。

5. 积极抗感染　清创缝合包扎时注意无菌操作，静脉滴注抗生素，对有外伤的患者还应及时注射TAT，预防破伤风感染。

6. 做好术前准备　对需手术治疗的患者应迅速做好术前准备，如备血、配血交叉试验、青霉素皮试、普鲁卡因（奴佛卡因）皮试、备皮、留置导尿等。

四、救护要点

1. 严密观察生命体征及病情变化。加强患者神志、面色、体温、呼吸、脉搏、血压、胸壁运动、尿量的观察，必要时监测血气分析，并做详细记录。如患者出现神情淡漠、脉搏细弱、血压下降、脉压差变小、尿量减少等休克早期症状时，应积极给予抗休克措施。

2. 保持呼吸道通畅。协助患者有效咳嗽排痰，咳嗽时，用手按压住胸部伤口。病情允许者，可采取半卧位，以利于呼吸、咳嗽排痰及胸腔引流。

3. 保持静脉输液的通畅。如失血严重应迅速建立两条以上大血管输液通路，快速输入血浆代用品或平衡液，以迅速补充血容量。

4. 根据病情需要做好急救的物品准备。做好氧气、输液、胸穿包、胸腔闭式引流包、气管切开包、心包穿刺包、吸痰设备、呼吸机等准备工作，协助医师进行各种治疗措施。

5. 保持胸腔闭式引流的通畅。妥善固定胸腔闭式引流管，定时观察引流液的量、颜色、性状、水柱的波动情况，并准确记录。如引流量多，颜色为鲜红或暗红色，性状较黏稠，易凝血，则提示胸腔内活动性出血。

6. 对多发伤患者,在病情稍稳定后,应进行全面详细的检查,及时发现其他系统的损伤,并给予相应的处理。

7. 控制感染,加强基础护理,预防各种并发症的发生(图1-4)。

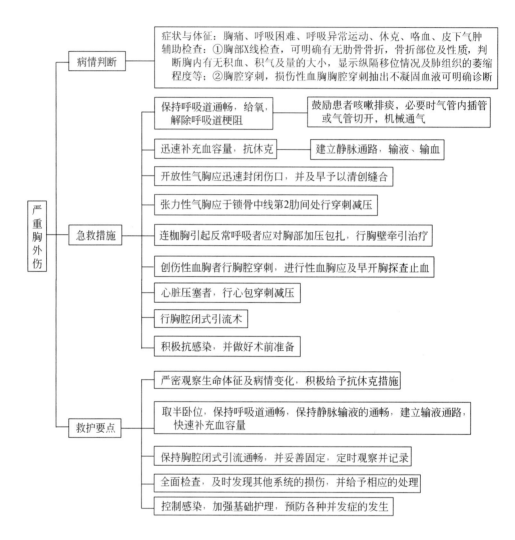

图1-4 严重胸外伤救护流程

第五节　腹部创伤救护程序

一、概　　述

腹部创伤不论是战时或平时均是较为常见的一种外科急症,临床上常根据腹部皮肤的完整性是否被破坏而分为闭合性和开放性两大类,闭合性伤误诊、漏诊率高。腹部创伤若损伤实质性脏器或大血管常可引起严重出血及休克,损伤空腔脏器常导致内容物流入腹腔而造成腹膜炎,这也是腹部创伤患者死亡的主要原因。

二、病　情　判　断

(一)症状与体征

1. 腹痛　腹痛是腹部创伤最首要的表现。腹痛呈进行性加重或范围扩大,甚至遍及全腹则考虑为内脏损伤,早期压痛最明显处即是损伤的脏器所在部位。损伤实质性脏器(如肝、脾、肾)或大血管时,腹痛呈持续性,常导致内脏出血,以致发生失血性休克。损伤空腔脏器(如胃、肠、胆囊、膀胱)时,内容物(如胃液、肠液、胆汁、尿液)流入腹腔,造成剧烈腹痛,常伴有腹膜刺激症状。必须注意的是,不能单纯依据腹痛的性质或程度来判断内脏损伤的严重程度,如患者意识障碍、合并多发伤或使用镇痛药后,腹部症状可不明显。

2. 休克　创伤早期,可因腹腔内实质性脏器或大血管的损伤而导致出血性休克,可表现为神情淡漠、面色苍白、脉搏细数、血压下降等。创伤晚期,可因腹腔内空腔性脏器损伤,内容物流入腹腔,引起腹腔感染,甚至出现感染性休克。

3. 腹膜刺激征　腹膜刺激征包括腹部压痛、腹肌紧张、反跳痛,是空腔脏器损伤后引起急性腹膜炎的典型体征。

4. 胃肠道症状　内脏损伤后刺激腹膜,常引起反射性恶心、呕吐。如患者腹腔内有出血或积气,可在短期内出现进行性加重的腹胀。此外,有时还可见胃肠道出血症状,如呕血、便血。

(二)辅助检查

1. 腹腔穿刺术　腹腔穿刺术是一种简易、有效的诊断方法,多用于诊断腹部闭合伤。如抽出不凝固血液,常提示腹腔内出血。

2. 腹腔灌洗术　在腹腔穿刺阴性而又怀疑腹内脏器损伤时可采用腹腔灌洗术。灌洗出血性液体、胆汁或肠内容物,或在灌洗液中找到细菌者,则提示有内脏损伤。

3. 实验室检查　实质性脏器伤常可见血红蛋白、血细胞比容下降,空腔脏器伤可见白细胞明显升高。

4. 影像学检查　B超可检测脏器外形、大小,检测腹腔内有无血肿、积液并可定位。X线摄片可观察膈下积气、腹腔内积液及某些脏器的大小、形态、位置与邻近脏器的关系改变。CT对软组织和实质性脏器损伤有较高的诊断分辨力。

三、急救措施

(一)保持呼吸道通畅,维持呼吸循环功能

吸氧,必要时气管插管或气管切开,给予机械通气。

(二)积极防治休克

立即建立两条以上大口径静脉通路,有条件者可行中心静脉置管。快速输液、输血,以补充血容量。输液肢体最好选择上肢,以免在合并下腔静脉等血管伤时,下肢输液有增加内出血的可能性。

(三)迅速处理伤口

腹部损伤合并危及生命的颅脑或胸部外伤时,应首先处理合并伤。对开放性损伤的患者,应给予有效的止血包扎,如伴有脏器脱出,不应将脱出的脏器回送入腹腔,可先用生理盐水敷料覆盖后,用换药碗扣住包扎,以免造成腹腔感染。对闭合性损伤的患者,未明确诊断前禁用镇痛药,以免掩盖症状。

(四)积极做好术前准备

对行剖腹探查或手术治疗的患者应迅速做好术前准备,如备血、配血交叉试验、青霉素皮试、普鲁卡因皮试、备皮、留置导尿等。

(五)积极抗感染

静脉滴注抗生素,对开放性腹部创伤或有空腔脏器损伤的患者应特别注意防止感染的发生。对有外伤的患者还应及时注射 TAT,预防破伤风感染。

(六)其他

留置胃管,持续胃肠减压,抽吸出胃内容物。休克或尿潴留者应留置导尿,准确观察并记录尿量,及时发现休克的早期表现。

四、救护要点

1. 严密观察生命体征及病情变化。加强患者神志、呼吸、脉搏、血压、尿量及出血情况的观察。如怀疑有内脏损伤时,应每 15~30 分钟监测生命体征 1 次。如患者出现神情淡漠、脉搏细数、血压下降、脉压差变小、尿量减少等休克早期症状时,应积极给予抗休克措施。密切观察各种引流液的性状、量、颜色,并予以记录。各引流管固定妥善,保持通畅。

2. 根据病情,采取适宜的体位。病情允许者,应采用半卧位。①半卧位有利于膈肌下降,胸腔容积增大,改善呼吸和循环;②有利于使腹腔渗出液流入盆腔,促使感染局限化,便于引流,控制感染;③有利于减轻腹痛、腹胀。合并休克者,应采取头高足低(中凹)卧位。

3. 积极抗休克。如失血严重者应迅速建立两条以上大血管输液通路,快速输入血浆代用品或平衡液,以迅速补充血容量。

4. 在诊断明确前,须禁食水。手术后肛门排气后方可进食流质饮食。

5. 加强基础护理,预防并发症。协助患者翻身、叩背,预防肺部感染及压疮的发生(图 1-5)。

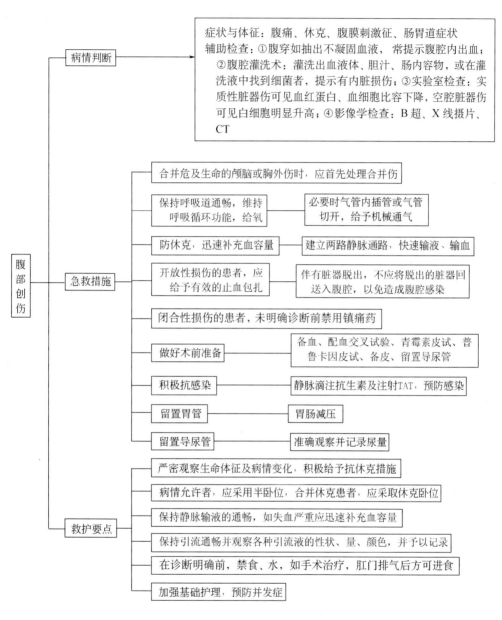

症状与体征：腹痛、休克、腹膜刺激征、肠胃道症状
辅助检查：①腹穿如抽出不凝固血液，常提示腹腔内出血；
②腹腔灌洗术：灌洗出血液体、胆汁、肠内容物，或在灌
洗液中找到细菌者，提示有内脏损伤；③实验室检查：实
质性脏器伤可见血红蛋白、血细胞比容下降，空腔脏器伤
可见白细胞明显升高；④影像学检查：B 超、X 线摄片、
CT

病情判断

合并危及生命的颅脑或胸外伤时，应首先处理合并伤

保持呼吸道通畅，维持
呼吸循环功能，给氧

必要时气管内插管或气管
切开，给予机械通气

防休克，迅速补充血容量

建立两路静脉通路，快速输液、输血

开放性损伤的患者，应
给予有效的止血包扎

伴有脏器脱出，不应将脱出的脏器回
送入腹腔，以免造成腹腔感染

闭合性损伤的患者，未明确诊断前禁用镇痛药

做好术前准备

备血、配血交叉试验、青霉素皮试、普
鲁卡因皮试、备皮、留置导尿管

积极抗感染

静脉滴注抗生素及注射TAT，预防感染

留置胃管

胃肠减压

留置导尿管

准确观察并记录尿量

腹部创伤

急救措施

严密观察生命体征及病情变化，积极给予抗休克措施

病情允许者，应采用半卧位，合并休克患者，应采取休克卧位

保持静脉输液的通畅，如失血严重应迅速补充血容量

保持引流通畅并观察各种引流液的性状、量、颜色，并予以记录

在诊断明确前，禁食、水，如手术治疗，肛门排气后方可进食

加强基础护理，预防并发症

救护要点

图 1-5　腹部创伤救护流程

第六节　电击伤救护程序

一、概　述

电击伤是指一定强度电流通过人体所引起的机体组织不同程度损伤或器官功能障碍,甚至死亡,俗称触电。低压交流电(220～380V)触电者最多见,常因心室纤维颤动导致死亡。高压电触电者多引起呼吸中枢麻痹、呼吸肌强直性收缩致呼吸暂停、窒息,导致死亡。电击伤的严重程度取决于电压高低、电流强度、触电时间、触电部位的电阻等因素。

二、病情判断

(一)症状与体征

1. 局部表现　主要为电烧伤。

(1)低压电引起的电烧伤特点:①时间短者伤口小,直径0.5～2cm,呈椭圆形或圆形,焦黄及灰白色;②创面干燥,常有进、出口;③一般不损伤内脏,截肢率低。

(2)高压电引起的电烧伤特点:①面积不大,但可深达肌肉、血管、神经和骨骼;②有一处进口和多处出口,进口处的创面比出口处严重;③肌肉组织常呈夹心性坏死;④可引起继发性出血或组织的继发性坏死,严重者可并发肾衰竭。

2. 全身表现

(1)轻型:瞬间接触低电压者常表现为惊恐、脸色苍白、头晕、心悸、呼吸及心跳加速。敏感者甚至可以出现晕厥,通常休息后都能恢复,恢复后可有肌痛、疲乏、头痛及神经兴奋症状。一般无阳性体征,但应重视心脏听诊,连续听诊3～5min可听到偶发的期前收缩。

(2)重型:可出现持续性抽搐、呼吸不规则、严重的心律失常、昏迷。严重者发生心室纤维颤动或心跳、呼吸骤停,如不及时脱离电源行抢救可致死亡。此外,电击还可引起各种内脏损伤。

(二)实验室改变

早期可出现肌酸磷酸肌酶(creatine phosphokinase,CPK)及其同工酶(CK-MB)、乳酸脱氢酶(lactate dehydrogenase,LDH)、天冬氨酸转氨酶(AST)的活性增高,尿液检查可见血红蛋白尿或肌红蛋白尿。

(三)心电图表现

低压电流及高压电流均可诱发心律失常,心室纤颤是低电压触电后常见的表现,是伤者致死的主要原因。而高压电则可直接导致心脏持续收缩停搏。心律失常可出现传导阻滞或房性、室性期前收缩。室性期前收缩如频繁发生或呈多源性,则易转化为室速或室颤。

三、急救措施

1. 迅速脱离电源　立即切断电源或用木棍、竹竿等非导电体挑开电源,使患者迅速脱离电源。同时应做好防护工作,防止救助者自身触电及误伤他人。

2. 迅速实施急救

(1)呼吸、心搏微弱或停止者,应立即现场行心肺复苏术进行抢救。患者若出现心室颤动,应尽快给予胸外电除颤,如现场无除颤机,可使用心前区叩击除颤。

(2)可行气管内插管,给予呼吸机辅助呼吸,维持有效的呼吸。

(3)心搏停止者给予持续胸外心脏按压的同时配合使用心脏复苏药物,如盐酸肾上腺素(副肾素)、利多卡因。盐酸肾上腺素是触电后心搏骤停复苏时的首选药物,但如触电后心搏存在或有房性或室性期前收缩时,应禁用此药,以防引起室颤。

3. 维持酸碱平衡,纠正水、电解质紊乱　可给予 5% 碳酸氢钠注射液静脉滴注,以纠正酸中毒,注意维持水、电解质平衡。

4. 积极防止脑水肿,保护脑组织　给予高流量吸氧,4~6L/min。头部置冰帽,降低脑代谢,改善脑缺氧。有条件者可行高压氧治疗。应用甘露醇、激素等药物,防止发生脑水肿。

5. 肾衰竭的防治　早期应用利尿药,并注意碱化尿液,如已发生肾衰竭,可采用血液透析或腹膜透析治疗。

6. 防止电烧伤创面感染　对创面应进行消毒包扎,必要时给予抗生素,防治感染。注射破伤风抗毒素,预防破伤风的发生。

7. 其他　若有骨折、内脏损伤、软组织伤等应给予及时相应处理。

四、救护要点

1. 严密观察生命体征及病情变化。给予持续心电监护及氧饱和度监测,注意观察呼吸的频率及有无心律失常。如患者出现呼吸心搏骤停,应立即进行心肺复苏予以抢救。严密观察患者心电图的变化,如出现室颤,应及时给予电除颤。除颤后,应注意观察除颤部位是否有红肿、发黑等灼伤现象的发生。

2. 保持呼吸道通畅。高流量给氧,4~6L/min。必要时气管内插管,给予呼吸机辅助呼吸,维持有效呼吸。加强气道护理,及时吸除气道分泌物。

3. 建立静脉通路,积极抗休克,纠正水、电解质、酸碱平衡紊乱。

4. 监测尿量,并准确记录。由于电击伤的患者常可并发急性肾衰竭和使用利尿药来防治脑水肿,故尿量是一个很重要的监测指标。

5. 加强基础护理,防止并发症(图 1-6)。

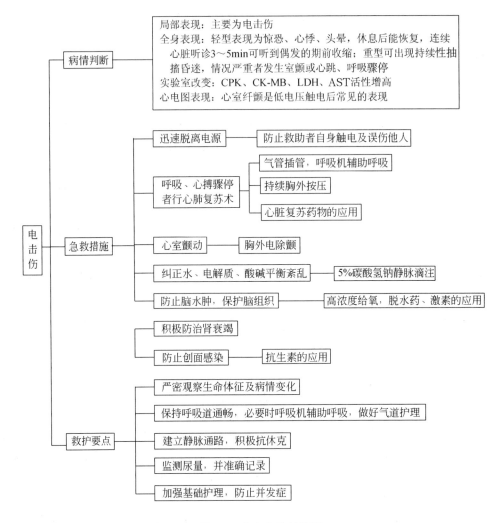

图 1-6 电击伤救护流程

第七节 溺水救护程序

一、概 述

溺水指人淹没于水中,呼吸道被水、泥沙、杂草等杂质堵塞,引起换气功能障碍,反射性喉头痉挛而缺氧、窒息造成血流动力学及血液生化改变的状态。严重者如抢救不及时可导致呼吸、心搏停止而死亡。根据吸入水分的性状及病理生理变化不同,可将溺水分为海水溺水和淡水溺水。

二、病情判断

(一)病史

对溺水者必须向陪护人员询问溺水的时间、地点及水源性质,注意检查患者身体有无硬物碰撞痕迹,以便及时诊治颅脑外伤。

(二)症状与体征

一般表现为面部发绀、肿胀、眼结膜充血、四肢厥冷、寒战等。其他各系统可有如下表现。

1. 神经系统　头痛、癫痫发作、烦躁、昏迷、牙关紧闭、肌张力增加,也可出现言语和视觉障碍。

2. 循环系统　脉搏细数或不能触及、血压不稳、心律失常,严重者出现室颤或心搏停止。

3. 呼吸系统　咳嗽、呼吸加快、胸痛、两肺湿啰音,严重者可发生急性肺水肿。

4. 消化系统　舌肿大、腹饱胀,海水溺水者口渴明显。复苏时及复苏后普遍出现呕吐。

5. 泌尿系统　尿液浑浊呈橘红色,可出现少尿或无尿。严重者发生肾功能不全。

(三)实验室检查

实验室检查可见明显低氧血症及酸中毒。白细胞计数和嗜中性粒细胞增多,血糖增高,尿素氮增高。淡水溺水者血钾增高,血钠、血氯下降;海水溺水者,血钠及血氯增高,血钾变化不大,血中尿素增高。X线检查可见肺野有绒毛结节状密度增高阴影,以内侧带和肺底为多。

三、急救措施

1. 迅速保持呼吸道通畅

(1)立即清除患者口腔、鼻腔内的水和泥沙等污物,并将舌拉出。牙关紧闭者,可先捏住两侧颊肌然后再用力将口启开。松解领扣和紧裹的内衣、皮带,确保呼吸道通畅。

(2)纠正缺氧。正压给氧。根据情况行气管插管,采用机械通气,使塌陷的肺泡重新张开,改善气体交换,纠正缺氧。

(3)污染水溺水者除进行常规抢救外,应尽早实施经支气管镜下灌洗。

2. 迅速倒出呼吸道和胃内积水

(1)膝顶法:救护者一腿跪地一腿屈膝,将溺水者腹部置于救护者屈膝的腿上,头部向下并偏向一侧,救护者用手按压其背部,使积水倒出,见图1-7。

(2)肩顶法:将溺水者面部朝下扛在救护者的肩上,救护者的肩顶住溺水者的腹部,上下抖动以达到排水的目的,见图1-8。

(3)抱腹法:救护者从溺水者背后双手抱住其腰腹部,使溺水者背部在上,头、胸部下垂,摇晃溺水者,以利倒水,见图1-9。

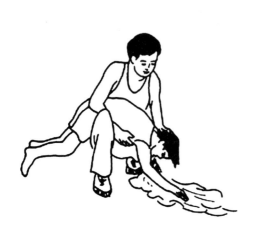

图 1-7　膝顶法

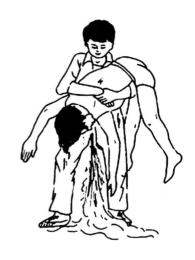

图 1-8　肩顶法

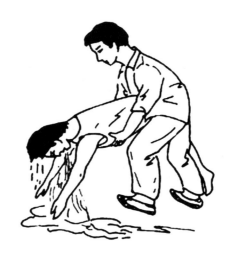

图 1-9　抱腹法

3. 对有呼吸或心搏停止者,立即施行心肺复苏术。

4. 迅速建立静脉通路,掌握好输液量和速度。

5. 对症处理

(1)急性肺水肿的处理:采取加压给氧,以减少肺泡内毛细血管渗出液的产生。在氧气湿化瓶内加入 40%~50% 浓度的乙醇,以降低肺泡内泡沫的表面张力,使泡沫破裂,迅速改善缺氧状况。根据情况选用强心、利尿、扩血管等药物。迟发性肺水肿是医院救治中常见死亡原因,应积极防治。

(2)纠正血容量:海水溺水者不宜注射盐水,淡水溺水者如血液稀释严重应限制补液。

(3)防治脑水肿:可使用甘露醇、激素和利尿药。如有条件时,可行高压氧治疗。

(4)防治肺部感染:由于溺水时泥沙、杂物等误吸入气道,容易发生肺部感染,应给予抗生素预防或治疗。

(5)注意维持水、电解质、酸碱平衡。

四、救护要点

1. **保持呼吸道通畅**　及时清除口鼻内的泥沙、呕吐物等,必要时行气管内插管、气管切开,机械辅助呼吸。

2. **严密观察病情变化**　观察患者的神志、呼吸频率、深度,判断呼吸困难程度。监测尿的颜色、性状及量。

3. **准确控制输液滴数**　淡水溺水者应从小剂量、慢速滴入开始,防止短时间内进入大量液体,加重血液稀释和肺水肿。海水溺水者出现血液浓缩症状时应及时给予5%葡萄糖和血浆、液体等的输注,切忌输入生理盐水。

4. **注意保暖及营养支持**　积极防治脑水肿与肺部感染,保护肝、肾功能以及处理骨折等并发症。溺水救护流程,见图1-10。

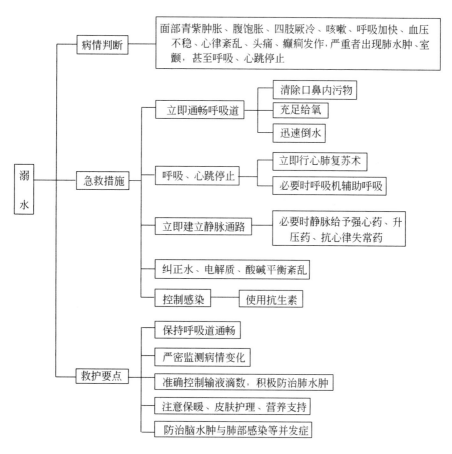

图 1-10　溺水救护流程

第八节　中暑救护程序

一、概　述

中暑是在高温环境下机体因体热平衡和(或)水、电解质紊乱等而引起的一种以中枢神经系统和(或)心血管系统障碍为主要表现的急性热致疾病,是人体体温调节功能紊乱而发生的临床综合征。高温、高湿、通风不良是中暑的主要原因。夏季,特别对于老年人、疲劳者、心血管疾病患者等,应特别注意预防中暑。

二、病　情　判　断

(一)病史

询问是否处于高热环境下,突然发生高热、皮肤干燥、肌肉痉挛、无汗伴有中枢神经症状等,是否存在中暑的致病因素及诱发因素。

(二)症状与体征

根据中暑的严重程度可分为先兆中暑、轻度中暑和重度中暑。

1. **先兆中暑**　在高温环境中逗留一定时间后,出现头晕、全身乏力、过量出汗、口渴、心悸、胸闷、体温正常或略升高(不超过38℃)。如及时脱离高温环境,稍休息后,短时间可恢复正常。

2. **轻度中暑**　具备先兆中暑症状外,体温在38℃以上,面色潮红、心率加快、皮肤灼热,或出现早期周围循环衰竭的表现,如面色苍白、四肢皮肤湿冷、脉搏细数、血压下降等。若及时、有效地采取降温、补液措施,3～4h可恢复正常。

3. **重度中暑**　上述症状继续发展,患者出现呼吸急促、体温超过40℃、意识模糊、烦躁、抽搐,甚至昏迷。重度中暑由于发病机制复杂,又可分为下列四种临床类型,即中暑高热、中暑衰竭、中暑痉挛和日射病。

(1)中暑高热:又称"热射病",多见于老年人或有心血管疾病患者。临床表现为:①高热:肛温可超过41℃,甚至高达43℃;②皮肤干燥、灼热而无汗;③严重的神经系统症状,烦躁不安、神志模糊、嗜睡,甚至昏迷。

(2)中暑衰竭:此型最常见,多见于老年人。主要因出汗过多,形成低渗性脱水,继而导致周围循环衰竭。患者出现头晕、胸闷,继而面色苍白、皮肤湿冷、脉搏细数、直立性昏厥、血压下降、手足抽搐甚至昏迷。

(3)中暑痉挛:多见于青壮年,临床表现特点为严重的肌肉痉挛伴收缩痛。好发部位在活动较多的四肢肌肉、咀嚼肌、腹直肌等,最常见于腓肠肌。发作特点为痉挛性、对称性和阵发性。阵发性痛性痉挛不超过数分钟,多能自行缓解。

(4)日射病:由于曝晒,脑组织温度可达40～42℃,因而患者出现剧烈头痛、头晕、耳鸣、呕吐、烦躁不安,严重者可发生惊厥和昏迷,但体温不一定升高。

(三)实验室检查

外周血白细胞总数增高,以中性粒细胞增高为主。尿常规可有不同程度的蛋白尿、血尿、管型尿改变。血尿素氮、血肌酐可升高。血清电解质检查可有高钾、低氯、低钠血症。

(四)鉴别诊断

高热型中暑须与下列疾病鉴别。①脑型疟疾:查血找疟原虫;②中毒型细菌性痢疾:查粪便是否有脓细胞;③流行性乙型脑炎:查脑脊液内是否有白细胞增加,头颅 CT 有改变;④脑血管意外:一般先昏迷后高热,肢体定位体征明显;⑤药物中毒:有使用及接触、服用药物病史。

三、急 救 措 施

(一)降温

降温是抢救重症中暑的关键。迅速使患者脱离高温环境,给予降温措施。

1. 环境降温　将患者安置于室温 20～25℃的房间内,以利于患者的体温尽快恢复正常。

2. 体表降温

(1)头部降温:选用电子冰帽、橡皮冰帽、白铁冰槽或颈部置冰袋,以降低进入颅内血液的温度。

(2)全身擦浴:用 40%～50% 乙醇或 4～10℃ 冰水擦拭全身皮肤,边擦边按摩,使皮肤血管扩张,血液循环加速,使皮肤散热加快而达到降温目的。

(3)冰袋:在头、颈、腋窝、腹股沟等大血管走行处放置冰袋。

(4)降温毯:有条件可用降温毯降温。

3. 药物降温　药物降温应与物理降温同时进行,常用的降温药物有水杨酸制剂、糖皮质激素,冬眠疗法。

(二)氧气吸入

中暑患者的代谢率很高,动脉内含氧量低,缺氧时脑细胞代谢损害严重,故对昏迷、蒙眬状和过度换气的患者应立即给予高流量吸氧,4～6L/min。

(三)控制脑水肿,防止抽搐

对烦躁不安或抽搐患者,可使用地西泮或苯巴比妥钠。做好安全防护,防止患者发生舌咬伤或其他自伤行为。采用甘露醇、糖皮质激素、人血白蛋白、利尿药等,降低颅内高压。

(四)维持心血管功能,纠正水、电解质紊乱

立即建立静脉通路,中暑患者可建立两条静脉通路,一条静脉通路用于降温和防治抽搐的药物,另一条用于补充血容量和纠正酸中毒等。

(五)急性肾衰竭的防治

中暑高热时由于大量水分自汗液排出,血液浓缩,可使肾小球滤过率下降,导致肾衰竭。因此,凡疑有急性肾衰竭者,应早期给予甘露醇和呋塞米,保持尿量在 30ml/h 以上。无尿、高钾及有明显尿毒症者,应使用血液透析或腹膜透析抢救。

四、救 护 要 点

(一)保持有效降温

1. 室温　注意患者所处的环境温度,可将室温调节在 20～25℃。

2. 准确执行各种降温措施

(1)冰袋放置位置准确,应用棉布或毛巾包裹,避免直接接触皮肤。定期更换冰袋放置的部位,以防冻伤。

(2)水擦浴者,在降温过程中,必须用力按摩患者四肢及躯干,以防止周围血管收缩,导致皮肤淤滞。

(二)密切观察病情变化

1. 密切观察降温效果

(1)在物理降温或药物降温过程中,应每 15～30 分钟测量 1 次体温,以调整降温措施。

(2)观察末梢循环情况,以确定治疗效果。如患者高热而四肢末梢厥冷、发绀,提示病情加重。经治疗后体温下降、四肢末梢转暖、发绀减轻或消失,则提示治疗有效。

(3)如有呼吸抑制、深昏迷、血压下降[收缩压＜10.7kPa(80mmHg)],则停用药物降温。

2. 监测患者生命体征、神志变化和皮肤出汗情况,以了解病情及观察治疗效果。

3. 观察伴随症状,如是否伴有寒战、咳嗽、呕吐、腹泻、出血等,以协助医师明确诊断。

(三)保持呼吸道通畅

休克患者采取平卧位,头部偏向一侧,保持呼吸道通畅。

(四)并发症的监护

1. 水、电解质失衡的监护　密切观察血生化变化,及时处置异常情况。

2. 急性肾衰竭的监护　行留置导尿术,正确记录尿量,测量尿比重,以观察肾功能状况。

3. 脑水肿的监护　密切监测神志、瞳孔、脉搏、呼吸的变化,应用激素和脱水药。

4. 感染与弥散性血管内凝血的监护　并密切观察体温变化。监测皮肤、黏膜、穿刺部位有无出血倾向,有无内脏出血。监测凝血功能,以防 DIC 发生。

(五)加强基础护理

1. 口腔护理　清洁口腔,以防感染与黏膜破溃。

2. 皮肤护理　保持皮肤清洁、干燥,定时翻身,防止压疮的发生。

3. 高热惊厥护理　加强安全防护措施,防止坠床和碰伤。抽搐时,应防止患者舌咬伤。

4. 饮食　以半流质饮食为主,加强多种营养,保证生理需求(图 1-11)。

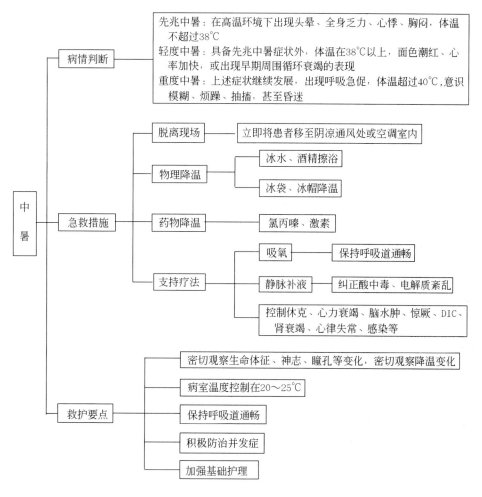

图 1-11　中暑救护流程

第九节　有机磷农药中毒救护程序

一、概　　述

某些物质进入人体后,与机体的体液或器官、组织发生生物化学或生物物理作用,引起功能性或器质性病变,造成机体暂时性或永久性病理变化,使正常生理功能发生严重障碍者称为中毒。有机磷农药属脂溶性物质,可经消化道、呼吸道等黏膜及皮肤被机体所吸收。有机磷进入体内,迅速与胆碱酯酶结合,形成稳定的磷酰化胆碱酯酶,抑制胆碱酯酶活性,导致乙酰胆碱大量蓄积,从而引起一系列以乙酰胆碱为传导介质的交感和副交感神经过度兴奋的临床表现。

二、病 情 判 断

(一)病史

有机磷农药的生产及使用过程不当及生活性中毒(自服、误服有机磷类农药)。

(二)症状与体征

急性有机磷中毒发病时间与毒物品种、剂量和侵入途径密切相关。主要症状分为三类。

1. **毒蕈碱样症状**　出现最早,主要表现为副交感神经兴奋所致的平滑肌痉挛和腺体分泌增加,如瞳孔缩小、多汗、流涎、支气管痉挛等。

2. **烟碱样症状**　运动神经过度兴奋,引起肌肉震颤、抽搐、肌肉麻痹等。

3. **中枢神经系统症状**　由于脑内乙酰胆碱堆积引起中枢神经系统功能障碍,包括头痛、乏力、谵妄、意识模糊、昏迷等。

(三)实验室检查

1. 全血胆碱酯酶(cholinesterase,ChE)活力测定,是判断中毒程度及观察疗效的重要指标,降至正常人均值70%以下即有意义。

2. 尿中有机磷分解产物测定。

(四)中毒分度

根据临床表现和实验室检查,可将急性有机磷中毒分为三度。

1. **轻度中毒**　以非特异性症状和毒蕈碱样症状为主,血胆碱酯酶活力为70%～50%。

2. **中度中毒**　出现典型毒蕈碱样症状和烟碱样症状,血胆碱酯酶活力为50%～30%。

3. **重度中毒**　出现中枢神经系统症状与呼吸衰竭表现,血胆碱酯酶活力为30%以下。

三、急 救 措 施

(一)迅速清除毒物

立即脱离现场,脱去污染衣物,用清水或肥皂水(敌百虫除外)彻底清洗污染的皮肤、毛发和指甲。眼部污染可给予清水或生理盐水冲洗。口服中毒者用清水或1∶5000高锰酸钾溶液反复洗胃,直至洗出的胃液无味并澄清为止,然后再给予硫酸镁导泻。有机磷农药中毒患者,即使中毒已超过12h,亦应积极洗胃,且洗胃务必彻底。

(二)解毒药的使用

1. **胆碱酯酶复能药**　常用的药物有:碘解磷定(解磷定)、氯解磷定(氯磷定)、双复磷、双解磷。胆碱酯酶复能药对解除烟碱样作用明显,但对各种有机磷农药中毒疗效并不相同。

2. **抗胆碱药**　阿托品对缓解毒蕈碱样症状、对抗呼吸中枢抑制有效,对烟碱样症状和恢复胆碱酯酶活力无作用。其应用原则为早期、足量和维持足够时间,直至阿托品化。阿托品化的临床表现为瞳孔较前散大、颜面潮红、口干及皮肤干燥、心率增快、肺部湿啰音消失。

3. 解磷注射液　是一种复方制剂,不仅对毒蕈碱样、烟碱样和中枢神经系统症状有较好的对抗作用,又对失活的胆碱酯酶有较强的复活作用。

(三)维持呼吸功能

有机磷农药中毒的主要死因为呼吸衰竭,在救治过程中应注意维持呼吸功能。当患者发生呼吸衰竭时,应立即行气管插管或气管切开,使用呼吸机进行机械通气治疗。

(四)对症支持治疗

如出现肺水肿、脑水肿、抽搐、水电解质平衡紊乱等应予以及时处理。

四、救护要点

(一)迅速清除毒物

立即终止毒物吸收,尽早、彻底、反复洗胃,直至洗清为止。洗胃过程中应密切观察生命体征的变化,清洗彻底后应保留胃管24h以上,以便进行反复洗胃。

(二)保持呼吸道通畅,维持有效通气功能

有机磷农药中毒患者往往呼吸道可有大量分泌物且常伴有肺水肿,因呼吸肌麻痹或呼吸中枢抑制致呼吸衰竭,故保持呼吸道通畅、维持有效通气至关重要。将患者头偏向一侧,及时吸除气道分泌物,必要时气管插管、气管切开,给予机械通气治疗。

(三)严密观察病情变化

1. 应用阿托品治疗时,应观察神经系统、皮肤、瞳孔、体温及心率的变化,注意有无阿托品中毒的现象,阿托品中毒常表现为:神志谵妄、躁动、严重者昏迷,体温升高达39℃以上,心率>180/min,肺部啰音消失后出现肠麻痹、尿潴留等。

2. 观察胆碱酯酶复能药的疗效和不良反应。其不良反应有:恶心、呕吐、心率增快,心电图出现暂时性 ST 段低压和 Q-T 间期延长,剂量过大时可抑制呼吸和引起癫痫发作。

3. 并发症的观察。注意有无中间型综合征和"反跳"的发生。中间型综合征是指在急性中毒症状缓解后迟发性神经病变发作,一般在急性中毒后24~96h突然发生以呼吸肌麻痹为主的表现。反跳表现为经急救后临床症状好转,可在数天至1周时突然出现再次昏迷,甚至发生脑水肿或死亡。

4. 密切观察生命体征、瞳孔、神志变化,动态监测血胆碱酯酶活力。

(四)加强基础护理

1. 口腔护理　使用阿托品后,患者口舌干燥,加上胃管或气管内插管的插入对口腔及咽喉部黏膜的损伤,成为感染的诱因,故应特别加强口腔护理。

2. 饮食护理　洗胃或催吐后,禁食1d。中、重度中毒患者一般需禁食1~3d,待病情稳定、意识清醒后可口服蛋清或温流质饮食以保护胃黏膜,禁食刺激性及含油脂多的食物(图1-12)。

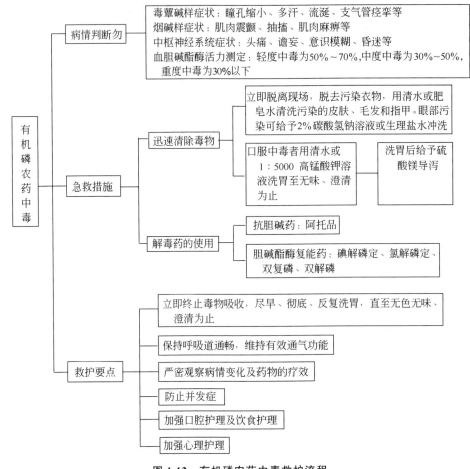

图 1-12 有机磷农药中毒救护流程

第十节 急性一氧化碳中毒救护程序

一、概 述

一氧化碳属于有毒气体中的一种特殊类别,其无色、无味、无刺激性,一氧化碳中毒俗称煤气中毒。在生产和生活中,含碳物质燃烧不完全可产生一氧化碳,如忽视煤气管道的密闭和环境的通风等预防措施,吸入过量的一氧化碳可发生急性中毒。一氧化碳中毒在生活中发生率很高,其主要表现为缺氧性中枢神经、呼吸、循环系统中毒症状。

二、病 情 判 断

(一)症状与体征

1. **急性中毒表现** 根据患者出现的症状及血液中碳氧血红蛋白饱和度,可将一氧化碳中毒程度分为三度。

(1)轻度中毒:患者出现头晕、头痛、无力、心悸、恶心、呕吐,可有短暂的晕厥。如脱离中毒环境后,及时吸入新鲜空气,症状就会很快消失。碳氧血红蛋白饱和度为 10%～30%。

(2)中度中毒:头痛严重、恶心及呕吐明显、视物模糊、皮肤呈樱桃红色、活动时呼吸困难、烦躁多汗、神志模糊。碳氧血红蛋白饱和度为 30%～40%。

(3)重度中毒:昏迷、痉挛、呼吸麻痹,皮肤及黏膜苍白、发绀,甚至出现多系统脏器功能衰竭。碳氧血红蛋白饱和度＞50%。

2. 中毒后迟发性脑病　当重度一氧化碳中毒昏迷患者意识恢复后,有部分患者在意识清醒后的 2 个月内,再次出现一系列以精神神经症状为主的临床症状,这是一氧化碳中毒急性期的延续,故被称为迟发性脑病。患者可表现为反应迟钝、定向力丧失、痴呆、偏瘫、失语、继发性癫痫、意识障碍或昏迷。

(二)实验室检查

1. 血液碳氧血红蛋白(carboxyhemoglobin,COHb)测定　采用加减法和分光镜检查法可有阳性反应。

2. 头部 CT 检查　脑水肿时可见病理性密度减低区。

3. 脑电图检查　可见低幅慢波,与缺氧时脑病进展平行。

4. 心电图检查　可见 ST 段和 T 波改变、期前收缩、传导阻滞。

(三)诊断标准

1. 有吸入较高浓度一氧化碳的病史。

2. 急性发生的中枢神经损害症状、体征。

3. 血液中碳氧血红蛋白饱和度测定结果。

三、急救措施

1. 迅速脱离现场,实施急救　迅速将患者移至通风良好处,解开衣扣,保持呼吸道通畅。及时清除呼吸道分泌物,给予呼吸兴奋药,必要时气管切开,人工机械通气治疗。呼吸、心搏骤停者即行心肺复苏术。

2. 纠正缺氧　首选高压氧治疗。尽快吸入纯氧,吸氧可促使碳氧血红蛋白解离,加速一氧化碳的排出。高压氧治疗是一氧化碳中毒的特效方法,特别是中、重度中毒者,最好在 4h 内进行,可减少或防止迟发性脑病的发生。

3. 改善脑细胞代谢　应用能量合剂,如辅酶 A、三磷腺苷二钠(ATP)、细胞色素 C 等。

4. 防治脑水肿　严重中毒后,脑水肿可在 24～48h 发展到高峰。选用甘露醇、激素及人血白蛋白等药物,进行脱水、利尿,降低颅内压。

5. 治疗感染,控制高热　合理使用抗生素。高热者采用物理降温,使肛温保持在 32℃。如降温过程中出现寒战或降温困难时可选用异丙嗪或冬眠疗法,防止因高热而引起抽搐。

6. 对症治疗　发生休克时,应积极纠正休克。注意维持水、电解质、酸碱平衡。

四、救护要点

1. 立即将中毒者移至通风良好的环境,脱离中毒环境,解开衣扣,保持呼吸道通畅,清除口鼻分泌物,必要时气管切开,呼吸机辅助呼吸,并做好气道护理。

2. 高流量氧气吸入,最好吸纯氧或含5％二氧化碳的混合氧。有条件者应积极早期采用高压氧治疗,轻度中毒治疗5~7次,中度中毒10~20次,重度中毒20~30次。

3. 准备抢救物品,建立静脉通路。

4. 严密观察生命体征、神志、尿量、肤色、血中碳氧血红蛋白浓度、肝肾功能及电解质,注意有无呼吸、循环衰竭早期症状出现。注意神经系统的表现,如有无清醒后再度昏迷、偏瘫、失语等,以便及时防治迟发性脑病,尤其是昏迷患者清醒后2周内,应嘱其卧床休息。

5. 对意识模糊、抽搐及昏迷的患者做好安全防护措施,防止患者发生舌咬伤、坠床及其他意外或自伤行为。

6. 做好皮肤护理和饮食护理,注意保暖。

7. 积极预防吸入性肺炎、心律失常、高热、休克、肺水肿、呼吸衰竭、心肌损害、脑水肿、上消化道出血等并发症的发生(图1-13)。

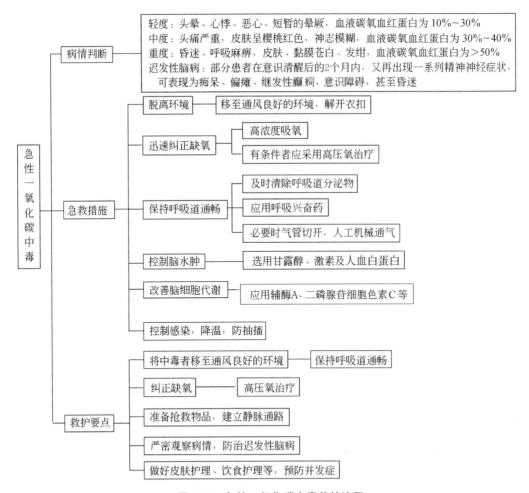

图 1-13　急性一氧化碳中毒救护流程

第十一节 有机氟类杀鼠剂中毒救护程序

一、概　述

有机氟乙酰胺、氟乙酸钠属高毒类农药。其毒性大,而且可引起二次中毒,故已被禁止使用,但近年来又开始出现使用现象。有机氟类制剂可经呼吸道、消化道、皮肤吸收,人中毒剂量为 $2\sim10mg/kg$,其进入人体后,脱去氨基转化为氟乙酸,阻断三羧酸循环,阻碍丙酮酸代谢,妨碍正常氧化磷酸化代谢。

二、病情判断

(一)症状与体征

有机氟类杀鼠剂中毒可有一定的潜伏期,一般为 $6\sim15h$,严重者也可在 $0.5\sim1h$ 发病。常见临床表现为:

1. 神经系统症状　为有机氟类制剂中毒最常见的临床表现。轻者可出现头痛、头晕、躁动不安、肢体麻木等症状。由于有机氟对神经系统有强大的诱发痉挛的作用,严重者可出现全身阵发性、强直性抽搐,继而呼吸抑制,并伴有不同程度的意识障碍。

2. 消化系统症状　口服中毒者常可见上腹部灼痛、恶心、呕吐等胃肠道症状。

3. 心血管系统症状　有机氟可直接作用于心肌,轻者可出现心悸、胸闷,重者可见心律失常,甚至心室颤动、心力衰竭。

(二)实验室检查

1. 血液及尿液含氟量增高,血钙降低,血酮增加。

2. 心电图 Q-T 间期延长,ST 段改变。

三、急救措施

1. 迅速脱离现场　将患者迅速脱离现场,脱去污染衣物,用清水彻底清洗被污染的皮肤。

2. 立即催吐及洗胃　口服中毒者,应立即采取催吐措施,继而给予清水或 1:5000 高锰酸钾溶液洗胃,直至洗出液无色无味澄清为止,然后再给予硫酸镁导泻,洗胃务必彻底。

3. 解毒药的使用　乙酰胺(解氟灵)是有机氟中毒的特效解毒药。乙酰胺 $2.5\sim5.0g$ 肌内注射,每日 $2\sim4$ 次,一般用药 $5\sim7d$。

4. 保持呼吸道通畅　有机氟中毒者呼吸道可有大量分泌物,故应使患者头偏向一侧,及时吸除口鼻及气道分泌物,必要时行气管插管、气管切开,给予呼吸机辅助呼吸。

5. 控制抽搐发作　全身强直性抽搐发作时,可选用地西泮及苯巴比妥类药物,但在使用地西泮过程中应特别注意有无呼吸抑制的情况。

6. 营养心肌　选用 1,6-二磷酸果糖及能量合剂,禁用洋地黄。

7. 积极防止并发症　如出现肺水肿,脑水肿,水、电解质紊乱等应予以及时处理。

四、救 护 要 点

1. 迅速脱离中毒环境,脱去污染衣物并用清水彻底清洗。口服中毒者,应立即采取催吐及洗胃措施排出毒物。洗胃后,应给予牛奶或氢氧化铝凝胶保护胃黏膜。

2. 保持呼吸道通畅,头偏向一侧,及时清除口鼻及气道分泌物,防止吸入性肺炎和窒息的发生。

3. 应注意监测患者神志、瞳孔、血压、脉搏、呼吸及心电图的改变,及早发现病情变化,并予以及早处理。注意观察解毒药应用后的疗效。

4. 建立静脉通道,纠正水、电解质、酸碱平衡。

5. 抽搐发作时,可给予苯巴比妥类药物,同时做好防护措施。床边应备压舌板、开口器等,防止患者舌咬伤。对意识障碍患者可给予适当的约束保护措施,防止患者坠床及自伤。

6. 加强基础护理,防止并发症的发生(图1-14)。

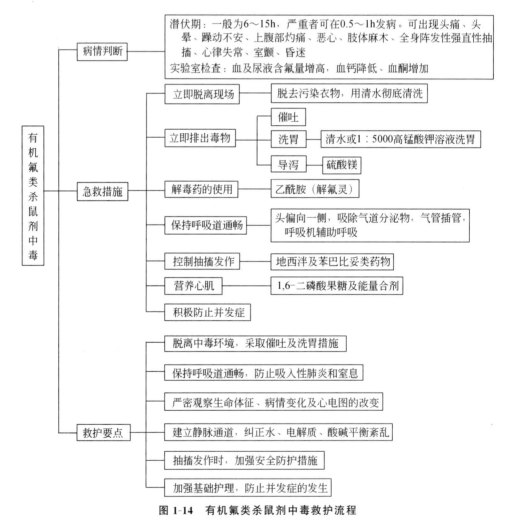

图1-14 有机氟类杀鼠剂中毒救护流程

（夏 兰 须俊艳 杨小妹）

第十二节　心搏骤停救护程序

一、概　述

美国心脏病学会于1980年对冠心病患者心搏骤停所作定义是:冠心病发病后1h内心搏停止为心搏骤停。一般认为心搏骤停是指心脏停止搏动,心泵血功能丧失,临床上表现为患者很快出现呼吸停止、意识丧失、大动脉搏动消失、抽搐。心搏停止20～30s,患者可出现临床死亡,停止4～6min可引起大脑不可逆的损伤,如不及时进行抢救常会猝死。

二、病情判断

(一)症状和体征

患者突然出现意识丧失或伴有全身抽搐、呼吸停止或呈叹息样呼吸、大动脉(颈、股动脉)搏动消失,最突出的是深度昏迷和触不到大动脉搏动,瞳孔散大也是重要的体征。

(二)辅助检查

心电图检查示心室颤动、心室停搏、慢而无效的室性自主节律,或心脏无活动,心电图呈一直线。

三、急救措施

判断心脏是否已突然停搏,凭深度昏迷和触不到大动脉搏动两个特征就可以判断,应立即实施抢救。心搏停止后,复苏术开始的迟早对成活率的影响至关重要。

(一)心肺复苏的原则

1. 立即进行(在15～30s),因人脑耐受循环停止的临界时限为4～6min(世界卫生组织,World Health Organization,WHO),由于大脑缺氧后造成的损害是不可逆的,超过时限可能造成复苏失败。

2. 就地抢救,避免因搬动而延误抢救时机。

3. 人工呼吸和胸外心脏按压同步进行。

(二)心肺复苏术

心肺复苏术(cardiopulmonany resuscitation,CPR)是针对心搏停止、呼吸停止的危急状况采用的人工呼吸和胸外心脏按压的急救措施,以建立人工呼吸和循环,也称基础生命支持,主要包括开放气道A(airway)、人工呼吸B(breath)、恢复循环C(circulation),目的是提供大脑最低限度的血液供应,防止脑的永久性损害。当看到有人倒在地上首先应判断是否还有意识,即可以拍打其双肩同时呼叫"哎,你怎么了?"如果没有反应,用拇指按压其人中穴位(鼻唇沟中心)5s,还没有反应,呼叫其他人帮助抢救。其次判断其是否呼吸停止:解开患者上衣,暴露胸部,把脸靠近患者口鼻旁,面向患者胸部,用耳朵听其有无呼吸,同时眼睛看其胸廓有无运动,面部有无呼气感觉。如果都没有则迅速施救。

1. 体位。将患者体位放正并使其仰卧于硬板或地上，去除其过厚的衣物，头部稍低，两臂放于身体两侧。施救者位于其右侧，根据患者体位高低选择跪姿或站姿施救。由于进行 CPR 时间可能较长，正确舒适的救护体位对于施救者非常重要。

2. 心前区叩击。施救者右手握空心拳，小鱼际肌侧朝向患者胸壁，快速从 20～30cm 的高度向下叩击患者胸壁，连续叩击 1～2 次，间隔 1～2s。若患者颈动脉出现搏动，说明心脏复苏有效。若无效，则立即进行胸外心脏按压。

3. 胸外心脏按压术

(1)开放气道：左手小鱼际压在患者额头，右手托起下颌使患者头部后仰。

(2)人工呼吸：压在额头的左手顺势放在患者面部，用示指和拇指捏住患者鼻翼，关闭其鼻孔，深吸气后张大嘴完全罩在患者的嘴，吹气 0.5～2s(气体约 600ml)，成人吹气频率为每分钟 14～16 次，儿童每分钟 18～20 次，婴儿每分钟 30～40 次。之后放开左手和口鼻，待其肺部气体自行逸出后再重复上述动作 1 次。

(3)观察动脉搏动：在人工呼吸 2 次后，检查成年人的颈动脉(儿童的肱动脉)搏动恢复情况，如果还是没有搏动，实施胸外按压术。

(4)胸外按压：救助者用一手掌根部放在患者胸骨体的中下 1/3 交界处，另一手重叠于前一手的手背上，两肘关节伸直，借用施救者体重的力量，快速、有节奏地垂直向下按压患者胸骨，力量应使胸骨下沉 4～5cm 为宜，然后迅速解除重压，使其胸骨靠弹性自行复位，如此反复进行，每分钟 100 次左右。在胸外心脏按压的整个过程中必须注意。①按压位置必须准确，手掌不能离开患者胸壁，以保证动作的连贯性和弹性；对于呼吸、心搏停止的儿童用一手掌根部放在胸骨剑突上 1～2cm 处按压，另一手保持头部后仰，保证气道开放，力量使胸骨下沉 2～4cm 为宜，频率为每分钟 100 次。②对于婴儿则可用一手的示指和中指放在胸骨剑突按压，手指在两乳连线下 1cm 处，手指垂直不得倾斜，力量使胸骨下沉 2～4cm 为宜，频率>每分钟 100 次。③对于老年人由于骨质较脆，一旦用力过大容易导致骨折发生，所以按压时要倍加小心。每次向下按压时间较短，只占一个按压周期的 1/3，放松时间应占 2/3。④有呼吸停止者应同时进行人工呼吸，否则单纯心脏按压很难奏效，无论单人或双人施救时按压与吹气比例均为 30∶2。按压有效时必须坚持不懈，决不可半途而废，CPR 中断时间不得>5s。

4. 重复人工呼吸和胸外按压共 4 次后再判断患者有无呼吸和心搏恢复，如无恢复则继续上述动作，3～5min 后重新判断。

四、救 护 要 点

1. 在进行胸外心脏按压前要检查患者呼吸、咳嗽反射或对刺激的反应等。

2. 胸外心脏按压部位要准确，避免因按压加重或导致脏器血管损伤，为患者实施安全的救护。

3. 按压用力要均匀、适度，以保证按压有效。

4. 吹气力量要适度，时间要短。

5. 为避免交叉感染，施救者可用纱布覆盖患者口部(图 1-15)。

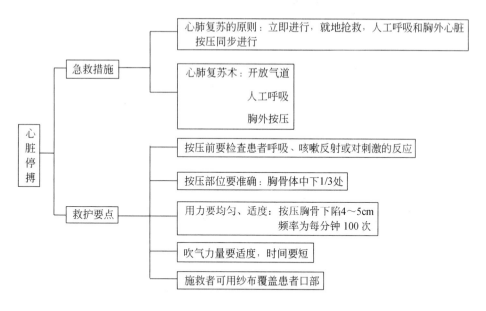

图1-15　心搏骤停救护流程

第十三节　急性心肌梗死救护程序

一、概　　述

急性心肌梗死是在冠状动脉病变基础上,发生冠状动脉血供急剧减少或中断,使相应的心肌严重而持久地急性缺血性坏死,是冠心病的一种严重类型。临床表现有持久性胸骨后剧烈疼痛、发热、白细胞计数和血清心肌酶谱增高以及心电图进行性改变。其并发症有乳头肌功能失调或断裂、心脏破裂、栓塞、心室壁瘤、心肌梗死综合征。死亡多发生在第1周内,尤其是在数小时内。如果发生了严重的心律失常、休克或心力衰竭,则病死率进一步升高。

二、病 情 判 断

(一)症状和体征

1. 症状

(1)梗死先兆:50%以上的患者在起病前有前驱症状,如乏力、活动时心悸、气短、烦躁、频发心绞痛等。

(2)疼痛:常在无明显诱因情况下发生疼痛,部位与性质和心绞痛相同,多发生在清晨,疼痛持续时间长,可达数小时或数天,含服硝酸甘油多不能缓解。患者常烦躁不安、大汗、有濒死感。部分患者疼痛位于上腹部,常被误认为胃穿孔、急性胰腺炎等急腹症。少数患者无疼痛,一开始就表现为休克和心力衰竭。

(3)全身症状:发热、心动过速等,体温一般在38℃左右。

(4)胃肠道症状:疼痛剧烈时常伴有恶心、呕吐、上腹部胀痛,重者可有呃逆。

(5)心律失常:75%～95%的患者会出现心律失常,多发生在起病1～2周,尤以24h内最多见,以室性心律失常多见,其次为房室传导阻滞和束支传导阻滞。

(6)低血压和休克:常见血压下降,休克多在起病后数小时至1周发生,主要为心源性休克。

(7)心力衰竭:主要为急性左心衰竭,可在起病最初几天内发生,或在疼痛、休克好转阶段出现。右心室心肌梗死患者可一开始就出现右心衰竭的表现,伴血压下降。

2.体征

(1)心脏体征:心浊音界轻度至中度扩大;心率增快,少数可减慢;心尖区第一心音减弱,可出现第四心音奔马律,少数有第三心音奔马律;部分患者可因反应性、纤维性心包炎出现心包摩擦音;二尖瓣乳头肌功能失调或断裂时,可于心前区闻及粗糙的收缩期杂音或伴收缩中晚期喀喇音;可出现各种心律失常。

(2)血压:几乎所有患者都有血压下降。原有高血压病史者可在发病后血压降至正常,原无高血压病史者血压可降至正常以下,且可能不再恢复到起病前的水平。

(3)其他:与心律失常、休克、心力衰竭有关的其他体征。

(二)辅助检查

1.心电图　心电图的肯定性改变是出现异常、持久的Q波或Q-S波及持续的、进行性的ST段抬高。典型的心电图演变过程是:

(1)在起病数小时内的最早期,心电图可无异常,或在面向心外膜损伤区的导联出现异常高大的T波。

(2)起病时或起病数小时后,面向梗死区的导联出现Q波和ST段明显抬高,后者弓背向上与T波连接成单向曲线,R波降低或消失。

(3)发病后数天至2周,面向梗死区的导联,ST段逐渐恢复到基线水平,T波变平坦或显著倒置。

(4)发病后数周至数月,T波呈对称性倒置,倒置的T波有可能在数月至数年后逐渐恢复。

2.放射性核素　根据坏死心肌及心肌细胞的特点,通过静脉注射不同的放射性元素,同时进行扫描或照相可以了解心肌梗死的部位和性质。

3.超声心动图　切面和M型超声心动图也有助于了解心室壁的运动和左心室功能,诊断室壁瘤和乳头肌功能失调等。

4.血清酶　心肌梗死后,大量酶从坏死的心肌释放到血液中,各种特异性酶的释放速率不同,其释放的时相类型在诊断上有重要意义。

(1)肌酸激酶(CK):在起病6h内升高,24h达高峰,3～4d恢复正常。

(2)天冬氨酸转氨酶(aspartate aminotransperase,AST,曾称GOT):在起病6～12h升高,24～48h达高峰,3～6d降至正常。

(3)乳酸脱氢酶(lactate dehydrogenase,LDH):在起病8～10h升高,达高峰时间在2～

3d,持续 1～2 周才恢复正常。其中 CK 的同工酶 CK-MB 和 LDH 的同工酶 LDH_1 诊断特异性最高。前者在起病后 4h 内增高,16～24h 达高峰,3～4d 恢复正常,其增高程度能较准确地反映梗死的范围。

5. 其他实验室检查　血和尿肌红蛋白增高,其高峰较血清心肌酶出现早,而恢复则较慢。此外,血清肌凝蛋白轻链或重链增高、肌钙蛋白 I 或肌钙蛋白 T 的出现和增高也是反映急性心肌梗死的指标。

三、急 救 措 施

急性心肌梗死患者延误治疗是其存活率低的关键因素。多数患者在症状发作后长达 2h 或更长时间并未就诊,相当大的一部分患者等到 12h 或更长的时间方才就诊。一般超过 12h 的再灌注治疗几乎没什么益处,所以强调急性心肌梗死要尽早治疗。对于确诊或疑有急性心肌梗死的患者,发病后应就地抢救。

1. 保持安静,患者卧床休息,给予吸氧及心电监测。

2. 按照医嘱正确用药,根据病情配合医师为患者进行溶栓等治疗。

3. 积极溶栓

(1)常用药物:目前临床常用的溶栓药物有尿激酶、链激酶、重组组织型纤溶酶原激活药等。不同溶栓药物对滴注时间有不同要求,要严格按医嘱执行,以尿激酶为例,应用时须保证100 万～150 万U的药物在 30min 内滴注完毕(一般要求前 15min 滴入 2/3,后 15min 滴入1/3)。

(2)适应证:①发病 6h 内;②相邻两个或以上导联 ST 段抬高不低于 0.2mV;③年龄在 70 岁以上,而无近期活动性出血、脑卒中、出血倾向、糖尿病视网膜病变、严重高血压、严重肝肾功能障碍等禁忌证者可进行溶栓治疗。

(3)效果判断:溶栓效果可以通过冠状动脉造影直接判断,或者根据如下几个条件:①心电图抬高的 ST 段于 2h 内回降 50%;②胸痛 2h 内基本消失;③2h 内出现再灌注性心律失常;④血清 CK-MB 酶峰值提前出现(14h 内),间接判断血栓溶解。

4. 做好心肌梗死并发症的观察,并及时处理。

四、护 理 要 点

(一)一般护理

1. 休息　向患者及家属解释急性期卧床休息可减少心肌耗氧量,减轻心脏负荷,防止病情加重。发病后 1～3d 患者必须绝对卧床休息,可平卧或半卧,由护士帮助完成日常生活照护,限制探视;1 周后可逐渐过渡到床边活动,如坐在床边或椅子上;第 1～2 周可帮助患者逐步离床站立或在室内缓步走动;第 2～3 周可逐步从室内过渡到室外走廊内慢步走动。活动量力而行,如出现胸闷、气促、心悸、心律失常等应停止活动。除病重者外,卧床时间不宜过长。

2. 吸氧　根据病情给予患者间断或持续吸氧。

3. 监测　做好生命体征监测,持续监测心电图变化,密切观察心率、心律、血压和心功能的变化,为及时采取治疗措施提供客观资料。

4. 心电监护 急性期患者须在监护室进行心电监护,观察患者连续心电图、血压、呼吸情况。如果发现频发室性期前收缩或多元性室性期前收缩、R-on-T、短阵室速或严重的房室传导阻滞时要警惕室颤或心搏停止的发生,应立刻通知医师,加强病情监护,备好抢救车和除颤器。

5. 饮食与排便 疼痛剧烈时禁食。最初 3d 给予流质饮食,以后逐渐过渡至半流质饮食、软食和普食。食物应低脂、低胆固醇、易消化,禁止摄取过冷过热的饮料,少食多餐。患者卧床期间由于活动量小、进食少、不习惯床上排便等原因,易发生便秘,因此可适量进食水果、蔬菜,必要时给予缓泻药,并嘱患者排便时勿用力,以免加重心肌缺血缺氧,甚至猝死。

(二)症状护理

1. 疼痛 遵医嘱及时给予镇痛药物,如吗啡、哌替啶(杜冷丁)等。保持病室内安静,避免不良刺激,稳定患者情绪,给予吸氧。

2. 心律失常 一般而言前壁心肌梗死患者易出现室性心律失常,下壁心肌梗死患者易出现缓慢性心律失常(房室传导阻滞等)。前壁心肌梗死如发生房室传导阻滞提示梗死范围广泛,病情严重。护理人员要密切观察心电监护仪显示的心律情况,根据显示及时、准确地判断病情变化,并积极处理。

3. 心力衰竭 详见本章第十四节"急性左侧心力衰竭救护程序"。

(三)溶栓治疗的护理

1. 注意仔细观察患者皮肤、黏膜、呕吐物、尿液等有无出血倾向,并注意询问患者疼痛有无减轻及程度。

2. 在溶栓前为患者做 18 导联心电图,并用甲紫(龙胆紫)定位。

3. 溶栓开始后 2h 内每隔 30 分钟复查一次 12 导联心电图(正后壁及右心室梗死者做 18 导联心电图)。

4. 溶栓后 1 周内前 3d 每天复查心电图 2 次,随后 4d 每天复查心电图 1 次。

(四)心理护理

护士要耐心向患者及家属做好安慰工作,让患者感受到医务人员的关心。重视患者及家属的感受,在向患者或家属明确疾病危重性的同时,鼓励患者表达自己的想法,尤其是对于有疾病恐惧感和焦虑感的患者,努力稳定他们的情绪,帮助患者树立战胜疾病的信心,使他们积极配合治疗。在救护过程中,医务人员要沉着冷静、有条不紊地开展工作,使患者产生信任感和安全感。

(五)出院指导

1. 对患者进行相关知识的教育,积极配合治疗,定期复查。

2. 活动要适量,避免过度劳累,主动控制外界各种刺激因素如不看刺激性、暴力性强的电影及高度紧张的比赛等,注意防寒保暖。

3. 限制钠盐摄入,不暴饮暴食,避免刺激性的食物,多食蔬菜、水果,保持大便通畅,必要时使用缓泻药。

4. 随身携带硝酸甘油以备急用,药品妥善放置,防止遗失、受潮、失效等。

5. 教会患者家属简单的家庭救护,感到不适时应:①就地休息,不要用力;②拨打120求救电话;③迅速口服随身携带的硝酸甘油等药物;④有条件时可给予高流量吸氧(4～6L/min);⑤如果患者出现呼吸、心搏骤停,应立刻给予胸前区叩击1～2次,并实施人工呼吸和心脏按压。

急性心肌梗死救护流程,见图 1-16。

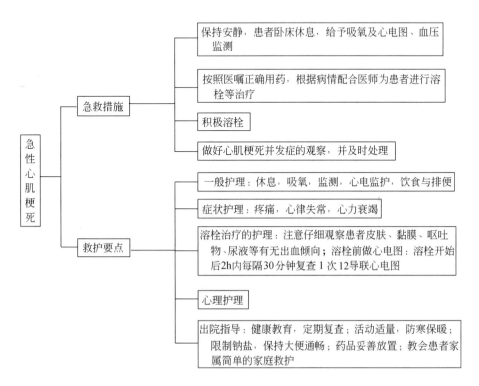

图 1-16　急性心肌梗死救护流程

第十四节　急性左侧心力衰竭救护程序

一、概　　述

急性心力衰竭是由于急性心脏病变引起心排血量急剧减少,导致组织器官灌注不足和急性淤血综合征。根据病程发展速度可分为急性和慢性心力衰竭;根据发生部位可分为左心衰竭、右心衰竭和全心衰竭。临床上以急性左侧心力衰竭为多见,出现以肺水肿为主要表现的各种临床症状,是严重的急危重症,抢救是否及时与患者预后密切相关。

二、病 情 判 断

(一)症状和体征

1. **症状** 咳嗽、胸闷、阵发性呼吸困难或端坐呼吸,进而重度呼吸困难,频率可达每分钟30～40次,烦躁不安伴大汗,咳粉红色泡沫样痰,严重者意识不清甚至休克。

2. **体征** 面色青灰、口唇发绀,呈强迫端坐位呼吸,四肢厥冷。听诊可闻及心率明显加快,两肺布满湿啰音,心尖部第一心音减弱,出现第三心音奔马律。

3. **老年患者临床特点** 老年患者中常见无症状性左侧心力衰竭,临床上可无肺淤血症状,但有左心室收缩功能障碍,射血分数降低,早期或潜在性左侧心力衰竭,因缺乏典型症状而诊断困难。遇有诱因,可使潜在左侧心力衰竭急剧恶化,甚至发生肺水肿,危及生命。临床上对有冠心病、心肌梗死、高血压性心脏病、心肌病、糖尿病及尿毒症等老年患者,应高度警惕无症状性左侧心力衰竭存在的可能,防治各种增加心脏负荷和诱发心力衰竭的因素。

(二)辅助检查

根据患者的病史及症状和体征,一般不难作出诊断。

1. **X线检查** 肺门蝴蝶影并向周围扩展,Kerley B线,心界扩大,心尖冲动减弱。

2. **超声心动图** 左心房、左心室肥大,搏动减弱,基础心脏病形态学改变,左室射血分数<50%。

3. **心电图** 窦性心动过速或各种心律失常、心肌损害,左心房、左心室肥大。

4. **动脉血气分析** 低氧血症、低碳酸血症、代谢性酸中毒。

三、急 救 措 施

急性左侧心力衰竭起病急,病程进展迅速,一旦发生要迅速处理。

1. **体位** 立即让患者取端坐位,并提供倚靠物,帮助患者节省体力,嘱其两腿下垂,以减少静脉回流。注意保护患者,防止发生坠床。

2. **吸氧** 立即给予高流量氧气吸入,流量为6～8L/min,湿化瓶内加入20%～30%乙醇湿化或使用有机硅消泡剂,以降低肺内泡沫的表面张力,使泡沫破裂,改善肺泡通气。

3. **镇静** 吗啡5～10mg皮下或肌内注射,或3～5mg静脉推注,5～15min可重复使用。对于已有呼吸抑制、昏迷、慢性阻塞性肺疾病患者禁用。

4. **快速利尿** 呋塞米(速尿)20～40mg静脉推注,但对急性心肌梗死引起的急性左侧心力衰竭慎用,因为可能会导致血容量不足,使梗死面积进一步扩大。

5. **血管扩张药** 硝普钠从10μg/min开始,每5～10分钟可增加5～10μg,直至发挥疗效为止,一般在100～200μg/min可达到满意效果,血压低者可合用多巴胺。或选用硝酸甘油0.5～1mg舌下含服,每10～15分钟重复1次,也可将硝酸甘油10mg加入5%葡萄糖注射液250ml静脉滴注。

6. **洋地黄制剂** 5%葡萄糖注射液20ml加毛花苷C 0.4～0.8mg缓慢静脉推注,必要时2～4h可再给予0.2～0.4mg。病情缓解后,可给予地高辛口服维持。

7. **其他药物** 对伴有支气管痉挛者可选用氨茶碱0.25g稀释后缓慢静脉推注,减轻支气管痉挛,扩张血管,加强利尿。采用地塞米松10～20mg静脉推注有助于肺水肿的控制。

8.病因和诱因治疗 高血压患者须紧急降血压;二尖瓣严重狭窄者必要时紧急行二尖瓣球囊成形术或二尖瓣分离术;感染者给予抗生素;严重心律失常者给予及时抗心律失常治疗。

四、救 护 要 点

(一)一般护理

1.休息 严重的心力衰竭患者应严格卧床休息,根据症状控制情况,逐步有计划地进行一些活动,如在床上做一些简单的肢体活动,在床边扶床走动等。避免各种不良的精神刺激,注意放松,保持平静乐观的心态。

2.饮食与排便 心力衰竭的患者都不同程度地存在水钠潴留的情况,在日常饮食中要根据病情发展程度限制钠盐的摄入,如轻度心力衰竭患者每日钠盐摄入量可控制在5g左右,中度患者每日不超过2.5g,而重度患者必须限制在每日1g。多食用易消化、维生素含量丰富的蔬菜水果及蛋白质丰富的食物,避免暴饮、暴食。保持大便通畅,必要时使用缓泻药。

3.病情观察 加强对患者病情的观察,注意监测患者的生命体征变化,控制输液量与速度。

(二)用药护理

1.利尿药 使用利尿药可以帮助患者排出体内过多的水分,减轻肺淤血,因而利尿药应尽量在白天使用,避免因频繁排尿而影响患者夜间睡眠。在准备就寝时,帮助患者排尿后再入睡,同时把呼叫器、便器等放在患者易拿取处。

2.血管扩张药 滴注硝普钠须使用避光输液导管以避免药物分解降低药效。此外,硝普钠等血管扩张药物都有较强烈的血管扩张作用,在用药期间注意观察患者有无低血压的发生,尤其是在患者体位发生改变时,要注意加强护理安全工作,避免因低血压导致意外的发生。

3.洋地黄制剂 洋地黄类药物的治疗量与中毒量非常接近,且个体使用差异较大,在患者用药期间,应向患者明确说明该类药物不能超量服用,即便漏服一次,下一次也不能加量补服。告知患者洋地黄中毒的各种表现,如各种心律失常、恶心、呕吐、视物模糊、黄视等,以便患者及时发现异常情况并及时报告。

(三)心理护理

详见本章第十三节"急性心肌梗死救护程序"。

(四)出院指导

1.环境与温度 室内注意通风,保持空气新鲜和流通。冬季室内每日至少通风2次,每次30min,但要注意患者自身保暖,避免感冒。保持室内温度维持相对恒定,减少冷热刺激,冬季最好在20℃左右,夏季使用空调时要注意室内外温差不宜过大。

2.饮食与排便 选择富含必需氨基酸的优质蛋白,如牛奶、瘦肉、淡水鱼等,热量勿过高。避免饮用刺激性的饮料,如浓茶、咖啡、汽水等,同时戒烟、戒酒。注意限制钠盐的摄入,可做一些糖醋和醋溜口味的菜肴增加食欲,避免食用高钠食品,如皮蛋、酱菜、腌肉等。勿暴饮、暴食,尤其晚餐应避免过饱,宜少食多餐。保持大便通畅,避免便秘时过度用力,必要时适当使用缓泻药。

3.合理运动 合理安排作息时间,在医师的指导下根据心脏功能情况,进行适当的活动和锻炼,提高心功能储备力,增强抗病能力。运动时掌握好"度",根据公式(最大心率＝220或210－年龄)计算个人活动时最高心率值,以小于等于该值并不感到疲劳为宜。如心功能Ⅰ级患者,可以慢跑、打太极拳、做操。心功能Ⅱ～Ⅲ级患者,可以到室外平地散步,做些力所能及的活动。

4. **加强监测** 患者应注意观察自己脉搏、血压、面色、尿量、体重的变化。夜晚睡觉前应观察踝部是否肿胀,夜间睡眠是否有被憋醒感。当出现心慌、咳嗽、呼吸困难、难以平卧、水肿、恶心、呕吐、尿量减少、一天之内体重增加1000g以上,说明心功能不全并加重,应立即去医院就诊,以便医师随时调整治疗方案。

5. **正规用药** 不可随便停药、减药,尤其是在使用洋地黄制剂时,严禁擅自调整用药,这对于心功能不全的长期控制与预后极为重要。同时日常用药要固定位置放置,药品名称、用法、剂量等都要标识清楚,外出时要随身携带急救药品。

6. **定期随访** 心功能不全的治疗是一个长期的过程,应根据医嘱定期到医院复诊随访(图1-17)。

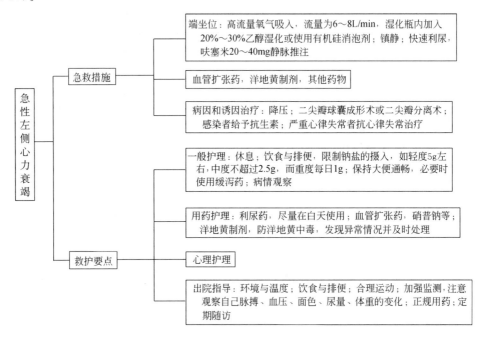

图1-17 急性左侧心力衰竭救护流程

第十五节 高血压危象救护程序

一、概　　述

高血压危象是高血压急症之一,是指由于周围血管阻力突然上升,致使血压明显升高引起的一系列临床表现,血压以收缩压显著升高为主,可高达33.3～34.7kPa(250～260mmHg),舒张压也相应升高至16.0～18.7kPa(120～140 mmHg)。

二、病 情 判 断

(一)症状和体征

1. 起病急,剧烈头痛、恶心、呕吐、心悸、多汗、耳鸣、眩晕、气急及视物模糊等症状。

2. 收缩压常升高到 33.3~34.7kPa(250~260mmHg),舒张压可升高至 16.0~18.7kPa(120~140 mmHg)。

3. 严重者出现暂时性偏瘫、失语、眼底视盘水肿及出血等,甚至昏迷。

(二)辅助检查

高血压患者应做尿常规、血脂、血糖、肾功能、心电图、胸部 X 线、超声心动图、眼底检查等,以了解重要脏器心、脑、肾等功能与变化,以及有无并发冠状动脉粥样硬化性心脏病、高脂血症、糖尿病等,有助于对病情的估计,对确定治疗也有参考价值。必要时测定尿儿茶酚胺、血浆肾素活性等。

三、急 救 措 施

急救原则是立即消除诱因,采取降压治疗,但血压降到安全范围应放慢速度,以免影响脏器供血,对老年人更应特别注意。

(一)迅速降压

降压要做到迅速、安全、有效,至于血压下降程度则不宜过低。如肾功能正常,无脑血管病或冠心病者则血压可降至正常。但如患者为 60 岁以上高龄,有冠心病,或脑血管病,或肾功能不全,血压下降过快过猛可导致冠状动脉或脑动脉供血不足,使心、脑、肾功能逐步恶化。一般收缩压降至 21.3~24.0kPa(160~180mmHg),舒张压降至 13.3~14.7kPa(100~110mmHg)即可。

(二)常用降压药物

1. 硝普钠 硝普钠 25mg 加入 10% 葡萄糖注射液 250ml 中静脉滴注,开始速度每分钟 50μg,视血压情况控制滴数。

2. 可乐定 可乐定 0.15mg 缓慢静脉注射或肌内注射,必要时 30min 后再给 0.3mg。

3. 酚妥拉明 酚妥拉明 5 mg,以每分钟 1 mg 静脉注射。

(三)防治脑水肿

用甘露醇、呋塞米等进行脱水治疗。有惊厥者镇静止惊可肌内注射苯巴比妥钠、地西泮或水合氯醛灌肠等。

(四)加强监护

患者应入危象监护病房(critical care unit,CCU)或重症监护室(intensive care unit,ICU)治疗,以获得密切的监测。注意观察心、脑、肾灌注情况。

四、救 护 要 点

(一)一般护理

1. 运动与休息　协助患者采取半卧位,嘱其安静休息,避免过度劳累、过度焦虑、情绪激动、精神紧张等应激因素和不良影响。

2. 饮食与排便　详见本章第十四节"急性左侧心力衰竭救护程序"。

3. 禁烟限酒　饮酒可降低服用降压药物的疗效,尼古丁可使血压一过性升高,并降低药物的降压作用。

(二)严密观察病情

1. 严密观察血压　根据医嘱及时测量血压并做好记录,条件允许时可测24h动态血压,以观察血压水平及昼夜变化规律。

2. 正确测量血压

(1)测量前30min禁止吸烟或饮用咖啡等刺激性饮料,安静休息至少5min以上。

(2)被测上臂肘部与心脏保持在同一水平高度,血压计放置与心脏同一高度。

(3)根据被测对象选择合适的袖带,袖带缚于被测者上臂,下缘应在肘弯上2.5cm,听诊器胸件置于肘窝肱动脉处。

(4)快速充气,当桡动脉搏动消失后继续再充气使汞柱再升高4.00kPa(30mmHg),随后以恒定的速率缓慢放气,放气过程中听到的第一个声音为收缩压读数,消失音为舒张压读数,如果声音不消失则可把变音处作为舒张压。

3. 用药观察　注意药物不良反应的观察,严格按规范调节用药速度。

(三)出院指导

1. 控制体重　根据公式BMI=体重(kg)/[身高(m)]^2,计算个人体重指数(body mass index,BMI)。中国人群平均BMI中年男性21~24.5,中年女性21~25。建议应控制在24以下。体重超重者须通过运动和饮食来调节。

2. 血压自控　患者应学会正确的血压测量方法,并定时自测血压做好记录,这对评价血压水平和降压治疗具有重要的参考意义。

3. 正规用药　患者须遵医嘱正确、规范地用药,不可擅自停药、减药、换药,以免出现血压控制不稳定的情况,同时在服药期间应注意防止因体位突然变换而导致的直立性低血压的发生,在变换一种姿势的时候勿过快、过猛。

4. 自救常识　患者外出时应备足常用药,在自觉不适时要立刻停止活动,就地休息,服用药物。家属应尽量保持镇静,让患者安静,取半卧位,抬高其头部,并尽快送患者到医院救治。运送中应尽量保持行车平稳以免因过度颠簸而造成脑卒中。如果患者发生抽搐,可手掐合谷、人中穴。注意保持昏迷者呼吸道通畅(图1-18)。

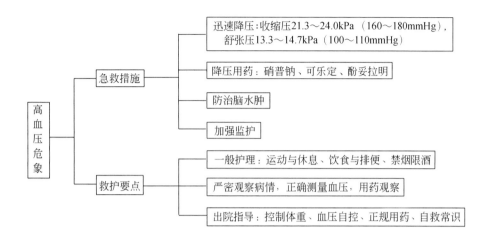

图 1-18 高血压危象救护流程

第十六节 急性重症哮喘救护程序

一、概 述

急性重症哮喘(急重哮喘)是指气喘、咳嗽、胸闷突然加重或在原有的基础上进行性加重。从哮喘发作后短时间内即进入危重状态,临床上常难以处理。这类哮喘发作患者可能迅速发展至呼吸衰竭,并出现一系列的并发症。重症哮喘对常规治疗反应差,与支气管黏膜水肿、积液栓塞、支气管痉挛等有关。

二、病 情 判 断

(一)症状和体征

1. 症状 喘息、咳嗽、呼吸困难(呼吸频率＞30/min)、强迫端坐呼吸、不能平卧、不能讲话、大汗淋漓、焦虑。病情严重者可出现意识障碍,甚至昏迷。

2. 体征 面色苍白,口唇发绀,被迫采取前弓位,可有明显的三凹征(胸骨上窝、锁骨上窝、肋间隙),双肺布满哮鸣音,危重哮喘患者呼吸音或哮鸣音可明显降低甚至消失,表现为所谓的“沉默胸”。可有血压下降,脉率＞120/min 或变慢或不规则。

(二)辅助检查

1. 动脉血气分析 $PaCO_2 ＞ 5.33kPa(45mmHg)$,$PaO_2 ＜ 8.00\ kPa(60mmHg)$,$SaO_2 ＜ 90\%$,肺功能 PEF＜100L/min。

2. 血液检查 发作时可有嗜酸性粒细胞增高,但多不明显,如并发感染可有白细胞数增高,分类中性粒细胞比例增高。

3. 呼吸功能检查　在哮喘发作时有关呼气流速的全部指标均显著下降,1s 用力呼气量、1s 用力呼气量占用力肺活量的比值、最大呼气中期流速、25% 与 50% 肺活量时的最大呼气流量及呼气流量峰值均减少。

4. 心电图　可出现心动过速,肺型 P 波。

三、急 救 措 施

(一)一般治疗

1. 给氧　重症哮喘患者都存在不同程度的低氧血症,可给予鼻导管吸氧 2～4 L/min,或面罩给氧 4～7 L/min。

2. 补液　及时纠正脱水,如不能经口摄入,可由静脉给予补充,补液量为 2500～3000ml/d,若有心力衰竭时补液量适当减少。

3. 纠正酸碱失衡和电解质紊乱　根据血气分析判断酸中毒或碱中毒情况,如果出现呼吸性酸中毒或代谢性酸中毒,可适当应用碳酸氢钠。此外酸中毒时,钾离子从细胞内移出,使血钾升高,但当使用碳酸氢钠及机械通气后,血钾可明显下降而出现碱中毒及心律失常,故应注意监测电解质变化,及时调整血钾含量。

(二)药物治疗

1. 糖皮质激素　是目前治疗哮喘最有效的药物,应尽早使用,常用的是琥珀酸氢化可的松 100～400mg/d,分次静脉滴注,亦可静脉推注地塞米松 10～30mg/d,分次给予。症状缓解后逐渐减量,然后改为口服和吸入雾化剂维持。

2. 茶碱　是目前治疗哮喘的有效药物,常用的药物为氨茶碱,静脉注射首次剂量为 4～6mg/kg 缓慢推注,时间不得少于 10min。氨茶碱静脉滴注时 0.8～1.0mg/kg,每天注射量不能超过 1.0g。氨茶碱慎与 β_2 受体激动药联用,易诱发心律失常,如两药合用时应适当减少剂量。

3. β_2 受体激动药　是控制哮喘急性发作的首选药物。当用于重症哮喘治疗时可采用 0.5% 沙丁胺醇溶液 1～2ml 用生理盐水稀释为 0.1% 溶液,以压缩空气(同时给 O_2)或压缩 O_2 为动力吸入给药(0.1～0.2ml/min)。如果吸入效果差,可给予 0.5mg,以 2～8μg/min 静脉滴注,因全身不良反应发生率高,故尽量少用。

4. 抗胆碱类药　与 β_2 受体激动药联合吸入治疗使支气管舒张作用增强并持久,尤其是用于夜间哮喘及多痰的患者。常用药物为异丙阿托品气雾剂,每日 3 次,每次 20～80μg。

5. 控制感染　选用相应抗生素,并应注意厌氧菌及二重感染,预防下呼吸道感染等综合治疗是目前治疗重症哮喘的有效措施。

(三)机械通气

如果病情恶化缺氧不能纠正时,可进行机械通气,如有严重并发症如气胸、纵隔气肿时,在切开引流情况下仍可给予机械通气。

四、救护要点

(一)一般护理

1. 病室环境　患者应进入监护室进行监护,病室内必须保持空气流通、新鲜,无灰尘、煤气、烟雾、油漆及其他一切刺激性物质。

2. 体位　协助患者取半卧位,背后给予支撑物。

(二)病情观察

1. 神志　密切观察患者的神志变化,重症哮喘急性发作时,患者常常伴有呼吸衰竭,可以出现嗜睡、意识模糊,甚至昏迷。

2. 呼吸　注意观察呼吸频率、节律、深浅度和用力情况,患者常常出现喘鸣音减弱乃至消失、呼吸变浅、神志改变等情况,此时常提示病情危重,应及时处理。

3. 血气分析　注意正确采集动脉血,并及时进行血气分析,如果合并Ⅱ型呼吸衰竭表明病情危重,应立即采取措施,挽救患者生命。

(三)有效吸氧

遵医嘱为患者调节合适的氧流量,并告诉患者和家属不能擅自改变氧流量。在救护过程中注意观察氧气鼻导管是否脱出,面罩是否有效固定,以保证吸氧的有效性。

(四)正确雾化吸入

教会患者在进行雾化吸入治疗时应注意深呼吸,同时用口腔吸气鼻腔呼气,以保证药液发挥最大的作用。

(五)心理护理

详见本章第十三节“急性心肌梗死救护程序”。

(六)出院指导

1. 保持室内空气新鲜,无煤气、烟雾、油漆等刺激气味,严禁吸烟。应多开窗通风换气,室温要适宜,注意防寒保暖。

2. 避免接触各种哮喘诱因,注意增加营养,进行适量的运动,以增强体质。

3. 患者应严格戒烟,严重的有害物质可引起支气管痉挛,诱发哮喘。

4. 哮喘发作时应卧床,取半卧位。不宜使用内装羽毛或陈旧棉絮的枕头,以免诱发或加重哮喘。如有条件,可适当吸氧。

5. 饮食宜清淡,忌辛辣、生冷、腥发食物。应戒酒,避免过咸、过酸及过饱。哮喘急性发作时,宜以流质食物为佳以适当补充水分。

6. 发作有定时者,应于发病前 2h 服药,如氨茶碱;痰多不易咳出可用平喘的气雾剂喷入咽喉部,但不宜频繁使用,以免成瘾或中毒。如有面色苍白、大汗淋漓、明显发绀、呼吸困难、四肢厥冷等重症哮喘,应尽快送医院治疗(图 1-19)。

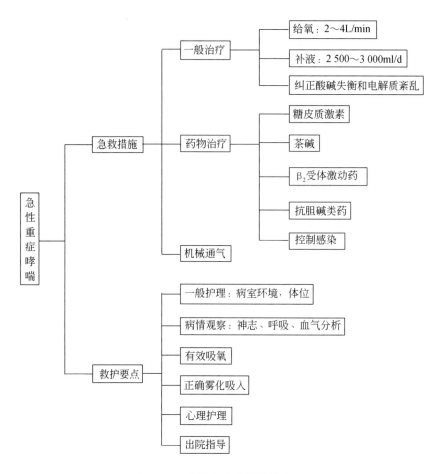

图 1-19 急性重症哮喘救护流程

第十七节 大咯血救护程序

一、概 述

咯血是指喉以下呼吸道任何部位的出血,经喉、口腔而咯出称咯血。一次咯血量≥300ml 或 24h 咯血量≥600ml,称为大咯血。因此,熟悉和掌握咯血尤其是大咯血的诊断和处理,具有重要的临床意义。

二、病 情 判 断

(一)症状和体征

1. 症状 咳嗽伴咯血。一次咯血量≥300ml 或 24h 咯血量≥600ml。

2. 体征 肺部叩诊一侧呼吸音减弱和(或)出现啰音,对侧肺野呼吸音良好,常提示出血即在该侧。

(二)辅助检查

1. 痰液检查　可查到相应致病菌或癌细胞,对明确咯血的病因帮助很大。

2. X线　每个咯血者均应进行胸部 X 线透视,可见肺部不规则环状透光阴影或蜂窝状影或浸润性病灶或浸润影伴空洞或团块。

3. 其他　胸部 CT、纤维支气管镜检查、放射性核素扫描等。

三、急 救 措 施

急救原则主要是止血,使呼吸道通畅,同时进行病因治疗。

1. 体位　发现患者大咯血后,让患者取患侧卧位,床脚抬高。由心血管疾病引起者取半卧位。家属可用手掌拍击背部,使积血易于咯出。

2. 开放气道　如发现患者喉头作响、烦躁不安、呼吸浅速,应立即撬开患者的口腔,清除口腔、咽喉部积存的血块,恢复呼吸道通畅。如果患者发生意识丧失、呼吸骤停,应立即进行人工呼吸。

3. 迅速配血　根据患者情况合理应用。

4. 积极止血

(1)卡巴克洛(安络血)口服 2.5～5mg,每 6 小时 1 次。

(2)氨基己酸(6-氨基己酸)4～6g,以 5% 葡萄糖注射液或生理盐水注射液 100ml 稀释,于15～30min 静脉滴完,维持量每小时 1g,持续 2～24h 或更久。

(3)氨甲苯酸(对羧基苄胺)0.1～0.2g,以 5% 葡萄糖注射液或生理盐水注射液 100ml 稀释后静脉滴入,最大量 0.6g/d。

(4)垂体后叶素 5～10U,溶于 20ml 生理盐水稀释,静脉缓慢推注 10min 以上,或以 10～20U 加入 5% 葡萄糖注射液 500ml 缓慢静脉滴注,必要时每 6～8 小时重复 1 次。

5. 适当止咳、镇静　如果可能,应避免使用镇静药和安定药,但绝对必要时可给予硫酸可待因,每次 30mg,肌内注射,每 3～6 小时 1 次,以减少咳嗽。用地西泮以减少焦虑,每次 10mg,肌内注射。

6. 完成相关实验室检查　包括全血计数、分类及血小板计数;血细胞比容测定;动脉血气分析;凝血酶原时间和不完全促凝血激酶时间测定;胸部 X 线片检查。

7. 其他

(1)禁食。

(2)安慰患者,稳定情绪。

四、救 护 要 点

(一)一般护理

1. 体位　绝对卧床休息,如患部明确则取患侧卧位,头部转向一侧,以利于血的咯出并防止血液流向健侧肺部导致病灶播散。如患部不明确,则取平卧位,绝对不能取坐位、半坐位或头高位,防止体位不当而导致咯血窒息的发生。

2. 病室环境　病室内保持安静,通风,空气清新。通过加强空气流通等方法,尽快驱散室内因咯血而弥漫的血腥味。

3. 饮食　大咯血期间患者应禁食,症状控制后可进流质饮食、半流质饮食。

(二)病情观察

1. 监测生命体征变化　密切监测患者血压、呼吸、体温、脉搏的变化,观察血容量改善情况并做好记录。

2. 严格记录出入量　做好失血量记录,发生大咯血时做好补血、补液的准备,记录24h出入量以便及时纠正水、电解质的失衡。

3. 用药观察　观察患者用药后的反应,如使用垂体后叶素患者应注意观察血压变化。

(三)心理护理

患者看见咯血往往都有紧张恐惧的心理状态,应耐心安慰患者,鼓励患者在不用力咳嗽的情况下尽力将血随时咯出,对精神过度紧张的患者在肺功能良好的情况下可给予适量的镇静药,如地西泮、苯巴比妥(鲁米那)等。

(四)出院指导

1. 适当锻炼　在稳定期应适当进行体育锻炼。可以按照床上运动、床边活动、室内走动的顺序慢慢增加活动量,逐步过渡到行走、慢跑、家务劳动等,不可操之过急。

2. 坚持药物治疗　按照医嘱坚持对基础病变的药物治疗,不可擅自减药、停药。

3. 饮食　在大咯血时应暂时禁食。咯血停止后且病情稳定后再给予高蛋白、高维生素、易消化的食物。避免受凉,防止呼吸道感染。保持大便通畅以免用力排便致肺内压力增加导致再次咯血。

4. 室内环境　保持室内环境清洁、安静、空气流通。实验证明,室内每日开窗通风1～2次,每次30min,即可有效地净化空气(图1-20)。

5. 定期随访　患者应定期到医院复查,如有不适,及时就诊。

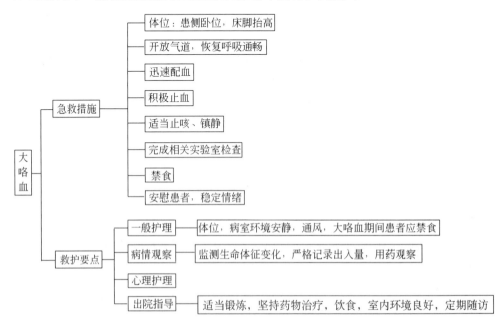

图 1-20　大咯血救护流程

第十八节　急性呼吸窘迫综合征救护程序

一、概　　述

急性呼吸窘迫综合征,是一种继发的、以急性呼吸窘迫和低氧血症为特征的综合征,是由多种病因导致肺血管阻力增高、肺顺应性降低、肺泡萎陷、分流量增多、低氧血症等特点的一种急性进行性呼吸衰竭。其病因常与创伤、休克、感染、误吸、氧中毒等因素引起的肺损害有关,是急性呼吸衰竭中较为严重、处理棘手、病死率最高的临床综合征。

二、病　情　判　断

(一)症状和体征

1. 症状　除原发病如外伤、感染、中毒等相应症状外,主要表现为进行性呼吸窘迫、气促、发绀,常伴有烦躁、焦虑、出汗等。其呼吸窘迫的特点是呼吸深快、用力,呼吸频率>28/min,伴明显的发绀,用一般氧疗法不能改善。

2. 体征　除原发病如外伤、感染、中毒等相应体征外,早期体征可无异常,或仅闻及双肺少量细湿啰音。后期多可闻及水泡音,可有管状呼吸音。

(二)辅助检查

1. 胸部 X 线片　早期可无异常或是轻度间质性改变,表现为肺纹理增多,边缘模糊,斑片状或大片阴影等间质性肺泡性改变。

2. 动脉血气分析　提示不同程度的低氧血症,$PaO_2<8kPa(60mmHg)$,氧合指数 $PaO_2/FiO_2<26.7kPa(200mmHg)$。

三、急　救　措　施

1. 迅速纠正缺氧　高浓度(>50%)氧疗有利于萎陷的肺泡扩张,使 PaO_2 升至较为安全的低水平(8 kPa 以上)。神志清醒者可用面罩给氧,昏迷者可行气管插管或气管切开,给予呼吸机辅助呼吸,重症 ARDS 患者需要用呼气终末正压呼吸(positive end expiratory presure,PEEP)。

2. 治疗肺间质水肿　限制入水量,控制输液。应用利尿药,促进水肿消退。在 ARDS 后期输入血浆蛋白,可提高胶体渗透压,有利间质水肿的回收。

3. 纠正微循环障碍　主要用 α 受体阻断药或其他血管扩张药、糖皮质激素及抗血小板凝聚药等。

4. 其他

(1)积极治疗原发病。

(2)呼吸、心搏骤停者即行心肺复苏术。

四、救　护　要　点

1. 病情允许时采取端坐卧位,以利膈肌下降,胸廓扩张,从而增大呼吸量。

2. 严密观察体温、脉搏、呼吸、血压、24h出入量等。

3. 吸氧，保持呼吸道通畅，必要时行气管插管或气管切开，给予呼吸机辅助呼吸。注意气道护理，并做好呼吸机的管理及消毒工作。

4. 做好口腔及皮肤护理，注意更换体位，预防压疮。

5. 给予易消化、富营养、高热量流质饮食或半流质饮食。

6. 防治并发症。

积极防治多器官衰竭、脑栓塞、自发性气胸、纵隔气肿、上消化道出血、心律失常、败血症、弥散性血管内凝血(disseminated intravascular coagulation，DIC)等并发症的发生(图1-21)。

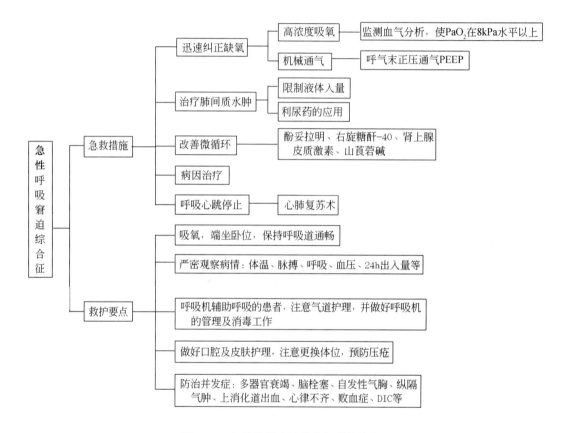

图1-21 急性呼吸窘迫综合征救护流程

第十九节 窒息救护程序

一、概 述

窒息是指因外界氧气不足或其他气体过多或呼吸系统发生障碍而导致的呼吸困难，甚至停止呼吸的现象。常见有：①机械性窒息，因机械作用引起呼吸障碍，如缢、绞、扼颈项部，用物堵塞呼吸道，压迫胸腹部以及患急性喉头水肿或食物吸入气管等造成的窒息。②中毒性窒息，如一氧化碳中毒,大量的一氧化碳由呼吸道吸入肺,进入血液,与血红蛋白结合成碳氧血红蛋白,阻碍了氧与血红蛋白的结合与解离,导致组织缺氧造成的窒息。③病理性窒息,如溺水和肺炎等引起的呼吸面积的丧失。④脑循环障碍引起的中枢性呼吸停止。⑤新生儿窒息及空气中缺氧的窒息,如关进箱、柜内,空气中的氧逐渐减少等。

二、病情判断

窒息主要表现为二氧化碳或其他酸性代谢产物蓄积引起的刺激症状和缺氧引起的中枢神经麻痹症状交织在一起。窒息的发展可分为3个阶段。

1. 因二氧化碳分压升高,引起短时间内呼吸中枢兴奋加强,继而呼吸困难,丧失意识。

2. 全身痉挛,血管收缩,血压升高,心动徐缓,流涎,肠运动亢进。

3. 痉挛突然消失,血压降低,呼吸逐渐变浅而徐缓,产生喘息,不久呼吸停止。

发生窒息现象时,若患者心脏微微搏动,应立即排除窒息原因并施行人工呼吸。丧失抢救时机必然使心脏停搏、瞳孔散大、全身反射消失,最终死亡。

三、急救措施

1. 维持呼吸道通畅 清除呼吸道异物,可用手抠或镊钳取出异物,或用导管插入咽、喉、气管进行吸引。环甲膜穿刺或切开术,用内径3mm粗穿刺针穿刺插入,或环甲膜横向切开1～2cm。

2. 纠正缺氧 高浓度吸氧,流量4～6L/min,必要时给予呼吸机辅助呼吸。

3. 心肺脑复苏 心跳、呼吸停止者行心肺复苏术。

4. 其他 病因治疗。

四、救护要点

1. 尽快查找病因,保持呼吸道通畅。

2. 病情监测。监测体温、呼吸、脉搏、血压、血气分析、神志、瞳孔等,持续心电监护,若患者出现胸闷、烦躁、发绀等立即抢救。

3. 迅速开放静脉,并根据病情调整输液速度。

4. 做好气管切开或气管插管护理。

5. 心理护理。

6. 预防并发症。

积极防治低氧血症、酸碱平衡失调、肺不张、肺水肿、肺部感染、急性呼吸衰竭、心肺骤停等并发症的发生(图 1-22)。

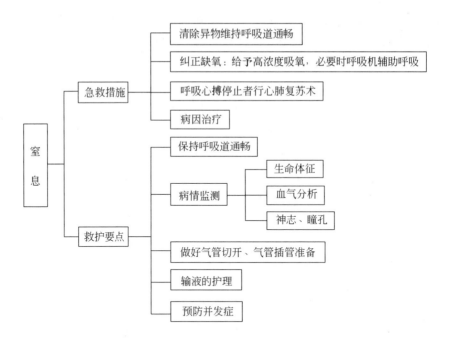

图 1-22　窒息救护流程

第二十节　上消化道出血救护程序

一、概　述

上消化道出血是指屈氏韧带以上的消化道,包括食管、胃、十二指肠或胰、胆等病变引起的出血,胃-空肠吻合术后的空肠病变出血亦属这一范围。大量出血是指在数小时内失血量超出 1000ml 或循环血容量的 20%,其临床主要表现为呕血和(或)黑粪,往往伴有血容量减少引起的急性周围循环衰竭。上消化道出血常见的急症,病死率高达 8%～13.7%。

二、病　情　判　断

(一)症状和体征

1. 症状

(1)呕血和(或)黑粪。

(2)出血量 400ml 以内可无症状,出血量中等可引起贫血或进行性贫血、头晕,突然起立可产生晕厥、口渴、肢体冷感及血压偏低等。大量出血达全身血量 30%～50%(1500～2500 ml)即可产生休克,表现为烦躁不安或神志不清、面色苍白、四肢湿冷、口唇发绀、呼吸困难、血压下降至测不到、脉压差缩小及脉搏快而弱(脉率>120/min)等,若处理不当,可导致死亡。

(3)氮质血症。

（4）中度或大量出血病例，于 24h 内发热，多在 38.5℃ 以下，持续数日至 1 周不等。

2．体征

（1）消瘦：左锁骨上凹淋巴结肿大，上腹包块者多见于胃癌。

（2）蜘蛛痣、脾大、腹水者多见于肝门脉高压胃底食管静脉曲张破裂。

（3）黄疸、胆囊肿大、剧烈上腹痛、呕血呈条状血块，提示肝外型胆道出血。

（4）皮肤、黏膜出血，提示有全身性疾病，如皮肤、黏膜，尤其颜面、上肢皮肤及口腔、鼻咽部黏膜有毛细血管扩张和毛细血管瘤，见于遗传性出血性毛细血管扩张症。

（二）辅助检查

1．胃镜检查　是目前诊断上消化道出血病因的首选检查方法。

2．X 线钡剂　主要适用于患者有胃镜检查禁忌证或不愿进行胃镜检查者。

3．其他　选择性动脉造影、放射性核素、^{99m}锝（^{99m}Tc）标记红细胞扫描、吞棉线试验等。

三、急救措施

（一）一般急救措施

1．卧床休息，保持呼吸道通畅，避免呕血时血液吸入引起窒息，必要时吸氧。活动性出血期间禁食。

2．严密监测患者生命体征，如心率、血压、呼吸、尿量及神志变化。

3．观察呕血及黑粪情况。定期复查血红蛋白浓度、红细胞计数、血细胞比容与血尿素氮，必要时行中心静脉压测定。对老年患者根据情况进行心电监护。

（二）积极补充血容量

立即配血，尽快建立有效的静脉通道，尽快补充血容量。在配血过程中，可先输平衡液或葡萄糖盐水，开始时输液宜快。遇血源缺乏，可用右旋糖酐或其他血浆代用品暂时代替输血。

改善急性失血性周围循环衰竭的关键是要输足量全血。输血量视患者周围循环动力学及贫血改善而定，尿量是有价值的参考指标。应注意避免因输液、输血过快、过多而引起肺水肿，原有心脏病或老年患者必要时可根据中心静脉压调解输入量。肝硬化患者宜用新鲜血。

（三）积极采取止血措施

1．食管-胃底静脉曲张破裂大出血的止血措施

（1）药物止血：用血管升压素收缩内脏血管，减少肝门静脉血流量，降低肝门静脉及侧支循环的压力，从而控制食管-胃底静脉曲张出血。常用的药物是垂体后叶素静脉滴注，目前主张同时使用硝酸甘油静脉滴注或舌下含服。有冠状动脉粥样硬化性心脏病者应慎重使用血管升压素，以免诱发缺血性心脏病，建议使用生长抑素（施他宁）等药物，止血效果好。

（2）气囊压迫止血：持续压迫时间最长不应超过 24h。该方法患者痛苦大、并发症多，不作为首选止血措施，宜限于药物不能控制出血时作为暂时止血用。

（3）内镜治疗：内镜直视下注射硬化剂至曲张的静脉，或用皮圈套扎曲张静脉，或两种方法同时使用，不但能达到止血的目的，而且可有效防止早期再出血。

（4）外科手术或经颈静脉行肝内门体静脉分流术：在大量出血经上述方法治疗无效时唯有

进行外科手术。

2. 其他病因所致上消化道大量出血的止血措施

(1)抑制胃酸分泌的药:组胺 H_2 受体拮抗药有抑制胃酸提高胃内 pH 的作用。西咪替丁每次 $200\sim400$ mg,每 6 小时 1 次;雷尼替丁每次 50mg,每 6 小时 1 次;法莫替丁每次 20mg,每 12 小时 1 次。

(2)内镜治疗:有内镜下直接对出血灶喷洒止血药物、高频电凝止血、激光止血、局部注射血管收缩药或硬化剂、放置缝合夹子等。

(3)手术治疗。

(4)介入治疗:在少数情况下,既无法进行内镜治疗,又不能耐受手术,可考虑在选择性肠系膜动脉造影找到出血灶的同时进行血管栓塞治疗。

四、救 护 要 点

(一)一般护理措施

绝对卧床休息,保持呼吸道通畅,避免呕血时血液吸入引起窒息,必要时吸氧。活动性出血期间禁食。

(二)病情观察

1. 出血量的观察 观察并记录出血次数及出血量,如色泽有变化,应保留呕吐物和(或)粪便以备检验。患者出现烦躁不安、神志模糊、面色苍白、皮肤湿冷及少尿等,说明出血量多。

2. 生命体征的观察 严密监测患者生命体征,如心率、血压、呼吸、尿量及神志变化,对老年患者根据情况进行心电监护。

(三)药物疗效观察

定期复查血红蛋白浓度、红细胞计数、血细胞比容与血尿素氮。必要时行中心静脉压测定。

(四)特殊止血方法的护理

气囊压迫止血的护理详见第 2 章第十二节相关内容。须内镜止血或急诊手术止血者应嘱患者禁食,积极做好事前准备。

(五)做好心理护理和生活护理

安抚患者,做好口腔护理,保持床单位干净整洁,确保患者身心得到充分休息。

(六)输血、输液的护理

尽快建立有效的静脉通道,补充血容量。根据病情调节输血、输液速度,有心肺疾病的患者,输液速度不宜过快,必要时可根据中心静脉压调整输入量。

(七)健康教育

1. 合理休息,不可过劳 慢性肝病患者由于肝功能缺失,已不能满足全负荷工作的需要。因此,应注意休息,做到力所能及、劳逸结合。提倡散步、气功、太极拳等较舒缓的运动,不适合做快跑、急走等剧烈的活动。生活要有规律,工作要量力而行,避免熬夜。此外,患者还应保持大便通畅,切忌大便时用力过度。

2. 软化饮食,禁忌粗糙　进食粗糙的食物有可能划破食管或胃底曲张的静脉引起出血。饮食要注意少食多餐,不宜过饱,寒温适度,不过热。进食最好细嚼慢咽,食物以细软易消化、富含营养及少渣为宜。患者还应戒烟酒,禁辛辣、油煎食品。

3. 情绪轻松,不要紧张　科学证实,不良的情绪同样可诱发上消化道出血。慢性肝病患者更应注意调节自己的情绪,保持愉快、豁达的心境,树立战胜疾病的信心。过多的紧张和焦虑容易导致胃黏膜糜烂和出血。

4. 禁忌饮酒,合理用药　避免接触和进食对肝有损害的毒性物质,如酒、某些药物及化学品等。阿司匹林应谨慎使用,以免诱发消化道黏膜出血。如果患者还有食管炎、胃炎、胃溃疡等合并症,应在医师指导下,间断服用制酸药或消化道黏膜保护药。大片的药物应研碎后再服用(图 1-23)。

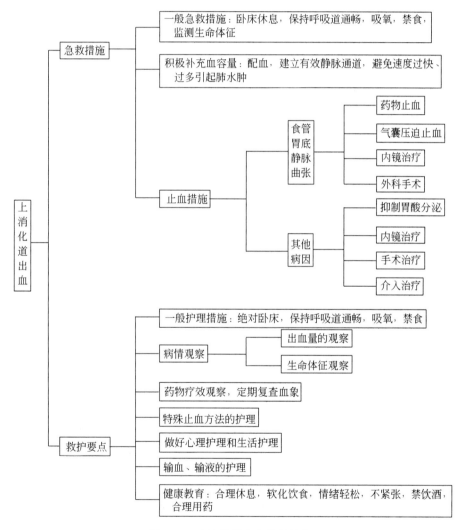

图 1-23　上消化道出血救护流程

（于冬梅）

第二十一节　肝性脑病救护程序

一、概　述

　　肝性脑病又称肝昏迷,是严重肝病引起的以代谢紊乱为基础的中枢神经系统功能失调的综合病症,以意识障碍、行为失常和昏迷为主要临床表现。肝性脑病常有较明显的诱因,常见的有上消化道出血、高蛋白饮食、大量放腹水、快速排钾利尿、感染等。其发病机制,目前认为主要是由来自体内和肠道许多有毒代谢物,未经肝解毒和清除,通过侧支进入体循环,透过血-脑屏障,引起大脑功能紊乱所致。

二、病情判断

(一)症状与体征

　　根据患者意识障碍程度、神经系统表现和脑电图改变,将肝性脑病分为四期:

　　1. 前躯期(一期)　患者可有轻度的性格改变和行为异常,如沉默寡言、表情淡漠、衣冠不整、易怒等。可出现扑翼样震颤,但脑电图多属正常。

　　2. 昏迷前期(二期)　以意识障碍和行为失常为主,表现为言语不清、书写障碍、举止反常、睡眠时间倒错、出现幻觉等。存在扑翼样震颤,脑电图有特征性异常,有明显的神经系统体征,如腱反射亢进、肌张力增高、巴宾斯基征阳性。

　　3. 昏睡期(三期)　以昏睡和严重精神错乱为主,患者多呈昏睡状态,但可唤醒,扑翼样震颤仍可引出,脑电图有异常波形。各种神经体征持续存在或加重,锥体束征常呈阳性。

　　4. 昏迷期(四期)　神志完全丧失,不能唤醒。昏迷程度由浅至深,浅昏迷时,扑翼样震颤无法引出,但反射仍存在。深昏迷时,各种反射消失。脑电图明显异常。

　　以上各期分界不清,可有重叠或交叉。严重肝功能损害时,可伴有黄疸、肝臭、出血倾向、感染、肝肾综合征等。

(二)实验室检查

　　1. 急性肝性脑病者血氨多正常,慢性肝性脑病者,尤其是门体分流性脑病者多有血氨增高。

　　2. 脑电图异常。前躯期脑电图多正常,昏迷前期至昏迷期,脑电图均明显异常,主要表现为节律的改变。

　　3. 心理智能测验对于诊断早期肝性脑病包括亚临床肝性脑病有重要价值。

三、急救措施

　　1. 消除诱因

　　(1)积极有效地治疗上消化道出血,控制感染。

　　(2)避免大量放腹水和快速利尿。

　　(3)不用或慎用镇静药、麻醉药。

　　(4)纠正水、电解质及酸碱平衡失调。

2. 减少肠内毒素的生成和吸收

(1)减少或停止蛋白质饮食:给予高热量、足量维生素、以糖类为主的食物。昏迷者可采用鼻饲或静脉输液。病情好转或清醒后可逐步增加蛋白质饮食,以植物蛋白为佳。

(2)灌肠或导泻清除肠道内蛋白物质和积血:可用生理盐水或弱酸性溶液灌肠,但禁用肥皂水灌肠。口服或鼻饲硫酸镁予以导泻。

(3)抑制细菌生长减少产氨:可口服乳果糖,也可口服新霉素等抗生素。

3. 促进有毒物质的代谢清除,纠正氨基酸代谢紊乱

(1)降氨药物。①谷氨酸钾、谷氨酸钠:能与游离氨结合成谷氨酰胺,随尿排出,降低血氨浓度。根据电解质情况和病情选择钾盐或钠盐,血钾高、尿少时慎用钾盐,明显腹水和水肿时慎用钠盐。该药偏碱性,碱中毒时慎用。②精氨酸:可促进肝内鸟氨酸循环,通过增加尿素合成可降低血氨。该药呈酸性适用于碱中毒者。③其他降氨药物:苯甲酸钠、苯乙酸、鸟氨酸-α-酮戊二酸和鸟氨酸门冬氨酸等均有显著的降氨作用。

(2)支链氨基酸。应用支链氨基酸可减少假神经递质形成和减少肌肉及肝脏蛋白质分解代谢,促进蛋白质合成。

4. 积极对症治疗,纠正水、电解质紊乱和酸碱失衡,防止脑水肿、继发感染、休克、出血等并发症。

四、救护要点

1. 严密观察生命体征和病情变化　应注意意识状态的变化,如有无性格改变、行为失常、精神错乱、昏睡或昏迷等意识障碍。还应注意有无扑翼样震颤及其他特异性神经体征。及时发现病情的进展,并给予相应处理。

2. 注意识别及去除各种诱发因素　如观察患者有无出血的症状,避免大量放腹水和快速利尿,纠正水、电解质及酸碱平衡失调,控制感染等,去除各种诱因。

3. 加强昏迷患者的护理　昏迷患者应头偏向一侧,给氧,注意保持呼吸道通畅。做好各项基础护理,如口腔、皮肤、呼吸道、泌尿系等护理,以免发生感染而加重病情。做好各项防护措施,如架床档、合理使用约束带等保护措施,防止坠床及自伤。必要时使用冰帽,保护脑细胞功能。

4. 加强饮食护理　发病后数日内,应禁食蛋白质,给予高热量、足量维生素、以糖类为主的食物。昏迷者可采用鼻饲或静脉输液。病情好转或清醒后可逐步增加蛋白质饮食,以植物蛋白为佳。

5. 保持排便通畅　患者肠蠕动减弱,易发生便秘,导泻或灌肠有利于清除肠内含氨物质。灌肠可用生理盐水或弱酸性溶液,但禁用肥皂水。导泻可口服或鼻饲硫酸镁。对服泻药和灌肠的患者应注意大便的性状,并加强肛周皮肤的护理。

6. 注意观察用药后的疗效及不良反应　如使用新霉素时,应注意有无肾及听觉功能损害。应用乳果糖时,应注意患者有无腹部不适、恶心、呕吐或腹痛等不良反应。使用谷氨酸钾、谷氨酸钠时,应注意电解质的变化等。

7. 加强心理护理　肝性脑病早期患者可有性格改变或行为异常,所以更应该加强患者的心理护理,同时应及时、耐心向家属解释,取得家属的配合,促进患者的康复(图1-24)。

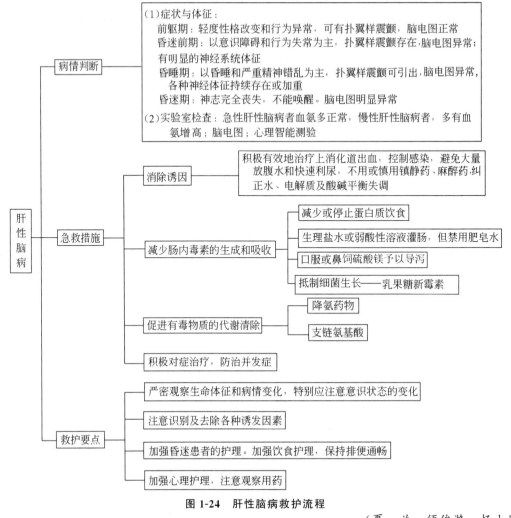

图 1-24　肝性脑病救护流程

（夏　兰　须俊滟　杨小妹）

第二十二节　急性重症胰腺炎救护程序

一、概　述

急性胰腺炎是常见的急腹症之一,分重症及轻症两型。急性重症胰腺炎指急性胰腺炎伴有脏器功能衰竭或出现坏死、脓肿或假性囊肿等局部并发症者,后者往往比较严重。急性轻型胰腺炎仅可引起轻微的脏器功能紊乱,无局部并发症,临床恢复顺利。病因上分胆源性及非胆源性,我国以胆源性居多,非胆源性包括酒精性、暴饮暴食、外伤、药物性(利尿药等)、感染性(腮腺炎等)、高脂血症以及内镜逆行胆胰管造影术后(endoscopic retrograde cholangio pancreatography,ERCP)等,临床上尚有部分患者未能找出明显病因。

二、病情判断

(一)症状与体征

1. **突发性腹痛**　位于上中腹偏左,伴有恶心、呕吐,疼痛剧烈,呈持续性,可向左肩及左腰背部放射。胆源性疼痛可从右上腹开始。

2. **恶心、呕吐**　腹胀、腹痛开始即可出现,呕吐后腹痛不缓解为其特点,呕吐物为胃十二指肠内容物。

3. **腹膜炎体征**　水肿性胰腺炎时,压痛只限于上腹部,常无明显肌紧张。出血性坏死性胰腺炎压痛明显,并有肌紧张和反跳痛,范围较广泛涉及全腹。深度休克时,体征反而不明显。

4. **腹胀**　初期为反射性肠麻痹,严重时是由于腹膜炎麻痹性肠梗阻所致,排气、排便停止。大量腹水时加重腹胀,为胃肠麻痹所致。

5. **分型特点**

(1)急性轻型胰腺炎:有腹痛,无休克,腹部检查有轻度腹胀,上腹正中偏左有压痛,无肿块,左侧腰背部有轻度触痛。

(2)急性重症胰腺炎:除腹痛、腹胀外,还可有不同程度的休克症状,脉搏增快,血压下降,伴有腹膜炎体征,有时可在上腹偏左触及肿块,左侧腰肋部有明显触痛,腹部隆起,肠鸣音减弱或消失,多数患者有移动性浊音。左侧胸腔内往往有反应性渗出液,少数患者还可出现腰部蓝棕色斑(gray-turner sign)或脐周蓝色改变(cullen sign)。

(二)辅助检查

1. 白细胞计数和中性粒细胞均可升高,白细胞>$2×10_9$/L(20 000/mm³),提示重症。

2. 血清淀粉酶在发病后3～4h开始升高,如温氏(Winslow)法高于128U(每毫升正常8～64U)、索氏(Somogyi)法高于500U(每毫升正常40～180U)提示本病,24h升高达高峰,可持续4～5d。尿淀粉酶在发病后24h开始上升,超过256U(温氏)、1000U(索氏)提示本病,可持续1～2周。有的医院血淀粉酶采用寡糖底物法、尿淀粉酶采用染色淀粉法也可作为辅助诊断。应注意少数患者血、尿淀粉酶都不升高以及在胰腺广泛坏死时,淀粉酶也不升高。

3. 血钙降低发生在发病2～3d,若低于2.0mmol/L(8mg/dl)预示疾病严重。

4. 血糖在发病后常升高,若超过11mmol/L(200mg/dl)表示预后严重。

5. 动脉血气分析中PaO_2<8kPa(60mmHg)以下,表示有ARDS可能。剩余碱(base excess,BE)正常0±2,≤-5提示重症。

6. **影像诊断**

(1)腹部透视或X线片:轻型可见肠胀气,肠腔内积液。重型出现网膜囊积液,广泛肠腔积液,肠梗阻脱水。

(2)增强CT检查:可明确诊断胰腺炎症、胰腺坏死、膜外侵犯、假性囊肿、胰腺囊肿,而且还可用于治疗过程中动态监测,对再次手术时间选择及病灶定位都有很大帮助。

(3)B超检查:可诊断胰腺炎症、胰腺坏死、假性囊肿、胰腺囊肿。B超简单易行,价格低廉以及无损伤,无条件进行CT检查时,可作为主要辅助检查。但由于急性胰腺炎时肠腔胀气较多,对B超检查有较多干扰,可造成假阴性结果。

(4)MRI检查:目前尚不适宜作为急性胰腺炎的辅助检查。

三、急救措施

(一)急性轻型胰腺炎

采用非手术疗法。

1. 禁食,胃肠减压。

2. 维持水、电解质平衡。

3. 营养支持治疗。

4. 中药生大黄口服或直肠内滴注,15g,每日1次。腹部膨隆或肿块形成者,中药皮硝腹部外敷,250～500g,每日2次。

5. 有15%～20%患者可转为急性重症胰腺炎,对于经上述常规治疗48h腹部体征及全身状况加重,血钙下降者,应给予强效的胰酶抑制药物——生长抑素,如奥曲肽0.1mg,静脉滴注,每8～12小时1次。

6. 预防感染。选择易通过血-胰屏障的有效抗生素,如环丙沙星,同时合并使用甲硝唑。

(二)急性重症胰腺炎

按个体化治疗方案处理。

1. 首先从临床上区分胆源性及非胆源性胰腺炎。

2. 胆源性中分胆管梗阻性及非梗阻性。胆管梗阻者应急诊手术治疗,解除胆管梗阻,及时引流小网膜腔。无梗阻者,先做非手术治疗,待急性胰腺炎缓解后,再做后期有关胆管手术。非手术治疗无效者,属胆源性者要及时做胆总管或胆囊造口引流。

3. 对非胆源性胰腺炎,CT证实有坏死灶者要区分坏死是否已感染。对未感染者要进行非手术疗法,包括急性轻症胰腺炎第1～4项治疗,并给予生长抑素及可靠的抗生素,可选择哌拉西林、环丙沙星及甲硝唑。对坏死已感染者加强监护治疗24h,在上述非手术治疗过程中,较有效的抗生素经验治疗可选择头孢他啶与甲硝唑联合应用,强调根据病原菌培养及药敏结果,尽早选用敏感的广谱抗生素治疗,病情改善者仍继续非手术治疗。对病情恶化者应手术治疗。手术方式以坏死组织清除,通畅引流为主。有腹膜后侵犯者,应做腹膜后引流。病情严重者加空肠营养性造口及胃减压性造口。

4. 早期液体积聚不必手术,大多可自行吸收。少数可演变为急性假性囊肿或胰腺脓肿。

5. 急性假性囊肿B超及CT可明确诊断,若无感染和全身症状,3个月以后做内引流。3个月当中,若发生感染随时处理,做外引流。

6. 急性胰腺脓肿采用B超或CT定位,及时做手术外引流。

四、救护要点

(一)手术前护理

1. 一般护理

(1)绝对卧床休息,可取屈膝侧卧位,剧痛而辗转不安者要防止坠床。

（2）禁食期间有口渴时可用水含漱或湿润口唇，一般不饮水。腹痛和呕吐基本缓解后可由小量低脂、低糖流质饮食开始，逐步恢复到普食，但忌油脂和饮酒。

2. **病情观察和判断**　及时发现坏死性胰腺炎、休克和多器官功能衰竭（心、肺、肝、肾）。

（1）密切观察神志、生命体征和腹部体征的变化，特别要注意有无高热不退、腹肌强直、肠麻痹等重症表现，为诊断坏死性胰腺炎及手术提供依据。术后仍必须严密观察。

（2）注意观察呼吸，多次进行血气分析及早发现呼吸衰竭，及时给予高浓度氧气吸入，必要时予以呼吸机辅助。

（3）注意观察尿量、尿比重，监测肾功能，及时发现肾衰竭。

（4）注意观察有无出血现象，监测凝血功能的改变。

（5）注意观察有无手足抽搐，定时测定血钙。

（6）电解质、酸碱平衡和肝功能的监测。

3. **心理护理**　指导患者掌握减轻疼痛的方法，解释禁食、水的意义，关心和照顾其生活。

（二）手术后护理

1. **多种管道的护理**。患者可能同时有胃管、尿管、氧气管、输液管、气管切开、肠造口管、胆总管 T 形引流管以及腹腔多根的冲洗引流管，护理上要注意以下几点。

（1）了解每根管道的作用。

（2）维护管道的正常位置，妥善固定，防止滑脱。

（3）保持通畅，正确处理各种堵塞及引流不畅的情况。

（4）保持无菌，防止污染。外接的消毒引流瓶、管应定期更换。

（5）准确记录各种引流液的性状、颜色、量。

（6）冲洗液、灌注液要现用现配。

2. **伤口的护理**

（1）观察有无外渗、有无裂开，及时换药。

（2）并发胰外瘘者，要注意保持负压引流通畅，并用氧化锌糊剂保护瘘口周围皮肤。

3. **营养方面的护理**。由于患者长时间禁食、留置胃管，又有多根引流管，机体消耗比较大，因此要注意及时补充营养，使机体达到正氮平衡，以利组织修复。营养支持分 3 阶段。

（1）第一阶段：完全胃肠外营养 2～3 周，以减少对胰腺分泌的刺激。

（2）第二阶段：肠内营养，采用经空肠造口灌注要素饮食，一般 3～4 周。

（3）第三阶段：逐步恢复到经口进食。做好肠外营养（total parenteral nutrition，TPN）及肠内营养（enteral nutrition，EN）的护理，防止并发症。有深静脉营养导管者，按中心静脉常规护理。进行肠道内营养导管者，给予要素饮食要注意温度、浓度、速度。

4. 做好基础护理及心理护理。

5. 胰腺组织部分切除后，往往会引起内、外分泌缺失之并发症，如过去有隐性糖尿病者，术后症状往往加重，或因胰液缺乏致脂性腹泻。前者应根据检验报告，补充胰岛素，后者注意调节饮食及补充胰酶药。

（三）并发症的护理

出血坏死性胰腺炎和严重的水肿性胰腺炎可继发多种并发症。出现并发症时应及时对症护理。

1. 休克是最常见的并发症。

2. 化脓性感染是其次常见的并发症,如化脓性腹膜炎、胰周围脓肿、败血症等,主要的致病菌是来自肠道的革兰阴性菌。

3. 继发急性肾衰竭、急性呼吸窘迫综合征、中毒性脑病等多器官衰竭。

4. 复发性胰腺炎。某些条件下,慢性炎症又可转为急性过程,称为复发性腹膜炎(图 1-25)。

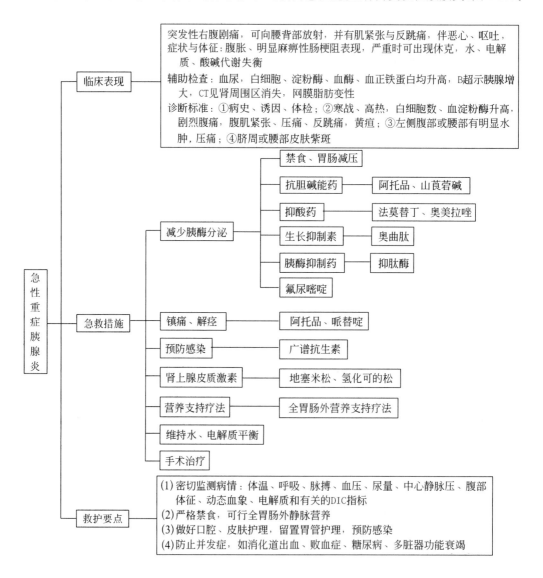

图 1-25 急性重症胰腺炎救护流程

第二十三节　休克救护程序

一、概　　述

休克(shock)是机体有效循环血容量减少、组织灌注不足、细胞代谢紊乱和功能受损的病理过程,它是一个由多种病因引起的综合征。氧供给不足和需求增加是休克的本质,产生炎症介质是休克的特征,因此恢复对组织细胞的供氧、促进其有效的利用,重新建立氧的供需平衡和保持正常细胞的功能是治疗休克的关键环节。现代的观点将休克视为一个序贯性事件,是一个从亚临床阶段的组织灌注不足向多器官功能障碍综合征(multiple organ dysfurvction syndrome,MODS)或衰竭(multiple organ failure,MOF)发展的连续过程。因此,应根据休克不同阶段的病理生理特点采取相应的措施。休克的分类方法很多,但尚无一致意见。常可分为低血容量性、感染性、心源性、神经性和过敏性休克五类。把创伤和失血引起的休克均划入低血容量性休克,而低血容量性和感染性休克在外科最常见。休克的诊断关键是应早期、及时发现休克。要点是遇到严重损伤、大量出血、重度感染以及过敏患者和有心脏病史者,应想到并发休克的可能。临床观察中,对于有出汗、兴奋、心率加快、脉压差小或尿少等症状者,应疑有休克。若患者出现神志淡漠、反应迟钝、皮肤苍白、呼吸浅快、收缩压降至 12.0kPa (90mmHg)以下者,提示患者已进入休克抑制期。

二、病　情　判　断

通过对休克的监测,不但可了解患者病情变化和治疗反应,并为调整治疗方案提供客观依据。

(一)一般监测

1. 精神状态　　是脑组织血液灌流和全身循环状况的反映。如患者神志清楚,对外界的刺激能正常反应,说明患者循环血量已基本足够。若患者表情淡漠、不安、谵妄,或昏睡、昏迷,则反映脑因血循环不良而发生障碍。

2. 皮肤温度、色泽　　是体表灌流情况的标志。如患者的四肢温暖,皮肤干燥,轻压指甲或口唇时局部暂时缺血呈苍白,松压后色泽迅速转为正常,表明末梢循环已恢复,休克已好转。反之则说明休克情况仍存在。

3. 血压　　维持稳定的血压在休克治疗中十分重要。但是,血压并不是反映休克程度最敏感的指标。在判断病情时,还应兼顾其他的参数进行综合分析。在观察血压情况时,还要强调应定时测量、比较。通常认为收缩压<12.0kPa(90mmHg)、脉压<2.67kPa(20mmHg)是休克存在的表现。血压回升、脉压增大则是休克好转的征象。

4. 脉率　　脉率的变化多出现在血压变化之前。血压还较低,但脉率已恢复且肢体温暖者,常表示休克趋向好转。常用脉率/收缩压(mmHg)计算休克指数,帮助断定休克的有无及轻重。指数为 0.5 ,多提示无休克;>1.0提示有休克;>2.0为严重休克。

5. 尿量　　是反映肾血液灌注情况的重要指标。尿少通常是早期休克和休克复苏不完全的表现。尿量<25ml/h,尿比重增加者表明仍存在肾血管收缩和供血量不足。血压正常但尿

量仍少且比重偏低者,提示有急性肾衰竭可能。尿量维持在 30ml/h 以上时,则休克已纠正。此外,创伤危重患者复苏时使用高渗盐液者可能产生明显的利尿作用,涉及垂体后叶的颅脑损伤可出现尿崩现象,尿路损伤可导致少尿与无尿,判断病情时应予注意鉴别。

(二)特殊监测

包括以下多种血流动力学监测项目。

1. 中心静脉压(central venous pressure,CVP) 中心静脉压代表了右心房或胸腔段腔静脉内压力的变化,可反映全身血容量与右心功能之间的关系。CVP 的正常值为 0.49～0.98kPa(5～10cmH$_2$O)。当 CVP < 0.49kPa 时,表示血容量不足;CVP > 1.47kPa(15cmH$_2$O)时,则提示心功能不全、静脉血管床过度收缩或肺循环阻力增高;若 CVP > 1.96kPa(20cmH$_2$O)时,则表示存在充血性心力衰竭。临床实践中,通常进行连续测定,动态观察其变化趋势以准确反映右心前负荷的情况。

2. 肺毛细血管楔压(pulmonary capiuary rvedge pressure,PCWP) 应用 Swan－Ganz 漂浮导管可测得肺动脉压(pulmonary arterial pressure,PAP)和 PCWP,可反映肺静脉、左心房和左心室的功能状态。PAP 的正常值为 1.3～2.9kPa(10～22mmHg);PCWP 的正常值为 0.8～2kPa(6～15mmHg),与左心功能内压接近。PCWP 低于正常值反映血容量不足(较 CVP 敏感);PCWP 增高可反映左心房压力增高(如急性肺水肿)。因此,临床上当发现 PCWP 增高时,即使 CVP 尚属正常,也应限制输液量以免发生或加重肺水肿。此外,还可在做 PCWP 时获得血标本进行混合静脉血气分析,了解肺内动静脉分流或肺内通气/灌流比的变化情况。但必须指出,肺动脉导管技术是一项有创性检查,有发生严重并发症的可能,发生率为 3%～5%,故应严格掌握适应证。

3. 心排血量(cardiac output,CO)及心脏指数(cardiac index,CI) CO 是心率和每搏输出量的乘积,可经 Swan－Ganz 导管应用热稀释法测出,成人 CO 的正常值为 4～6L/min。为了排除人的体表面积不同对心排血量的影响而便于比较,常用 CI 来表示,正常值为 2.6～4.0L/(min·m^2)。

4. 动脉血气分析 动脉血氧分压(partial pressure of orygen in artery,PaO$_2$)正常值为 10.7～13kPa(80～100mmHg);动脉血二氧化碳分压(partial pressure of carbon dioxide in arterial blood,PaCO$_2$)正常值为 4.8～5.8kPa(36～44mmHg)。休克时可因肺换气不足,出现体内二氧化碳聚积致 PaCO$_2$ 明显升高;相反,如患者原来并无肺部疾病,因过度换气可致 PaCO$_2$ 较低。

三、急 救 措 施

对于休克这个由不同原因引起、但有共同临床表现的综合征,应当根据引起休克的原因和休克不同发展阶段的重要生理紊乱采取下列相应的治疗。创伤性休克伤势严重,其生命体征在伤后 1h 内即会显示出极大的变化,故国际急救界素有"伤后黄金 1h"的专业急救理念。治疗休克重点是恢复灌注和对组织提供足够的氧。近年强调氧供应和氧消耗超常值的复苏概念,应达到以下标准:氧释放(oxygen delivery,DO$_2$)> 600ml/(min·m^2),氧利用容积(volurne of oxygen utilization,VO$_2$)> 170ml/(min·m^2),心脏指数(CI)> 4.5L/(min·m^2),最终目的是防止多器官功能障碍综合征(MODS)。

（一）一般紧急治疗

包括积极处理休克的原发伤及原发病，如制动、止血、保证呼吸道通畅。采取头和躯干抬高 20°～30°、下肢抬高 15°～20°体位，以增加回心血量。及早建立静脉通路，并用药（见后）维持血压。早期予以鼻导管或面罩吸氧。注意保温。

（二）补充血容量

补充血容量是纠正休克引起的组织低灌注和缺氧的关键。应在连续监测动脉血压、尿量和 CVP 的基础上，结合患者皮肤温度、末梢循环、脉搏幅度及毛细血管充盈时间等微循环情况，判断补充血容量的效果。首先采用晶体液和人工胶体液复苏，必要时进行成分输血。也可用 3%～7.5% 高渗盐溶液行休克复苏治疗。

（三）积极处理原发病

外科疾病引起的休克，多存在需手术处理的原发病变，如内脏大出血的控制、坏死肠襻切除、消化道穿孔修补和脓液引流等。应在尽快恢复有效循环血量后，及时施行手术处理原发病变，才能有效地治疗休克。有些情况下，应在积极抗休克的同时进行手术，以免延误抢救时机。

（四）纠正酸碱平衡失调

酸性内环境对心肌、血管平滑肌和肾功能均有抑制作用。在休克早期，又可能因过度换气，引起低碳酸血症、呼吸性碱中毒。按照血红蛋白氧合解离曲线的规律，碱中毒使血红蛋白氧离曲线左移，氧不易从血红蛋白释出，可使组织缺氧加重。故不主张早期使用碱性药物。而酸性环境有利于氧与血红蛋白解离，从而增加组织供氧。根本措施是改善组织灌注，并适时和适量地给予碱性药物。目前对酸性平衡的处理多主张宁酸毋碱，酸性环境能增加氧与血红蛋白的解离从而增加向组织释氧，对复苏有利。另外，使用碱性药物须首先保证呼吸功能完整，否则会导致二氧化碳潴留和继发呼吸性酸中毒。

（五）血管活性药物的应用

在充分容量复苏的前提下须应用血管活性药物，以维持脏器灌注。随着对休克发病机制和病理生理变化的深入研究，对血管活性药物的应用和疗效也不断进行重新评价。血管活性药物辅助扩容治疗，可迅速改善循环和升高血压，尤其是感染性休克患者，提高血压是应用血管活性药物的首要指标，理想的血管活性药物应能迅速提高血压，改善心脏和脑血流灌注，又能改善肾和肠道等内脏器官血流灌注。

1. 血管收缩药　有多巴胺、去甲肾上腺素和间羟胺。

2. 血管扩张药　α受体阻滞药、抗胆碱能药。

3. 强心药　包括兴奋 α 和 β 肾上腺素能受体兼有强心功能的药物，如多巴胺和多巴酚丁胺等。

（六）治疗 DIC，改善微循环

对诊断明确的 DIC，可用肝素抗凝，一般 1.0mg/kg，每 6 小时 1 次，成人首次可用 10 000U（1mg 相当于 125U 左右）。有时还使用抗纤溶药如氨甲苯酸、氨基己酸，抗血小板黏附和聚集的阿司匹林、双嘧达莫（潘生丁）和右旋糖酐-10（小分子右旋糖酐）。

（七）皮质类固醇和其他药物的应用

皮质类固醇可用于感染性休克和其他较严重的休克。加强营养代谢支持和免疫调节治疗,适当的肠内和肠外营养可减少组织的分解代谢。联合应用生长激素,谷氨酰胺具有协同作用,谷氨酰胺是肠黏膜细胞的主要能源物质及核酸的合成物质。

四、救护要点

(一)体位

平卧位,头平,下肢抬高 15°～30°,以增加回心血量及心排血量,以利呼吸。有呕吐时头偏向一侧。

(二)快速补充血容量

1. 正确选择静脉通道 选择远离受伤部位的静脉血管,如头部、胸部、上肢受伤应选择下肢静脉;腹部、盆腔、下肢受伤,应选择上肢静脉;四肢受伤,选择颈外静脉。

2. 准确掌握输液速度 抗休克的根本措施是尽快恢复有效循环血量,对休克时间短者,通过补充血容量,休克很快得到纠正。因此尽快用 16～18 号留置针建立 2 条以上静脉通道,加压输液,保证 45min 输入1500ml 以上液体。同时预防肺水肿、急性左侧心力衰竭的发生。对于高龄休克患者,在血源短时间内不能供给的情况下,补充平衡液,要求 15～30min 输800～1500ml 液体;对肥胖、水肿患者,可先输入 7.5％高渗盐水 250ml。

3. 遵医嘱准确用药 在血容量补充足够情况下,方可使用扩血管药物,缩血管药物和扩血管药物根据病情可联合使用。用药时以小剂量、低浓度、慢速度开始,逐渐达到理想水平,生命体征平稳后逐渐减量。严防药物溢漏于静脉外,引起皮下组织坏死。

(三)配合医师处理原发性损伤

正确、及时处理原发性损伤与恢复有效循环血容量同样重要。对骨折及出血伤口应加压包扎,夹板初步固定。如创伤引起的内脏破裂出血,应立即做好交叉配血、备皮、药物过敏试验、留置各种导管等术前准备。合并呼吸循环骤停者,立即行心肺复苏。据有关统计学结果显示:实质性脏器损伤后 6h 以内能否得到救治与预后有密切关系。

(四)多参数监护仪监护

1. 注意患者的意识改变 烦躁、表情淡漠患者应取头平足高位,以改善脑循环。

2. 体温过低 是创伤性休克患者一大症状,创伤重、低血容量均可使体温下降,尤其是老年人及小儿,输液时应加温液体和血液制品,调高室温,加盖毛毯。

3. 循环及组织灌注的观察 记录脉搏、血压、中心静脉压、末梢温度及湿度的变化,及时调整输液速度。

4. 尿量的观察 尿量是反映肾脏灌流和全身血容量的敏感指标,应记录每小时尿量,保证每小时尿量≥30ml。若每天尿量≤500ml 或≥1000ml,尿比重<1.010,肌酐、尿素氮短期内成倍增高,水、电解质发生改变,提示肾衰竭已发生。

5. 呼吸的观察 注意呼吸频率、节律、幅度的改变。观察口唇、末梢有无发绀,保持呼吸道通畅,给氧 4～6L/min。吸入 40～45℃的温热氧气,以改善组织氧合和灌注,纠正酸中毒。

同时注意监测血氧饱和度,动脉血气变化。若二氧化碳分压($PaCO_2$)>6.67kPa,PaO_2<8.0kPa,提示有呼吸窘迫综合征,立即配合气管插管,给予机械通气。

(五)预防和减少严重创伤致多器官功能障碍综合征(MODS)的发生

在早期处理原发性损害及抗休克的基础上,早期积极防治感染,综合监测,及早发现衰竭现象。

(六)营养支持

严重创伤患者往往合并有酸碱失衡和电解质紊乱,处于高代谢和负氮平衡状态,导致体液大量消耗,免疫力下降,易出现各种并发症。由于营养支持时间与患者原发病的危重程度无关,故一旦循环、呼吸平稳,即开始实施营养代谢支持。原则是高热量、高蛋白、高维生素,主张肠内营养。

(七)心理护理

突发的创伤性事件、在抢救过程中紧张的抢救气氛、各种监护仪器设备及维持生命的各种管道都有可能诱发患者的恐惧、无助,甚至精神障碍。因此,在护理上应设法缓和监护室的紧张气氛,尽可能创造安静、舒适、愉快的环境,使患者真正达到身心休息(图 1-26)。

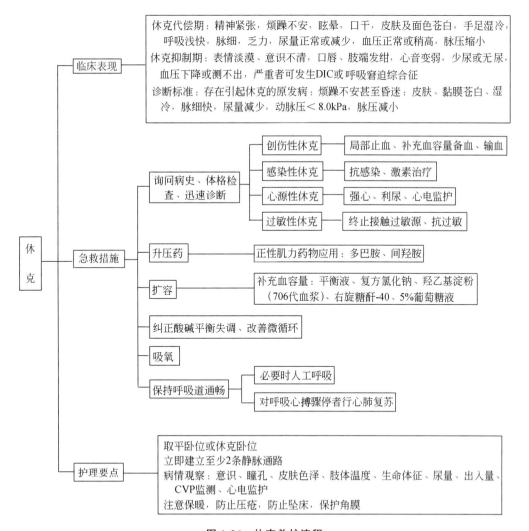

图 1-26 休克救护流程

第二十四节　急性 DIC 救护程序

一、概　述

弥散性血管内凝血（DIC）是多种疾病发展过程中可能出现的严重病理状态，而不是一个独立的疾病。特点是微血管中发生广泛微血栓，从而消耗了大量凝血因子及血小板，并导致继发性纤维蛋白溶解，出现明显的凝血障碍，表现为一组出血综合征。急性 DIC 的病情变化迅速，如不及时治疗，往往危及生命。

二、病　情　判　断

（一）症状与体征

由于原发病病情轻重、起病缓急及微血栓形成的速度不同，使 DIC 临床表现严重程度不一，一般临床上分三型：①急性型：多见于败血症、产科意外等，病情凶险、变化急剧，往往在数小时至 1～2d 发病，有严重出血症状，常合并低血压、休克；②亚急性型：常见于恶性肿瘤转移、白血病等，症状多在几天至几周内出现；③慢性型：较少见，多发生在慢性病，如系统性红斑狼疮，出血不严重，容易与原发病症状相混。引起 DIC 病因不同，其临床表现大致相似。

1. 出血　是 DIC 最常见的早期表现之一，多在低凝状态期出现，继发性纤溶期出血更明显。出血多突然发生，常是广泛性自发性出血，可呈多部位的瘀点或瘀斑，伤口和注射部位渗血，严重者表现为胃肠道、肺、泌尿道、颅内出血。

2. 微循环障碍及栓塞症状　由于内脏及周围小血管栓塞，使回心血量减少，心排血量也减少，在短期内造成低血压或休克，常伴有少尿、尿闭、呼吸及循环衰竭等症状。休克可使组织缺氧、酸中毒，反过来又加重 DIC 的发展。微血管内血栓栓塞可使受损部位缺血、缺氧，持续时间过长，可出现器官功能障碍，甚至组织坏死。内脏栓塞常见肺、脑、肝、肾、胃肠等。如肺栓塞常见突发性胸痛、呼吸困难、青紫和咯血。脑栓塞表现为头痛、偏瘫、抽搐，严重者则昏迷。腰痛、血尿、少尿或无尿可能为肾栓塞。胃肠道黏膜缺血坏死可引起呕血和便血。

3. 溶血　血管内微血栓形成使其管腔变窄，当红细胞通过微血管时，与管腔内纤维蛋白条索相互作用，加之血流不断冲击，易造成机械性损伤和碎裂，产生溶血，称为微血管病性溶血。溶血一般较轻微，在急性溶血时，患者皮肤、黏膜可有黄染，偶有血红蛋白尿。

（二）辅助检查

1. 有关消耗性凝血障碍的检查　①血小板减少，可见动态下降；②纤维蛋白减少，持续下降或低于 1.5g/L；③凝血酶原时间延长。

2. 有关纤溶亢进检查　测定纤维蛋白降解产物（pibrin degradation product，FDP）增多或血浆鱼精蛋白副凝固试验（即 3P 试验）阳性。

三、急救措施

1. 治疗原发病、去除诱因　有效治疗原发病,可控制 DIC 进展。如积极控制感染性疾病、治疗休克、纠正酸中毒、保持水、电解质平衡等极为重要。

2. 抗凝治疗　肝素为临床上常用抗凝药。

(1)适应证:①严重的出血和血栓形成危及生命,而病因又不能迅速去除时;②准备补充凝血因子或纤溶制剂而促凝物质又仍可能在血液中起作用时;③慢性和亚急性 DIC。

(2)禁忌证:①DIC 后期,以继发性纤溶为主者慎用;②颅内或脊髓内出血者禁忌;③伴有血管损伤或新鲜创面者、肺结核咯血、溃疡病出血者慎用。

(3)肝素应用注意事项:①肝素用量过大,有引起全身大出血的危险;②肝素还可引起发热、过敏反应、脱发、血小板减少等;③在使用肝素过程中,应尽量减少肌内注射及各种穿刺,以免引起局部血肿。

3. 抗血小板聚集药　适用于慢性及亚急性 DIC。

(1)双嘧达莫 $100\sim150$mg,$1/6$h,静脉滴注。

(2)阿司匹林 0.5g,$1\sim2/$d,口服。

(3)丹参注射液 $10\sim30$ml,$2\sim3/$d,静脉滴注。

(4)川芎注射液 $20\sim30$ml,$1\sim2/$d,静脉滴注。

4. 补充凝血因子和血小板　适用于消耗性低凝期和继发纤溶亢进期,高凝期禁用,而消耗性低凝期应与肝素合用。一般每日输注新鲜血 200ml 最佳。纤维蛋白原显著降低或血小板显著减少者可分别输注纤维蛋白原浓缩剂或血小板悬液。

5. 抗纤溶治疗　抗纤溶药物适用于以继发性纤溶亢进而血管内凝血已被基本阻断时才能应用,常用的有氨基己酸,$4\sim6$g,静脉滴注,以后 $0.5\sim1.0$g/h 维持,直至出血停止。也可用氨甲苯酸(止血芳酸)、氨甲环酸(止血环酸)等。

6. 溶栓治疗　仅在纤溶不足而有广泛栓塞时应用。常用链激酶可与肝素联合应用。

四、救护要点

1. 病情观察。定时测生命体征,注意观察意识状态、皮肤及黏膜出血范围,若已有呕血、便血、咯血时要记录出血量,并警惕脑出血。

2. 绝对卧床休息,对意识障碍者应采取保护性措施。保持身心安静。

3. 配合医生做好有关检查,如查血小板、纤维蛋白原、凝血时间、FDP 等。

4. 注意静脉采血时有无血液迅速凝固的早期高凝状态。

5. 用药护理。大剂量肝素可引起自发性出血或出血加重,遵医嘱给予肝素后应注意观察出血有无减轻或加重。定期测凝血时间,以指导用药。

6.DIC 的预防。DIC 预后不良,特别是急性型,死亡原因多与病因、诱因未能消除、诊断不及时及治疗不恰当等有密切关系。因此 DIC 的预防很重要。

(1)迅速有效地防治原发病,注意维持水、电解质与酸碱平衡,防止微循环淤滞。

(2)重症感染病例,除积极控制感染外,要注意血液高凝状态和早期出血倾向,及早应用适量肝素做抗凝治疗。

（3）对各型休克的治疗，应设法降低血液黏滞度，解除微血管痉挛，纠正酸中毒，提高动脉血氧分压，维持组织、器官良好的微循环灌注。

（4）对急性早幼粒细胞白血病，必要时可酌情应用小剂量肝素（0.5～1.0mg/kg），分次或持续静脉滴注（图1-27）。

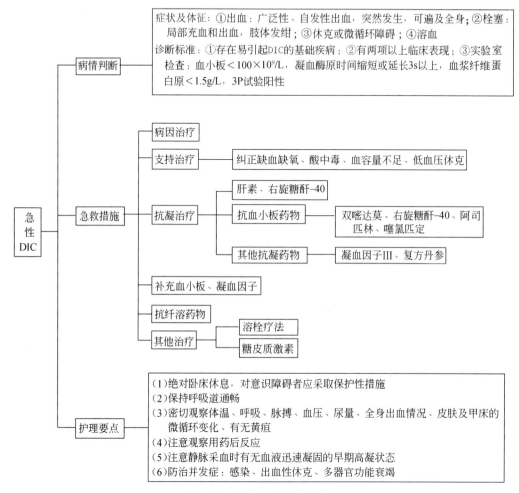

图1-27 急性DIC救护流程

（席淑华 谢少飞）

第二十五节 急性脑出血救护程序

一、概 述

脑出血是指非外伤性脑实质出血，属于急性脑血管病的一种类型，其病死率和致残率在各种脑血管病中居于首位。高血压性脑出血是非创伤性颅内出血最常见的原因，是高血压伴发脑动脉病变，血压骤升使动脉破裂出血所致。其他病因有脑动脉粥样硬化、凝血异常的血液病、动脉瘤、脑转移瘤、硬膜静脉窦血栓形成、抗凝或溶栓治疗等。脑出血多见于50岁以上高血压患者,男性略多,冬春季多发。通常在剧烈活动、情绪激动、气候骤变、排便、咳嗽时发病,表现为突然头痛、呕吐、偏瘫、失语、意识障碍、大小便失禁,可有颈部抵抗和脑膜刺激征。

二、病情判断

(一)症状与体征

1. **共有的症状**　多在白天活动状态下突然发病,临床症状常在数分钟或数小时达高峰,其表现因出血部位及出血量不同而异,但有些症状是共有的,如突发头痛、频繁呕吐等颅内压急剧增高症状。轻者意识清醒,仅有轻度头痛和局灶性神经体征,如偏瘫、偏身感觉障碍、偏盲及失语等。重者意识不清,从逐渐出现意识模糊,于数分钟或数小时内转为昏迷。

2. **不同临床类型的局灶症状**

(1)基底节区出血:壳核和丘脑是高血压性脑出血的两个最常见部位,它们被内囊后支所分隔,下行运动纤维、上行感觉纤维以及视辐射穿行其中。典型可见三偏体征:病灶对侧中枢性偏瘫、偏身感觉障碍和同向偏盲,大量出血可出现意识障碍。丘脑出血易穿破脑组织进入脑室,出现血性脑脊液。

(2)脑叶出血:临床表现主要取决于出血部位和血肿的大小。顶叶出血可见偏身感觉障碍、空间构象障碍;额叶可见偏瘫、运动性失语;颞叶可见感觉性失语、精神症状。

(3)脑桥出血:大量出血(血肿>5ml)累及脑桥双侧,常破入第四脑室或扩展至中脑,患者于数秒至数分钟内出现昏迷、四肢瘫痪、去大脑强直发作、双侧瞳孔缩小呈针尖样、呕吐咖啡样胃内容物、中枢性高热、中枢性呼吸障碍等,通常在24h或48h内死亡。小量出血表现为交叉性瘫痪或共济失调性轻偏瘫、两眼向病灶侧凝视麻痹,可无意识障碍。

(二)辅助检查

1. **脑CT**　临床疑诊脑出血时首选头颅CT检查,可确定血肿部位、大小、形态、是否破入脑室、血肿周围水肿带和占位效应等。发病1周内CT扫描脑血肿呈现高密度占位信号。

2. **脑脊液**　大多数患者因脑出血破入脑室或蛛网膜下隙而呈血性脑脊液,并有蛋白增高。

3. **磁共振成像(MRI)**　MRI可根据血肿信号的动态变化,判断出血时间,如急性期 T_1 扫描出血灶呈低信号,1周后呈等信号,3~4周呈高信号。MRI常可显示陈旧性出血灶,而CT扫描则不易检出。

4. **数字减影血管造影(digital subtraction angiography,DSA)**　可检出脑动脉瘤、脑动脉畸形等。

三、急救措施

(一)一般处理

1. **保持安静、防止再出血**　绝对卧床休息,头部抬高30°。保持治疗环境安静,避免不必要的搬动及检查。避免咳嗽、情绪波动和排便用力。躁动不安时,可适当应用镇静药。

2. **保持呼吸道通畅、防止脑缺氧加重**　持续吸氧,动脉血氧饱和度维持在90%以上。抬高头部30°,意识障碍者取侧卧位,头偏向一侧,以保持呼吸道通畅,利于口腔及呼吸道分泌物向外引流,防止误吸。及时吸出口腔、气道分泌物和呕吐物,必要时行气管插管或切开。

3. 保证营养和维持水、电解质平衡　记录 24h 出入量。发病 48h 内禁食,以静脉补液维持必要的水分,每日液体入量按尿量＋500ml 计算。48h 意识障碍好转者可进流食,不能进食者可给予鼻饲,保证给予足够的热量。定期检查血液生化,纠正酸碱平衡失调。

(二)控制高血压、改善微循环

急性脑出血时血压升高是颅内压增高情况下保持正常脑血流量的脑血管自动调节机制。目前对于应用降压药仍有争议,降压可影响脑血流量,造成脑组织低灌注或脑梗死,降压过快可导致心、肾缺血性梗死。但持续高血压可使脑水肿恶化。因此,应恰当地调整、稳定血压,当收缩压＞26.7kPa(200mmHg)、舒张压＞16.0kPa(120mmHg)时应适度降压治疗,一般舒张压降至约 13.3kPa(100mmHg)水平较合理。急性期后可常规用药控制血压。

(三)脱水降颅压、消除脑水肿

脑出血后脑水肿约在 48h 达到高峰。脑水肿可使颅内压增高,严重者可导致脑疝,是脑出血的主要死亡原因。控制脑水肿是脑出血急性期治疗的重要环节。抬高头部 30°。及时应用高渗脱水药。目前临床首选 20％甘露醇,其他药物有七叶皂苷钠、呋塞米、10％血浆清蛋白、高渗葡萄糖等。

(四)手术治疗

宜在发病后 6～24h 进行,可挽救重症患者生命及促进神经功能恢复,预后与术前意识水平有关。常用手术方法有小脑减压术、开颅血肿清除术、钻孔扩大骨窗血肿清除术、钻孔微创颅内血肿清除术等。

四、救 护 要 点

(一)病情观察

1. 意识状态　意识改变往往提示病情变化,应定时观察和判断意识情况。出现以下征象应警惕病情恶化:神志清醒转变为嗜睡状态;对疼痛反应趋向迟钝;原躁动不安突然转向安静昏睡或昏睡中出现鼻鼾声;在清醒状态下出现小便失禁。

2. 生命体征

(1)体温:发病后出现低热,多为出血后被机体吸收所产生的吸收热;发病后数小时内即出现持续性高热,且应用抗生素及解热药物效果不佳,提示系丘脑下部体温调节中枢受损所致,为中枢性高热;发病早期体温正常,数日逐渐升高,常提示有合并感染。

(2)脉搏和心率:注意观察脉搏的速率、节律、强弱等。脉搏缓慢是颅内压增高的表现,脉搏增强提示血压升高,脉搏细弱有循环衰竭的趋势。

(3)呼吸:观察呼吸频率、节律和深浅等。脑桥、中脑受损时可出现中枢性过度呼吸,呼吸可加快至 70～80/min;颅内压增高可导致脑疝而使呼吸减慢或突然停止;呼吸不规则或出现叹息样呼吸、潮式呼吸提示病情危重。

(4)血压:颅内压增高时常引起血压增高,特点是收缩压增高,而舒张压不增高或增高不明显。如果血压突然下降,提示循环衰竭或合并消化道出血,应立即通知医师。

3.瞳孔　观察患者双侧瞳孔是否等大及对光反应的灵敏度。双侧瞳孔大小不等,对光反应迟钝或消失,提示脑干损伤;双侧瞳孔缩小呈针尖样,并伴有高热,是原发性脑桥出血特征之一;一侧瞳孔进行性散大伴对光反应消失,意识障碍加重,频繁呕吐,颈项强直,则揭示小脑幕裂孔疝形成。应立即配合医师进行抢救。

4.癫痫　脑出血可引起癫痫发作。注意观察抽搐发生的部位、次数、持续及间隔的时间、发作时有无大小便失禁及瞳孔对光反应是否存在等。

5.并发症　及时预防、发现和治疗并发症对于挽救脑出血患者生命有积极的意义。出现咖啡样呕吐物,应注意上消化道出血的可能;两侧瞳孔大小不等、对光反应迟钝或消失、意识障碍程度逐渐加重,预示脑疝发生。咳嗽、咳痰、发热提示呼吸道感染。

6.出入量的观察及记录　脑出血患者多应用脱水药降颅压,减轻脑水肿。因此,正确记录出入量尤为重要,可以及时反映患者的肾功能情况和脱水效果,为医师提供调整治疗方案的依据,防止过度脱水所引起的血容量不足、血压下降、电解质紊乱、肾功能损害等不良反应。

(二)防治再出血

急性期应绝对卧床休息4～6周,避免不必要的搬动或刺激。避免剧烈咳嗽和用力排便。便秘者可用开塞露软化大便。各种操作如吸痰、翻身、留置胃管等应动作轻柔,防止剧烈咳嗽及喂食时的呛咳。谢绝亲友探访,以免因情绪波动引起血压和颅内压的波动。意识状况、生命体征、肢体活动等突然恶化,预示再出血的可能,应积极配合医师进行抢救。

(三)正确使用脱水药

1.20%甘露醇125～250ml静脉滴注,要求必须在30min内滴完,必要时加压滴入。有心血管疾病的老年人,特别是疑有心力衰竭者滴速不宜过快。

2.静脉快速滴注甘露醇时,由于甘露醇的高渗作用使血容量突然增加,血压升高,使心脏负荷增加。因此,在静脉滴注过程中应严密观察心率、脉搏、呼吸、血压等。

3.注意观察尿量及肾功能情况,防止急性肾衰竭的发生。定期检测电解质、肝肾功能,以免发生水、电解质紊乱及脏器衰竭。

4.使用甘露醇期间,应经常更换注射部位,以免经常因刺激局部产生疼痛,甚至引起静脉炎。勤巡视病房,观察有无液体渗出,避免甘露醇渗出导致组织坏死。

5.甘露醇遇冷易结晶,若有结晶须在温水中加温溶解冷却后使用。

(四)加强基础护理,预防并发症的发生

1.肺部感染　保持室内空气流通。定时翻身、拍背、吸痰,及时清除口腔、呼吸道的分泌物。必要时给予超声雾化,以稀释痰液。

2.消化道出血　多发生于出血后1～2周,也可在发病后数小时即大量呕血而致死亡。鼻饲者注意观察抽出的胃液有无咖啡色沉渣。对患者的呕吐物及大便应及时进行隐血试验检查。

3.泌尿系感染　多见于女性和留置导尿管者。对尿失禁的患者应及时更换尿垫,保持会阴及床单的整洁和干燥。定时检查尿常规,必要时做中段尿培养。留置导尿者应做好导尿管的护理。

4.压疮　定时翻身,骨突出部位应进行按摩,必要时使用气垫床(图1-28)。

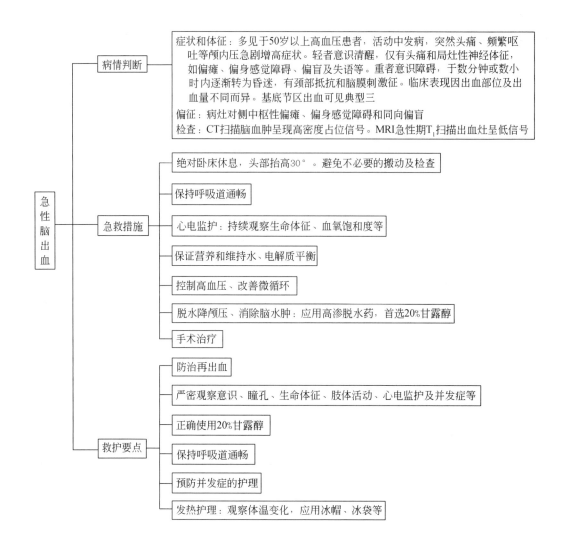

图 1-28　急性脑出血救护流程

第二十六节　脑梗死救护程序

一、概　述

脑梗死(cerebral infarction,CI)是指由于各种原因所致局部脑组织血供中断而造成该部位脑组织缺血、缺氧进而软化坏死。引起脑梗死的基本原因是供应脑部血液的颅外或颅内动脉中发生闭塞性病变而未能建立及时、充分的侧支循环,使局部脑组织的代谢需要与可能得到的血液供应之间发生超过一定限度的供不应求现象所致。常见血液供应障碍的原因有血管病变(动脉粥样硬化,脑动脉炎症性改变等)、血液成分的改变(红细胞增多等)及血流动力学异常(脑血流量过低、血流速度过缓等)。一些全身性疾病如高血压、糖尿病等可加速或加重脑动粥样硬化,亦与脑梗死的发生密切相关。80％的脑梗死发生于颈内动脉,20％发生于椎-基底动脉系统。脑梗死占全部脑卒中的 80％,致残率和复发率较高,严重危害中老年人的生命与健康。临床最常见的类型有脑血栓形成、脑栓塞、腔隙性脑梗死等。

二、病情判断

(一)症状与体征

1. 脑血栓形成　主要指脑动脉血管病变,特别是脑动脉粥样硬化使管腔狭窄或闭塞,并进而发生血栓形成,造成脑局部供血区血流中断,发生脑组织缺血、缺氧、软化坏死,出现相应的神经系统症状和体征。脑血栓形成随年龄增加其发病率增高,65 岁为 1％,80 岁为 3％。其病死率为 20％～30％,致残率为 30％～50％,复发率为 40％～50％。多发生于 60 岁以上老年人,约 50％患者有短暂性脑缺血发作(transient ischernic attack,TIA)病史。常在安静状态下发病,症状可在数小时至 1 天达到高峰。意识多无异常,当椎-基底动脉系统脑梗死,或是大脑半球较大区域的梗死影响间脑和脑干上行网状激活系统可出现意识障碍。按症状和体征演变的进程可分为下列几种。

(1)完全性卒中:指发病后神经功能缺失症状较重且完全,常于数小时内(<6h)达到高峰。

(2)进展性卒中:指发病后神经功能缺失症状在 48h 内逐渐进展或呈阶梯式加重。

(3)可逆性缺血性神经功能缺失:指发病后神经功能缺失症状较轻,持续 24h 以上,但可于 3 周内恢复。颈动脉系统脑血栓的共同点是一侧大脑半球受累,出现对侧中枢性偏瘫、面瘫和舌瘫,对侧感觉减退。椎-基底动脉系统脑血栓的共同特点是脑干和小脑受累,出现交叉性瘫痪、多数脑神经麻痹、交叉性感觉障碍和共济失调等症状。

2. 脑栓塞　是指脑动脉被异常的栓子阻塞,使脑动脉血流中断,脑组织发生缺血性坏死,出现相应的神经功能障碍。栓子以心脏附壁血栓和动脉硬化斑块脱落最多见(占 90％),其次为脂肪、空气、癌栓、医源物体等。脑栓塞约占脑梗死的 15％,其病死率为 20％。多在活动中突然发病,无前驱症状,常在数秒或数十分钟内症状达高峰。少部分患者在几天内呈阶梯式进展恶化(反复栓塞所致)。脑栓塞主要表现为突发性神经功能障碍,与栓塞动脉供血区域相对应。栓子进入大脑中动脉,可出现偏瘫、失语。栓子进入大脑后动脉,出现偏盲。脑内动脉主干闭塞可造成严重脑水肿,出现不同程度的意识障碍,严重者因颅内高压引起脑疝致死。

3. 腔隙性梗死　是指深部脑组织中出现小的腔隙病灶,为脑组织发生的小缺血性软化灶或出血灶,经巨噬细胞吞噬被吸收后遗留下来的小囊腔,绝大多数是由于小动脉闭塞所致的缺血性软化灶。腔隙性梗死的主要原因是高血压病,发病率为 10％～27.8％,占急性缺血性卒中的 25％。本病多见于 70 岁以上老年人,预后较好,但易再次发作。腔隙性梗死可隐袭性或突然性起病,无局灶体征,仅依据影像学检查发现。病前可有 TIA 表现,目前多认为在 TIA 持续时间超过 1h 以上者均应考虑本病。其临床表现取决于腔隙的位置,常见以下表现。

(1)纯运动性轻偏瘫(pure motor hemiparesis,PMH):占腔隙性梗死的 60％以上。表现为对侧中枢性面、舌瘫和肢体瘫痪,也可表现为单纯的面舌瘫或单肢瘫痪。

(2)纯感觉性卒中(pure sensory stroke,PSS):典型的表现为丘脑性感觉障碍的特征,以头皮、鼻、舌、颈、躯干、阴部、肛门等按正中轴严格分为两半,表现为麻木、冷或热感、酸胀感、肿胀感、触电样感觉、针刺等。

(3)感觉运动性卒中(sensorimortor stroke,SMS):表现为对侧头面部、躯干及上下肢感觉障碍及面、舌及上下肢体轻偏瘫。

(4)构音障碍及手笨拙综合征(dysarthria-clumsy hand syndrome,DCHS):表现为较严重的构音障碍,同侧上肢尤其是手无力及精细运动障碍等共济失调,可有同侧锥体束征,无感觉障碍。

(5)共济失调性轻偏瘫(ataxic hemiparesis,AH):表现为同侧肢体共济失调,对侧轻度无力。下肢重,足踝尤其明显,上肢轻,面部最轻。

(二)辅助检查

1. 脑 CT 及 MRI 发病 24～48h,CT 扫描显示梗死区低密度影,2～3 周可出现造影剂增强现象。CT 对脑梗死的检出率为 70%。发病 12h 左右 MRI 显示病灶区呈长 T_1 和长 T_2 高信号,24h 后清楚显示病灶及周围水肿呈长 T_1 和长 T_2 信号,MRI 对脑梗死的检出率高达 85%。

2. 脑脊液检查 大多正常,大面积脑梗死者颅内压可增高,伴出血性梗死时脑脊液呈血性。

3. 超声心动图 是评价心源性脑栓塞的主要根据之一,显示心瓣膜、心室壁及心腔内病变的情况。

4. 血液检查 可发现患者血糖、血脂增高。

5. 单光子断层扫描(single photon emission computed tomography,SPECT) 可在早期显示脑梗死的部位、程度和局部脑血流改变。

6. 脑血管造影 对于年轻的反复发作的腔隙性梗死者,应进行脑血管造影检查,如数字或血管减影描记法(digital ubtraction angiography,DSA),以明确有无因脑血管畸形、动脉炎、脑底异常血管网等造成的梗死。

三、急 救 措 施

(一)保持呼吸道通畅

意识障碍或脑干梗死患者由于口咽运动受损及保护性反射的消失,更容易出现通气障碍。给予持续血氧饱和度监测并使其维持在 95% 以上,如果血气分析或血氧饱和度监测提示有缺氧时应给予吸氧。

(二)溶栓治疗

起病 0～6h 进行早期溶栓治疗可使血管再通,恢复缺血半暗带区的供血及神经元功能,降低致残率和致死率。2003 年美国脑卒中协会在急性缺血性脑卒中治疗指南中推荐溶栓治疗给药途径有全身静脉给药和局部动脉给药两种。

1. 静脉溶栓治疗 治疗时间为发病 6h 内,重组组织型纤溶酶原激活物(rt-Pa)0.9mg/kg(最大 90 mg),其中 10% 的剂量在 1min 内静脉推注,其余剂量加入液体内静脉滴注,滴注速度控制在 60min 内。

2. 动脉溶栓治疗 治疗时间为大脑中动脉闭塞 6h 内,在数字减影血管造影引导或 X 线荧屏监视下自导管直接向栓子注射 rt-Pa,首次剂量为 5mg,继以 1～2mg/min 速度滴注,维持 20～30min,总剂量为 10～80mg。

（三）控制血压

1. 低血压的调控　收缩压<12.0kPa(90mmHg)时，在给予胶体溶液提高血容量的基础上合理应用血管活性药物，如盐酸多巴胺，以保证脑血供和脑灌注。

2. 高血压的调控　发病早期血压可暂时性升高，有利于改善缺血区域的血流灌注，此时无需降压治疗。当收缩压>29.3kPa(220mmHg)和（或）舒张压>16.0kPa(120mmHg)时，应给予及时处理。常选用的药物有硝苯地平5～10mg，口服或鼻胃管给药。

（四）控制颅内压

脑梗死急性期（1周内）死亡的主要原因是严重的脑水肿。脑水肿通常在发病的第3～5天达到高峰。此时，控制颅内压和预防脑疝的发生最为重要。

1. 过度通气　过度通气通过改变脑脊液 pH 而使血管收缩，脑血流下降，从而降低颅内压，是降低颅内压及治疗急性脑疝快速而有效的方法。但它的作用效果在几个小时内就会减弱，因此只能用于暂时性控制颅内压。

2. 渗透疗法　渗透性脱水药为目前控制颅内压增高一线药物。首选20％甘露醇250ml快速滴注（30min 内），每隔6h 可重复用药，甘露醇能逆转脑疝的临床症状，并限制神经功能恶化的进展。其他药物有甘油果糖、呋塞米等。

3. 低温疗法　低体温能够降低脑代谢，从而降低脑血流量及颅内压。低温治疗应使体温维持在(32±1)℃并持续48～72h。

4. 手术治疗　大面积脑梗死伴严重脑水肿及临床症状进行性加重的患者给予药物降颅压治疗效果不理想时，可行手术治疗，如单侧去骨瓣减压等。

（五）抗凝治疗

1. 阿司匹林　具有抗血小板凝集的作用，服用后能显著减少复发率和病死率，已被广泛地应用于缺血性脑血管病的治疗。急性脑梗死非溶栓患者应在48h 内予以阿司匹林300mg/d，溶栓患者应在24h 后予以阿司匹林，300mg/d，连续14d，14d 后改为40～80mg/d 长期维持。

2. 那屈肝素钙（速避凝）　为低分子肝素，具有快速和持续的抗血栓形成作用。常用剂量0.4～0.6ml(0.6ml/支)皮下注射。注射部位常选择腹壁前外侧，左右交替。

（六）神经保护药的应用

脑梗死早期使用神经保护药，具有减少神经细胞坏死、延缓神经细胞生存、促进神经细胞恢复等作用。

1. 尼莫地平　为钙通道拮抗药，在脑梗死早期使用尼莫地平可明显地缩小脑缺血损害的范围，减轻脑水肿的程度。常规剂量20～40mg，每日3次。重症患者1mg/h 静脉泵入，连续7～14d。

2. 神经营养增强药　此类药物能促进脑细胞的氧化、还原，调节神经细胞的代谢、兴奋受抑制的中枢神经，促进损伤神经元的修复再生。常用的药物有脑活素、甲氯酚酯（氯酯醒）、胞磷胆碱（胞二磷胆碱）、吡拉西坦（脑复康）、尼麦角林（脑通）、甲磺酸阿苯三嗪萝巴新（都可喜）等。

四、救 护 要 点

(一)一般护理

1. 安静卧床休息 尽量减少探视和不必要的搬动,以降低脑代谢。

2. 饮食补充营养 发病 48h 内暂时禁食,予以静脉输液维持营养或鼻饲,以维持营养及水、电解质和酸碱平衡。能自行进食的患者,给予高蛋白、高维生素、低盐、低脂、富含纤维素的饮食。面肌麻痹的患者,喂食时应将食物送至口腔健侧近舌根处。

3. 吸氧 脑梗死患者存在不同程度的脑缺氧,可使脑组织进一步受损。给予持续 2～4L/min 的氧气吸入。及时予以吸痰,必要时行气管插管或气管切开。

(二)密切观察病情变化

1. 生命体征的观察 给予持续心电监护,密切观察呼吸、血压、脉搏、体温等的变化,以此及时发现脑疝、新发生栓塞和心血管功能的变化。脑梗死后出现发热者其致残率及病死率均较高,应严密监测体温变化,如发热立即报告医师采取相应措施,尽力将体温降至正常。

2. 出入量的观察 做好出入量的观察及记录,限制液体的摄入量,以防脑水肿加剧。

(三)溶栓治疗的护理

溶栓治疗早期症状性或致命性颅内出血的发生率为 60%。严格掌握药物的剂量,定时监测出、凝血时间,严密观察皮肤、黏膜、大便等变化。溶栓治疗 24h 内,每 15～30 分钟监测血压 1 次,24h 后每 1 小时监测血压 1 次。如患者再次出现偏瘫、原有症状加重或出现剧烈头痛、恶心、呕吐、血压增高等症状,应考虑是否梗死灶扩大或并发脑出血等,应暂停用药,急查脑 CT 以确诊。

(四)预防并发症的护理

1. 肺部感染

(1)保持室内空气流通,减少探视。

(2)保持呼吸道通畅。定时翻身、叩背、咳痰。叩背即空握掌心,拍打患者背部,从肺底处逐渐向上,使小气管受到震动,淤积的痰液脱离管壁,汇集到大气管,便于气道蓄积的分泌物排出。

(3)喂食时取半卧位,速度不宜过快,温度在 40℃ 左右,以免冷、热刺激而致胃痉挛造成呕吐。

2. 压疮 肢体瘫痪的卧床患者,使用气垫床以达到整体减压的目的。骨骼隆突而受压处放气垫圈。定时翻身、按摩受压部位。保持床单位平整干燥。

3. 下肢静脉血栓 下肢静脉血栓是急性缺血性脑卒中的常见并发症之一。其后遗症可致残,使患者丧失劳动能力,严重者栓子脱落可造成肺栓塞致猝死。抬高下肢 20°～30°,下肢远端高于近端。指导患者在床上主动屈伸下肢做跖屈、背屈运动及内、外翻运动、足踝的“环转”运动。减少在下肢输血、输液。

4. 泌尿系感染 对排尿困难的患者应尽可能避免导尿,可用诱导或按摩膀胱区的方法以助患者排尿。尿失禁的男患者可用阴茎套连接引流尿袋。女性尿失禁患者,急性期内短期应用导尿管可明显增加患者的舒适感和减少压疮发生的机会。留置导尿管期间应每日进行会阴部护理,定时查尿常规,必要时做尿培养。

(五)加强心理护理

脑梗死致残率高达 72.5%～75%,许多患者对自身出现的功能障碍表现出焦虑情绪,应予以足够的心理支持,关心鼓励患者,及早进行功能训练或物理治疗,发挥家庭和社会支持系统的作用(图 1-29)。

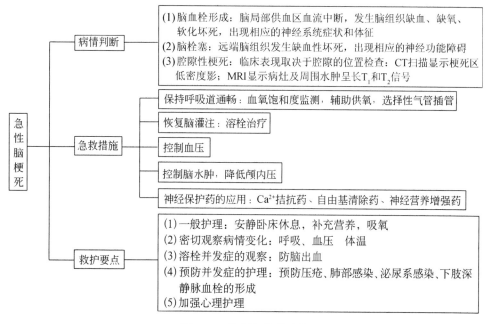

图 1-29　脑梗死救护流程

第二十七节　癫痫持续状态救护程序

一、概　　述

癫痫持续状态或称癫痫状态(status epilepticus,SE),是指癫痫持续发作长于 30min 或 2 次以上连续发作,发作期间患者意识不恢复。SE 是威胁生命的常见急症,若不及时治疗可引起急性脑水肿、高热、循环衰竭和脑细胞大量死亡,导致永久性脑损害。SE 致残率可达 39%~59%,主要表现为不同程度的智力障碍;病死率约 21%,死亡的直接原因是进行性血压下降和心率减慢、脑缺血缺氧、脑水肿和脑疝。SE 无性别和年龄差异,但以青少年和老年人居多,青少年发生 SE 的主要原因为围生期缺氧和代谢障碍,老年人多见于脑血管疾病和脑萎缩。SE 可由原发性及继发性的原因引起,临床以继发性多见,包括颅脑外伤、中枢神经系统紊乱、脑血管疾病、颅内肿瘤、代谢性脑病、药物中毒、变性等。原发者多迁延 10 年以上为难治性癫痫。首发症状即表现为 SE 者,应首先考虑为脑肿瘤,特别是额叶肿瘤。促发因素常见为突然停药、换药、减药或漏服药物(抗癫痫药),其次为发热、感染、劳累、熬夜、妊娠及分娩等。

二、病情判断

(一)临床表现

1. 全身惊厥性癫痫持续状态(generalized convulsions status epilepticus,GCSE) 为临床最常见的一种典型的 SE,表现为阵发性或持续性肌肉节律性强直、阵挛或强直-阵挛,发作时意识障碍,发作间隙期意识障碍不恢复。可出现严重的自主神经症状,如高热、心动过速或心律失常、呼吸加快或不规律、血压早期升高而后期下降、腺体分泌增加引起发绀(气管、支气管分泌物阻塞)。此外,常有瞳孔散大,对光反射、角膜反射消失,并出现病理反射。GCSE 常伴随外伤,包括舌咬伤、肩关节脱位、头颅外伤和面部创伤。上述症状的加重与反复发作的次数和引起脑缺氧、脑水肿的程度呈正相关。若不及时控制则可致残或死亡。GCSE 病死率高达20%,主要死亡原因为肺部感染性休克、脑水肿、呼吸功能衰竭。

2. 非惊厥性癫痫持续状态(nonconvulsive status epilepticus,NCSE)

(1)失神性癫痫持续状态(absence status epilepticus,ASE):典型的 ASE 表现为突发意识障碍,发作持续时间可数分钟或数天。ASE 以儿童多见。ASE 的意识障碍程度轻,表现为嗜睡和意识浑浊,自主运动减少和语言缓慢。

(2)复杂部分癫痫持续状态(complex partial status epilepticus,CPSE):CPSE 意识障碍的程度和脑电图(electroen cephalogram,EEG)的异常活动均表现出多样性、周期性(或持续性)和长久性。此种发作常表现为两种形式,一是患者长时间处于蒙眬状态,并有反应迟钝、部分性语言及似有目的的自动症;二是患者有一连串的复杂部分性发作,并伴有凝视、毫无反应、语言障碍、固定不变的自动症,两次发作期间意识处于蒙眬状态。如果发现意识障碍和精神状态改变难以用其他病症解释,既往又有部分性癫痫发作或脑内局限性病灶时,应考虑 CPSE 的可能并进行 EEG 检查,加以证实。

3. 单纯部分癫痫持续状态(simple partical status epilepticus,SPSE) SPSE 意识状态基本正常,感觉异常发作包括躯体感觉、视觉、听觉、嗅觉和味觉的发作。运动异常发作包括躯体运动、眼球阵挛、语言障碍或失语发作。发作终止可遗留发作部位一过性偏瘫(Todd 麻痹)。

(二)辅助检查

1. 脑电图(EEG) 发作期间 EEG 可见尖波、棘波、尖-慢波或棘-慢波等痫样放电。对癫痫诊断有特异性。

2. 急诊 CT 扫描 可明确新的 SE 病因和寻找脑的结构性损伤,如颅内出血、脑肿瘤和脑脓肿等。

3. 视频脑电图(video—EEG) 可同步监测记录患者发作情况及相应 EEG 改变。

4. 单光子断层扫描(SPECT) 有助于癫痫病灶的定位。对 CT 或 MRI 不能发现的病灶更有诊断意义,特别是 SPSE(既往无局限性癫痫、脑内有明确病灶)、ASE(既往原发性癫痫、脑内无明确病灶)的鉴别。

(三)实验室检查

血细胞计数、血糖测定、电解质测定、肝肾功能测定、癫痫药物血药浓度测定、毒物测定、动脉血气检测、脑脊液检测。

三、急 救 措 施

(一)迅速控制癫痫发作

一旦确诊为 SE,应尽快控制发作。据统计,SE 发作持续时间越长,致残率及病死率越高,导致死亡的病程平均为 13h。因此,针对不同类型,选择强有力而足量的抗癫痫药物是控制 SE 的关键。

1. 地西泮　是控制各类 SE 的有效首选药物。特点为作用快,用药 1～3min 即可生效,85%病例可终止发作,与苯巴比妥类合并使用效果更好。地西泮首次 10～20mg(儿童 0.3～0.5mg/kg)缓慢静推(<2mg/min),如 30min 后发作不止可重复应用到发作被控制。为维持疗效,可用地西泮 100～200mg 加入 5%葡萄糖注射液 500ml,12h 内缓慢静脉滴注。

2. 利多卡因　有抗惊厥作用,主要用于地西泮无效者。1～2mg/kg 加入 10%葡萄糖注射液静脉滴注(1～4mg/min)。癫痫控制后维持 2～3d 逐渐停药,并加用丙戊酸钠、苯妥英钠。利多卡因对于难治性癫痫持续状态(经足量一线抗癫痫药物如地西泮、苯妥英钠等治疗的不能控制癫痫且持续 1h 以上者)及老年人 SE 疗效显著。

3. 10%水合氯醛　成人 20～30ml,儿童 0.5～0.8mg/kg 保留灌肠。

4. 丙戊酸钠(德巴金)　丙戊酸钠的注射剂型,以 15mg/kg 缓慢静脉注射,3min 以上推完,以后以 1～2mg/kg 的速度维持静脉滴注。

5. 硫喷妥钠　为快速短效的静脉麻醉药,对首选地西泮治疗后不能控制的顽固性 SE,起效快,疗效好,并对 SE 引起的脑损害有治疗作用。硫喷妥钠 1g 加入 5%葡萄糖液 500ml,按 3～6mg/min 静脉滴注。

(二)保持呼吸道通畅

头偏向一侧,防止呕吐物引发窒息,尽快清除口腔内分泌物和呕吐物。给予吸氧、吸痰,必要时行气管插管或气管切开。持续心电监护,定期监测血气分析。

(三)纠正酸碱失衡,维持水、电解质平衡

患者伴随频繁发作导致肌肉颤搐、过度呼吸、多汗及高热等都直接影响水、电解质、酸碱平衡,应补充液体及电解质。

(四)并发症的预防

1. 降低脑水肿和颅内压升高　频繁抽搐可引起脑水肿,因此在控制抽搐的同时可静脉滴注 20%甘露醇 250ml 或静脉推注呋塞米,4～6h 可重复应用。也可用地塞米松磷酸钠静脉滴注。

2. 高热　癫痫持续状态常有中枢性高热和继发性高热,使脑组织的基础代谢率增高,脑组织需氧量增加,致脑水肿加重。因此,降温是减轻脑水肿、保护脑组织的必要措施。严密观察热型及持续时间,遵医嘱予以降温措施,观察降温效果。有条件时可使用冰毯机降温。

(五)查明病因,给予相应处理

如首次癫痫发作即为 SE,可见于中枢神经系统感染、额叶底部肿瘤、急性中毒等,应对因治疗。

(六)手术治疗

手术治疗目的是切除引起发作的癫痫灶,可根除癫痫,控制发作。常见手术方法有脑实质癫痫灶清除术、胼胝体清除术、立体定向手术等。

四、救护要点

(一)一般护理

1. 保持环境安静　病室光线宜暗。各种治疗和护理操作尽可能集中进行,动作要轻柔、敏捷,避免由于外界刺激而引起抽搐。

2. 加强营养　由于抽搐,患者体力消耗大,应尽早鼻饲给予高蛋白、高热量、高维生素的流食。

3. 迅速建立静脉通道　保证及时有效地供给药物。遵医嘱给予快速、足量、有效的镇静、抗惊厥药物。

(二)维持呼吸功能

1. 保持呼吸道通畅　癫痫发作时,迅速使患者仰卧,松开衣领、腰带,有义齿者取出,去枕,头偏向一侧,使口腔分泌物自行流出或吸出,防止误入气道引起吸入性肺炎。将缠有纱布的压舌板(急救时用手帕、毛巾等)垫在上下牙齿间,以防舌部咬伤。将患者下颌托起,防止因窝脖使舌头堵塞气道。有舌后坠者及时用舌钳牵出而不影响通气功能。及时清除口腔及呼吸道分泌物,必要时给予气管插管或切开。

2. 吸氧　立即予以低流量吸氧,1～2L/min。及时吸痰,维持氧代谢。床旁备有简易呼吸器、气道护理盘、气管插管、呼吸机等,以便抢救。

(三)病情观察

1. 发作先兆的观察　癫痫发作前期患者可诉胸闷、肢体麻木、头晕、味觉异常,情绪改变或有错觉、幻觉出现,此期为时仅数秒至 1min,继之出现意识丧失。护士应密切观察、记录发作先兆、症状、频度和持续时间等。

2. 生命体征及意识的观察　持续给予心电监护,密切监测血压、脉搏、呼吸、体温、瞳孔、血氧饱和度等变化,观察用药前后患者意识状态的变化。定时进行血气分析监测。

3. 出入量的观察　准确观察记录出入量,观察尿液的颜色和量,正确判断患者的血容量状态。

(四)安全护理

1. 防坠床　患者有发作先兆时,应立即平卧,必要时使用保护性约束用具或加床栏,防止发生坠床。对易受磨损的关节,用软垫加以保护,防止撞伤。

2. 防止舌咬伤及下颌脱臼　发作时在上下齿之间放置压舌板,用手托起下颌,防止舌咬伤和下颌脱臼。有活动义齿者应及时取下。

3. 防脱臼和骨折　四肢抽动者,不能强力按压肢体,以防脱臼和骨折。

(五)用药护理

1. 正确选择用药途径　治疗 SE 的用药途径一般选择静脉给药,新生儿或儿童可选择直肠内给药。口服给药因吸收不稳定,血药浓度波动较大。

2. 观察药物的不良反应　静脉滴注地西泮有呼吸抑制、血压下降及呼吸道分泌物增加等不良反应。利多卡因对心脏窦房结、房室节和心脏收缩有一定的抑制作用,大剂量应用可产生严重窦性心动过缓、心脏停搏、房室传导阻滞及头晕、呕吐,甚至惊厥、意识障碍等。因此,应严格控制用药速度,予持续心电监护,密切观察呼吸、心律、血压等,如呼吸表浅、心率变慢,应立即配合医师抢救,进行辅助呼吸和气管插管。

(六)基础护理

及时更换被服,保持床单整洁。每 2 小时翻身拍背 1 次,口腔护理,2/d,以防真菌或细菌感染。必要时留置导尿,保持会阴部清洁(图 1-30)。

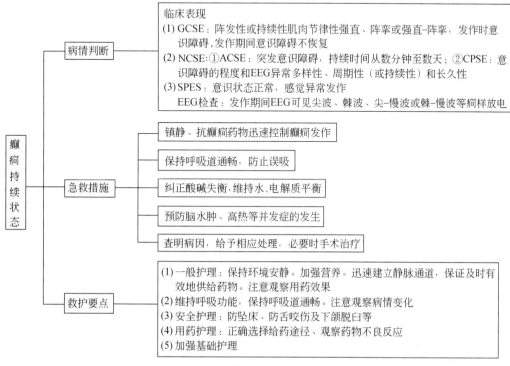

图 1-30　癫痫持续状态救护流程

第二十八节　糖尿病酮症酸中毒救护程序

一、概　述

糖尿病酮症酸中毒(diabetic ketoacidosis,DKA)是糖尿病最常见的急性并发症;是由于体内胰岛素缺乏,引起糖、脂肪代谢紊乱,以致水、电解质和酸碱平衡失调;以高血糖、高酮血症和代谢性酸中毒为主要表现;多见于胰岛素依赖型糖尿病(1 型糖尿病)患者,发病率约占住院患者的 30%,临床以发病急、病情重、变化快为特点。任何加重胰岛素相对或绝对不足的因素,均可成为 DKA 的发病诱因。常见诱因有:感染是 DKA 最常见的诱因,以呼吸道、泌尿道、消化道感染最为常见,占 44.4%。其他常见诱因有胰岛素使用不当(突然减量或随意停用或胰岛素失效)、饮食失控(进食过多高糖、高脂肪食物或饮酒等)、应激(外伤、手术、麻醉、急性脑血管病、心肌梗死、甲状腺功能亢进、精神创伤或严重刺激等)。

二、病 情 判 断

(一)症状

早期症状主要为糖尿病本身症状的加重,显著高血糖及酮体使尿量明显增多,体内水分大量丢失,多饮、多尿症状突出。患者软弱、乏力、肌肉酸痛,随着疾病的进展,可出现消化系统、呼吸系统、神经系统的症状。

1. 消化系统　食欲减退、恶心、呕吐在 DKA 早期十分常见,频繁的呕吐可进一步加重酸中毒及电解质紊乱。可有上腹痛、腹肌紧张及压痛,似急腹症,甚至有淀粉酶升高。

2. 呼吸系统　由于酸中毒,刺激呼吸中枢的化学感受器,反射性引起肺过度换气,出现酸中毒呼吸(Kussmaul),呼吸加深加快,呼气中有烂苹果味为 DKA 最特有的表现。

3. 神经系统　由于糖代谢紊乱、糖利用异常,使脑功能处于抑制状态,可出现头晕、头痛、烦躁等症状,严重者出现表情淡漠、反应迟钝、肌张力下降、嗜睡、昏迷。

4. 循环系统　由于 DKA 时心肌收缩力减弱、心排血量减少,加以周围血管扩张、严重脱水,血压常下降,周围循环衰竭。

(二)体征

皮肤弹性减退、眼眶下陷、黏膜干燥等脱水症,严重脱水可出现心率加快、血压下降、心音低弱、脉搏细数、四肢发凉、体温降低、呼吸深大、腱反射减弱或消失、昏迷。

(三)辅助检查

1. 血糖　明显升高,多在 16.7~50.0mmol/L。

2. 血酮　定性强阳性,定量>5mmol/L,有诊断意义。

3. 血气分析及二氧化碳结合率　代偿期,pH 及二氧化碳结合率可在正常范围,碱剩余负值增大,缓冲碱(buffer base,BB)明显降低,标准碳酸氢盐(standard bicarbonate,SB)及实际碳酸氢盐(actual bicarbonate,AB)亦降低。失代偿期,pH 及二氧化碳结合率均可明显降低,碳酸氢根降至 15~10mmol/L 以下,阴离子隙增大。

4. 血清电解质　血钠多数<135mmol/L,偶可升高至 145mmol/L 以上。血清钾于病程初期正常或偏低,少尿、失水、酸中毒可致血钾升高。

5. 尿糖　强阳性。

6. 尿酮　强阳性,当肾功能严重损害,肾小球滤过率减少,而肾糖阈升高,可出现尿糖与酮体减少,甚至消失,因此诊断时必须注意以血酮为主。

三、急 救 措 施

DKA 一经确诊,应立即进行紧急处理。

(一)一般处理

1. 急抽血查血糖、血酮体、电解质、血气分析等。

2. 留尿标本查尿糖与酮体、尿常规。记录 24h 尿量,昏迷者给予留置导尿。

3. 保持呼吸道通畅,持续吸氧。

4. 对于较重的 DKA 患者,尤其是儿童和老年人及有其他严重并发症的患者应尽量送入 ICU 进行抢救。

(二)补液

DKA 常严重脱水,可达体重的 10％以上,血容量不足,组织微循环灌注不足。

1. 迅速纠正失水以改善微循环与肾功能是抢救 DKA 的首要措施。迅速建立两路静脉通道,一路为小剂量胰岛素治疗,一路为抗生素或纠正水和电解质失调。

2. 早期以补充生理盐水为主,避免输入低渗液而使血浆渗透压下降过速,诱发脑水肿。补液宜先快后慢,每天总量为4000～6000ml,严重脱水者日输液量可达6000～8000ml。

3. 发生休克或低血压者须补充胶体液如右旋糖酐、血浆或全血等,并给予其他抗休克治疗。

(三)胰岛素的应用

为治疗 DKA 的主要措施,通过迅速补充胰岛素,纠正糖和脂肪代谢紊乱和因此而继发的高酮血症和酸中毒。主张选用短效胰岛素,小剂量静脉持续滴注法,以每小时 0.1U/kg 静脉维持(50U 胰岛素加入生理盐水 500ml,1ml/min 速度持续滴入)。对昏迷、高热、休克、酸中毒深大呼吸等患者,可用首次负荷量胰岛素 20U 静脉注射。当血糖降至 13.9mmol/L 时,可改用 5％葡萄糖注射液 500ml 加胰岛素 12U 静脉滴注。按此浓度持续滴注使血糖维持在 11mmol/L。此治疗方法优点为安全、有效,不易发生低血糖和低血钾,脑水肿的发生率低。

(四)纠正电解质及酸碱失衡

1. 纠正低血钾　补液和胰岛素应用治疗 1～4h 因血钾向细胞转移而容易发生低血钾。如患者有尿排出(≥40ml/h),应在补液和胰岛素治疗的同时给予静脉补钾。在心电监护下,根据尿量和血钾水平,调整补钾的量和速度。每日补钾总量为 6～8g,补钾后 2h 必须及时复查血钾。由于钾进入细胞较慢,一般需 5～7d 方能纠正低血钾。

2. 纠正酸中毒　对于轻症的 DKA,经胰岛素治疗和补液后,不必补碱。当二氧化碳结合力＜11mmol/L,pH＜7.1 时,应给予 5％碳酸氢钠静脉滴注。

(五)防止并发症的发生

加强生命体征和重要脏器功能的监护,防止休克、心力衰竭、心律失常、肾功能不全、脑水肿等的发生。

四、护 理 要 点

1. 一般护理　患者绝对安静卧床,保持病室安静,空气新鲜。给予持续吸氧,以提高肺泡内氧分压,纠正缺氧状态。加强营养支持,可提高机体免疫功能,有利于控制感染。正确观察记录出入量。

2. 严密观察病情变化　加强对生命体征及神志的观察,尤其注意观察呼吸的气味、深度和频度的改变。发现患者神志和呼吸有酮症酸中毒的可能时,应立即报告医师并准备急救。低血钾患者应持续心电监护,为病情判断和观察治疗反应提供客观依据。

3. 准确采集标本　及时采血、留尿做检查,为医师制定治疗方案提供客观依据。

4. 正确控制补液速度　根据患者心肺功能情况,正确控制补液速度。若心肺功能正常,补液速度应快,2h内输入1000～2000ml,尽快补充血容量,改善周围循环和肾功能。以后根据血压、心率、每小时尿量、末梢循环情况而定。

5. 加强基础护理,预防并发症　加强基础护理是抢救 DKA 的一个重要环节,应注意口腔、皮肤、留置导尿管的护理,预防各种并发症的发生(图 1-31)。

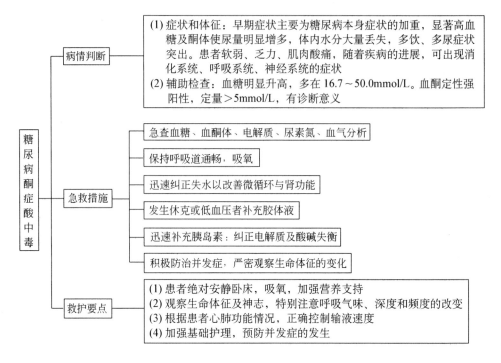

糖尿病酮症酸中毒

病情判断
(1) 症状和体征：早期症状主要为糖尿病本身症状的加重, 显著高血糖及酮体使尿量明显增多, 体内水分大量丢失, 多饮、多尿症状突出。患者软弱、乏力、肌肉酸痛, 随着疾病的进展, 可出现消化系统、呼吸系统、神经系统的症状
(2) 辅助检查：血糖明显升高, 多在 16.7～50.0mmol/L。血酮定性强阳性, 定量＞5mmol/L, 有诊断意义

急救措施
急查血糖、血酮体、电解质、尿素氮、血气分析
保持呼吸道通畅, 吸氧
迅速纠正失水以改善微循环与肾功能
发生休克或低血压者补充胶体液
迅速补充胰岛素：纠正电解质及酸碱失衡
积极防治并发症, 严密观察生命体征的变化

救护要点
(1) 患者绝对安静卧床, 吸氧, 加强营养支持
(2) 观察生命体征及神志, 特别注意呼吸气味、深度和频度的改变
(3) 根据患者心肺功能情况, 正确控制输液速度
(4) 加强基础护理, 预防并发症的发生

图 1-31　糖尿病酮症酸中毒救护流程

第二十九节　低血糖危象救护程序

一、概　　述

人体在正常情况下,通过神经、内分泌等调节,糖的分解代谢与合成代谢保持动态平衡,血糖内环境维持相对稳定性,一般餐后血糖不超过 8.96mmol/L,饥饿时不低于 3.36mmol/L。正常人血糖可受进食、饥饿、运动、精神因素等因素的影响,但波动范围较小。当某些病理或生理原因使血糖降低,引起交感神经过度兴奋和中枢神经功能障碍的症状及体征,称为低血糖危象。低血糖危象是多种病因所致,具有临床共同特点的综合征。引起低血糖的病因根据低血糖发作的特点可分为空腹低血糖、餐后低血糖、药物引起的低血糖三类。葡萄糖是脑的主要能量来源,当血糖浓度过低时,脑内糖的供应缺少可导致缺氧缺血,使脑细胞产生不可逆器质性损害,严重者可导致昏迷,甚至死亡。因此,低血糖危象是急症之一。

二、病情判断

(一)临床表现

当血糖低于2.8mmol/L时,可产生交感神经兴奋和中枢神经功能障碍两组症状。

1. 交感神经兴奋的表现　患者出现心动过速、心悸、烦躁、面色苍白、出冷汗等。此时患者神志清楚,若不及时补充葡萄糖,则出现中枢神经功能障碍的表现。

2. 中枢神经功能障碍的表现　患者表现为意识模糊、头晕、头痛、焦虑、精神不安以致精神错乱、癫痫发作,甚至昏迷、休克和死亡。这些症状的严重性与低血糖程度、持续时间以及血糖下降速度有关。

(二)低血糖原因

1. 胰岛素过多　降糖药物、胰岛素瘤、胰岛细胞癌及异位胰岛素分泌瘤,内生或外用胰岛素均可产生低血糖,严重者出现低血糖危象。注射胰岛素及口服黄脲类降糖药是引起低血糖最常见的原因。糖尿病患者发生低血糖危象常见于延迟进餐、剧烈运动、胰岛素用量过大及注射胰岛素后吸收不均匀等。

2. 反应性低血糖　常见于成人,以功能性低血糖及早期糖尿病多见。

3. 肝源性低血糖　因肝脏疾病使肝糖原合成及血糖分解障碍,如肝硬化。

4. 药物中毒　磺胺类药、水杨酸、乙醇、普萘洛尔(心得安)等。

(三)辅助检查

1. 血糖　血糖<2.8mmol/L,反复测定可肯定诊断,血糖<2.2mmol/L则可确诊。

2. 葡萄糖耐量试验(oral glucose tolerance test,OGTT)　血糖呈低平曲线。

3. 血清胰岛素、C肽、胰岛素原测定　血清胰岛素正常值为$(14±8.7)\mu U/ml$,C肽为$0.8\sim0.4pg/ml$。若临床有症状,血糖过低,同时血清胰岛素、C肽及胰岛素原浓度均明显升高者,可确诊为胰岛素瘤。

4. 禁食试验　禁食24～48h,血糖<2.5mmol/L者为阳性。胰岛素瘤者有90%以上呈现阳性结果。

5. 激发试验　常用的有甲苯磺丁脲(D860)试验、高血糖素试验、亮氨酸试验。

6. 激素测定　若由内分泌疾病引起的低血糖,根据不同的原因可测定生长激素、皮质醇、甲状腺素、肾上腺素、性激素等。

7. 定位影像学检查　CT扫描、磁共振、血管造影及脑电图等,以明确病变位置。

三、急救措施

1. 血糖测定　凡怀疑低血糖危象的患者,应立即做血糖测定,有条件者应用快速血糖仪测定,以便尽快获知血糖值。在治疗过程中动态观察血糖水平。

2. 补充糖,升高血糖　神志清楚者,可请患者进食含糖食物,如糖水、橙汁、糖果饼干等。昏迷或抽搐的患者应立即给予静脉注射50%葡萄糖注射液40～60ml,并继以10%葡萄糖注射液500～1000ml静脉滴入,特别是乙醇和磺脲类药物引起的低血糖可能使昏迷持久,老年人或脑中葡萄糖缺乏时间久者对葡萄糖治疗的反应可能缓慢,可根据病情调整滴速和输液量,直至血糖稳定在正常水平。必要时可静滴地塞米松磷酸钠或肌注胰高血糖素。患者清醒后,应尽早进食。

3. 防治脑水肿 一般血糖上升并维持在正常水平 10min 后,低血糖症状即可缓解,如果血糖正常达 30min,但昏迷仍持续存在者应考虑有脑水肿的可能,给予脱水药 20％甘露醇静脉滴入。

4. 对症处理 抽搐者除补充糖外,可酌情应用适量镇静药。

四、救 护 要 点

1. 昏迷患者 按昏迷常规护理。

2. 严密观察病情变化

(1)生命体征及神志的观察:遵医嘱严密观察生命体征及神志变化,发现异常及时汇报医师。

(2)定时监测血糖:在急救期间,应定时监测血糖,以观察和评估治疗效果。使用中效胰岛素(低精蛋白锌胰岛素或长效胰岛素)或氯磺丙脲的患者,清醒后为防止再度出现低血糖反应,需要观察 12～48h。

3. 安全护理 伴抽搐的患者,遵医嘱应用镇静药。放置床档,必要时使用约束带,防坠床及导管脱落等意外情况的发生。

4. 心理护理 神志清楚的患者,给予精神安慰,消除其紧张心理(图 1-32)。

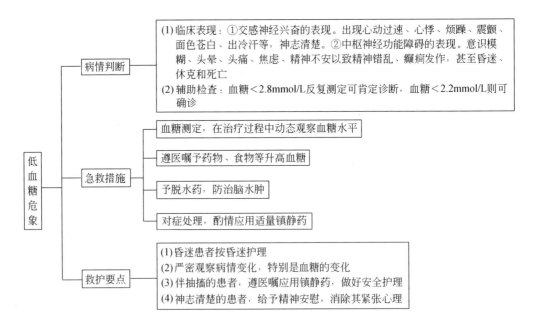

图 1-32 低血糖危象救护流程

第三十节　高热救护程序

一、概　述

正常人体温受大脑皮质及下丘脑体温中枢的控制,通过神经、体液因素调节产热与散热过程而保持相对稳定。当体温中枢兴奋或功能紊乱,或产热过多,散热过少,使体温超出正常范围,即为发热(fever)。当腋下体温超过 39℃时称为高热,超过 41℃为超高热,高热同时伴有抽搐、昏迷、休克、出血等为超高热危象。持续高热对脑组织有严重损伤,可引起脑细胞不可逆性损害,是临床常见的危急症之一。

二、病 情 判 断

(一)病史

1. 季节　高热性疾病有较强的季节性,如胃肠道感染、乙型脑炎、疟疾夏季多见,而呼吸道感染以冬、春季发病率更高。

2. 流行病学史　是否到过流行疫区,有无接触过传染病。

(二)临床表现

1. 热型　常见热型有 4 种。

(1)稽留热:体温维持在 39～40℃或以上数天或数周,每天体温上下波动不超过 1℃者。见于肺炎、伤寒等。

(2)间歇热:高热与无热交替出现。常见于疟疾、肾盂肾炎和淋巴瘤等。

(3)弛张热:体温超过 39℃,波动幅度大,体温上下波动在 2℃以上。见于败血症、风湿热、心内膜炎等。

(4)不规则热:发热无规律。常见于癌性发热、流行性感冒、支气管肺炎等。

2. 伴随症状　详细观察分析发热的伴随症状,对分析病因及严重程度均有重要价值。

(1)头痛、呕吐或昏迷:可见于乙型脑炎、流行性脑脊髓膜炎、脑型疟疾、脑出血、中毒性痢疾。

(2)寒战:寒战在诊断上具有重要的参考意义,发热前有明显寒战者,多见于化脓性细菌感染、大叶性肺炎、败血症、急性肾盂肾炎、急性胆囊炎等。

(3)关节肿痛:常见于风湿热、结核病、结缔组织病。

(4)淋巴结、肝、脾大:可见于血液病、恶性肿瘤、传染病。

(5)尿痛、尿急、尿频:常见于尿路感染。

(6)咳嗽、咳痰、胸痛:常见于呼吸系统疾病,如支气管炎、肺炎、胸膜炎、肺结核等。

(7)恶心、呕吐、腹痛、腹泻:常见于急性胃肠炎、细菌性疾病等。

(8)出血现象:可见于流行性出血热、急性白血病、急性再生障碍性贫血、败血症、重症麻疹及病毒性肝炎等。

3. 中枢性高热　是神经科重症患者最常见的非感染性体温变化,是颅内占位性病变、创伤及血性脑脊液刺激导致体温调节中枢功能损害引起。患者主要表现为发病数小时后体温急剧升高至 39～40℃,持续不退,不伴有白细胞增高,无感染证据,无汗、皮肤干燥、躯干温度高而四肢发冷,患者常在 1～2d 死亡。

(三)实验室及辅助检查

1. 血液检查 白细胞总数及中性粒细胞升高,提示为细菌感染,尤其是化脓性感染;白细胞总数减少见于病毒感染(肝炎病毒、流感病毒等)及疟原虫感染,若同时伴有嗜酸粒细胞减少或消失,见于伤寒或副伤寒;分类中有不成熟细胞出现,见于急性白血病、骨髓增生综合征;若全血细胞减少伴有发热,见于急性再生障碍性贫血、急性白血病等。

2. 尿液检查 尿中白细胞增多,尤其是出现白细胞管型,提示急性肾盂肾炎;蛋白尿伴或不伴有管型尿提示为系统性红斑狼疮。

3. 放射学检查 包括 X 线胸部摄片、胸部或腹部 CT 扫描,以明确胸腹部有无病变及病变性质,如肺炎、肺结核、肺脓肿、胸膜炎、肝脓肿、肝癌、肾癌等,并有助于了解胸腹腔内有无淋巴结肿大。

三、急 救 措 施

(一)降温

迅速而有效的降温是治疗高热患者的关键措施。

1. 物理降温 利用物理原理达到散热目的,是较好的降温方法之一。适用于高热而循环良好的患者。

(1)冰帽:冰帽戴于患者头部,使脑细胞处于低温环境,以降低脑组织代谢,减少脑细胞耗氧量,以保护脑细胞。

(2)冰袋:冰袋放置在体表大血管处,如颈部、腋下、腹股沟等处,通过传导方式散发体内的热量。

(3)温水或乙醇擦浴:用柔软的毛巾蘸取 50% 的乙醇或 32℃ 左右的温水从患者的一侧颈部开始,自上而下擦至足跟部。同样的方法擦另一侧,直至皮肤表面潮红,才能达到有效的降温目的。

2. 药物降温 药物降温可防止肌肉震颤,减少机体分解代谢,从而减少机体产热,扩张周围血管,以利于散热。但药物降温应谨慎使用,只有物理降温后体温再次上升或物理降温效果不理想时,或不适宜用物理降温者,才考虑在物理降温的同时使用药物降温。

(1)吲哚美辛(消炎痛):口服或鼻饲,或采用栓剂纳肛,对某些不易控制的长期发热和癌性发热有效。

(2)肾上腺皮质激素:有扩张血管、稳定体温调节中枢、抑制致热原、控制炎症反应、降低颅内压、防治脑水肿作用。常用地塞米松磷酸钠或氢化可的松静脉滴注。

(3)复方氨基比林:常用剂量为 2～4ml,肌内注射。

3. 冰毯 适用于脑血管疾病引起的中枢性高热,常规物理及药物降温效果不理想,而冰毯可有效控制中枢性高热,对减轻脑水肿、降低颅内压、促进脑功能恢复及降低病死率起重要作用。

4. 针刺降温 取大椎、内关、曲池、合谷、百会等穴针刺。

(二)保持呼吸道通畅

给予吸氧,2～4L/min。高热伴抽搐者给予镇静药,头偏向一侧,以免将呕吐物、分泌物吸入阻塞气管而发生窒息或吸入性肺炎,并及时吸出口腔内分泌物。

（三）纠正水、电解质与酸碱平衡失调

鼓励患者多饮水或静脉补充水分、电解质，保证组织充足的血液灌注，加快散热。同时应注意纠正酸中毒、低钾血症、低钙血症、低镁血症等。

（四）对症治疗

1. 控制惊厥、抽搐　为防止继续大量产热，减轻脏器功能受损，控制肌肉过度活动和抽搐是十分必要的。止痉药物首选地西泮静脉注射。

2. 控制脑水肿　选用20％甘露醇静脉滴注。

（五）病因治疗

高热急救的关键是积极针对病因进行抢救。如感染应早期应用抗生素，晚期恶性肿瘤则选用对症退热和营养支持治疗。如病因不明确者应慎用退热药和抗生素，以免掩盖病情，延误急救时机。

四、救 护 要 点

1. 一般护理

(1)卧床休息，保持病室安静，定时开窗通风。病室温、湿度适宜，尽可能安置于空调病室，如无空调设备时，可采用室内放置冰块或用电扇通风等方法降低室温。

(2)口腔护理。在晨起、餐后、睡前做好口腔护理，预防口腔感染，并使患者舒适。唇、舌以及口腔黏膜皲裂者，用无菌的冷霜或凡士林涂口唇。

2. 病情观察

(1)体温：定时监测体温，高热者每4小时测量1次，直至体温恢复正常后3d。注意观察高热的伴随症状及程度，同时注意呼吸、脉搏和血压的监测。

(2)观察降温效果及患者反应：降温过程中应密切观察降温后体温的变化，以了解降温效果。不宜在短时间内降温过低，以防引起虚脱。尤其对年老体弱，心、肾疾病患者，应正确掌握退热药物剂量，密切观察用药后患者的反应，以防药物过量引起大汗、血压下降、四肢厥冷等虚脱或休克的发生。

3. 皮肤护理

(1)高热患者退热过程中大量出汗，应随时擦干汗液，保持皮肤的清洁干燥。更换衣物时动作敏捷，避免不必要的暴露，防止受凉。协助患者定时翻身，防止压疮的发生。

(2)使用冰帽时，应避免一侧头部长时间受冰帽压迫，耳郭处衬干毛巾保护，放置冰袋时应用毛巾包裹，并定期更换检查冷敷部位，防止冻伤的发生。

(3)使用冰毯降温的患者，因冰毯表面凹凸不平易发生压疮，因此在降温期间应加强翻身及皮肤护理。

4. 饮食护理

(1)补充能量。保证充足易消化的营养食物，给予高热量、高蛋白的流质或半流质饮食。不能进食者，可予鼻饲或静脉补充营养物质。

(2)水分的补充。急性高热时呼吸加快、皮肤出汗增多，尤其是药物降温后，大汗淋漓，致水分丧失，应注意水分的补充，鼓励患者多饮水，或给静脉补充水分及电解质，预防水、电解质紊乱。

(3)长期发热者，应经常测量体重，检查血生化结果，详细记录出入水量，监测患者营养状

况,为营养补充提供依据。

5. 安全护理　高热惊厥者用压舌板或开口器裹上纱布放在患者磨牙之间,以免咬破舌头。放置床栏,防止坠床等意外情况的发生(图 1-33)。

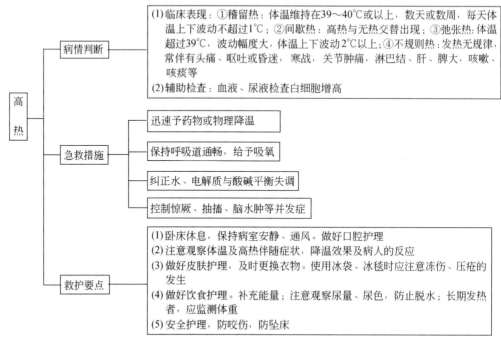

図 **1-33**　高热救护流程

（杨亚娟）

第三十一节　急性喉阻塞救护程序

一、概　　述

急性喉阻塞是指喉腔受各种病变的影响发生急性狭窄或阻塞,产生喉生理功能障碍。它是耳鼻喉科的一种急症,以吸气性呼吸困难为主要表现,可在发病几小时甚至几分钟内引起窒息而危及生命,因此,必须予以重视。

二、病 情 判 断

(一)病因

1. 咽喉部的急性炎症　如小儿急性喉炎、喉水肿、咽后壁脓肿等。

2. 异物误吸入咽喉及气管　常见的是花生米或瓜子。

3. 喉水肿　麻醉插管、变态反应、心肾疾病等均可引起喉水肿。

4. 喉外伤　喉外部和喉内部(如异物、烧灼等)的损伤,可因水肿、血肿、气肿等引起急性喉阻塞。

5. 其他　喉肿瘤、双侧声带外展麻痹、喉痉挛等。

(二)症状与体征

1. 吸气性呼吸困难　表现为吸气运动加强、时间延长、感觉吸气费力,可见到吸气时鼻翼扇动。可引起胸骨上窝凹陷、锁骨上窝凹陷及肋间隙凹陷的吸入性三凹征。由于缺氧,患者可出现烦躁不安、不能平卧,严重缺氧则出现四肢发冷、出冷汗、面色苍白或发绀、血压升高、脉搏微细而不规则,可因呼吸衰竭而危及生命。一般将呼吸困难按轻重程度分为以下四度。

(1)一度:平静时无症状,哭闹或活动时有轻度吸气期喉鸣音和吸气期胸骨上窝处软组织凹陷。

(2)二度:安静时轻度吸气期呼吸困难,活动时加重,轻度缺氧,脉搏整齐有力。

(3)三度:吸气期呼吸困难明显,喉鸣音较响,吸气期胸骨上窝、锁骨上窝处软组织凹陷明显,缺氧,发绀,烦躁不安,脉搏加快,血压升高,不愿进食。

(4)四度:呼吸极度困难、坐卧不安、出汗、脸色发绀或苍白、心律失常、脉搏细弱、血压下降,甚至出现昏迷、衰竭。

2. 声嘶或失声　急性喉阻塞者可出现声音改变,如引起喉阻塞的病变在声门或声门附近者多出现声音嘶哑。

3. 吸气性喉喘鸣　吸气性喉喘鸣是喉阻塞的另一个重要症状,吸入气流急速通过狭窄的声门裂时,气流的摩擦和声带颤动即可发出哮吼和笛鸣,声音可传至邻室,尤其多见于小儿急性喉炎。

(三)辅助检查

间接喉镜、直接喉镜、纤维喉镜、喉 X 线体层片、CT 喉部扫描等辅助检查协助诊断。

三、急 救 措 施

1. 积极去除病因,纠正呼吸困难　明确病因,根据不同病因,做不同处理。如因喉部水肿引起,应给予抗感染及消肿治疗;如因脓肿引起喉阻塞,可切开排脓;如因异物引起,立即取出异物,可在喉镜下取物,也可手术治疗。如患者缺氧严重而致呼吸衰竭,可应用呼吸机辅助呼吸,纠正呼吸功能。

2. 保持呼吸道通畅　清除口鼻咽部及气道异物,解除梗阻。喉阻塞严重者,应立即行环甲膜切开术或气管切开术,及时解除梗阻症状。持续吸氧,如出现呼吸性碱中毒时,给予间歇低流量给氧,1~2L/min。

3. 药物治疗　应用抗生素,以控制感染。尽早使用糖皮质激素,减轻局部水肿。也可用抗生素和皮质激素配制液做雾化吸入,直接作用于患处。患者出现烦躁不安、情绪不稳时,可使用镇静药,但禁用吗啡。

4. 其他　心搏、呼吸骤停者,即行心肺复苏术。

四、救 护 要 点

1. 严密观察病情变化　观察患者面色、神志、呼吸、脉搏等生命体征,如患者已行气管切开术,应特别注意观察气管切开后的呼吸情况。及时观察患者血氧饱和度及呼吸困难程度及四肢、口唇有无发绀等,以便了解缺氧状况是否改善。

2. 解除梗阻,保持呼吸道通畅　清除口鼻咽部及气道异物,解除梗阻,保持呼吸道通畅。解开患者衣扣,取下义齿,病情允许者可取头高足低位。及时吸除气道分泌物,必要时给予气管切开。

3. 积极做好抢救用物的准备　床旁备齐急救物品,如气管切开包、吸引装置、氧疗装置、曲颈灯、气管套管等。特别对于呼吸困难者,应严密观察病情,做好气管切开的准备。

4. 迅速建立静脉通道　保持输液通畅,遵医嘱给予抢救药物治疗。

5. 加强气道护理　已行气管切开者,做好气管切开护理。气管套管妥善固定,松紧适宜。定时给予气道湿化,及时吸除气道分泌物,如痰液黏稠,阻塞呼吸道不易吸出,可给予雾化吸入或气管内持续滴药。定时更换切口敷料,注意无菌操作,必要时应用抗生素,防治切口感染(图1-34)。

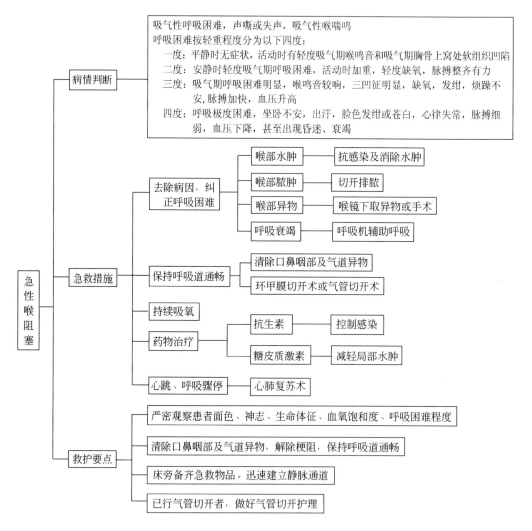

图1-34　急性喉阻塞救护流程

（夏　兰　须俊滟　杨小妹）

第三十二节　昏迷救护程序

一、概　述

昏迷即意识完全丧失,是指由于各种原因导致的意识状态、意识内容及躯体运动均完全丧失的受损严重的意识障碍,主要表现为对外界的各种刺激无反应,同时伴有运动、感觉、反射功能障碍及大小便失禁等。所有颅内局限性或弥散性病变或各种病因所致的代谢性脑病,在其病情发展到重笃阶段,严重影响脑正常功能状态时,均可出现不同程度的意识障碍甚至昏迷。昏迷的原因有原发性和继发性两大类。原发性脑损害常见于脑血管疾病、颅内占位性病变、颅脑损伤、中枢神经系统感染等。继发性脑损害常见于缺氧性脑病、呼吸系统疾病(肺性脑病)、消化系统疾病(肝性脑病)、严重感染(感染中毒性脑病)、外源性中毒(药物中毒、农药中毒等)等。昏迷是病情危重的信号,病死率高,是重症监护的重要指标之一。

二、病情判断

(一)病史

1. 了解昏迷起病的缓急及发病过程。急性起病者常见于外伤、感染、中毒、脑血管病及休克等。

2. 了解昏迷是否为首发症状。昏迷如为病程中发生,则应了解昏迷前有何症状,特别是可引起昏迷的内科疾病。如甲状腺功能亢进患者可出现甲状腺功能亢进危象,糖尿病患者可出现高渗性昏迷和低血糖性昏迷,肝硬化患者可出现肝昏迷。

3. 有无外伤史,有无农药、煤气、镇静药等中毒。

4. 有无可引起昏迷的内科疾病,如糖尿病、肾病、肝病及严重的心肺疾病等。对短暂昏迷的患者,应注意有无癫痫或晕厥等疾病。

(二)昏迷程度

昏迷程度取决于意识水平下降的程度,常通过角膜反射、瞳孔对光反射、压眶反应来判断。

1. 浅昏迷　患者随意运动丧失,处于被动状态,对周围事物、声音、强光等刺激均无反应,仅对强烈的疼痛刺激有肢体简单的防御性运动和呻吟伴痛苦表情,各种生理反射如吞咽、咳嗽、瞳孔对光、角膜反射等存在,生命体征无明显变化,但可出现大小便潴留或失禁。

2. 中昏迷　对周围事物及各种刺激全无反应,对剧烈刺激偶可出现防御反应,各种生理反射均减弱,生命体征有所变化,大小便潴留或失禁。

3. 深昏迷　全身肌肉松弛,对周围事物和各种刺激全无反应,各种反射均消失,呼吸不规则,血压下降,大小便失禁。

(三)脑膜刺激征

昏迷伴脑膜刺激征阳性,提示颅内炎症、颅内出血或脑疝。深昏迷状态时,脑膜刺激征消失。

(四)辅助检查

1. **尿常规** 原因不明的昏迷患者,均应查尿常规。从尿糖和酮体可鉴别是低血糖昏迷、饥饿性酮症、乳酸性酸中毒、糖尿病酮症酸中毒、高渗性非酮症性糖尿病昏迷等。若尿蛋白质大量并伴有红细胞、白细胞、管型者,应考虑尿毒症可能。

2. **血常规** 白细胞增高,应考虑感染、炎症、脱水及其他应激情况;白细胞减少,应考虑血液病变或脾功能亢进;血小板计数低,应考虑血液病的可能性。

3. **脑部检查** 脑脊液检查、神经电生理检查、脑血流检查、颅内压检查、影像学检查和脑代谢检查,在确定脑部病变部位、性质和原因方面可发挥重要作用。

三、急 救 措 施

1. 一般急救措施

(1)保持呼吸道通畅。窒息是昏迷患者致死的原因之一,脑对缺氧非常敏感,供氧停止4~5s,即可发生脑组织不可逆性损伤。引起缺氧窒息的常见原因有头部位置不当、咽气管分泌物堵塞、舌后坠及各种原因引起的呼吸肌麻痹等。因此,必须保持呼吸道通畅,有效方法是立即松解患者的衣领,去枕托颈,将患者头部充分后仰,为有利于分泌物排出,将患者脸部偏向一侧,用棉签或压舌板将患者口腔、鼻腔分泌物除去。给予吸氧,氧流量1~2L/min。深昏迷患者有呼吸衰竭给予气管插管并机械通气。

(2)发病48h内禁食,给予静脉补液,控制每日入量<3000ml,以免加重脑水肿。

2. **早期应用急救药物** 对原因未明,又须立即抢救的患者,应根据初步查体结果早期对症用药。如高血压伴偏瘫,考虑脑血管疾病的可能,及时予以脱水药如甘露醇、甘油果糖等降颅压;家属可提供病史者如有机磷农药中毒,立即予洗胃等对症处理。

3. **维持循环血量** 立即建立静脉通道,休克者迅速扩充血容量,使用血管活性药物;心律失常者应及时纠正,心肌收缩无力者予以强心药等;血压降低应及时给予升压药维持。

4. **维持电解质、酸碱和渗透压平衡** 维持水、电解质、酸碱和渗透压的平衡,可防止对心脏等器官的进一步损害。昏迷48h内禁食,通常用静脉补液法预防、纠正水、电解质失衡。昏迷72h以上的患者,如生命体征稳定,无严重肝肾功能障碍者可给予鼻饲饮食,提供含有水、电解质和营养丰富的流食。

5. **消除脑水肿** 常用20%甘露醇250ml快速静脉滴注,每天2~4次,同时用呋塞米静脉滴注,以加强脱水。外伤引起的脑水肿,可短期内静脉滴注地塞米松磷酸钠10mg,每天1~2次。

6. **控制抽搐** 某些代谢性脑病或神经系统疾病都会引起抽搐发作,癫痫持续状态由于呼吸暂停而缺氧,可加重脑损害,必须及时处理。目前首选地西泮,10~20mg静脉推注。

7. 恢复脑功能

(1)促进脑细胞功能恢复的药物:酌情选用胞磷胆碱、三磷酸腺苷(ATP)、辅酶Ⅰ(辅酶A)、脑活素等。

(2)中枢神经苏醒药:甲氯芬酯、醒脑静等。

(3)降温:降温能降低脑细胞代谢,减少脑耗氧量,增强脑组织对缺氧的耐受力,减轻脑水肿,有助于大脑皮质功能的恢复。常用冰帽、头枕冰袋及冬眠合剂。

8. 纳洛酮的应用　纳洛酮是吗啡受体拮抗药,能有效拮抗 β-内啡肽对机体产生的不利影响,在酒精中毒、脑卒中及麻醉药过量等应激情况下,使用纳洛酮可使昏迷和呼吸抑制减轻。常用剂量 0.4~0.8mg,静脉推注或肌内注射,5~10min 可重复使用,直到预期效果。

9. 病因治疗　根据病史,结合查体及相关检查,病因得到确定后针对病因迅速给予治疗。如脑梗死给予扩张脑血管、改善脑供血;脑出血有手术指征立即行外科手术;中毒患者给予洗胃,使用解毒药,大量补液促进排泄;一氧化碳中毒行高压氧疗等。

四、救护要点

(一)保持呼吸道通畅

1. 患者取平卧位,头偏向一侧,使呕吐物自口角流出。及时给予吸痰,气管插管或气管切开者应注意气道湿化。

2. 吸氧。立即予鼻塞或面罩吸氧,必要时行气管插管或气管切开。持续心电监护,观察记录呼吸、氧饱和度等变化。

(二)病情观察

1. 生命体征

(1)体温:高热提示全身或脑部感染。昏迷伴中枢性高热(T>41℃),提示脑干或下丘脑损害,高热无汗应考虑抗胆碱能药物中毒或中暑;昏迷伴体温过低(<35℃)提示为休克、低血糖、肾上腺皮质功能减退、冻伤或镇静催眠药物中毒等。

(2)脉搏:血压升高,脉搏缓慢有力提示颅内压增高。脉搏过速可能为休克、心力衰竭、高热或甲状腺功能亢进危象。

(3)呼吸:不同水平的脑结构损害可出现各种特殊的呼吸形式。大脑半球广泛损害常引起潮式呼吸,呼吸逐渐增强,后逐渐减弱。中脑下部和脑桥上部损害引起中枢神经源性过度呼吸,频率达 40~70/min,可致呼吸性碱中毒。脑桥下部和延髓上部损害引起共济失调性或点头呼吸。另外,呼吸深大,>24/min 提示糖尿病酸中毒;呼吸浅慢,<12/min 提示心肺疾病、循环衰竭和药物中毒等。昏迷伴烂苹果味提示糖尿病酮症酸中毒,肝臭味提示肝性脑病,氨臭味提示尿毒症,酒臭味提示酒精中毒,蒜臭味提示有机磷中毒,芳香臭味提示敌敌畏或敌百虫中毒。

(4)血压:昏迷伴血压急剧增高提示颅内压增高、高血压脑病或脑出血。昏迷伴血压过低提示脱水、休克、肾上腺皮质功能减退、急性心肌梗死、镇静安眠药中毒等。

2. 瞳孔　密切观察瞳孔大小、形状、两侧是否对称和对光反射情况。一侧瞳孔扩大、对光反射迟钝或消失,多见于脑出血、蛛网膜下腔出血或颞叶钩回疝形成;双侧瞳孔散大,见于中枢神经系统疾病和感染,如颅脑损伤、阿托品中毒脑炎等;双侧瞳孔针尖样缩小提示脑桥、脑室病变损伤交感神经纤维,以脑血管疾病最常见。双侧瞳孔不等大,或忽大忽小,对光反射消失,提示小脑幕切迹疝形成,常见于脑出血、颅脑损伤、占位性病变。有机磷中毒或催眠药中毒时双侧瞳孔缩小,肉毒素中毒或阿托品类药物中毒时双侧瞳孔扩大。

3. 皮肤　发绀提示缺氧,皮肤樱红可能为一氧化碳中毒;皮肤呈土色、毛发稀疏,可能有垂体功能减退或黏液水肿;色素沉着者应考虑为肾上腺皮质功能减退;败血症者出现皮肤瘀点,亦见于流行性脑脊髓膜炎或紫癜;慢性肝病患者皮肤有蜘蛛痣。

（三）并发症的预防

1. 肺部感染　因昏迷患者的咳嗽反射减弱或消失，舌根后坠使上呼吸道不畅，同时吸痰管、吸氧管可使感染物吸入肺内。气管插管、气管切开、呼吸机的使用均增加肺部感染的机会。因此，积极防治肺部感染极其重要。

2. 尿路感染　昏迷时可因尿潴留、神经性膀胱、应用导尿管及皮质激素等易并发尿路感染。可行中段尿培养及药敏结果选用抗生素。加强会阴护理，定期复查尿常规。

3. 压疮　昏迷患者应翻身至少每2小时1次，有条件时可给予气垫床的使用，骨隆突处垫气圈。保持床单位的整洁、干燥、平整。

4. 口腔感染　昏迷患者因长期卧床抵抗力低、鼻饲、不能有效排痰、吞咽动作减弱甚至消失等，口腔的缓冲能力和清洁作用也随之下降，容易出现口腔感染，口腔细菌的下移，为引起肺部感染的直接原因之一。因此，定期口腔护理对预防口腔和肺部感染具有重要意义。

（四）安全护理

放置床档，躁动或抽搐患者必要时四肢使用约束带，以防发生坠床、导管脱落等意外情况的发生。取下活动义齿、耳环、发夹、戒指、手表等物品，修剪指甲，防止抓伤。禁止使用热水袋，防烫伤的发生。抽搐发作时，应使用压舌板以防患者咬伤舌头，不用力按压四肢，以免导致骨折。

（五）脱水疗法的护理

参见本章第二十五节"急性脑出血救护程序"中护理相关内容（图1-35）。

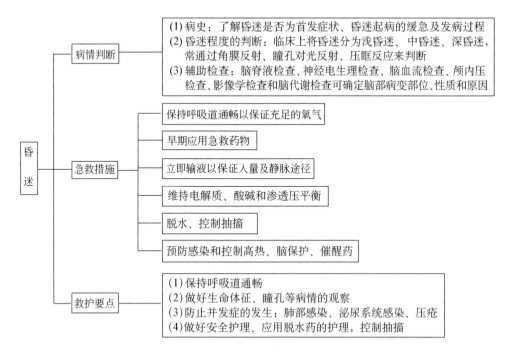

图 1-35　昏迷救护流程

（杨亚娟）

第三十三节 鼻出血救护程序

一、概 述

不论任何原因,凡血液从鼻部黏膜流出均称为鼻出血。它是许多局部或全身疾病的症状之一,故又可称症状性或继发性鼻出血,为耳鼻喉科常见急症。鼻腔血管较表浅,尤以鼻中隔处黏膜下组织较薄,血管一旦受损,不易收缩至黏膜下层,因而即使是轻微的损伤常会引起较多出血。出血部位因年龄而异,儿童和青年多在鼻中隔前下方的 Little 区,中年以后以鼻顶和下鼻道后端近鼻咽处易出血。

二、病 情 判 断

(一)病因

1. 局部原因 外伤、气压性损伤、鼻中隔偏曲、炎症、肿瘤、鼻腔异物等。

2. 全身原因

(1)血液疾病引起凝血机制障碍而致出血。

(2)急性传染病如流行性感冒、鼻白喉、麻疹等因高热致鼻黏膜充血、干燥而出血。

(3)心血管疾病导致的动脉压、静脉压增高而致出血。

(4)维生素 C、维生素 K 等缺乏而致出血。

(5)药物中毒影响造血系统的功能而致出血。

(6)内分泌失调等其他疾病。

(二)病史

鼻出血应在最短时间内确定出血部位,判明出血原因,给予有效治疗。有些病因不明者,需在止血之后,再探查其原因。在询问病史时应迅速问清哪一侧先出血、出血时的情况、过去发生过鼻出血否、此次出血有无自觉原因,根据具体情况进行局部和全身检查。

(三)症状与体征

出血可发生在鼻腔的任何部位,但以鼻中隔前下区最为多见,有时可见喷射性或搏动性小动脉出血。鼻腔后部出血常迅速流入咽部,可表现为吐血、咯血。局部疾病引起的鼻出血,多限于一侧鼻腔,而全身疾病引起者,可能两侧鼻腔内交替或同时出血。出血严重者可导致失血性休克。

(四)特殊检查与实验室检查

鼻内镜、纤维鼻咽镜检查。

三、急 救 措 施

1. 保持呼吸道通畅。平卧或半卧位,及时清除口鼻咽部的血液,解除呼吸道梗阻。

2. 积极抗休克。严密观察患者的生命体征及出血情况,对出血较多甚而有休克表现者,应先行抗休克治疗,如给予输血、补液等措施。

3. 局部止血

(1)压迫法:填塞压迫,此法是利用填塞物填塞鼻腔,压迫出血部位,使破裂的血管形成血栓而达到止血目的,包括鼻腔填塞法和后鼻孔填塞法。

(2)收敛法:用浸以 1%~2% 盐酸麻黄碱(麻黄素)液或 0.1% 肾上腺素液的棉片填入鼻腔内止血,然后寻找出血点。

(3)烧灼法:化学药物烧灼法、高频电刀烧灼法,适用于鼻腔前部出血。

(4)黏膜下注射法:将局部麻醉药或硬化剂注射于出血黏膜下,压迫破裂血管止血。

(5)冷冻止血法。

(6)手术止血法。

4. 反复鼻腔填塞时间较长者,应加用抗生素预防感染。

5. 适当应用止血药,如氨甲苯酸(止血芳酸)、氨基己酸、酚磺乙胺(止血敏)等。

6. 寻找出血病因,进行病因治疗。

四、救 护 要 点

1. 建立静脉通道,积极抗休克。当患者出血严重、失血过多,出现面色苍白、出冷汗、烦躁不安等休克前期症状时,应尽快建立静脉通道,以便进行输血、输液,抗休克抢救与止血应同步进行。

2. 密切观察病情变化。根据病情给予半卧位或平卧低头位。密切观察病情变化,按时测量血压,注意观察有无继续再出血。如发现患者面色苍白、出冷汗、胸闷、脉搏细数、血压下降等情况,应立即报告医师,并协助医师进行抢救处理。

3. 准备止血用的器械、药品、敷料、曲颈灯、氧气、吸引器等物品。

4. 如出血不严重,则应安慰患者,解除患者思想顾虑与恐惧心理,擦净面部血迹,了解出血量,使患者安静,以减少出血。

5. 嘱患者将口中血液吐出,勿咽下,以免刺激胃黏膜引起恶心、呕吐,同时便于观察出血量,以便及时处理。

6. 做好口腔护理,保持口腔清洁,预防感染(图 1-36)。

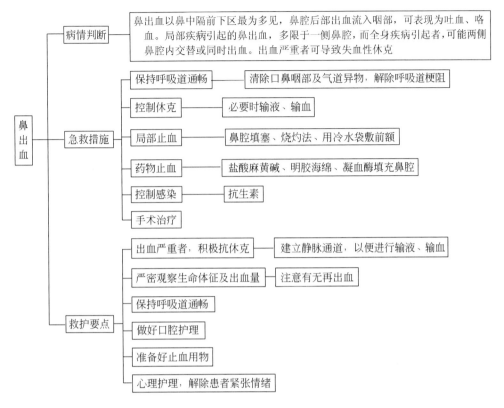

病情判断 —— 鼻出血以鼻中隔前下区最为多见，鼻腔后部出血流入咽部，可表现为吐血、咯血。局部疾病引起的鼻出血，多限于一侧鼻腔，而全身疾病引起者，可能两侧鼻腔内交替或同时出血。出血严重者可导致失血性休克

急救措施
- 保持呼吸道通畅 —— 清除口鼻咽部及气道异物，解除呼吸道梗阻
- 控制休克 —— 必要时输液、输血
- 局部止血 —— 鼻腔填塞、烧灼法、用冷水袋敷前额
- 药物止血 —— 盐酸麻黄碱、明胶海绵、凝血酶填充鼻腔
- 控制感染 —— 抗生素
- 手术治疗

救护要点
- 出血严重者，积极抗休克 —— 建立静脉通道，以便进行输液、输血
- 严密观察生命体征及出血量 —— 注意有无再出血
- 保持呼吸道通畅
- 做好口腔护理
- 准备好止血用物
- 心理护理，解除患者紧张情绪

图 1-36　鼻出血救护流程

（夏　兰　须俊滟　杨小妹）

第三十四节　急腹症救护程序

一、概　　述

　　急腹症（又称急性腹痛）是以突然剧烈腹痛为首要症状的疾病的总称，具有发病急、进展快、病情重、需要早期诊断和紧急处理的临床特点。临床按发病特点分为外科急腹症和内科急腹症两大类，但两者无绝对界线。外科急腹症发病突然，腹痛剧烈，以急症手术治疗为主；内科急腹症发病较急，腹痛较重，以非手术或禁忌手术的非手术治疗为主。目前急诊所谓的急腹症广义的包括内、外、妇、儿科的许多疾病，它们之间既有不同，也有相似之处。急腹症病因复杂，病情多变，一旦延误诊断，治疗护理不当，将会导致诸多并发症甚至死亡。因此，进行及时的病情评估和监护并采取正确的急救护理措施对患者的安危十分重要。

二、病 情 判 断

(一)一般情况

年龄、性别、居住地等可提供有关疾病的线索。幼年期急腹症以先天性畸形、肠道蛔虫病、肠套叠及绞窄性疝为多见;青壮年期以急性阑尾炎,胃、十二指肠溃疡穿孔及胆道蛔虫病为好发;中老年期则以胆囊炎、胆石症、结肠肿瘤及乙状结肠扭转为多见。从性别来看,胃、十二指肠溃疡穿孔以男性居多,急性胰腺炎则以女性多发。12岁以上女性应追问月经史、盆腔器官病史。从居住地来看,在我国南方和沿海地区以胆石症多见,在农村与蛔虫病有关的急腹症较多见。

(二)病史

仔细询问既往史和现病史有助于急腹症的诊断和治疗,如胃、十二指肠溃疡穿孔患者以往常有溃疡病史,胆道疾病、阑尾炎也常有以往发作史,上消化道出血可有肝病史。其他如手术史、月经史对诊断也能提供重要线索。了解腹痛的起病情况及腹痛的部位、性质、程度、伴随的胃肠道症状及其他伴随症状。

(三)症状

1. 腹痛 急性腹痛为急腹症中最早和最主要症状。

(1)起病情况:明确有无发病诱因、起病缓急、症状出现的先后主次与演变过程等。如外伤后的腹痛应考虑内脏破裂出血;暴饮暴食后的腹痛应考虑胃、十二指肠溃疡穿孔、胰腺炎、胆囊炎;剧烈活动后的腹痛应考虑肠套叠与肠扭转或尿路结石;发热后的腹痛应考虑内科病,例如下叶肺炎累及膈胸膜,使疼痛放射至上腹部;腹痛十分剧烈且迅速累及全腹应考虑空腔脏器破裂、穿孔、梗阻及实体脏器破裂出血;有慢性便秘史的老年人突发腹痛、腹胀应考虑乙状结肠扭转的可能性;开始腹痛较轻,以后才逐渐加重者,多为炎症性病变。

(2)腹痛的部位:一般来说疼痛开始的部位或最显著的部位,可反映腹部不同器官的病变,有定位价值。但除此一般规律外,腹痛部位与病变不一致的现象应注意以下情况。①腹腔以外疾病:由于病变刺激肋间神经和腰神经分支(胸$_6$~腰$_1$),可引起所属腹部的反射性疼痛,如右下肺大叶性肺炎、胸膜炎可反射引起右侧上、下腹痛,而易被误诊为急性胆囊炎或急性阑尾炎。②转移性腹痛:如急性阑尾炎的腹痛可始于上腹或脐周,然后再转移至右下腹。③异位内脏引起的腹痛等。④放射性痛:由于内脏病变,相应神经支配的关系,受刺激的内脏神经末梢冲动而在脊髓的相应体表部位出现疼痛,常见的有急性胆囊炎及胆管疾病可放射至右肩或右肩胛区,急性胰腺炎可放射至左腰背。

(3)腹痛的性质:①阵发性绞痛常因空腔脏器有梗阻,致平滑肌痉挛性收缩而引起,如机械性小肠梗阻、胆管结石和输尿管结石等,疼痛持续时间长短不一,有间歇期,但可反复发作,阵发性加重;②持续性钝痛或隐痛多表示炎症性或出血性病变,如胆囊炎、阑尾炎、肝脾破裂出血等;③持续性腹痛伴有阵发性加重表明炎症的同时伴有梗阻或梗阻性疾病伴血供障碍,如胆结石合并胆道感染、肠梗阻发生绞窄等;④刀割样或烧灼性锐痛多见于消化性溃疡穿孔,消化液的化学刺激作用于腹膜而引起的剧痛;⑤钻顶样疼痛常见于胆道蛔虫病与胰管蛔虫病;⑥胀痛常为器官包膜张力的增加、系膜的牵拉或肠管胀气扩张等所致。

(4)腹痛的程度:腹痛程度有时能反映病变的严重程度,如单纯的炎症,腹痛较轻;腹膜炎、梗阻、绞窄等病变腹痛剧烈;胃、十二指肠溃疡穿孔,因消化液对腹膜的化学刺激,可以导致患者出现难以忍受的剧烈疼痛甚至休克。但由于患者对疼痛的耐受性有很大的差异,腹痛程度各异。如老年人或反应差的患者,有时病情虽重,往往腹痛却表现不太重。临床上也有腹痛的程度与病变的轻重不完全一致,如胆道蛔虫病,没有或仅有轻微的器质性损害,但患者表现剧烈疼痛;阑尾炎坏死穿孔或腹膜炎导致休克等特殊情况下,腹痛似有减轻,但却是病情恶化征兆。因此,对腹痛程度必须严密细致地观察。

2. 消化道症状

(1)恶心、呕吐:恶心、呕吐发生的迟早、呕吐与疼痛的关系、呕吐物的性质与多少,均对鉴别诊断有帮助。如急性胃肠炎患者发病早期频繁呕吐;急性阑尾炎患者呕吐常在腹痛后3~4h出现;胃、十二指肠溃疡瘢痕性幽门梗阻患者,一般在下午或晚间发生呕吐;机械性肠梗阻因肠腔积液与肠痉挛,在阵发性绞痛的同时,呕吐可频繁而剧烈;麻痹性肠梗阻在持续性胀痛的同时,其呕吐呈溢出性;急性胆囊炎患者在阵发性绞痛的同时伴有呕吐;急性重型胰腺炎早期可伴频繁呕吐,呕吐物量大,可见胆汁;高位小肠梗阻呕吐出现早且频繁,低位小肠梗阻呕吐出现迟而少但呕吐物可含粪样物;如呕吐物有蛔虫且伴有上腹绞痛时,应考虑胆道蛔虫病。

(2)粪便情况:对急腹症患者应注意粪便的有无、性状及颜色。腹痛发作后停止排气、排便,可能是机械性肠梗阻;反之,伴腹泻或便后伴有里急后重,可能是肠炎或痢疾;果酱样血便是小儿肠套叠的特征;柏油样黑便伴有剑突下部绞痛和发热是胆道出血的表现。

(四)体征

1. 全身情况　对患者的一般情况做全面了解,包括体温、脉搏、呼吸、血压、神志、肤色、体位、疼痛程度的监测与评估。检查重要脏器心、肝、肺、脾、肾的功能。

2. 腹部体征　按视、听、叩、触的顺序检查,主要检查腹部外形、肠鸣音的变化、肝浊音界和移动性浊音、压痛与肌紧张等。

(1)腹部外形:仔细观察患者腹部有无手术瘢痕、有无弥漫性胀气、有无局限性隆起、有无肠型和蠕动波、腹式呼吸运动是否受限、脐周有无静脉曲张、有无出血点等。

(2)肠鸣音的变化:一般听诊常选择在右下腹近脐部,观察肠鸣音的频率和音调,如肠鸣音亢进伴有气过水声或金属音,结合腹痛、腹部胀气或发现肠襻,提示有机械性肠梗阻;肠鸣音由亢进转为减弱以至消失,提示肠管有绞窄或麻痹;幽门梗阻或胃扩张时上腹有振水音。

(3)肝浊音界和移动性浊音:叩诊先从无痛区开始,用力要均匀。急性胃扩张或腹膜炎时,叩诊呈鼓音;若肝浊音界偏小或消失,对胃肠穿孔有一定的诊断意义。移动性浊音阳性,说明腹腔内有渗液或渗血,对腹膜炎的诊断有意义。

(4)压痛与肌紧张:嘱患者平卧屈膝,使腹壁松弛,腹部触诊从无痛区域开始,然后再触及可疑部位,触诊目的在于着重发现压痛、肌紧张、反跳痛的部位、范围、程度。固定的、持续性的腹部压痛常是原发病灶所在处,局限性腹壁压痛、反跳痛和肌紧张,表示病变局限;全腹都有明显压痛、反跳痛与肌强直,常为空腔脏器穿孔引起弥漫性腹膜炎的体征。表浅的压痛或轻度肌紧张而压痛不明显、疼痛不剧烈,常为邻近器官病变引起的牵涉痛。

3. 直肠与阴道检查　直肠指检是判断急腹症病因及病情变化的简便而有效的方法,应注意有无触痛、肿块和指套染血。对于下腹部的急腹症,直肠指检可以触及深部的压痛或摸到炎性的包块。若阴道检查子宫颈有举痛、后穹窿饱满等有助于盆腔病变的诊断。

(五)辅助检查

1. 实验室检查　血常规、尿常规、便常规、血细胞比容、血清电解质、酮体及血清淀粉酶是最常做的急诊化验。白细胞及其分类计数对炎症性急腹症诊断有意义。红细胞计数、血红蛋白和血细胞比容的连续观察常用于判断腹腔内出血情况。对疑有急性梗阻性化脓性胆管炎的患者,应测定血清转氨酶和尿胆红素。血、尿淀粉酶测定,对诊断急性胰腺炎有一定帮助。

严重急腹症患者肝、肾功能及电解质的测定对判断水、电解质紊乱有重要的诊断价值。疑有卟啉病要测尿紫质,怀疑铅中毒时应查尿铅。如粪便内带鲜红色血,提示下消化道出血,柏油样便提示上消化道出血,脓血便多为细菌性痢疾。

2. B超检查　可了解肝、胆道、胰、脾和泌尿系统有无病变,对急腹症的鉴别诊断很有帮助,对腹腔内脓肿的诊断有一定价值,是某些急腹症诊断的首选项目,对妇产科、内科心血管急腹症有鉴别价值。

3. X线检查　是急腹症辅助诊断的重要项目之一。常用的X线方法有胸部透视、腹部透视和胸腹X线片。可观察肺炎、胸膜炎、膈肌运动、膈下有无游离气体及肠管积气和肠管积液等情况。

4. CT　主要用于消化道系统急腹症,如实质性脏器破裂、炎症、脓肿、肿瘤等的鉴别。此外,对泌尿科及妇产科的外伤、炎症、结石、梗阻、肿瘤和脓肿等诊断有意义。

5. 磁共振胆胰管成像(magnetic resonance cholangiopancreatography,MRCP)　对创伤性急腹症、胆道及泌尿系统急性梗阻、血管及出血性急腹症、感染性急腹症等有诊断价值。

6. 数字减影血管造影(DSA)　对血管方面的疾病,如血管血栓形成、血管畸形、血管瘤、消化道出血、腹部脏器外伤大出血等有极其重要的诊断价值。

7. 经皮肝穿刺胆道造影(percutaneous transhepatic cholangiography,PTC)和经内镜行胰胆管影(endoscopic retrograde cholangiopancreatography,ERCP)　对胰管、胆管结石、感染、狭窄、肿瘤等有诊断价值。

8. 内镜检查　主要包括纤维胃镜、十二指肠镜、结肠镜、腹腔镜等,对原因不明的消化道出血、外科急腹症有助于诊断。

9. 诊断性腹腔穿刺和灌洗　对腹部创伤、急性重型胰腺炎、急性腹膜炎、胃肠道穿孔、腹腔内脏自发性或病理性破裂等均可直观确诊。右下腹或左下腹腹腔穿刺抽得脓性渗液提示腹膜炎;若抽得血性渗液则提示急腹症中的绞窄性病变,或提示慢性急腹症中的肠结核或肠肿瘤;若抽到血性鲜红色液体,则提示腹内脏器破裂出血,如阴道后穹穿刺抽到血性鲜红色液体,提示宫外孕。

(六)鉴别诊断

急诊临床实践工作中最重要的是鉴别外科急腹症还是内科急腹症,因其有不同的治疗方法与治疗手段,故必须抓住明确的鉴别要点。

1. 外科急腹症的特点

(1)腹痛最早出现且是最主要症状。

(2)腹痛较重,且腹痛部位明确,有固定压痛点。

(3)起病较急,腹痛多先于发热或呕吐。

(4)常伴有腹膜刺激征,腹痛区压痛、腹肌紧张和反跳痛,患者多"拒按"腹痛区。

(5)腹式呼吸减弱或消失,肠鸣音亢进或消失。

(6)发病突然,经内科处理不见好转。

2. 内科急腹症的特点

(1)腹痛非最早出现且非主要症状。

(2)腹痛程度较轻,定位不明,往往是时轻时重,忽左忽右。

(3)一般先有发热或呕吐、腹泻,而后出现腹痛。

(4)腹部无局限性固定压痛点,患者常"喜按",无腹膜炎性体征,多有轻微肌紧张,肠鸣音正常或活跃。

(5)腹式呼吸不受限制,未消失。

(6)可有其他部位的阳性体征,如右下肺大叶性肺炎和胸膜炎时,肺部有啰音和胸膜摩擦音。

(7)若为女性,可有月经紊乱及阴道出血史,腹痛常起于中、下腹部,可向会阴部放散。

3. 鉴别诊断须注意的特殊性

(1)老年人因反应迟钝,严重的腹痛其表现可能很轻微,压痛及反跳痛均不明显,白细胞计数和体温也不升高。

(2)婴幼儿因神经发育尚不健全,病变虽不严重,但全身反应可能有明显的高热和白细胞计数增高,由于婴幼儿的腹肌不发达及其查体时哭闹不合作,显得全身紧张。因此对老年人和婴幼儿的急腹症诊断,要全面分析,防止误诊。

(3)明确急腹症的病变性质及病变脏器,对急腹症的鉴别诊断具有特殊意义。

三、急救措施

(一)外科急腹症的急救

1. 明确诊断的外科急腹症,应及时选择适宜的手术治疗方法。

2. 诊断不明确的外科急腹症,应按下列原则处理。

(1)严密观察生命体征、神志、表情的变化。

(2)监测心、脑、肺、肝、肾等重要脏器的功能变化。

(3)注意恶心、呕吐、腹胀、排便等胃肠道症状及腹痛部位、腹痛性质、腹痛范围的变化。

(4)观察腹部体征的变化,如腹膜刺激征、肠型、肠蠕动、肝浊音界、移动性浊音等,有无新体征的出现。

(5)直肠指诊、双合诊及选择适当的辅助检查以明确诊断。

(6)慎用吗啡类镇痛药,以免影响病情观察。疑有肠坏死及肠穿孔时禁用泻药及灌肠。

(7)加强支持疗法,防止水、电、酸碱紊乱及休克的发生,有效控制感染,防止腹胀,为手术创造良好条件。

3. 严格掌握非手术指征。①症状、体征已稳定好转者;②发病时间超过 3d 而病情无恶化者;③腹膜刺激征缓解且已局限者。

4. 严格掌握手术指征。①在严密观察下,施行非手术治疗无效者;②疑有肠坏死或肠穿孔且有严重腹膜炎者。

(二)内科急腹症的急救

1. 诊断明确的内科急腹症,镇痛有利于病情恢复。肝胆疾患及输尿管结石患者可选用阿托品、吗啡类药物镇痛。胃、十二指肠溃疡引起的疼痛可选择制酸药、解痉药及 H_2 受体阻滞药。功能性腹痛可采用针刺疗法、电刺激镇痛法、镇静药等。

2. 诊断不明确的内科急腹症,应严密观察病情,力争早诊断、早治疗的同时给予支持疗法,但观察期间严禁使用镇痛药,以免掩盖病情、贻误诊断。

四、救护要点

(一)体位

急腹症患者一般采用半卧位,使腹腔渗液积聚在盆腔,便于局限、吸收或引流,且有利于呼吸、循环功能。合并休克者宜采用休克体位(仰卧中凹位或平卧位),以保证全身重要脏器的血液供应。对半卧位患者要鼓励并协助患者经常变换受压部位,定期主动或被动活动双下肢,防止发生压疮和静脉血栓。

(二)"四禁四抗"原则

即对诊断尚未明确的急腹症患者应禁食、禁水,禁灌肠或禁服泻药,禁镇痛药,禁止活动。"四抗"为抗休克、抗体液平衡失调、抗感染及抗腹胀。

1. 禁食与胃肠减压 对胃肠道穿孔、肠梗阻或已出现肠麻痹等病情较重者,必须严格禁食、禁水,以减少胃肠道内容物漏出或加重腹胀。禁食患者同时给予胃肠减压,严格执行胃肠减压护理常规,保持有效引流。通过减低胃肠道内压力,可减轻腹胀,改善胃肠壁的血液供应,防止胃肠内容物继续漏入腹腔等,有利于腹腔炎症局限及促进胃肠蠕动的恢复。

2. 禁灌肠或禁服泻药 腹腔炎症较重的患者,可避免感染扩散或发生穿孔。疑有消化道穿孔者可防止病情加重。

3. 禁镇痛药 对诊断不明的急腹症患者禁用吗啡、哌替啶类麻醉性镇痛药,以免掩盖病情,贻误抢救。

4. 禁止活动 疑腹腔内脏器出血或穿孔的患者,不许随意搬动,严格限制活动,防止加重病情。

5. 抗休克 详见本章第二十三节"休克救护程序"相关内容。

6. 抗体液平衡失调 急腹症患者多数需要禁食、禁水,故需补充水、电解质、维生素、蛋白质,维持水、电解质和酸碱平衡。注意保持输液通畅,随时调节输液速度,观察有无输液反应。准确记录 24h 液体出入量,以便随时调整补液计划。

7. 抗感染 对于炎症性病变、穿孔性病变主张联合应用抗生素,严格掌握药物的浓度、给药时间、配伍禁忌,注意观察药物的治疗效果及不良反应等。

8. 抗腹胀 保持胃肠减压引流通畅、有效,针灸或药物封闭足三里穴,必要时肛管排气。

(三)病情观察

急腹症是一个变化多端的复杂过程,在不同条件下表现差异极大,护士应有高度的责任感,认真仔细地观察病情的变化,综合分析各种辅助检查结果,为进一步确切诊断和制定治疗方案提供依据。

1. 观察全身情况 定时观察患者的生命体征、神志、体位、姿势,了解有无内出血及体液平衡失调等表现。

2. 观察腹部情况 连续观察腹部的症状和体征,注意腹痛的部位、范围、性质、程度的动态变化。

3. 观察辅助检查结果　观察血、尿、粪常规,血清电解质、二氧化碳结合力、血气分析、肝肾功能等实验室检查结果,及 X 线、B 超、腹穿、直肠指检等检查的结果,分析结果并记录。

(四)心理护理

急腹症患者因病情发生急、变化快且腹痛难忍,往往给患者造成恐惧等情绪改变。护士在接诊患者时,应主动、热情地关心、安慰患者,尽快安排患者就诊,病情危重者应开通绿色通道优先就诊并协助急救处理,以减轻患者的不良情绪反应。病情观察期间,耐心向家属、患者解释腹痛的原因,说明观察腹痛与病情变化的意义,使患者能正确认识疾病及其变化过程,积极配合治疗及护理工作。

(五)术前准备

及时做药物过敏试验、交叉配血、备皮、常规实验室检查及 X 线、B 超等检查,以备紧急手术时需要。体弱或老年患者应做好重要脏器的功能检查。

(六)术后护理

1. 体位　根据不同的麻醉方法安置体位,待生命体征平稳后,改为半卧位。

2. 禁食　静脉补液维持体液平衡,术后 2～3d 肛门排气后,拔除胃管,进少量流食、半流食,逐渐恢复普通饮食。1 周内禁甜食、牛奶、豆粉等,防止发生腹胀。

3. 胃肠减压　按胃肠减压护理常规护理。

4. 病情观察

(1)术后密切监测血压、脉搏、呼吸、体温及神志和面色的变化。

(2)观察有无腹痛、腹胀及腹膜刺激征。

(3)观察和记录腹腔引流液和胃肠减压液的性状和量。

(4)观察切口敷料有无渗血、渗液及脱落。

(5)严格记录 24h 液体出入量。

5. 防治感染　遵医嘱应用有效抗生素,进行各项操作时严格遵守无菌操作原则。嘱患者深呼吸,做有效的咳嗽、咳痰动作,协助患者勤翻身并拍背,促进排痰,防止肺部感染。

6. 早期活动　鼓励患者早期下床活动,促进肠蠕动恢复,防止发生肠粘连。

7. 防治腹腔脓肿　腹腔感染较重的患者手术后,脓液积存于膈下、盆腔、肠间等部位,被大网膜、肠管、肠系膜和脏器所粘连包裹,形成腹腔脓肿。腹腔脓肿可分为膈下脓肿、盆腔脓肿、肠间隙脓肿,其中以膈下及盆腔脓肿较为常见。

(1)膈下脓肿:脓液积存于膈肌下、横结肠及其肠系膜上方的间隙内,称为膈下脓肿(subphrenic abscess),以右膈下脓肿多见。一般多在原发病好转后又出现明显的全身及局部感染症状,全身中毒症状重于局部症状,如寒战高热、脉率增快、食欲减退、全身不适,白细胞计数明显升高,体温升高常发生于术后 1 周,以弛张热为主。患侧上腹部持续性钝痛,可向肩背部放射,脓肿刺激膈肌偶可出现呃逆等。患侧局部肋间隙饱满,有深压痛、叩击痛,肝浊音界扩大,患侧胸部呼吸音减低或胸膜摩擦音。X 线可见患侧膈肌升高,膈肌运动减弱或消失,肋膈角模糊或有反应性积液,有时可见膈下气液平面。B 超膈下有液性暗区并可协助定位,引导穿刺,以明确诊断。脓肿较小时,患者取半卧位,应用足量、有效抗生素,或配合局部穿刺抽脓并用无菌生理盐水或抗生素溶液定期冲洗及脓腔内注入抗生素等,可使脓肿缩小或吸收。脓肿较大时,协助医师及时手术切开、换药并充分引流。保持引流通畅,观察引流液颜色、性状、量,鼓励患者深呼吸,以促进脓液的排出,促进脓腔闭合。根据细菌培养和药物敏感试验,选用有效抗生素。高热患者应给物理降温并输液,给予高蛋白、高热量、高维生素饮食,多饮水以增强机体抵抗力。

(2)盆腔脓肿:腹内炎性渗出物或腹膜炎的脓液常积聚于直肠子宫陷凹、直肠膀胱陷凹而形成盆腔脓肿(pelvic abscess)。因盆腔腹膜吸收毒素能力较低,全身症状轻于局部症状,主要表现为典型的直肠或膀胱刺激症状,如下腹坠胀不适、里急后重、大便频而量少、黏液粪便、尿急、尿频、排尿困难等。直肠指检直肠前饱满并有可触痛的包块,有时有波动感。较小脓肿可应用抗生素并配合热水坐浴、温盐水(40~43℃)及抗生素溶液保留灌肠。脓肿较大时,应协助医师经直肠前壁(男性)或阴道后穹(女性)穿刺、切开引流,加强换药,全身应用抗生素,加强营养等(图1-37)。

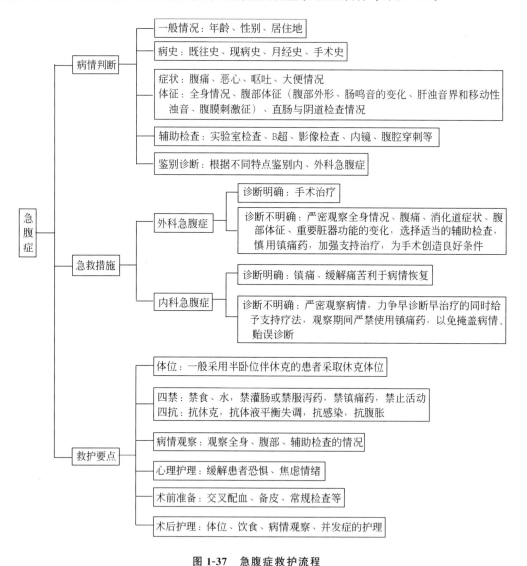

图 1-37　急腹症救护流程

(席淑华　谢少飞)

第三十五节　水、电解质平衡失调救护程序

一、概　　述

水的主要功能是促进物质代谢,并参与体内各种化学反应。电解质在维持细胞内外液量、细胞内外渗透压、体液酸碱平衡、神经肌肉兴奋性等方面发挥重要作用。体内水的容量和分布及电解质浓度都由机体的调节功能加以控制,使细胞内和细胞外体液的容量、电解质浓度、渗透压等能维持在一定的范围内,即为水与电解质的平衡。这种平衡是维持人体生命活动和各脏器生理功能所必需的条件。手术、创伤、感染等侵袭使机体无能力进行调节或超出了可能代偿的程度,即会发生水与电解质平衡失调,可加重原发病,导致并发症的发生,严重者可因重要脏器或组织结构功能障碍,甚至危及生命。水代谢失调常见表现为脱水和水过多。电解质失调包括钾、钠、钙和镁的代谢失调。

二、病　情　判　断

(一)水代谢失调

1. 脱水

(1)分类:引起脱水的主要原因为摄入不足或水排出过多。根据水和钠丢失的程度不同,分为等渗性脱水、高渗性脱水和低渗性脱水。①由于胃肠道失液等引起水和钠丢失的程度相当,细胞外液的渗透压维持在正常范围内,称为等渗性脱水;②由于吞咽困难、意识障碍、呼吸机治疗等饮水不足,或因渗透性利尿等排尿过多、出汗过多等引起失水过多,形成细胞外液高渗性脱水(钠含量>150mmol/L,渗透压<320 mmol/L);③等渗性脱水若单纯或主要补充水,可转变为低渗性脱水(钠含量<130mmol/L,渗透压<270 mmol/L)。

(2)脱水的程度:①轻度。口渴、尿少、汗少,失水占体重2%～4%。②中度。皮肤干燥、心率快、直立性低血压、尿少、尿比重升高,失水占体重5%～9%。③重度。低血压、休克、木僵、昏迷、死亡,失水占体重10%～15%。

(3)实验室检查:血生化指标是判断脱水性质的重要依据,血钠正常为等渗性脱水,血钠偏低为低渗性脱水,血钠偏高为高渗性脱水。

2. 水过多

(1)原因:①静脉输液过快,特别是在抢救出血性休克、被迫输入大量晶体溶液时;长时间应用呼吸器引起水的潴留;②内分泌功能紊乱,血管升压素分泌过多;③肾功能不全使尿量减少或无尿。

(2)临床表现:轻者出现头痛、食欲缺乏、恶心呕吐、腹胀腹泻、淡漠、注意力不集中或运动失调。严重者癫痫发作,因低钠和低渗血,导致细胞水肿和肺水肿而死亡。

(3)实验室检查:提示血清钠和血渗透压降低,血细胞比容降低,当血清钠<120mmol/L时,有水中毒可能。

(二)电解质失调

1. 低钾血症

(1)原因:①钾丢失。禁食、呕吐、腹泻或胃肠减压等钾摄入不足或失钾;因手术、外伤、感染等应激及利尿药的大量使用。②出汗、创面大量渗液、腹腔引流、血液或腹膜透析等失钾。③钾在体内分布异常。静脉输注葡萄糖和胰岛素,使钾向细胞内转移;严重碱中毒时,钾向细胞内转移;家族性低钾血症周期性瘫痪。

(2)临床表现:①神经肌肉系统的症状。为低钾血症的突出表现。当血清钾<2.5mmol/L出现软瘫,以四肢近端肌肉为最多见,表现为持物费力、腿沉、头抬不起、眼睑下垂,严重者因膈肌软弱无力而形成呼吸困难。②胃肠道症状。有口苦、食欲缺乏、便秘、恶心呕吐。③中枢神经系统症状。轻者表现为烦躁不安、情绪波动、倦怠,严重者则有精神不振、嗜睡、定向力减退,甚至意识障碍。④循环系统症状。血清钾降低可致心律失常(房性及室性期前收缩,偶尔也有房性心动过速或心房扑动等症状),由于心肌受累而致心脏扩大,严重者可发生心力衰竭。

(3)实验室检查:心电图提示有特征性改变。ST段下降,T波低而宽,或伴有U波,Q-T间期延长。血清钾<3.5mmol/L,尿钾测定对分析缺钾的病因有一定帮助。

2. 高钾血症

(1)病因:①排钾障碍。肾功能不全、急慢性肾功能衰竭;原发性慢性肾上腺皮质功能减退症、醛固酮缺乏症等影响肾远曲小管对钾的排出;长期使用安体舒通利尿药。②钾自细胞内向细胞外转移。急性酸中毒、血管内溶血、挤压综合征、家族性高钾血症等。③摄入增多。补钾过多,如大量输入储存血及含钾药物(如青霉素钾盐)。

(2)临床表现:主要表现为神经肌肉和心脏两个方面。神经肌肉先过度兴奋,而后软弱无力,动作迟钝,严重时可有声音嘶哑、说话费力和呼吸困难等。心脏方面可有完全性传导阻滞,如室性期前收缩、室性心动过速或心室颤动,血清钾>9mmol/L时,心脏停搏于舒张期而死亡。

(3)实验室检查:心电图示高耸T波,Q-T间期变短,P波和QRS波群增宽,P-R间期延长,心脏停搏。血钾>5.5mmol/L。

3. 低钠血症

(1)病因:①胃肠道消化液的丢失,为临床最常见的导致低钠血症的原因,常见如腹泻、呕吐、胃肠胆道等造口或胃肠吸引等。②大量出汗或大面积烧伤导致钠的大量丢失。③肾性失钠。当肾小管损害时,对钠离子的重吸收功能下降,钠可随大量的尿排出。④严重创伤或烧伤后细胞膜钠、钾泵功能发生障碍,致钠离子向细胞内转移,引起低钠血症。

(2)临床表现:其症状呈抑制状态,如恶心、表情淡漠、嗜睡、易激动、视物模糊、肌肉痛性痉挛(反射性),严重者可出现血压下降、昏迷。

(3)实验室检查:血清钠<135mmol/L。

4. 高钠血症

(1)病因:①水分补充不足。如高渗性脱水,因饮水不足或排出过多可引起高钠血症。②渗透性利尿。创伤应激、超高代谢等因素,可使血糖和尿素氮升高,导致血钠的升高。③全身性严重感染。机体产生大量的溶质性物质及高血糖,由于溶质性利尿使水分大量丢失致高钠血症,这种高钠血症常提示病情比较严重。

(2)临床症状:呈一系列兴奋表现,如烦躁、谵妄、肌张力增高、惊厥、血压升高、昏迷,甚至死亡。

(3)实验室检查:血清钠＞150mmol/L。

5. **镁代谢失调** 以低镁血症较常见。

(1)原因:①摄入不足,如长期禁食、长期输入无镁液体、小肠上段切除导致吸收不良;②肾排出增多,如肾小管酸中毒、原发性醛固酮增多症、糖尿病酮症。

(2)临床表现:主要为肌肉震颤、手足抽搐、反射亢进等类似低钙的表现,严重时可出现谵妄、精神失常、定向丧失、幻觉、惊厥、昏迷等。可出现心律失常,尤其是心动过速。

(3)实验室检查:血清镁＜0.7mmol/L,24h尿镁排出＜1.5mmol/L。

三、急救措施

(一)水代谢失调

1. **脱水** 除病因治疗外,脱水的治疗主要是液体治疗。等渗性脱水应补充含盐溶液;低渗性脱水除补充盐溶液外,必要时还要补高渗盐溶液;高渗性脱水应补不含盐的葡萄糖溶液。

2. **水过多** 轻者只须限制水分,使用溶质性利尿药。重症者可静脉缓慢滴注3%～5%氯化钠注射液,成人剂量不得超过400ml。使用肾上腺皮质激素,改善脑水肿和肺水肿。急性肾衰竭者,给予透析。

(二)电解质失调

1. **低钾血症** 尽量让患者进食或口服钾盐。每日尿量在500ml以上时才允许静脉补钾,3～5g氯化钾加入到1000～1500ml 5%葡萄糖溶液中静脉滴注,每小时不超过1g氯化钾。

2. **高钾血症**

(1)应立即停止钾盐和各种药物的应用。

(2)纠正酸中毒,促进钾离子向细胞内转移及由肾排出。可用5%的碳酸氢钠注射液或11.2%乳酸钠注射液。

(3)促进钾的排泄。静脉注射或口服呋塞米,腹膜透析和血液透析。

3. **低钠血症** 轻度的低钠,可静脉输入5%葡萄糖氯化钠注射液2000ml即可纠正。如已发生低血容量性(低钠)休克,应紧急补充足够的等渗盐液和胶体溶液。钠的补充可根据血钠的变化计算钠缺乏量:钠缺乏量(mmol/L)＝[正常血钠－患者血钠(mmol/L)]×体重(kg)×0.6。先补入计算量的1/2,按1g氯化钠相当于17mmol/L的钠离子折算成氯化钠克数,计算成等渗或高渗盐的毫升数。

4. **高钠血症**

(1)补充水分:水分不足量的计算如下。

不足量(L)＝[体重(kg)×0.6]×[1－正常血钠(mmol/L)/实际血钠(mmol/L)]

先补计算量的1/2,以5%葡萄糖注射液为首选。

(2)应用排钠型利尿药:如呋塞米,血钠＞180mmol/L时,应做透析治疗。

5. **低镁血症** 重症者须静脉滴注10%硫酸镁(10%硫酸镁30ml＋5%葡萄糖注射液

500ml,12～24h 滴入),10％门冬氨酸钾镁 20ml 加入 5％葡萄糖注射液 500ml。对于长期禁食或胃肠减压者,每日补充镁盐,可有效预防低镁血症的发生。

四、护 理 要 点

(一)一般护理

1. 正确指导脱水患者饮水,每天 2000～3000ml,等渗脱水者先饮糖水后淡盐水,低渗性脱水者饮淡盐水后糖水。

2. 正确、及时记录 24h 出入量,为医师制定治疗方案提供依据。

(二)严密观察病情变化

1. 生命体征

(1)体温:体温过低,提示总体液量不足或低钠。高热则水分不足或高钠。患者肢体冷,提示有效细胞外液过少,总体液量严重不足。

(2)脉搏:注意观察脉率、脉律和脉力。脉搏弱、快,表示严重缺钾或循环体液明显减少。

(3)呼吸:气短、急促提示体液过多,呼吸浅可能为高钾血症。湿性啰音则体液过多,肺水肿。

(4)血压:血压低提示低钠血症,血容量不足,血压高细胞外液过多。

2. 浅表静脉　去枕仰卧位时颈静脉应充盈,不充盈表示血容量不足。手抬高至肩的高度,手背静脉应在 3～5min 排空,否则表示血管内体液过多。

3. 皮肤与黏膜　当体液不足时,皮肤干燥、无弹性。皮肤有凹陷性水肿表示细胞外液的组织间液过多。

4. 尿　①尿比重:尿比重≤0.010,提示低钠血症、严重的低钾血症;尿比重＞1.030,提示高钠血症。②尿量:正常尿量每小时 60～100ml。每小时尿量＜30ml,提示血容量不足、低钠血症、高钾血症。

(三)补钾治疗的护理

1. 正确选择补钾途径。只能口服或静脉滴注进行补钾,严禁静脉推注 10％氯化钾。

2. 快速补钾或补钾量大时,应给予持续心电监护,严密观察心律、心率的变化。观察精神状态、肌肉张力、腱反射、胃肠道功能等,及时了解补钾后的效果。

3. 见尿补钾,尿量＜500ml/d,不宜补钾。

4. 严格控制补钾速度和浓度。一般用 10％氯化钾 3～5g 加入 5％葡萄糖注射液 1000～1500ml 静脉滴注,每日补钾量在 7.5～15g,每小时不超过 1g。

(四)补液治疗的护理

1. 液体治疗方案的拟定　一般按以下简易公式计算

当日补液量＝当日基础需要量＋已丢失量的一半＋当日额外丢失量

(1)当日基础需要量:成人为 2000～2500ml,应补等渗电解质溶液 500ml,其余补 5％或10％葡萄糖水。

(2)已丢失量:按是否有呕吐、腹泻、消化道吸引、瘘、胸腔积液、腹水或创面渗出等,结合体重,分析水、盐代谢紊乱的体征和有关的化验结果,全面考虑所丢失的量和质,从而得出有关补给液体的质和量。在补液的第1日,先补给已丢失量的1/2。按治疗反应和逐日预测,在后续的数日(一般2～3d)补给余量。

(3)当日额外丢失量:常难以确切估计,需在治疗和观察中逐步调整。①胃肠道失液:按所失液体性质补给。②创面渗液:补给等渗平衡液,或以等渗碱性溶液按2:1补给。失液多者可适当补给血浆或人血白蛋白。③高热时,体温超过38℃以上,每升高1℃,应增补5%～10%葡萄糖水200～250ml。出汗:一般量为500～1000ml,可补给葡萄糖注射液和等渗盐水;气管切开者失水在500～700ml,可用5%～10%葡萄糖注射液补给。

2. 正确选择补液途径 大量补液常需两路通道同时进行,必要时可经中心静脉插管补液,便于大量灌注液体及测定中心静脉压。

3. 合理安排液体治疗顺序 可以参照如下顺序:①维持血容量;②维持胶体渗透压;③调整酸碱平衡;④保持总渗透压;⑤补充失钾;⑥补充钠、钾和氯等电解质;⑦保证供给热量。

4. 正确控制输液速度 一般成人补液速度为每分钟60～80滴,即每小时250～400ml。休克、大面积烧伤早期患者,常需要大量快速补液,甚至采用加压输液。遇有心肺功能和肾功能障碍者,应严格控制补液速度和容量,以防液体超负荷,引起心肺功能衰竭。

5. 加强输液巡视 严密观察注射部位皮肤有无肿胀,针头有无脱出、阻塞或移位,输液滴速是否适宜以及输液瓶内溶液量等,及时记录输液卡(图1-38)。

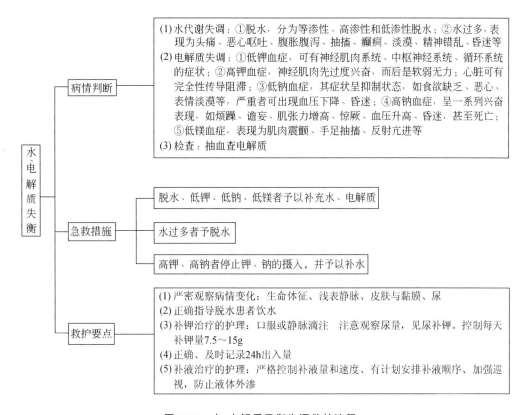

图1-38　水、电解质平衡失调救护流程

第三十六节　酸碱平衡失调救护程序

一、概　述

正常人体血液的 pH 通过体内缓冲系统肺、肾及离子交换几个方面的调节以维持在 7.35～7.45,机体组织和细胞必须处于具有适宜酸碱度的体液环境中才能进行正常的生命活动。当细胞外液酸碱度出现变化,机体发生酸中毒或碱中毒时,称为酸碱平衡失调。危重患者由于呼吸循环障碍、温度变化和代谢变化、人工机械通气、抗酸及碱性药物应用等因素的影响,可出现酸碱平衡失调,加重病情。酸碱平衡失调有代谢性酸中毒、代谢性碱中毒、呼吸性酸中毒和呼吸性碱中毒。

二、病 情 判 断

(一)代谢性酸中毒

为临床最常见的酸碱失调,血浆中 HCO_3^- 浓度降低。

1. 病因

(1)酸产生过多:感染、创伤(烧伤)等分解代谢亢进及休克、循环或呼吸衰竭,乏氧代谢致酸性物质产生过多。

(2)氢离子排出减少:肾功能不全,排出氢离子功能障碍。

(3)"失碱性"酸中毒:严重腹泻、肠瘘丢失大量碱性物质或大面积烧伤使细胞外液丧失,导致 HCO_3^- 减少。

(4)输入大量高浓度葡萄糖:老年人或极度营养不良者,输入大量高浓度葡萄糖使血糖＞33.3mmol/L(600mg/dl)时,可伴发代谢性酸中毒。

2. 临床表现　主要表现为呼吸因代偿有力且深而快,严重者可出现中枢神经抑制,包括嗜睡、谵妄,甚至昏迷、死亡。

3. 血气分析

(1)无代偿的代谢性酸中毒:pH＜7.35,$PaCO_2$ 正常,HCO_3^- 下降。

(2)代偿性酸中毒:pH 7.35～7.45,HCO_3^- 下降;因呼吸代偿,$PaCO_2$＜5.33kPa(40mmHg)。

(二)代谢性碱中毒

血浆中 HCO_3^- 浓度升高。

1. 病因

(1)氯丢失性代谢性碱中毒:持续性呕吐或胃液引流致大量胃液丢失,肠液中的碳酸氢盐未被胃液中的盐酸中和即吸收到血液,使血中 HCO_3^- 增加。

(2)长期使用利尿药:如呋塞米、依他尼酸(利尿酸)、氯噻嗪等,使 Na^+、H^+ 和 Cl^- 丢失。

(3)输入大量碱性药物或输入枸橼酸钠:治疗代谢性酸中毒时输入碱性药物过多、输入大量库存血。

2. 临床表现　表现为手指麻木、腕足痉挛和心律失常。由于血清的碱性化可导致脑脊液和延髓化学感受器的碱性化,呼吸受抑制,胸部运动减弱,频率变慢,出现发绀,并导致高碳酸血症。严重者昏迷,甚至死亡。

3. 血气分析　因呼吸代偿,$PaCO_2 > 5.33kPa(40mmHg)$,$pH > 7.45$,$HCO_3^- > 27mmol/L$。

(三)呼吸性酸中毒

1. 病因　主要原因为肺通气、弥散和肺功能障碍,使 $PaCO_2$、HCO_3^- 增高。

(1)二氧化碳排出紊乱:二氧化碳弥散障碍(慢性阻塞性肺疾患,如慢性支气管哮喘、肺气肿等)、通气不足(胸部挤压伤、气道梗阻、气道阻塞、麻醉药或镇静药物、中枢神经疾病)。

(2)二氧化碳生成增加:高热、甲状腺功能亢进等过度代谢导致二氧化碳生成增加。

2. 临床表现　主要表现为缺氧和二氧化碳潴留。$PaCO_2$ 增高时,由于对中枢的抑制和脑血管的扩张作用,可引起颅内压增高,患者出现嗜睡、头痛等。当 $PaCO_2 > 10.7kPa$(80mmHg)时,则出现木僵和昏迷。

3. 血气分析　$PaCO_2$ 升高,pH 降低。

(四)呼吸性碱中毒

1. 病因　主要为过度换气,如疼痛、焦虑、碱性和利尿药物摄入过多、机械通气过度、小儿过度哭闹及高热等,致使二氧化碳排出过多,血二氧化碳分压下降。

2. 临床表现　呼吸常深长快速,气闷,口周和肢体感觉异常,碱中毒常伴低钙血症,可出现手足搐搦,腱反射亢进。

3. 血气分析　pH 升高,$PaCO_2$ 降低,HCO_3^- 降低,血清钾降低和血清氯升高。

三、急救措施

(一)一般护理

保持病室安静,减少对患者的刺激。保持呼吸道的通畅,加强翻身拍背。加强基础护理。

(二)病情观察

密切观察生命体征,特别是观察呼吸的变化,呼吸的变化是酸碱失衡的一个重要表现,应注意观察呼吸频次及深度。酸碱失衡可出现呼吸浅快或深慢,严重者可出现呼吸衰竭或呼吸停止。

(三)定期查电解质及血气分析

如有条件可进行血氧饱和度及呼出气的二氧化碳分压监测。

(四)对症处理

1. 代谢性酸中毒　治疗目的是使 pH 正常化。①调动两种代偿机制:首先调动肾的排 H^+ 功能甚为重要。另外,应加大呼吸通气量以排出更多的二氧化碳,以减少血浆中 HCO_3^- 的浓度。②碱性药物的应用:这是使 pH 迅速恢复正常的最有效方法。首选5%碳酸氢钠注射液,因其作用快,不良反应少。

2. 代谢性碱中毒　①单纯缺氯者:有胃液丢失者以生理盐水等量补充其丢失量;②缺氯又缺钠者:停用利尿药,补充氧化钠。

3. 呼吸性酸中毒　①急性:有二氧化碳排出障碍者,一般均有氧的交换障碍,如肺水肿,应行气管内插管,采用机械通气,这是治疗呼吸性酸中毒和低氧血症的有效方法。②慢性:治疗致病因素如抗肺部感染,使用支气管解痉药等。

4. 呼吸性碱中毒 ①减少通气量:机械通气过度者,可酌情减少潮气量及通气频率;②增加吸入气体二氧化碳的含量,给予5%二氧化碳及氧气混合吸入,适当加长连接气管插管管道的长度,以增大死腔。紧急情况下可用纸袋、口罩等罩于口鼻,促使二氧化碳吸收。

四、救 护 要 点

1. 严密观察病情变化

(1)持续心电监护:严密监测生命体征、氧饱和度等变化,并做好记录。呼吸深快而用力,提示代谢性酸中毒;呼吸慢、不规则,有代谢性碱中毒的可能。

(2)行为:注意观察患者的行为改变。酸中毒、碱中毒时可出现定向力障碍,严重者出现痴呆、昏迷。

(3)感觉:碱中毒时可有口周、四肢麻木、肌肉痛性痉挛。

(4)尿的酸碱度:肾是调节体液酸碱度的重要器官,所以尿的酸碱度可大致反映体液的酸碱度。简单地测量尿酸碱度的方法是用 pH 试纸。正常尿 pH 4.5~8.0,24h 尿 pH 一般为6.0,所以尿应该是酸性的。尿持续酸性提示代谢性酸中毒、呼吸性酸中毒;尿持续碱性,提示呼吸性碱中毒及醛固酮过多、失胃酸引起的代谢性碱中毒。

2. 根据病情给予吸氧。代谢性酸中毒者予2~4L/min 吸氧,呼吸性酸中毒者予低流量间隙吸氧,呼吸性碱中毒者用5%二氧化碳与氧气混合气体吸入,代谢性碱中毒患者有缺氧时给予吸氧。

3. 正确记录 24h 出入量,配合医师定期抽血查血气分析。

4. 做好补液治疗的护理。见本章三十五节"水、电解质平衡失调救护程序"相关内容(图 1-39)。

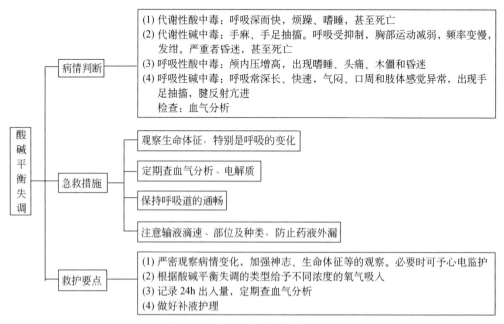

图 1-39 酸碱平衡失调救护流程

(杨亚娟)

第三十七节　异位妊娠急症救护程序

一、概　　述

正常妊娠时,受精卵着床于子宫内膜。若受精卵于子宫腔以外着床发育,称为异位妊娠(ectopic pregnancy),又称宫外孕。异位妊娠是妇产科常见疾病及急腹症之一,是导致妇女孕早期死亡的重要原因,其中约90%死于大出血。近年来异位妊娠的发生率呈上升趋势,一方面因为导致异位妊娠的危险因素增加,如性传播疾病、流产的增加、性习惯的改变、助孕技术的广泛开展等;另一方面可能与诊断技术的提高有关,如放射免疫技术、阴道超声、腹腔镜的应用等。异位妊娠可发生于输卵管、卵巢、宫颈、腹腔、阔韧带以及子宫残角等,以输卵管妊娠最多见,占总异位妊娠的95%以上。输卵管妊娠发生部位以壶腹部最多见,占60%～78%,峡部占12%～25%,伞部及间质部妊娠少见。以下主要阐述急性期输卵管妊娠的病情判断、急救与护理。

二、病 情 判 断

(一)症状与体征

1. 停经　70%患者有停经史,可短期停经或月经延迟数天,大多停经6～8周,停经后发生腹痛、阴道出血,20%～30%的患者无明显停经史,可能与询问病史不仔细,误将不规则阴道出血作为末次月经有关。

2. 阴道出血　75%的患者有阴道出血,表现为短暂停经后出现不规则阴道出血,深褐色、量少、淋漓不尽,随阴道出血可排出蜕膜管型或碎片。

3. 腹痛　为主要症状,90%～95%的患者会发生腹痛。腹痛是因为输卵管膨大、破裂,血液刺激腹膜等多种因素引起。破裂时常一侧下腹部撕裂样疼痛,常伴有恶心呕吐,若血液积聚在直肠子宫陷凹,肛门有坠胀感。出血量过多,血液由盆腔流至全腹,形成全腹痛。血液刺激膈肌可引起肩胛区放射性疼痛。以上症状为输卵管妊娠的三大典型症状。

4. 晕厥与休克　由于腹腔内急性出血可引起血容量减少,加之剧烈腹痛,常造成晕厥以致休克。其严重程度与腹腔内出血速度和出血量成正比,即出血越多、越急,症状出现越严重,但与阴道出血量不成比例。

5. 体征　腹腔内出血多时,患者呈贫血外貌,面色苍白,四肢湿冷,脉快、细、弱,血压下降。腹部检查有明显压痛、反跳痛,尤以患侧为剧,可出现移动性浊音。盆腔检查阴道后穹饱满、触痛,宫颈明显举痛。子宫稍大而软、腹腔内出血多时呈漂浮感。

(二)辅助检查

急性输卵管妊娠症状典型,对多数患者可作出及时诊断。如症状和体征不典型,应进行必要的辅助检查,尽早明确诊断。

1. B型超声检查　是诊断输卵管妊娠的重要方法之一。文献报道,超声检查的正确率为77%～92%,如在输卵管部位看到妊娠囊或胎心搏动即可确诊。

2. 妊娠试验　测定血中绒毛膜促性腺激素(human chorionic polliclestimulating

hormone,hCG),阳性结果有助于诊断,但阴性结果不能完全排除异位妊娠,因为异位妊娠者血 hCG 往往低于正常宫内妊娠者。

3. 腹腔穿刺　包括经阴道后穹穿刺和经腹壁穿刺。内出血时,血液积聚于直肠子宫陷凹,阴道后穹穿刺可抽出陈旧性不凝血。当出血量多,有移动性浊音时,可直接经下腹壁一侧穿刺。

4. 腹腔镜检查　适用于输卵管妊娠未流产或未破裂的早期确诊及治疗,出血量多或严重休克时不宜做腹腔镜检查。

5. 子宫内膜病理检查　阴道出血较多者,为了排除宫内妊娠,应做诊断性刮宫,刮出物送病理检查,检查结果仅见蜕膜未见绒毛应考虑输卵管妊娠,但不能确诊,需要结合病情作出诊断。

(三)鉴别诊断

应与宫内孕、流产、黄体破裂、卵巢囊肿蒂扭转、卵巢子宫内膜异位囊肿破裂、急性盆腔炎、急性阑尾炎鉴别。

三、急 救 措 施

(一)积极抗休克

建立静脉通道,补充血容量,吸氧,保暖,尽快改善组织缺氧状态。

(二)术前准备

抗休克的同时迅速做好术前准备,检查血型、出凝血时间、血交叉、配血、备血及常规术前准备。在紧急情况或缺乏血源时,自体输血是抢救休克的有力措施。自体输血不会引起溶血、过敏、发热等反应。符合以下条件的腹腔血液方可回输:妊娠<12 周、胎膜未破、出血时间<24h、血液未受污染、镜检红细胞破坏率<30%。方法是每 100ml 回收血内加入 3.8%枸橼酸钠 10ml(或肝素 600U)抗凝,经 8 层纱布过滤后输入。每回输 400ml,应补充 10%葡萄糖酸钙 10ml。

(三)手术治疗

迅速打开腹腔,提出有病变的输卵管,用卵圆钳钳夹输卵管系膜以控制出血,加快输液,纠正休克。清除腹腔积血后,视病变情况采取以下手术方式。

1. 输卵管切除术　适用于腹腔大量出血、伴有休克的急性患者,一般施行患侧输卵管切除术。

2. 保留生育功能的手术　指手术清除妊娠物,但保留输卵管,适用于有生育要求的年轻妇女。此类手术的适应证为:①要求保留生育功能者;②病情稳定,腹腔内出血少,无明显粘连、炎症和大范围的输卵管破坏者;③一侧输卵管已被切除的年轻患者。

3. 腹腔镜手术　腹腔镜下既可行输卵管切除术也可行保留生育功能的手术。腹腔镜下输卵管妊娠手术有出血少、术后粘连少、术后输卵管通畅率高及输卵管阻塞后易用显微外科矫正等优点。

四、救 护 要 点

1. 绝对卧床休息,避免搬动患者。

2. 开放大口径静脉通道,吸氧,保暖,尽快改善组织缺氧状态。

3. 配合医师做好各项诊断检查,并迅速完成术前准备。

4. 密切监测血压、脉搏、呼吸、体温变化,记录出入量,完善各种记录。

5. 对需要采取自体输血的患者,应严格把握自体输血的条件,并严密观察输血反应。

6. 心理护理。向患者解释异位妊娠发生的原因、所要进行的手术、预后及对未来怀孕的影响,鼓励患者表达其感受,减轻患者焦虑、害怕及丧失胎儿的哀伤和失落之感(图 1-40)。

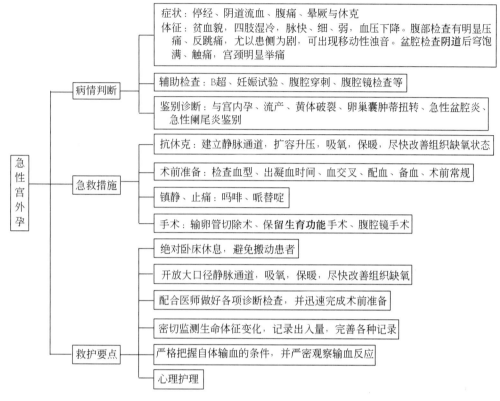

图 1-40　异位妊娠急症救护流程

第三十八节　子痫救护程序

一、概　　述

子痫是指在先兆子痫的基础上进而有抽搐发作或伴有昏迷,是妊娠高血压综合征发展的最严重阶段。少数患者病情进展迅速,子痫前期的征象不明显而骤然发作,病情危重,随时都有生命危险。其临床症状为在高血压、水肿、蛋白尿、头痛、视力障碍的基础上发生肌肉强直或痉挛性抽搐,继之神志不清而昏迷。子痫多发生于妊娠晚期或临产前,称产前子痫;少数发生于分娩过程中,称产时子痫;个别发生于产后 24h 内,称产后子痫。

二、病 情 判 断

(一)症状与体征

1. 症状

(1)常有先兆子痫的症状:高血压、水肿、蛋白尿、头痛、眼花、胸闷、恶心、上腹不适或呕吐。

(2)子痫典型发作过程首先表现为眼球固定,瞳孔散大,头偏向一侧,牙关紧闭;继而口角及面肌颤动,数秒后发展为全身及四肢肌强直,双手紧握,双臂屈曲,迅速发生强烈抽动。抽搐时呼吸暂停,面色发绀。持续 1min 左右,抽搐强度减弱,全身肌肉松弛,随即深长吸气,发出鼾声而恢复呼吸。抽搐发作前及抽搐期间,神志丧失。抽搐次数少,间隔时间长,抽搐过后短期即可苏醒;抽搐频繁且持续时间长,往往陷入深昏迷。在抽搐过程中易发生各种创伤,如唇舌咬伤、摔伤甚至骨折,昏迷中呕吐可造成窒息或吸入性肺炎。

2. 体征

(1)瞳孔散大,抽搐时神志丧失。

(2)血压急剧增高,可达 24～26.6/13.3～18.6kPa;脉速而弱,120～140/min;呼吸急促,有时伴有体温升高。

(3)少尿或无尿,全身轻度至重度水肿。

(二)辅助检查

1. 实验室检查　尿常规可见红细胞、蛋白与管型;肾功能测定可见尿酸增高等;血二氧化碳结合力降低、电解质紊乱。

2. 眼底检查　眼底小动脉痉挛,视盘水肿,严重时出现视网膜渗血、出血,甚至视网膜剥离。

3. 其他检查　心电图、超声心动图可了解心功能,疑有脑出血可行 CT 或 MRI 检查。

(三)鉴别诊断

应与癫痫、脑炎、脑肿瘤、脑血管畸形破裂出血、糖尿病高渗性昏迷、低血糖昏迷相鉴别。

三、急 救 措 施

子痫的急救处理原则为:积极控制抽搐,防止受伤,减少刺激,加强监护,适时终止妊娠。

1. 控制抽搐:①25％硫酸镁 10ml 加于 25％葡萄糖注射液 20ml 静脉推注(＞5min),继之用以 2g/h 静脉滴注,维持血药浓度,同时应用有效镇静药物如地西泮,控制抽搐;②20％甘露醇 250ml 快速静脉滴注,降低颅内压。

2. 血压过高时给予降压药,如肼屈嗪、拉贝洛尔、尼莫地平、硝普钠等。

3. 置患者于安静避光的单人房间内,减少各种刺激以免诱发抽搐;头低侧卧位,防误吸。专人护理,防止抽搐摔伤。如有义齿应取出并以纱布缠好的压舌板置于上下磨牙间,以防咬伤舌头及口唇。

4. 纠正缺氧和酸中毒。间断面罩吸氧,根据二氧化碳结合力及尿素氮值给予适量的 4％碳酸氢钠纠正酸中毒。

5. 记录出入量,密切监测母儿状态,有变化时及时处理。

6. 终止妊娠。抽搐控制 2h 后可考虑终止妊娠,如宫颈条件不成熟应做剖宫产结束分娩。

四、救 护 要 点

1. 昏迷患者应取头低侧卧位,及时清除口腔分泌物,保持呼吸道通畅;禁食,吸氧,放置导尿管。

2. 专人护理,防止坠地受伤、口舌咬伤、窒息等。密切观察体温、脉搏、呼吸、血压、神志,并记录出入量。

3. 保持环境安静,避免声光刺激。

4. 观察产兆与胎心音。如不注意观察产兆与胎心音,不能及时发现胎儿宫内窒息或会措手不及致急产于病床上。昏迷者之产兆更易忽略。故当患者出现躁动不安时,可能为宫缩开始,应随时听胎心,观察宫缩强弱,并肛诊掌握产程进展。产程已开始者,应迅速通知医师共同处理。

5. 观察、防止并发症。病情越重,并发症越多,但若能正确处理尚可在短期内恢复,反之则加重病情甚至死亡。并发症以急性心力衰竭、肺水肿、吸入性肺炎最为多见。

6. 硫酸镁应用的护理。硫酸镁具有解痉、降压、利尿的作用,故静脉滴注或肌内注射硫酸镁有预防和控制子痫发作的作用。硫酸镁又是一种中枢抑制药,过量硫酸镁可致呼吸、心搏抑制,甚至死亡。因此使用硫酸镁前均应做以下检查:①膝腱反射必须存在;②呼吸每分钟不少于 16 次;③尿量每小时不少于 25ml,因尿少时镁离子易积蓄引起中毒;④必须准备 10% 葡萄糖酸钙 10ml,在出现镁离子中毒时解毒用。

7. 加强皮肤护理。因患者有皮肤水肿,加上长期卧床,应加强皮肤护理,如帮助患者变化体位,保持皮肤清洁干燥等(图 1-41)。

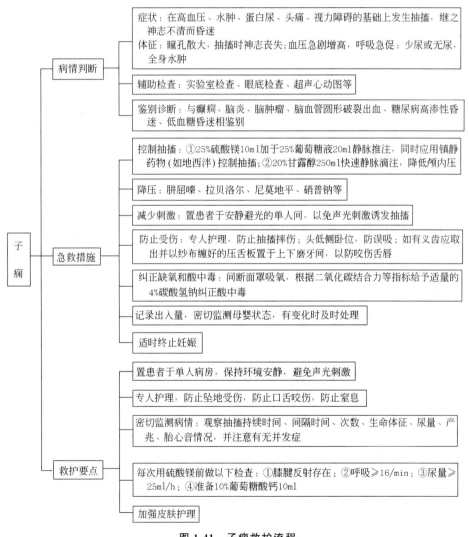

图 1-41 子痫救护流程

(席淑华 谢少飞)

参 考 文 献

董悦,赵瑞琳.2001.现代妇产科诊疗手册.2版.北京:北京医科大学出版社

丰有吉,沈铿.2005.妇产科学.北京:人民卫生出版社

何秀凤.2006.创伤性休克患者的急救护理.护理研究,20(6):1518-1520

江观玉.2004.急诊护理学.北京:人民卫生出版社

姜安丽.2005.护理学基础双语教材.北京:人民卫生出版社

景炳文.1995.急症急救学.上海:上海科学普及出版社

李树贞.2000.现代护理学.北京:人民军医出版社

李映兰,高凤莉.2004.实用专科护士丛书急诊分册.长沙:湖南科学技术出版社

刘绍辉,张学军.2004.心血管内科分册.长沙:湖南科学技术出版社

卢琦萍,史陈让,蔡逊,等.1996.腹部创伤及276例伤情分析.临床外科杂志,3:129-131

马庆久,高德明.2005.普通外科症状鉴别诊断学.北京:人民军医出版社:115-159

秦桂玺,阎明.2005.危急重症病与急救.北京:人民卫生出版社

邵孝鉷,蒋朱明.1992.急诊医学.2版.上海:上海科学技术出版社

史爱珍,姜梅,王艺.2003.创伤性休克急救护理补液速度的探讨.护士进修杂志,18(4):303

宋志芳.1999.现代呼吸机治疗学.北京:人民军医出版社

宿英英.2005.神经系统急危重症监护与治疗.北京:人民卫生出版社

陶红.2003.急救护理.北京:人民卫生出版社

陶红.2003.急救护理学.上海:第二军医大学出版社

陶红.2003.急救护理学难点分析与试题解析.上海:第二军医大学出版社

王维治.2004.神经病学.5版.北京:人民卫生出版社

魏江磊.2006.内科危急重症抢救程序.北京:科学出版社

吴在德,吴肇汉.2004.外科学.北京:人民卫生出版社:602-607

席淑华.2005.实用急诊护理.上海:上海科学技术出版社

杨志寅.2003.危重病手册.上海:上海科学技术出版社

叶任高.2001.内科学.北京:人民卫生出版社

殷磊.2001.护理学基础.北京:人民卫生出版社

仲剑平.1998.医疗护理技术操作常规.北京:人民军医出版社

周秀华,陶红.2002.急救护理学.北京:北京科学技术出版社

周秀华.2001.急救护理学.北京:人民卫生出版社

周秀华.2000.内外科护理学(上).北京:北京科学技术出版社

周秀华.2000.内外科护理学.北京:科学技术出版社

第2章

危重症患者的监护

第一节　心力衰竭患者的监测及护理

一、概　　述

心力衰竭（heart failure，HF，简称心衰）是指在静脉回流正常的情况下，由于心脏收缩及舒张功能障碍，导致心排血量降低，肺循环、体循环静脉淤血及组织灌注不足的临床综合征。因此，心力衰竭也称为充血性心力衰竭（congestive heart failure，CHF）。

临床上习惯按心力衰竭发展速度分为急性与慢性两种，其中以慢性心力衰竭较为多见；按心力衰竭发生的部位分为左心、右心或全心力衰竭；按心力衰竭的性质可分为收缩性或舒张性心力衰竭，后者常在收缩性心力衰竭之前或同时出现；按有无临床症状分为无症状性心力衰竭和充血性心力衰竭。

心力衰竭因其较高的发病率及病死率严重危害公众健康。目前我国的心力衰竭发病率尚无明确的统计，但随着我国心血管病发病率的上升及人口老龄化的发展，心力衰竭发病呈上升趋势。国外研究表明，工业国家的心力衰竭患病率已达总人口1％，美国45岁以上人群患病率为2.5％，60岁以上人群心力衰竭患病率超过10％。当患者出现明显的心力衰竭症状后，尽管给予医治，5年内仍有约一半人死亡，8～12年仅有不足20％的人能存活。

二、病　　因

导致心力衰竭的疾病很多，包括心血管疾病及非心血管疾病。常见的有原发性高血压（高血压病）、冠状动脉粥样硬化性心脏病、心脏瓣膜病、心肌疾病及糖尿病等，并且这些疾病在某些患者身上往往同时存在两种或两种以上。其中高血压病最常见，约75％心力衰竭患者发病前有高血压病史。肺源性心脏病在我国也是引起心力衰竭的较常见病因。甲状腺功能亢进、严重贫血、脚气病、动静脉瘘、心包炎、结缔组织病心肌损害、心脏肿瘤等也可引起心力衰竭，但较少见。归纳起来，引起心力衰竭的基本病因包括以下三方面。

1. 原发性心肌损害　任何大面积（大于心室面积的40％）的心肌损伤都会导致心脏收缩或舒张功能的障碍。

2. 心脏负荷过重　包括前负荷（容量负荷）过重与后负荷（压力负荷）过重。前者常见于心脏瓣膜关闭不全、贫血、动静脉瘘、动脉导管未闭、房室间隔缺损等情况。后者常见于高血压病、主动脉瓣狭窄、肺动脉高压等情况。

3. 心脏舒张受限　主要见于心脏压塞、心包缩窄及限制性心肌病。

三、诱发因素

心力衰竭除了上述基本病因外,往往有诱发因素促使心力衰竭发病或使心力衰竭加重。临床上对于心力衰竭的基本病因往往难以根治,但通过预防及去除诱因,则可明显减少心力衰竭的发病及缓解心力衰竭症状,是心力衰竭防治的重要措施。心力衰竭的常见诱因如下。

1. 感染,包括多种感染,但以呼吸道感染最为常见。

2. 心律失常,尤其是快速性心律失常,既可诱发心力衰竭又可加重心力衰竭,其中快速心房颤动(房颤)、心房扑动(房扑)较常见。

3. 妊娠与分娩,可加重心脏负荷和增加心肌耗氧量而诱发心力衰竭。

4. 劳累和情绪激动。

5. 输血输液过多过快、钠盐摄入过多。

6. 并发有出血与贫血、甲状腺功能亢进、肺栓塞、乳头肌功能不全等。

7. 水、电解质紊乱和酸碱平衡失调。

8. 药物作用。使用抑制心肌收缩力的药物,如 β 受体阻滞药、维拉帕米等;洋地黄用量不足或过量等。

四、心功能的分级和心力衰竭的分度

将心脏病患者按心功能状况给予分级可大体上反映病情严重程度,目前通用的是美国纽约心脏病学会提出的一项分级方案,又称为 NYHA 心功能分级。主要根据患者自觉活动能力划分为四级,心力衰竭按其严重程度亦可分为 3 度。

Ⅰ级:体力活动不受限,重体力活动时无症状出现,相当于心功能代偿期。

Ⅱ级:体力活动轻度受限,重体力活动时出现症状(如乏力、心悸、气促或心绞痛),休息后缓解,又称心力衰竭Ⅰ度。

Ⅲ级:体力活动明显受限,一般日常活动即可出现症状,休息后缓解或好转,又称心力衰竭Ⅱ度。

Ⅳ级:不能无症状地进行任何体力活动,静息时仍有症状,症状持续,又称心力衰竭Ⅲ度。

五、病情判断

(一)左侧心力衰竭症状与体征

由肺循环淤血和组织灌注不足引起的一系列症状,以呼吸困难为主要表现,常伴有心动过速、第三心音奔马律及肺内湿啰音等体征。

开始时患者在重体力活动后感到心悸、气促,休息后好转。随着肺淤血的加重,运动耐量越来越低,呼吸困难愈发严重,甚至卧床休息仍感到呼吸困难,被迫端坐呼吸,严重时发生肺水肿。有时呼吸困难并不明显,但在某些心力衰竭诱因作用下,患者可突发严重的呼吸困难,如血压突然升高、输液过多过快等。有些左侧心力衰竭呼吸困难往往夜间发作,称为夜间阵发性呼吸困难,坐起或起床站立一会儿症状可减轻,但严重时则可发生急性肺水肿。

急性肺水肿为左侧心力衰竭最严重的呼吸窘迫状态。患者呈强迫端坐位,呼吸极度困难,呼吸频率可达每分钟 30～40 次,面色青灰、口唇发绀、大汗淋漓、烦躁不安。可伴有咳嗽,严重时咳粉红色泡沫样痰,四肢厥冷,神志恍惚甚至休克。查体可见心率明显加快,可闻及第三心音奔马律,两肺可闻及湿啰音及哮鸣音,开始血压可增高,但发作时间较长则引起血压下降或休克。

(二)右侧心力衰竭症状与体征

主要由体循环回流障碍,导致器官淤血,引起功能障碍。患者常主诉腹胀、食欲缺乏、恶心呕吐、尿少及下肢水肿。查体可见颈静脉、舌下静脉等表浅静脉膨胀;右心增大或全心增大,可伴有三尖瓣关闭不全杂音,收缩期颈静脉搏动;可出现胸腔积液,以右侧多见;有时可出现心包积液;肝大伴触痛,偶有脾大,可出现腹水、黄疸;大多数右侧心力衰竭有不同程度的发绀,尤其在肺源性心脏病及先天性心脏病较明显;下肢水肿常见,为凹陷性水肿,晨轻晚重,严重时皮下水肿可延及胸腹部。严重水肿除了心力衰竭因素外,往往与营养不良、低蛋白血症有关。

(三)全心力衰竭症状与体征

左侧心力衰竭与右侧心力衰竭同时存在称为全心衰竭,因此,患者兼有左侧心力衰竭与右侧心力衰竭的症状与体征。

六、急诊救治

急性肺水肿是左侧心力衰竭的重症表现,又称心源性哮喘,是内科急症,必须及时诊断、迅速抢救。

1. 体位　患者取坐位或半卧位,两腿下垂,以减少静脉回流。必要时轮流结扎四肢,进一步减少回心血量。

2. 吸氧　可给予高浓度吸氧(6～8L/ml),湿化瓶内可放 30%～50% 乙醇或其他去泡沫剂,以降低肺泡内的表面张力,使泡沫破裂液化,易于咳出,以利保持呼吸道通畅。使用乙醇湿化时要注意患者有无呛咳,必要时可使用面罩给氧或做气管插管加压辅助呼吸。

3. 强心　未用洋地黄者,毛花苷 C 0.4mg＋25% 葡萄糖注射液 20ml 缓慢静脉注射,急性心肌梗死的患者不宜使用洋地黄制剂。

4. 利尿　呋塞米 40～80mg 静脉注射,长期使用呋塞米者可大剂量(80～160mg)静脉注射。

5. 扩血管　给予硝普钠或硝酸甘油。

(1)硝普钠:扩张动脉作用强,易引起低血压,剂量应从小到大,在血压监测下逐步加量。易产生氰化物中毒,故应现配现用,24h 未用完者必须更换药液,在保存和使用中,必须避光,易发生反跳现象,故撤药宜缓慢。

(2)硝酸甘油:长期(>48h)静脉滴注可产生药物耐受性。

6. 镇静　吗啡 2～4mg 静脉注射或 10mg 皮下注射,也有扩血管作用,应注意观察用药过程中患者的呼吸,有慢性阻塞性肺病和呼吸衰竭的患者不宜使用,可改用哌替啶(杜冷丁)。

7. 减痉平喘　氨茶碱 0.25g 加入 25% 葡萄糖注射液 20ml 静脉滴注,可减轻支气管痉挛,增加心肌收缩力和尿量,并有扩血管作用。

七、常用治疗药物的护理观察

强心、利尿和扩血管是心力衰竭基本的药物治疗方法,符合减轻心脏负荷、增加心排血量的治疗原则。

(一)配合医师正确使用洋地黄类强心药

常用的洋地黄类制剂洋地黄类强心苷能直接加强心肌收缩,增加心排血量,从而使心脏收缩末期残余血量减少,舒张末期压力下降,有利于缓解各器官淤血,并减慢心率。常用洋地黄类制剂和剂量,见表2-1。

表2-1 常用洋地黄类制剂

药　物	给药途径	作用时间				负荷量(mg)	每日维持量(mg)
		开始(min)	高峰(h)	半衰期(h)	持续(d)		
地高辛	口　服	60～120	4～6	36	1～2	0.75～1.5	0.125～0.25
毛花苷C	静脉注射	5～10	0.5～2	33	1～2	1.0～1.6	0.2～0.4

1. 洋地黄类制剂的给药方法　在治疗剂量范围内,洋地黄增加心肌收缩力的作用与剂量呈线性关系,故小于洋地黄饱和量的剂量亦有疗效,目前多采用开始1～2d给予3/5饱和量,使体内存有一定的有效药量,这个药量称为"负荷量";为了保持有效的体存量,每日需要补充其消除量,这就是"维持量",常给药的方法:负荷量加维持量。

2. 洋地黄类药物中毒反应的观察　洋地黄类用药的个体差异大,治疗剂量与中毒剂量又非常接近,故用药期间应注意观察洋地黄的毒性反应。常见的毒性反应如下。

(1)消化道反应:食欲缺乏、恶心、呕吐、腹泻等。

(2)神经系统反应:头痛、头晕、眩晕、视觉改变(如黄、绿视)。

(3)心脏反应:可发生各种心律失常,以室性期前收缩(早搏)为多见。

(4)血清洋地黄含量:血清地高辛含量>2.0μg/ml或洋地黄毒苷含量>20μg/ml。

3. 使用洋地黄类药物的注意事项

(1)服药前,首先要了解病史,询问已用洋地黄情况,了解血清电解质情况,因低钾、低镁更易诱发洋地黄中毒。

(2)心力衰竭反复发作、严重缺氧及心脏明显扩大者对洋地黄的耐受性差,易中毒,宜小剂量使用。

(3)详细询问有无合并使用增加或降低洋地黄敏感性的药物,如普萘洛尔、利舍平、利尿药、维拉帕米(异搏定)、胺碘酮、肾上腺素及抗甲状腺药物均能增加洋地黄的敏感性;而考来烯胺(消胆胺)、抗酸药物、降胆固醇药及巴比妥类药则可以降低洋地黄的敏感性。

(4)了解肝、肾功能,地高辛主要经肾排泄,洋地黄毒苷经肝代谢,部分转化为地高辛,故肝肾功能不全的患者应减少用量。

(5)静脉给药时应用5%～20%的葡萄糖注射液稀释,混匀后缓慢静脉推注,一般不少于10min。静脉用药时注意听诊患者心率及节律的变化。

4. 洋地黄中毒的处理

(1)立即停用洋地黄类制剂和排钾利尿药。

(2)快速心律失常的处理,补钾、补镁。室性心律失常患者可用利多卡因纠正。

(3)缓慢心律失常的处理,可用阿托品或异丙肾上腺素救治。

(4)特异性地高辛抗体的应用。

(二)使用利尿药的护理观察

1. 利尿药的种类

(1)排钾利尿药:主要为噻嗪类和襻利尿药,作用时间快,作用较强,易发生低血钾。

(2)保钾利尿药:单用时利尿效果较差,常与排钾类利尿药合用,以提高利尿效果和减少电解质紊乱的不良作用。

2. 使用利尿药的注意事项

(1)注意利尿效果的同时,尽量避免和随时处理利尿药所引起的不良反应。

(2)每日监测患者体重,以每日晨起空腹体重为佳。

(3)准确记录患者的出、入量,尿量应另外注明。

(4)大量利尿者,应监测血压和脉搏。

(5)定期测定血电解质及肾功能,以便及时发现水、电解质及酸碱失衡,并能及时予以纠正。

(三)扩血管药物使用的护理观察

1. 静脉扩张药 主要是硝酸酯类,常用的有硝酸甘油、硝酸异山梨醇酯(消心痛)、单硝基异山梨醇酯(异舒吉),大剂量时有扩张小动脉的作用。主要不良反应为头痛、低血压及反射性心动过速,减量或停药可缓解。青光眼禁用。

2. 小动脉扩张药 主要有肼屈嗪(肼苯达嗪)、酚妥拉明(立其丁)和钙拮抗药,通过舒张周围小动脉,使外周阻力减少,减轻心脏后负荷。主要不良反应是反射性心动过速、低血压。

3. 动静脉扩张药

(1)卡托普利(巯甲丙脯酸、开博通):可用于急、慢性心力衰竭及难治性心力衰竭,尤其伴高血压的心力衰竭。严重哮喘、肝肾功能障碍及肥厚梗阻性心肌病禁用。明显主动脉瓣、二尖瓣狭窄患者也不宜使用。主要不良反应为尿素氮和肌酐升高、高血钾、咳嗽、低血压、皮疹、白细胞减少。

(2)马来酸依那普利(依那普利):药理作用与卡托普利相似,但长效,不良反应小。

(3)硝普钠:适用于各种急性心力衰竭并发肺水肿,也可用于严重和难治性心力衰竭。对心源性休克者,可与多巴胺或多巴酚丁胺合用。禁忌证为血容量不足、严重肝肾功能减退、甲状腺功能低下、血小板明显减少,用时须避光,防分解。长期大剂量使用可导致氰化物中毒。本药起效迅速,降压作用明显,应从小剂量开始,每分钟 $15\mu g$,无效时逐渐加量,每 $5\sim10$ 分钟增加 $5\sim10\mu g$,最大剂量为每分钟 $300\mu g$。使用中监测血压,有条件时监测血流动力学指标。

八、心力衰竭的监护

(一)心电监测

通过心电示波监护、24h 动态心电图监测及常规心电图记录等,实时判断心电活动状态,了解心肌供血情况,及早发现心律失常及其先兆,指导用药;评价药物疗效,防范药物的不良反应和中毒。

(二)心功能及血流动力学监测

临床意义是早期评价心泵功能状况,指导临床选择合理治疗方案,评价治疗效果和判断预后(详见第3章第二节"血流动力学监测")。

(三)生化指标及血药浓度监测

电解质、肝肾功能指标、血气分析指标、心肌酶学指标和应用治疗药物的血药浓度等(图2-1)。

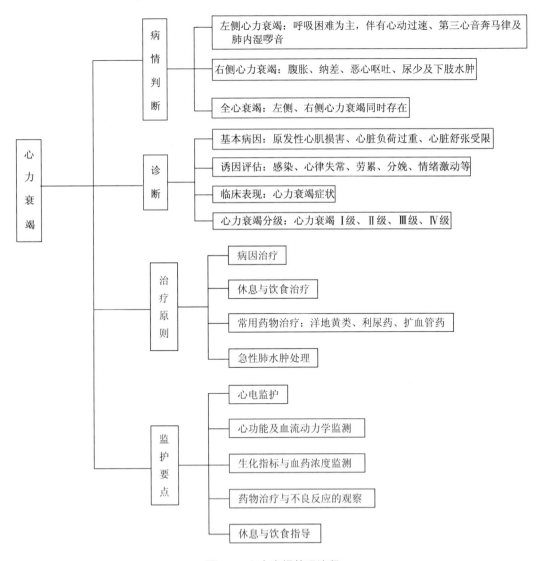

图2-1 心力衰竭护理流程

(王蓓)

第二节　急性心肌梗死患者的监测及护理

一、概　　述

急性心肌梗死(acute myocardial infarction,AMI)属冠状动脉粥样硬化性心脏病的严重类型,是在冠状动脉粥样硬化的基础上,由持久的严重的急性心肌缺血所引起的部分心肌坏死。

AMI 的基本病因是冠状动脉粥样硬化造成管腔狭窄,而侧支循环未充分建立。在此基础上,若出现粥样斑块破裂、出血,血栓形成或持续痉挛,使管腔完全闭塞即导致心肌梗死。另外,休克、失血、脱水、严重心律失常、重体力活动、情绪激动或血压剧升也可促使心肌细胞急性缺血、缺氧,甚至坏死。

本病在欧美常见。在我国呈逐年增多趋势,其中北方地区多于南方,男性多于女性,患病年龄在 40 岁以上者占 87%～96.5%,女性发病较男性晚 10 年,60 岁以后男女比例差别逐渐缩小。

二、病情判断

(一)梗死先兆

50%以上患者在发病前有前驱症状,如乏力、气短、烦躁、频发心绞痛等,其中以新发生心绞痛或原有心绞痛加重最为突出。凡有心绞痛发作频繁、程度加重、持续时间较久、休息或含服硝酸甘油不能缓解,心绞痛发作时伴有恶心、呕吐、大汗、急性心功能不全、心动过缓或严重心律失常或血压较大波动等,均可能是急性心肌梗死。如同时心电图示 ST 段明显抬高或压低、T 波倒置或增高,更应警惕近期内发生急性心肌梗死的可能。发生先兆,如及时处理,有可能使部分患者避免发生心肌梗死。

(二)典型症状

典型的症状是出现严重而持久的胸痛。疼痛常位于胸骨中下段或其邻近,呈压榨紧缩、压迫窒息、沉重的闷胀性疼痛,持续时间可长达数小时或数日,休息或含服硝酸甘油不能缓解,常伴有烦躁不安、出汗、恐惧、有濒死感。有时疼痛性质和部位不典型,疼痛可以轻微甚或没有,一开始即表现为休克等其他症状。

(三)心电图变化

心电图的肯定性改变是出现异常、持久的 Q 波或 QS 波以及持续的、进行性的 ST 段抬高。典型的心电图演变过程如下。

1. 在起病数小时内的最早期,心电图可无异常,或在面向心外膜损伤的导联出现异常高大的 T 波。

2. 起病时或起病数小时后(急性期),面向梗死区的导联出现 Q 波和 ST 段明显抬高,后者弓背向上与 T 波连接成单向曲线,R 波减低或消失。

3. 发病后数日至 2 周左右(亚急性期),面向梗死区的导联,ST 段逐渐恢复到基线水平,T 波变平坦或显著倒置。

4. 发病后数周至数月(慢性期),T 波呈对称性倒置。倒置的 T 波有可能在数月至数年后逐渐恢复。

心电图有肯定性改变者,心肌梗死常属于透壁性类型。急性心内膜下心肌梗死,由于不伴有 Q 波,甚至 ST-T 改变也不很明显,故主要依靠血清酶检查以肯定诊断。

(四)血清酶变化

心肌梗死后,大量酶从坏死的心肌释放到血液中。各种特异性酶的释放速率不同,其释放的时相类型在诊断上有重要意义。

1. 肌酸磷酸激酶(creatine phosphokinase,CPK) 起病后 5~8h 开始升高,24h 达高峰,一般在 48~72h 恢复正常。

2. 乳酸脱氢酶(lactate dehydrogenase,LDH) 起病后 8~10h 开始升高,3~5d 达高峰,7~14d 恢复正常。

3. 肌酸磷酸激酶混合型同工酶及乳酸脱氢酶同工酶 肌酸磷酸激酶混合型同工酶(免疫学方法测定正常活性不高于 10U/L)于梗死后 2h 内升高,10~12h 达高峰(不低于 15 U/L),24h 内恢复正常。乳酸脱氢酶同工酶于起病后 1~5h 开始升高,1~5d 达高峰,12~20d 恢复正常。正常情况下,$LDH_2 > LDH_1 > LDH_3 > LDH_5 > LDH_4$。心肌梗死时,$LDH_1$ 明显增高,且出现在总乳酸脱氢酶同工酶之前。肌酸磷酸激酶混合型同工酶及 LDH_1 来源于心肌,对诊断急性心肌梗死敏感性和特异性极高,连续测定是判断高峰水平和梗死范围最敏感的指标。

(五)综合判断

在典型的临床表现、特征性的心电图改变和血清心肌酶升高中具备 2 条即可诊断本病。无症状的患者、心电图及心肌酶无典型改变的患者,诊断较困难,须综合判断。

1. 当心电图不典型改变持续超过 24h,伴有或不伴有酶的不典型变化,均应想到急性心肌梗死的可能,症状可典型或不典型。

2. 老年人突然发生气短、休克、严重心律失常、心力衰竭、上腹胀痛或呕吐等而原因未明,或原有高血压而血压突然降低且无原因可寻,应想到心肌梗死的可能。

3. 老年人有较重而持续较久的胸闷或胸痛,即使心电图无特征性改变,也应考虑本病的可能。

三、心绞痛与急性心肌梗死的鉴别要点

心绞痛与急性心肌梗死的鉴别要点,见表 2-2。

表 2-2 心绞痛与急性心肌梗死的鉴别要点

鉴别诊断项目	心绞痛	急性心肌梗死
1. 疼痛		
(1)部位	胸骨上、中段之后	相同,但可在较低位置或上腹部
(2)性质	压榨性或窒息性	相似但更剧烈
(3)诱因	劳力、情绪激动、饱食等	不常有
(4)时限	短,1~5min 或 <15min	长,数小时或 1~2d
(5)频率	频繁发作	不频繁
(6)硝酸甘油疗效	显著缓解	作用较差

鉴别诊断项目	心绞痛	急性心肌梗死
2. 气喘或肺水肿	极少见	常有
3. 血压	升高或无显著改变	常降低,甚至发生休克
4. 心包摩擦音	无	可有
5. 坏死物质吸收的表现		
(1)发热	无	常有
(2)血白细胞增加	无	常有
(3)血沉增快	无	常有
(4)血清心肌酶谱	无	有
6. 心电图变化	无变化或暂时性 ST 段和 T 波变化	有特征性和动态性变化

四、入院前的紧急处理

死于 AMI 的患者 75% 是在到达医院之前。所以对确诊或可疑的 AMI 患者,无论是在发病现场还是在急诊室、诊所,均应及时就地处理,可显著改善患者的预后。现在已经证明就地抢救可以明显地降低病死率,紧急措施包括如下步骤。

1. 就地平卧,绝对休息,用最短的时间检测患者的生命体征,包括血压、脉搏、呼吸,初步判断有无心律失常、心力衰竭或休克。

2. 高流量吸氧。

3. 切实迅速镇痛。常用吗啡 5～10mg,皮下注射,或哌替啶(杜冷丁)50～100mg,肌内注射,必要时 2～4h 重复 1 次。

4. 防治心律失常。如心率>70/min,有室性期前收缩或短阵室速,则立即用利多卡因 50～100mg 加葡萄糖注射液 20ml 静脉注射,然后按 1～4mg/min 静脉滴注;如无室性期前收缩,则开始即按 1～4mg/min 静脉滴注,再护送入院。如心率<50/min,且有低血压或室性期前收缩,可静脉或肌内注射阿托品 0.5～1.0mg,再护送入院。

5. 低血压或休克者,给予多巴胺 5～10μg/(kg·min),静脉滴注。

6. 如心搏骤停,则立即就地心肺复苏。措施得当,成功率很高。待心律、血压、呼吸稳定后再转送入院。

7. 转送途中应连续心电监护,备好抢救药品及除颤装置。争取在发病后 1～3h 迅速送入急诊室、心脏监护室或心导管室,以便及早进行冠状动脉造影或溶栓治疗。

为减少患者的时间延误,对有心脏病及急性心肌梗死高危患者进行有关急性心肌梗死早期症状及适当处理措施的教育。这些措施包括:①及时服用阿司匹林和硝酸甘油;②怎样与急救中心联系;③了解附近能提供 24h 服务的医院所在;④常备 1 份基础心电图。

五、入院后的监测

患者收入冠心病监护室(cardiac care unit,CCU),给予连续心电监测,定期监测血压、心率、呼吸、体温等生命指标。有心力衰竭或休克者,宜做漂浮导管进行血流动力学监测。监护内容如下。

(一)心电监测

AMI 患者进入 CCU 后立即进行持续心电监测,以及时了解 AMI 的演变过程与各种心律失常。AMI 心律失常以发病的最初 24h 发病率最高,以后逐渐减少,故对一般 AMI 患者在 CCU 监护 3d。对有血流动力学不稳定、心律失常、梗死后心绞痛、溶栓治疗或经皮腔内冠状动脉成形术患者,则应适当延长监护时间。

典型的 AMI 心电图动态演变过程按时间的先后顺序可分为 4 期(表 2-3)。AMI 的早期诊断和救治,关键在于识别早期即超急性期,防止因无梗死 Q 波导致的漏诊。在早期过渡到急性期之间,抬高的 ST 段和高尖的 T 波可暂时恢复常态,呈酷似"正常"的伪性改善,应注意动态观察。AMI 发病后的 24h 内,75%～90% 的患者可出现各种类型的心律失常,其中以室性心律失常最多见。若发现频发性室性期前收缩(>5/min)、多源性室性期前收缩、成对出现或短阵室速、R-on-T 型室性期前收缩,往往提示患者有可能发生室颤,须紧急处理。首选利多卡因,每次 50～100mg 稀释后静脉注射,无效可在 10～20min 重复 50mg,总量不超过 300mg,心律失常纠正后可以 1～4mg/min 持续静脉注射。

表 2-3 急性心肌梗死的心电图演变规律

分 期	发病时间	心电图特点
超急性期	梗死后数分钟到数小时	心电图可无异常,或在面向心外膜损伤区的导联出现异常高大的 T 波
急性期	梗死后数小时至数天	面向梗死区的导联出现异常 Q 波或 ST 段明显抬高(弓背向上与 T 波连接成单向曲线),R 波减弱或消失
亚急性期	梗死后数天至数周(一般约 2 周)	ST 段逐渐恢复到等电位水平,T 波变平坦或显著倒置
陈旧期	梗死后数周到数月	T 波呈对称性倒置,多数患者残留有异样 Q 波或 QS 波

(二)血压监测

疼痛中期 AMI 患者常见血压下降,未必是休克,护士应注意分析判断。

1. 低血压状态仅有血压偏低而无微循环衰竭表现,此种情况无需特殊处理。

2. 休克主要为心源性休克(心肌坏死 40% 以上),表现为疼痛缓解而收缩压<10.7kPa(80mmHg),有面色苍白、皮肤湿冷、大汗淋漓、脉细而速、尿量减少(<20ml)、烦躁不安、神志迟钝,甚至昏厥。此时应密切注意血压、尿量、中心静脉压、肺毛细血管压和心排血量的变化,并据此平衡血容量,随时调整救治措施。AMI 患者出现下列情况之一者,应加强血压监测:①严重低血压[收缩压<10.7kPa(80mmHg)]或心源性休克,应用升压药治疗;②心泵功能不全,静滴血管扩张药治疗;③合并有严重室性心律失常;④心肌缺血患者应用血管扩张药治疗。

(三)血流动力学监测

AMI 患者出现下列情况时,需用 Swan-Ganz 气囊漂浮导管进行监测,以估计左、右心功能,并及时指导治疗。

1. 低血压经补液和针对心动过缓的治疗无效。

2. 中度或重度左心室功能衰竭。

3. 原因不明的持久的窦性心动过速、发绀、低氧血症、酸中毒。

4. 疑有室间隔穿孔、乳头肌断裂、心脏压塞。漂浮导管放置时间一般不超过 48～72h,待病情好转后可撤除。

(四)心肌酶监测

AMI 时血清酶均成倍增高,峰值可高达正常的十几倍,其中 CPK 的同工酶 CPK-MB 和 LDH 的同工酶 LDH$_1$ 诊断的特异性高,其增高的程度能较准确地反映梗死的范围。溶栓治疗后冠脉再通加速了心肌酶从坏死组织向血中释放,其 CPK 及 CPK-MB 高峰出现时间是否提前有助于判断溶栓治疗是否成功。

1. 肌酸磷酸激酶(creatine phosphokinase,CPK)　CPK 在梗死后 4～8h 开始升高,24h 高峰,72h 降至正常。CPK 有 3 种同工酶:CPK-BB、CPK-MB、CPK-MM,其中 CPK-MB 为心肌所特有,诊断 AMI 有高度敏感性和特异性。若发病后 24h 仍无 CPK-MB 活性增高,可排除 AMI。临床上可根据 CPK-MB 定量,推算梗死范围并判断预后。

2. 门冬氨酸氨基转移酶(aspartatc aminotransferase,AST)　梗死后 6～12h 开始升高,1～2d 达高峰,7d 后恢复正常。AST 为心脏非特异性酶,其增高还可见于心肌炎、心力衰竭、肝炎、肝淤血、肺梗死、休克等。当 AST/ALT>1 时,提示心肌梗死,可与急性肝损伤鉴别。

3. 乳酸脱氢酶(lactic dehydrogenase,LDH)　梗死后 24～48h 开始升高,3～6d 达高峰,7～14d 降至正常。LDH 有 5 种同工酶:正常血清中 LDH$_2$>LDH$_1$>LDH$_3$>LDH$_4$>LDH$_5$,其中 LDH$_1$ 在心肌中含量最高,当 LDH$_1$>LDH$_2$ 时,对 AMI 有诊断价值。LDH$_1$ 在肝病、肺梗死、心力衰竭、休克时均不增高,故诊断 AMI 有一定特异性。红细胞内 LDH 含量较血浆高出 150～1000 倍,故采血时应避免溶血。

4. 肌钙蛋白 T(tropnin T,TnT)　肌钙蛋白由 TnT、TnI(肌钙蛋白 I)、TnC(肌钙蛋白 C) 3 个亚组组成,均存在于心肌。当前主要检测 TnT,当心肌损伤后,心肌细胞内的肌钙蛋白溢出血液而被检出。AMI 时心肌 TnT 的检测正在被推广。

根据酶谱分析,AMI 入院后第 1 天,于发病后 6h、8h、10h、12h、14h、16h、20h、24h 抽静脉血查 CK、CPK-MB、GOT 和肌钙蛋白各 1 次,以后每天 1 次至正常。以帮助诊断,且能估计病情演变。

(五)其他实验室检查

如电解质、肾功能、出凝血时间、血糖、血脂、血气分析及血尿便常规检查。

六、溶栓疗法的监测

在适应范围内进行静脉溶栓是近年来 AMI 治疗的重要方法之一,但静脉溶栓也有一定风险,它使 AMI 临床过程复杂化、非典型化。AMI 溶栓后,掌握其护理规律,对提高病情观察的预见性及准确性是非常重要的。

(一)严密心电监测,预见性发现病情变化

AMI 溶栓治疗 24h 内可以并发各心律失常,尤其 3h 内以室性期前收缩多见。护理上要求根据心梗部位的不同,预测可能发生的不同类型心律失常。前、侧壁 AMI 患者,应警惕快速心律失常的发生,应用利多卡因等药物治疗频发期前收缩及短阵室速,发生室速、室颤时立即给予电复律。下、后壁 AMI 患者,应注意缓慢型心律失常的发生,尤其夜间睡眠时,防止因迷走神经张力增高所致的心率减慢,必要时给予异丙肾上腺素或阿托品等药物,床旁备好临时人工心脏起搏器。护士还应重视患者的不适主诉及精神状态变化,注意及时疏导患者,减少各种不良刺激,保持患者情绪稳定。

(二)仔细观察,准确鉴别各种临床征象

对于 AMI 入院初期患者,CCU 护士应注意观察心绞痛、低血压、心力衰竭等各种临床症状,正确区分心梗溶栓再通症状。AMI 患者第 1 周内低血压发生率较高,应注意血压监控。单纯低血压状态,一般不必药物治疗。当血压降低而同时伴有周围循环灌注不足时,则要积极处理,防止进一步发展为心源性休克而危及生命。对于无 Q 性心梗,急性心肌缺血反复发作,常在原来部位转为透壁性心梗,病情观察中应注意鉴别。对于 AMI 溶栓伴有心力衰竭的患者,"心排血量减少"是主要的护理问题,应注意减轻心脏的前、后负荷,为患者选择适当的体位,观察心力衰竭的症状。当疼痛剧烈时,患者出现恶心、呕吐等胃肠道症状,护士也应注意这种非心脏症状。

(三)不稳定状态的护理

AMI 患者溶栓后,如果心绞痛持续存在,应用扩血管药物不能缓解,ST 段再度抬高或有酶学变化,表明有心梗的延展。同时,由于溶栓挽救了大量的濒死心肌,但这些心肌仍处于损伤及缺血状态,也易造成反复发作的心绞痛,这两种情况均为不稳定状态(unstable angina, UA)。积极治疗 UA 可以预防心梗再发,降低病死率,日趋受到人们的关注。UA 患者的护理除必要的心电血压监护外,还应注意扩血管药物的使用方法。如使用硝酸甘油制剂时,应根据患者症状,每 5～10 分钟调节静脉滴注剂量。如果要加大硝酸甘油制剂剂量,应注意严密监测患者的血压,以收缩压不低于 12.0kPa(90mmHg),或用药前有高血压者,血压降低不超过原平均血压的 30％为宜。如果连续使用硝酸甘油制剂 24h,中间应停药 6～10h。如果当心绞痛缓解 24h 后,可改为口服硝酸甘油制剂。因此,护理上要求严密监测血压,准确记录药物使用的时间,以配合医师用药。

(四)再通指标的观察和判定

冠脉再通的直接指标为冠脉造影显示冠脉远端血流达 TIMI 的 Ⅱ～Ⅲ级。临床主要观察其间接指标。

1. 心电图抬高的 ST 段在输注溶栓剂开始后 2h 内,在抬高最显著的导联 ST 段迅速回降 ≥50％。

2. 胸痛自输入溶栓药开始后 2～3h 基本消失。

3. 输入溶栓剂 2～3h,出现加速性室性自主心律,房室或束支阻滞突然改善或消失,或者下壁梗死患者出现一过性窦性心动过缓、窦房阻滞伴有或不伴有低血压。

4. 血清 CPK-MB 酶峰提前在发病 14h 内或 CK 峰值在 16h 内。

具备以上 4 项中 2 项或以上者考虑再通,但 2+3 项不能判定为再通。对发病后 6～12h 溶栓者暂时应用上述间接指征(第 4 项不适用)(图 2-2)。

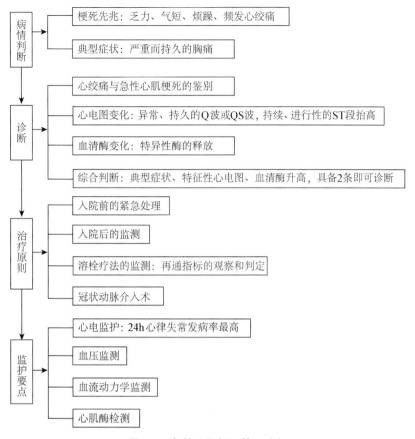

图 2-2 急性心肌梗死护理流程

（王　蓓）

第三节　急性心脑血管疾病介入治疗的监测及护理

近年来,随着社会老龄化和人民生活水平的提高,我国心脑血管疾病(特别是冠心病、卒中)的发生率正在逐年增加,并已成为致残和死亡的最主要原因。介入治疗是近年来发展起来的一门融医学影像学和临床治疗学于一体的边缘学科,是指在医学影像技术(如 X 线、CT、磁共振、超声波)引导下,用穿刺针、导丝、导管等精密器材进行治疗和获取病理材料的过程,是以微小的创伤获得与外科手术相似或更好的治疗效果。特别是对于急性心脑血管疾病,通过急诊介入治疗使闭塞的血管再通,及时恢复细胞的血供,从而降低患者的死亡率和致残率,并且介入治疗因其创伤小、效果好、恢复快,而深受广大患者的欢迎,促进了介入治疗的迅速发展。介入治疗护理是通过护理人员对介入治疗患者的严密监测和有效护理,减少并发症,指导患者康复,提高介入治疗效果。不同的介入治疗有着不同的监测护理要点,下面分别就急性心脑血管疾病常见的冠状动脉介入治疗及急性脑梗死介入溶栓的监测及护理进行阐述。

一、冠状动脉介入治疗的监测与护理

(一)概述

经皮冠状动脉介入治疗(percutaneous coronary intervention, PCI)是以球囊成形术为基础的解除冠状动脉狭窄的介入治疗技术,包括经皮穿刺冠状动脉腔内成形术(percutaneous transluminal coronary angioplasty, PTCA)、支架置入术(stent)、斑块旋切及旋磨术等。早期 PCI 仅使用球囊成形术,但由于再狭窄率高、成功率低和并发症高而限制其发展。支架置入术因提高了手术成功率、减少并发症和部分减低再狭窄而广泛应用于临床,成为最常用的 PCI 技术。冠心病介入治疗已经历了 20 余年的发展进程,可分为三个阶段:1977-1988 年为球囊扩张术年代;1988-1993 年为各种新介入治疗技术年代;1993-2000 年为冠状动脉内支架占主导地位的年代。冠状动脉内支架的诞生是 PCI 发展史上最重要的里程碑。21 世纪,药物洗脱支架在临床上的应用使再狭窄率明显降低,掀开了 PCI 新的一页。

经皮穿刺冠状动脉腔内成形术,简称冠状动脉成形术,是采用 Seldinger 技术经皮穿刺动脉,将球囊导管沿主动脉逆行送入冠状动脉病变部位,利用加压球囊的机械作用,直接扩张粥样硬化性狭窄,从而增大血管内径(图 2-3),改善心肌血供,达到缓解症状和减少心肌梗死的发生。冠状动脉支架置入术就是将金属支架(stent)永久性地置放于冠状动脉病变处,经球囊扩张释放或自膨胀方式支撑住血管壁(图 2-4),以保持冠状动脉管腔的通畅,减少及降低急性心肌梗死、急诊冠状动脉旁路移植术的死亡率。支架放置后,由于获得了足够大的血管腔,减轻了术终残余狭窄、弹性回缩及血管重塑,使再狭窄率由 40%~50%降低到 15%~20%,如果采用药物洗脱支架,再狭窄率可降低至 10%以下。

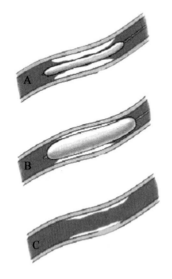

图 2-3 PTCA

A. 带球囊的导丝穿过狭窄部位;B. 球囊充气扩张压迫病变部位;C. 撤出导丝,血管内径增大

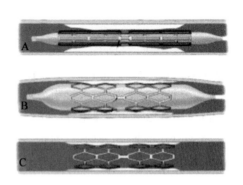

图 2-4 支架置入术

A. 带支架的导丝穿过狭窄部位;B. 球囊充气扩张释放支架;C. 撤出导丝,支架支撑血管壁

冠状动脉介入治疗的适应证:①稳定型心绞痛;②无症状或症状轻微但有明确心肌缺血者;③冠状动脉旁路移植术后心绞痛复发,可对吻合口附近的旁路血管狭窄进行 PTCA;④非 ST 段抬高的急性冠脉综合征;⑤急性心肌梗死,包括直接 PCI、溶栓后补救性 PCI 及延迟 PCI。

冠状动脉介入治疗的绝对禁忌证:①无保护的左主干狭窄或左主干严重的病变,前降支和回旋支近端均有严重狭窄;②冠状动脉无显著狭窄病变。

(二)术前评估

1. 高危患者的识别

(1)女性:与男性相比,女性 PCI 的平均年龄高,危险因素多合并存在,血管并发症发生率高,住院期间死亡率高。

(2)高龄:>75 岁是危险性增高的主要临床因素。其心血管事件发生率高,如心肌梗死、心力衰竭;周围血管并发症高,并易伴发其他疾病。

(3)糖尿病:PCI 危险程度与患者的糖尿病病程长短、血糖是否控制有关。围术期缺血并发症高,再狭窄发生率高。糖尿病患者的多支血管病变介入治疗的长期预后不理想。

(4)左心功能:是近期危险程度和远期预后的重要预测因素。左心室射血分数(LVEF)<50%,危险度升高;LVEF<30%,危险度极高。

(5)急性冠状动脉综合征:主要是 48h 内发生的不稳定性心绞痛及急性心肌梗死者。

2. 术前用药

(1)抗血小板药物:阿司匹林能减少介入治疗后心脏缺血性并发症的发生。术前用药准备:①术前 1~3d,口服阿司匹林 100~300mg/d。不能耐受阿司匹林或对其过敏者,可应用氯吡格雷或噻氯匹定。氯吡格雷起效快,可术前 2h 服用。噻氯匹定应在术前 1~3d 服用。②对于行急诊 PCI 者,应术前给予 300mg 水溶性阿司匹林口服;若无水溶性阿司匹林口服,可应用肠溶片咀嚼,促进胃肠道的吸收。③拟行支架置入者,术前均应在阿司匹林基础上加服氯吡格雷或噻氯匹定。氯吡格雷比噻氯匹定不良反应少,首剂服用氯吡格雷为 300mg,继之 75mg/d。

(2)抗心绞痛药物:包括硝酸酯类、β受体阻滞药和钙离子拮抗药。一般情况下,患者应继续服用原有的常规药物,不必特殊另外加药。但是,若患者安静状态下基础心率低于 60/min,应术前停用 β 受体阻滞药。

3. 术前准备

(1)解释治疗的目的、效果、过程和安全性,消除患者的疑虑和恐惧。取得合作后,患者及家属填写手术同意书。

(2)配合医师完成血常规、出凝血时间、肝肾功能及心脏超声等术前检查。

(3)训练患者深吸气-闭气动作,以利于术中取得清晰图像。床上练习排便,防止术后尿潴留。

(4)术前 1 日,穿刺部位常规皮肤准备,做对比剂过敏试验。

(5)术前禁食 6h,必要时术前 30min 肌内注射地西泮。

(6)患者留置一路静脉通道,进入介入手术室。

(三)术后监测及护理

1. **常规监测内容** 患者术后入住 CCU 监护病房,严密监测心律、心率、血压、尿量及心电图变化,监测凝血酶原时间(PT),重视患者的不适主诉,严密观察有无心绞痛复发、股动脉穿刺口出血、足背动脉搏动减弱等现象。

2. **血压监测** 患者因术前禁食、过度紧张、失眠、对比剂的高渗作用、应用血管扩张药等因素,术后易发生低血压。表现为血压下降、面色苍白、大汗、四肢发冷、胸闷、恶心等。监测血压、心率,若每分钟心率>100 次或<50 次,预示患者血容量不足,易发生低血压。若舒张压<90mmHg,脉压差<20mmHg,收缩压<60mmHg,应通知医生迅速处理。立即吸氧,去枕平卧或头低足高位,饮水、输液补充血容量,必要时给予多巴胺,心率缓慢者给予阿托品。

3. **鞘管护理** 保留动脉鞘管主要原因是患者处于动脉肝素化状态,拔管不利于穿刺部位止血;另外,近期发生 PTCA 相关冠状动脉闭塞时,可迅速再次进行冠状动脉造影和急诊 PTCA。稳定型心绞痛患者术后静脉滴注肝素,停药后 1h 拔除鞘管;不稳定型心绞痛、急性心肌梗死、术前冠状动脉内有血栓、术中有血栓形成或内膜撕裂和急性闭塞等并发症处理成功者、完全阻塞病变、多支血管 PTCA 和长节段病变等复杂病变的 PTCA 者,术后给予肝素 24h 或更长时间,停药 1h 后拔除梢管。有些患者在拔除鞘管时因疼痛刺激,迷走神经张力增高而致心动过缓和血压降低、恶心、呕吐等。拔管前可在鞘管周围皮下注射少量麻醉药,并备用阿托品。随着管冠状动脉内支架的广泛应用,需要近期再次急诊冠状动脉造影和 PTCA 的情况越来越少,因此,现临床有采用穿刺点血管壁缝合止血装置直接封闭穿刺点,所用的缝线可在术后 90d 内完全吸收,不影响血管介入操作。但是,由于这种装置价格昂贵,目前临床仍然采用早期保留鞘管、延时拔管的方法。患者病情稳定,可在肝素作用消失后拔出鞘管,拔管前先测定活化部分凝血活酶时间(APTT)。手压穿刺点止血,通常为 10～15min,如果肝素作用仍存在,则需较长时间压迫。偶尔还需在这时使用少量硫酸鱼精蛋白帮助止血。穿刺部位加压包扎,使用沙袋压迫止血,持续平卧位 6h。

4. **穿刺口的护理** 停用肝素后 1h 拔除鞘管,穿刺口压迫止血 20～30 min,穿刺口采用"8"字绷带包扎法固定 24h(图 2-5)。患侧肢体完全制动 6h,平卧 24h,48h 后可坐起在床边活动,72h 下床活动。

5. **抗凝血药物治疗的护理** 术后给予抗凝血药以预防术后血栓形成和栓塞所致血管闭塞和急性心肌梗死等并发症。术后肝素以 1000U/h 持续静脉滴注,并根据凝血酶原时间(PT)和部分凝血酶时间(PTT)来调整肝素用量。持续 24h 后停用,改为低分子肝素注射液皮下注射,每 12 小时 1 次。应严密观察全身及穿刺局部的出血情况。

(四)常见并发症的观察和护理

1. **严重心律失常** 由导管压力嵌顿堵塞冠状动脉,静脉注射对比剂时间过长、量过多或冠状动脉病变使对比剂排出不畅、淤滞,冠状动脉内缺血所致。多源性室性期前收缩、短暂性室性心动过速往往为一过性,不产生严重的临床后果。心房颤动、心房扑动可引起血流动力学异常;心室颤动、心室停搏可危及生命。术中操作者动作应轻柔,减少对冠状动脉的刺激,尽可能减少静脉注射对比剂剂量,缩短推注时间。一旦发生冠状动脉内对比剂淤滞、压力下降、心律失常,应立即撤出心导管并嘱患者用力咳嗽,排出对比剂。心室颤动者应立即给予除颤。如患者原有房室传导阻滞或窦性心律失常,尤其是右冠状动脉病变者,行 PTCA 前应安置临时心脏起搏器保护。

2. 冠状动脉损伤性并发症

(1)冠状动脉急性闭塞:急性闭塞是由于介入治疗引起的内膜撕裂、剥脱、夹层、血小板激活或血栓形成,以及冠状动脉痉挛等多因素相互作用造成。也是 PCI 最严重最常见的并发症,表现为持久而严重的胸痛、血压下降、心律失常。术中发生率高达 80%,术后常发生在操作结束后 30min 内或停用肝素后 2～3h。一旦发生,冠状动脉内立即注射硝酸甘油 200～300mg 解除痉挛或再次进行球囊扩张、放置支架;不成功者,需要进行急诊外科冠状动脉旁路移植术。

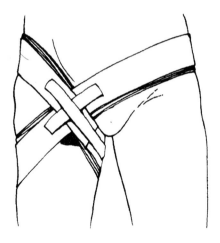

图 2-5 "8"字绷带包扎法

(2)冠状动脉穿孔:发生率为 0.1%,常因导丝推送困难或钢丝前端太硬等操作不当而造成血管壁穿孔,或行 PTCA 时因球囊过大、加压过高、过快而造成血管破裂,导致对比剂从局部撕裂的血管壁持续外渗,造成心包积血和心脏压塞。一旦发生心脏压塞,需要立即行心包引流术。

(3)冠状动脉夹层:是冠状动脉有明显的内膜损伤。造影时对比剂向管腔外渗出,显示不同程度的管腔内充盈缺损或管腔内线状密度升高。冠状动脉病变通常在球囊扩张后有轻微夹层,不需要特殊处理。如果直径≥2.5mm 的血管发生明显夹层,应置入冠状动脉支架。大血管近端夹层导致低血压、休克而置入支架无效时,应进行急诊冠状动脉旁路移植术。

3. 血管并发症

(1)局部出血、血肿:发生出血或血肿的危险因素有患者的年龄、性别、体重,周围血管病变情况,高血压、抗血栓治疗强度,操作过程,术后活动时间等。预防关键在于术前合理控制血压,术中提高动脉穿刺成功率和操作技能,术后严格压迫止血及制动。

(2)腹膜后血肿:主要是由于在腹股沟韧带上穿刺了髂动脉远段,难以压迫止血导致了血肿。典型表现为腰腹疼痛,腹膜后间隙内血肿可压迫股神经,引起下肢瘫痪。防治的关键是提高穿刺成功率,穿刺点定位准确。术后患者若出现血压下降,突然持续性红细胞下降,但没有其他出血证据时,应怀疑腹膜后出血。严重者应行外科剖腹探查,及时结扎、修补出血动脉。

(3)假性动脉瘤:是指经皮穿刺后血液通过动脉裂口进入血管周围组织的 1 个或多个腔隙,其发生与穿刺部位偏低、压迫止血不当有关。表现为腹股沟有搏动性包块,触动包块会感到搏动向包块边缘散发,假性动脉瘤处可听诊到血管杂音。切实有效地压迫股动脉是预防假性动脉瘤的有效措施。假性动脉瘤有扩大或破溃的危险,但大多数可自然愈合,超声引导下的压迫方法治疗假性动脉瘤的成功率可达 80%。

(4)动脉血栓或栓塞:血栓导致缺血性并发症的发生率低于 0.05%。若发生在冠状动脉可致不良后果;脑栓塞可出现肢体功能障碍;肺栓塞可出现心悸、气促或晕厥,血压先高后低,心率快;肠系膜动脉栓塞可出现腹痛、坏死性肠梗阻的表现;术侧肢体动脉栓塞可表现为"5P"征,即疼痛(pain)、麻木(parethesle)、运动障碍(paralysis)、无脉(puiseless)和苍白(palor)。

4. 其他并发症 对碘对比剂或局部麻醉药等发生的过敏反应,表现为喷嚏、荨麻疹、眼睑水肿,甚至喉头水肿、过敏性休克。血管迷走反射,可表现为血压降低、心率进行性缓慢、面色苍白、出汗、恶心等;股神经损伤,多为穿刺部位血肿压迫股神经,致股四头肌无力;肾功能损害,主要与大剂量对比剂使用有关。

(王 蓓)

二、急性脑梗死介入溶栓的监测与护理

(一)概述

由缺血性或出血性脑损伤所导致的临床综合征卒中(俗称中风),其中缺血性脑损伤占全部的75%~90%,是中老年死亡和致残的重要原因。脑梗死是由于脑局部供血障碍导致的脑组织缺血、缺氧引起的脑组织坏死软化而产生的一系列神经系统症状,引起缺血性脑卒中常见原因是脑动脉内血栓形成和脑栓塞。血管结构改变、血液停滞和血液高凝固性是形成血栓的主要原因。当局部脑灌注停止,脑代谢在10s内停止,如能恢复循环,功能可完全恢复;如局部缺血继续,几分钟内将产生神经损伤,随时间推移而增多,持续超过1h的局灶性缺血将产生缺血中心的神经元、内皮细胞、胶质细胞的坏死。如在短时间内恢复血供,这些细胞具有恢复潜力。近年来,经导管介入动脉内溶栓治疗技术得到快速发展,动脉内溶栓可使急性脑梗死患者闭塞的血管再通,及时恢复脑细胞的供血,从而降低患者的病死率和致残率,提高患者的生活质量,所以在早期进行溶栓治疗是非常必要的。

急性脑梗死介入溶栓的治疗时机是关键。"时间就是脑",尽可能早地使闭塞的血管再通、恢复正常的血流灌注是动脉内溶栓的目标,经动脉内溶栓的疗效和并发症与发病时间有明显关系。一般认为发病后2~8h最为合适。在人类,缺血2~3h一般没有或仅有局灶性梗死。对于颈内动脉系统严重缺血6h之内是治疗的关键时机,而椎-基底动脉系统可以延长到12h。临床上,6h内对脑梗死病人进行溶栓治疗,再通率达81.8%,8h内为75%,12h内为45.4%。但是,随着时间的延长,溶栓后出血率也随之增加。

急性脑梗死介入溶栓的适应证:①年龄在80岁以下,无严重的心、肝疾病,肾功能正常;②有明显的神经功能障碍,且逐渐加重,临床上高度怀疑脑梗死,CT无低密度灶且排除脑出血或其他明显的颅内疾病;③经初步凝血项检查无出血倾向;④颈内动脉系统发病时间在6h之内,椎-基底动脉系统在12h之内;⑤部分因为心房颤动或其他原因而造成的脑栓塞。急性脑梗死介入溶栓的禁忌证,包括:①单纯感觉障碍或共济失调;②临床表现很快出现明显改善;③活动性颅内出血;④出血素质或出血性疾病;⑤颅内动脉瘤、动静脉畸形、颅内肿瘤或可疑的ASH;⑥有出血史;⑦2个月内有颅内或脊柱手术外伤史;⑧治疗前收缩压>200mmHg或舒张压>90mmHg;⑨血管造影示近段大血管完全闭塞者。

(二)术前评估

1. **病情观察** 将患者安置在监护病房或给予心电监护以便于观察,指派当班有经验的护

师以上人员负责护理工作。由于患者病情危急,期间出现意识障碍、甚至昏迷等病情变化较常见,需要值班医护人员密切观察。

2. 心理护理 由于疾病突然发生,患者及家属表现出极度焦虑、绝望、期盼等情绪反应。因此,做好患者以及家属的安慰与心理护理非常重要,特别注意在言语上给予支持与鼓励,使患者情绪稳定,积极配合治疗。

3. 术前准备

(1)经过病史的询问和全面的体检,对于高度怀疑脑梗死的患者应立即行CT扫描以排除颅内出血或其他病变。

(2)常规出凝血、心电图等检查。

(3)评估患者过敏史,包括食物(海鲜类食物)、药物和碘过敏史,询问有无荨麻疹和支气管哮喘病史等

(4)做碘过敏试验,行凝血酶原时间、肝功能、电解质等检查,停用活血及影响造影结果的药物。

(5)行双侧腹股沟、会阴部备皮。

(6)嘱患者去除头颈部金属,如耳环、项链等。

(三)监测及护理

1. 密切监测出血症状 患者术毕回病房后监测神经功能变化和出血征象,心电、血压监测12h。如有皮肤黏膜出血、牙龈出血、意识改变等,及时报告医师。加强生化、凝血酶原时间、活动度以及出、凝血时间监测、。

2. 密切监测体温以及血压变化 溶栓治疗后要测量血压,每15分钟1次,测体温,每日4次。这是由于部分患者可产生血压下降以及体温升高,链激酶较尿激酶更容易引起发热,患者体温可38~40℃;白细胞以及中性粒细胞亦可增高。

3. 穿刺局部的护理 加压包扎穿刺部位8~12h,注意观察有无出血、血肿,如大量使用了尿激酶及躁动不安、高血压、糖尿病、高龄的患者,可适当延长压迫时间(12h左右),穿刺侧偏瘫者除外(压迫8h即可)。穿刺侧肢体取伸直位6~8h,绝对卧床24h后逐渐增加活动量。术后躁动,患肢过早屈曲活动是发生血肿的主要原因,应密切观察病情,对于躁动不安者应专人守护,及时报告给予镇静治疗(如苯巴比妥等)必要时使用约束带。

4. 药物护理 应严格遵医嘱剂量及浓度给予药物,监测凝血功能,使用阿司匹林会导致黑粪,应告知患者以消除其紧张焦虑感;使用脱水药物应监测尿量和血压,并定期监测肝肾功能。积极治疗原发病。

5. 心理护理 主动关心和了解患者的感受,鼓励患者做力所能及的事情,并组织病友之间进行交流,使之积极配合治疗和康复。

(四)常见并发症的观察及护理

1. 脑出血 症状性脑出血溶栓治疗最主要的并发症为脑出血,梗死伴发脑出血是由于血液从再通后的血管溢出,或者是由于栓子向远端移位。另外,出血与闭塞的血管也有关,一般终末血管闭塞的出血率较高,如豆纹动脉。主要是因为侧支循环较少,一旦闭塞后时间延长,内皮细胞就会破坏,并随之出现渗漏或破裂。应严密观察患者的神志、瞳孔、生命体征,发现病

情变化及时通知医师。

2. **血栓形成** 溶栓过程中可由于导管、导丝的移动,使血管壁斑块脱落造成新的栓子及栓子破裂而导致终末动脉的梗死。

3. **血管穿孔** 导管、导丝穿过闭塞部位可能会导致血管穿孔、误入动脉夹层。在操作过程中应该手法轻柔,在遇到阻力时应该及时停止操作,查看原因。在导丝不能通过血栓时,不应该强行穿过。

（王　蓓　张　婷　李　娜）

第四节　呼吸衰竭患者的监测及护理

一、概　　述

呼吸衰竭(respiratory failure,RF,简称呼衰)是由于肺通气不足、弥散功能障碍和肺通气/血流比失调等因素,使静息状态下吸入空气时出现低氧血症和(或)二氧化碳潴留,从而引起一系列生理功能和代谢紊乱的临床综合征。在临床上,呼吸衰竭通常是指外呼吸功能衰竭。呼吸衰竭是临床经常遇到的一种临床综合征,也是导致死亡的主要原因之一。严重呼吸衰竭如不及时、有效救治,可发生多器官功能衰竭,甚至死亡。呼吸衰竭的判断标准为:在海平面大气压下,于静息条件下呼吸室内空气,并排除心内解剖分流和原发于心排血量降低等情况后,动脉血氧分压(PaO$_2$)低于 8kPa(60mmHg),或伴有二氧化碳分压(PaCO$_2$)高于 6.65kPa(50mmHg),即为呼吸衰竭。呼吸衰竭按动脉血气可分为:低氧血症型、低氧血症伴高碳酸血症型。按病变部位可分为:中枢性和周围性呼吸衰竭。按病程可分为:急性呼吸衰竭与慢性呼吸衰竭。

二、病　　因

呼吸衰竭是急诊室及重症监护病房(ICU)最常见的问题之一,也是多器官功能衰竭(multiple systems organ failure,MSOF)中最常受累的器官系统。临床常见的病因有以下几方面。

1. **呼吸道病变** 包括急性窒息、喉头水肿、气管异物、呼吸道肿瘤、痰或血块阻塞气道、弥漫性支气管痉挛等,可引起通气不足,发生缺氧和二氧化碳潴留。

2. **肺组织病变** 如慢性支气管炎、阻塞性肺气肿、肺水肿、肺萎陷不张、肺炎、尘肺、重症肺结核、弥漫性肺纤维化、急性理化因素引起的肺损伤和急性呼吸窘迫综合征(acute respiratory distress syndrome,ARDS)等,可引起通气、换气功能障碍,通气/血流比失调,从而出现呼吸衰竭。

3. **肺血管病变** 如肺血栓栓塞、肺梗死、肺毛细血管瘤等,引起肺动静脉血液分流,发生低氧血症。

4. **胸廓和胸膜病变** 如胸廓畸形、脊柱侧弯后突、胸部外伤及多发性肋骨骨折、血气胸、大量胸腔积液、广泛胸膜增厚、膈及纵隔疾病、肥胖低通气综合征等,影响胸廓的活动度和肺的扩张,降低通气量和通气/血流比失调而引起呼吸衰竭。

5. 中枢神经和神经肌肉疾病　如脑血管意外、颅脑感染、脑外伤、药物中毒可损害呼吸中枢致中枢性呼吸衰竭;睡眠呼吸暂停综合征;肌营养不良、重症肌无力、呼吸肌疲劳、吉兰-巴雷综合征(格林-巴利综合征)、脊髓灰质炎等可引起呼吸肌无力而发生呼吸衰竭。

患有慢性呼吸系统疾病肺功能已有损害的患者,或已患慢性呼吸衰竭的患者,往往因某种诱因而导致急性呼吸衰竭或慢性呼吸衰竭急性加重。常见的诱因有:①呼吸道感染、肺栓塞;②应用麻醉药、镇静药、安眠药及镇痛药等;③基础代谢增加使呼吸负荷加重,如高热、手术创伤、甲状腺功能亢进症;④静脉输液过快等。

三、病 情 判 断

能够引起呼吸衰竭的疾病甚多,故某一患者的临床表现主要取决于其基础疾病。当呼吸衰竭发生时可在原有基础疾病的症状和体征上又出现缺氧或伴高碳酸血症的症状和体征,临床表现并无特异性,且常见于临床病程的晚期,所以需要强调的是,呼吸衰竭的诊断主要依靠血气分析,而非依靠床边检查资料。其临床表现主要是缺氧和(或)二氧化碳潴留所致的多脏器功能损害的表现。

1. 呼吸困难　往往是临床最早出现的症状,并随呼吸功能减退而加重。表现为呼吸频率、节律和幅度的改变。如慢性阻塞性肺病患者出现浅快呼吸,呈点头或提肩等辅助呼吸肌活动加强征象。然而呼吸衰竭并不一定都伴有呼吸困难。如中枢性呼吸衰竭呈潮式、间歇或抽泣样呼吸;严重肺源性心脏病患者并发二氧化碳麻醉时,往往没有明显的呼吸困难症状,而出现浅慢呼吸。

2. 发绀　是缺氧的典型症状。当动脉血氧饱和度低于 85% 或 PaO_2 低于 6.67kPa(50mmHg)时,可在口唇、指甲处出现发绀。然而发绀症状影响因素较多,不能以此判断呼吸衰竭程度,例如,贫血者发绀往往不明显,而红细胞增多症患者则较明显;严重休克末梢循环差的患者,即使 PaO_2 尚正常,也可出现发绀,同时发绀还受皮肤色素及心功能的影响,故临床常观察口唇、口腔黏膜或甲床等血流量大的部位较可靠。

3. 精神神经症状　缺氧和二氧化碳潴留都会引起精神神经症状。症状的轻重不仅取决于缺氧和二氧化碳潴留的程度,也与人体的适应和代偿有密切关系。急性呼吸衰竭的精神症状较慢性呼吸衰竭明显,可出现精神错乱、狂躁、昏迷、抽搐等症状,临床上较易引起重视,而慢性缺氧早期多以智力或定向功能障碍容易被忽视,严重二氧化碳潴留引起中枢抑制之前常出现失眠、烦躁、躁动等兴奋症状,因此临床上需要特别注意观察患者的细微变化,此时切忌镇静或安眠药,以免加重二氧化碳潴留,发生肺性脑病。

4. 循环系统症状　严重缺氧和二氧化碳潴留引起肺动脉高压,可产生右心衰竭,临床可见肺心病及右心衰竭体征。早期出现心动过速、血压升高;晚期由于严重缺氧、酸中毒引起心肌损害,出现周围循环衰竭、血压下降、心律失常、心脏停搏。二氧化碳潴留还可使外周静脉扩张,出现皮肤红润、温暖多汗等症状;脑血管扩张产生搏动性头痛。

5. 消化和泌尿系统症状　可有食欲减退甚至厌食,也可出现恶心、呕吐、腹胀、黑粪、呕血;检查可见口腔黏膜糜烂、溃疡、黄疸、肝大及触痛。水肿、蛋白尿也常见。

以上症状、体征及实验室检查肝、肾功能异常多在呼吸衰竭缓解后恢复正常。

四、急诊救治

急性呼吸衰竭是危重急症,可直接危及生命,必须进行及时、有效地救治,迅速纠正缺氧和二氧化碳潴留,以维持充分的组织氧化过程和正常氢离子环境。慢性呼吸衰竭患者常有急性发作,与急性呼衰的治疗相类似。临床处理取决于对动脉血气水平的分析。治疗方针必须是维持气道畅通和使通气与换气充分。其治疗原则首先是治疗原发的基础疾病。即使对呼吸衰竭本身的治疗也因每个患者的原发病不同、病情轻重相异、并发症多少不一、各自的治疗需求和迫切性不同而各异。虽然对纷繁复杂的临床病症的治疗很难概括叙述,但仍可归纳若干原则如下。

(一)保持呼吸道通畅

1. 采取正确的体位　重症急性呼吸衰竭尤其意识不清的患者,咽部肌肉失去正常的张力,软组织松弛,舌根向后坠,均可阻塞上呼吸道造成通气不畅。此时应采取正确的体位即让患者头部取侧卧位,颈部后仰,将下颌抬起,以解除部分上气道的梗阻,但对颈部有损伤的患者不适宜。

2. 清除呼吸道分泌物　清除上下气道的分泌物对于治疗呼吸衰竭至关重要。分泌物积存于呼吸道不仅导致气道阻塞影响通气,而且可引起感染。对无咳嗽能力的患者可用多孔导管通过口腔、鼻腔、咽喉部插入吸出分泌物,痰黏稠者可加强湿化,如用超声雾化吸入或经环甲膜穿刺注入生理盐水等。必要时通过建立人工气道吸出阻塞气道的各种分泌物。

3. 解除支气管痉挛　因感染炎性分泌物刺激常有支气管痉挛存在,或原发病所致的气道痉挛。口服或吸入 β_2 受体激动药;也可吸入抗胆碱药物;口服或静脉滴注氨茶碱等。用皮质激素虽不能直接解除平滑肌痉挛,但其具有强有力的消除气道非特异性炎症作用和增强 β_2 受体激动药的作用,均可改善气道阻塞。必要时行气管切开,以开放气道。

(二)氧疗

氧疗在呼吸衰竭时是可以挽救生命的关键治疗手段之一。纠正缺氧,预防危及生命的低氧血症是氧疗的重要目的。所选择的吸入氧最低浓度应以能提供可接受的 PaO_2 为准。>60%的氧浓度,除非为了救命所必需,一般应避免使用,因为对肺实质和气道有明显的毒性作用。<60%的氧浓度可以长期耐受而无毒性作用。为了使组织得到足够的氧和改善因血氧过少而造成的肺动脉高压,PaO_2 保持在 $8.00\sim10.7kPa(60\sim80mmHg)$ 比较适合。

按氧流量的大小,临床上将氧疗分为高流量(高浓度)和低流量(低浓度)两种方法。给氧流量和浓度的换算公式:吸氧浓度(%)=21+4×氧流量(L/min)。

1. 高流量(高浓度)氧疗　一般认为吸入氧浓度>50%为高浓度氧疗,但时间过长可引起氧中毒,对严重急性缺氧无二氧化碳潴留患者可短期应用。如果需要长期摄入>60%～80%浓度的氧,一般就要采取气管内插管和机械性通气。患者可能由于呼吸肌疲劳而出现二氧化碳潴留。机械通气可提供较大的总容量并维持较理想的 V/Q 比例,从而能在吸入二氧化碳浓度较低的情况下保证有充足的氧分,把氧中毒的危险降到最低限度。高流量氧疗常用于肺纤维化、ARDS 等疾病。

2. 低流量(低浓度)氧疗　一般认为吸入氧浓度<30%为低浓度氧疗,用于缺氧伴二氧化

碳潴留的患者。对慢性阻塞性肺病(chronic obstructive pulmonary disease,COPD)慢性呼吸衰竭急性加重的患者应采取低流量吸氧,因为慢性呼吸衰竭者的中枢化学感受器对二氧化碳改变的反应性差,其呼吸主要靠低氧血症对化学感受器的驱动,若吸入高浓度氧,氧分压迅速上升,减轻或消除缺氧的外周化学感受器反应,必将减少通气,使二氧化碳蓄积加重,发生中枢二氧化碳麻痹,出现肺性脑病。中国、欧洲呼吸病学会(European respiratory society,ERS)和美国胸科协会(American thoracic society,ATS)制定的COPD防治指南,均规定COPD患者吸氧浓度可达35%左右,但需要注意吸氧后不宜导致pH过低。吸氧方法上,低流量给氧可用鼻导管或鼻塞。需要用较高浓度吸氧时可用面罩法,如用Venturi面罩等。如用贮氧气囊面罩吸氧可提高吸入氧浓度达70%。不管使用何种氧疗技术,都必须使吸入的气体通过增湿器使之湿化以保证患者感觉良好和支气管清净。

(三)改善通气

增加肺泡通气量,才能有效地排出二氧化碳,纠正高碳酸血症。

1. 应用呼吸兴奋药 呼吸兴奋药能兴奋呼吸中枢和外周化学感受器,增加呼吸频率和潮气量以改善通气。但同时患者的氧耗量和二氧化碳的产生也相应增加,且与通气量呈正相关。在应用呼吸兴奋药的同时,应减轻胸、肺和气道的机械负荷,如分泌物的引流、支气管解痉药的使用和其他影响胸肺顺应性的因素。否则通气驱动会加重气急和增加呼吸功,同时须适当加大吸入氧浓度。此外,还要充分利用呼吸兴奋药的神志回苏作用,鼓励患者咳嗽、咳痰,保持呼吸道通畅。

常用的呼吸中枢兴奋药是尼可刹米注射液,可使呼吸加深加快,改善通气。使用后应密切观察患者的睫毛反应、神志改变,以及呼吸频率、幅度和节律,监测动脉血气,以便调节剂量。如出现皮肤瘙痒、烦躁等不适症状,须减慢滴速。如应用12h以上,患者神志及PaO_2、$PaCO_2$均无改善,则应及时考虑气管插管或气管切开,进行机械通气。

2. 机械通气 机械通气可通过增加通气量和提高适当的氧浓度,在一定程度上改善换气功能和减少呼吸功的消耗,使呼吸衰竭的患者缺氧、二氧化碳潴留和酸碱失调均得到不同程度的改善和纠正。

建立人工气道,分无创通气(面罩)和有创通气。有创通气是指气管内插管或气管切开置入气管套管。气管插管有经口和经鼻插管两种。经鼻插管易于固定,易于耐受,便于吸引或与机械通气时呼吸机连接。气管切开为创伤性措施,且有发生并发症的可能,应根据情况慎重选择。进行机械通气前也可先用手捏简易呼吸囊做辅助呼吸过渡。由于双水平气道正压通气(biphasic positive airnay pressure,BiPAP)在自主呼吸和控制呼吸时均可应用,常协同呼气末正压(positive end-erpiratory pressare,PEEP)或持续正压通气(continuous positive airway pressure,CPAP),直接连接于鼻或鼻面罩上进行机械通气。

(四)纠正酸碱平衡失衡和电解质紊乱

1. 呼吸性酸中毒 积极改善通气、增加肺泡通气量,促进二氧化碳排出。常选用碱性药(5%碳酸氢钠)。

2. 呼吸性酸中毒合并代谢性酸中毒 多为低氧血症所致乳酸血症性酸中毒,主要通过增加肺泡通气量,改善缺氧来纠正。若pH<7.20,应给予碱性药。

3. 呼吸性酸中毒合并代谢性碱中毒　在慢性呼吸性酸中毒的治疗过程中,常由于应用机械通气,使二氧化碳排出太快;补充碱性药物过量;应用糖皮质激素、利尿药,以致排钾过多;或者因为纠正酸中毒,产生低钾血症。护理过程中加强病情评估及药物疗效、不良反应观察。

4. 电解质紊乱　临床上最常见的是低钾、低氯、低钠,应及时纠正。

(五)重要脏器功能的支持

对症处理同时加强肾脏、脑、肝功能尤其是心血管功能的监测。

(六)营养支持

呼吸衰竭患者因摄入热量不足和呼吸功增加、发热等因素,导致能量消耗增加,机体处于负代谢。救治时常规给予高蛋白、高脂肪和低糖类,以及多种维生素和微量元素的饮食,必要时静脉高营养治疗。

(七)脱水治疗

呼吸衰竭时,因肺间质、肺泡以及细支气管黏膜水肿引起肺泡萎陷、肺不张而影响换气功能,又因呼吸衰竭时体内醛固酮增加、机械通气的使用使得血管升压素增多导致水钠潴留。一般主张使用呋塞米等药物利尿脱水。

(八)治疗原发病或控制诱因

1. 控制感染　呼吸道感染是呼衰最常见的诱因,结合痰培养及药敏选择合适抗生素。

2. 病因治疗　积极寻找并去除原发病。

(九)防治并发症

1. 防治消化道出血　关键在于纠正缺氧和二氧化碳潴留。对严重缺氧伴二氧化碳潴留患者,应常规给予西咪替丁或雷尼替丁口服,以预防消化道出血。

2. 防治休克　引起休克的原因很多,如酸中毒、电解质紊乱、严重感染、血容量不足,以及机械通气气道压力过高等,应针对病因采取相应措施。经治疗未见好转,应给予血管活性药如多巴胺、间羟胺(阿拉明)等维持血压。

五、呼吸衰竭的监护

呼吸衰竭的监护是重症监护的主要内容,是呼吸衰竭治疗的一个重要组成部分。

(一)一般监护

及时准确地判断病情的轻重,确定呼吸衰竭的病因,及时发现原发病、呼吸衰竭及治疗过程中发生的并发症。

1. 评判目前的状况,包括临床观察和物理检查。通过观察胸廓的起伏、节律,初步估算患者的潮气量;通过听诊呼吸音大概判断是否存在支气管痉挛、痰液阻塞等情况;观察口唇、指端的颜色,判断有无缺氧现象;观察甲床按压后循环恢复情况了解末梢血流灌注情况。

对氧疗的患者应注意观察氧疗后患者的临床症状和体征的变化,并经常性地监测动脉血气,了解是否发生肺性脑病。氧疗有效的临床表现应包括患者的发绀、心肺体征和呼吸困难症状的改善,根据生理及临床需要来调整吸氧浓度,以维持 $PaO_2 > 8kPa(60mmHg)$ 以上。对 COPD 患者加强氧疗监护的另一个目的是防止氧疗后急剧的二氧化碳升高,出现二氧化碳麻醉。

大多数患者经氧疗后,PaO$_2$ 达到 8kPa(60mmHg)时并不造成二氧化碳潴留和酸血症,部分患者可能有轻微的二氧化碳升高。对吸氧后 PaO$_2$ 升高达到 8kPa(60mmHg)以上的患者,只要 pH 仍正常,即使有 PaCO$_2$ 的升高通常也是可以接受的。若伴有 pH 降低则应给予特殊处理,改用 Venturi 面罩或使用机械辅助通气治疗。对吸氧后若 PaO$_2$ 仍低于 8kPa(60mmHg),只要 PaO$_2$ 升高低于 1.33kPa(10mmHg),pH 在正常范围,则应继续加大吸氧浓度,并监测动脉血气至 PaO$_2$ 达到 8kPa(60mmHg)以上。通常吸氧后 30min,动脉血气可以达到稳定状态。所以,吸氧后观察动脉血气的变化一般在吸氧后 30min 以上测定。

2. 观察胸部 X 线片的变化。

3. 气体交换功能的监测,包括动脉血气分析、脉搏、SaO$_2$ 的连续监测。动脉血气分析是判断患者是否缺氧最客观的依据,也是评价氧疗是否有效最客观的指标。

4. 床旁肺功能测定。小型便携式肺功能仪可测定潮气量、通气量、吸气量、残气量/潮气量、气道压力、气道阻力、胸廓肺顺应性、分流率和气体成分判断。

5. 营养状况。鼓励患者多进高蛋白、高热量、高维生素食物,可选择润肺、化痰、利尿、补钾的蔬菜。必要时给予静脉高营养支持。

6. 水、电解质、酸碱平衡及肝肾功能的监测。

7. 循环监测不断记录心率、血压,必要时床旁监测心电图、中心静脉压、心排血量等。

8. 用药记录。记录用药和生命体征及其他变化的相关性。根据一般监护确定患者是否需要机械通气治疗。

9. 心理支持。呼吸衰竭的抢救,会使患者感到恐惧,极不舒服。此时患者可能完全或部分活动能力丧失,与别人沟通交流不便。因此,医护人员必须在开始治疗前确定目标并仔细判断实现这些目标的可能性,特别是实施人工气道等创伤性治疗前,并主动加强与患者及其家属的沟通。此时,患者对其能否生存会感到焦虑,情绪相对不稳定,迫切希望解除身体上的痛苦。医护人员尽可能及时向患者和家属耐心地介绍病情及治疗进展,不仅可以防止或减轻紧张情绪,而且有助于争取他们的配合。

(二)机械通气期间的护理

在机械通气期间要加强呼吸道和呼吸机管理,如做好呼吸道的湿化、分泌物的吸引,保持呼吸道通畅;呼吸机管道的清洁消毒,避免交叉感染等。特别应加强呼吸和心血管功能的监护,及早发现问题并协助医师妥善解决,从而充分发挥机械通气治疗呼衰的积极作用,减少呼吸机肺炎等并发症的发生。具体护理细则详见"第 3 章第六节机械通气治疗及人工气道管理"相关内容(图 2-6)。

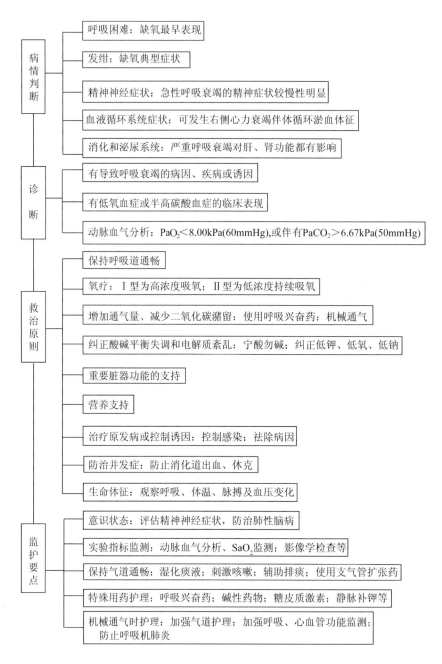

图 2-6　呼吸衰竭护理流程

（岳立萍）

第五节　休克患者的监测及护理

一、概　　述

休克是各种原因引起的有效循环血容量减少,产生组织灌注不足和(或)灌注分布不当,导致普遍的细胞缺氧而产生的急性循环衰竭。有效循环血量明显下降和组织器官低灌注是休克的血流动力学特征,组织缺氧、毛细血管交换功能障碍和细胞受损是休克的本质。休克是临床常见的危重症之一,但其本身不是一种病,而是机体以代谢和循环紊乱为主的一种综合征。休克在平、战时均常见。创伤性休克的发生率在常规战争中占 6%～10%,核战争中占 25%～35%,现代战争中可高达 40%。感染性休克(septic shock)的发生率,在成人监护病房和小儿加强监护病房分别占 4% 和 2%。休克发病的共同环节包含血容量、泵功能、血管张力、血液流变性和微血管壁通透性的改变,多种病因可导致休克的发生,依据休克发生的血流动力学改变,一般将休克分为低血容量性休克、心源性休克、阻塞性休克和分布失调性休克四种类型。

二、病　　因

1. **失血与失液**　失血见于外伤、溃疡出血、食管胃底静脉曲张破裂及产后大出血等。失液见于剧烈呕吐和腹泻、大汗、肠梗阻。

2. **冷热损伤**　大面积烧伤伴血浆大量丢失,引起烧伤性休克,早期与疼痛及低血容量有关,后期继发感染发展为感染性休克;冻伤复温过程过快,可出现血管渗漏,引起低血容量性休克。

3. **创伤**　交通事故、战争及自然灾害时多见。

4. **感染**　革兰阴性菌感染引起内毒素性休克较为常见,但革兰阳性菌引起的休克有增加的趋势。

5. **过敏**　药物、血清制剂或疫苗可以引起过敏性休克,属Ⅰ型变态反应;造影剂椎管内注射既可引起过敏性休克,也可引起神经源性休克。

6. **急性心力衰竭**　急性心肌梗死、心肌炎、心脏压塞及严重心律失常,引起心排血量下降,导致心源性休克。

7. **神经或精神因素**　见于剧烈疼痛、高位脊髓麻醉或损伤、强烈的精神刺激等。

休克的基本分型和常见病因或诱因,见表 2-4。

表 2-4　休克的分型和病因

基本分型	主要机制	常见疾病或诱因
低血容量性休克	全血丢失	胃肠出血/血管破裂/创伤
	胰腺炎/烧伤/肠梗阻	血浆丧失
	急性胃肠炎/中暑	晶体丧失

续表

基本分型	主要机制	常见疾病或诱因
心源性休克	心肌病性	心梗/心肌挫伤/心肌病/毒性心肌抑制
	机械性	瓣膜衰竭/室间膈缺损/室壁瘤/肥厚性主动脉瓣下狭窄/萎缩性心肌病
	心律失常性	快速性心律失常
阻塞性休克	心外阻塞	肺动脉栓塞/艾森曼格综合征/主动脉瘤
	心外压迫	急性心脏压塞/张力性气胸/正压通气
分布失调性休克	系统性炎症反应综合征	感染性/非感染性疾病
	血管扩张	药物、疫苗等过敏
	血管失神经支配	脊髓麻醉/损伤/颅脑外伤/强烈精神刺激
	低肾上腺皮质功能	内分泌疾病

三、病 情 判 断

临床上可以引起休克的病因或诱因很多,无论何种原因引起的休克在临床上均由于主要脏器如心脏、脑、肾、肝以及胃肠道等功能发生变化而出现相应的症状和体征,并随着休克的进展至晚期而发生多脏器功能不全甚至衰竭。但依据不同的病因或诱因,休克也会产生特殊的临床表现。

1. **休克的共性临床表现** 大多数休克早期有交感神经兴奋的症状:如烦躁、焦虑、紧张,面色和皮肤苍白,口唇和甲床轻度发绀,肢端湿冷等,可以有恶心、呕吐、尿量减少、心率增快、呼吸深快,血压正常或偏低,脉压缩小,眼底和甲皱微循环检查见动脉痉挛。随着休克的进展,患者可表现有嗜睡或神志不清,呼吸浅快,脉搏细速,收缩压降至10.7kPa(80mmHg)以下,原有高血压者,收缩压较基础水平下降超过30%,脉压更小。皮肤湿冷、发绀明显,常伴有花纹。尿量更少甚至无尿。

2. **休克的分期分度** 从休克发生的病理生理机制角度,将休克分为代偿期和抑制期,并将休克分为轻、中、重三度,临床上充分认识和掌握不同严重程度休克的临床表现,对于休克的早期诊断和病情判断极为有利(表2-5)。

3. **不同病因休克的特殊临床表现** 依据休克的病因或诱因以及特殊的临床表现,可以鉴别不同原因的休克:低血容量性休克多因大量出血(内出血或外出血)、失水(如呕吐、腹泻、肠梗阻等)、失血浆(如大面积烧伤、烫伤等)等使血容量在较短的时间内骤然减少所致。心源性休克系心搏血功能低下引起,多有心脏病的症状和体征,常继发于急性心肌梗死、心肌炎和心肌病、严重心律失常等。感染性休克常继发于局部(如疖、痈或蜂窝织炎,胃肠道、胆道、泌尿道感染以及肺炎等)或全身性(如败血症)的感染,一般有发热或体温不升,血象升高或粒细胞减少。过敏性休克常因机体对某些药物(如抗生素)或生物制品过敏所致。神经源性休克可由外伤、剧痛、脊髓外伤或麻醉意外等引起。创伤包括各种平战损伤、复合伤以及手术损伤,可以并

表 2-5 休克的分期分度和临床表现

分期	分度	临床表现									估计失血量
		意识	口渴	皮肤颜色	皮肤温度	脉搏(次/min)	血压(mmHg)	甲皱	颈静脉	尿量(ml/h)	
代偿期	轻	神志清,紧张、痛苦	口渴	正常苍白发凉		<100	收缩压正常、脉压小		充盈	正常	<20% <800ml
抑制期	中	神志淡漠	很渴	苍白	发冷	100~200	<90	迟缓充盈	充盈塌陷	25~35	20%~40%(800~1000ml)
	重	模糊,甚至昏迷	更渴或无主诉	显著苍白、发绀	湿冷	细弱或不清	<60	非常迟缓	空虚	少尿或无尿	>40%(>1600ml)

注:1mmHg=0.133kPa

发低血容量性休克和(或)神经源性休克、心源性休克,还可继发感染性休克。

4. 休克晚期　可以出现弥散性血管内凝血和多脏器功能衰竭等。

四、急救治疗

早期诊断是休克治疗的关键。治疗原则为尽早祛除病因;适当补充有效血容量;改善微循环;及时恢复细胞代谢和脏器功能。复杂或严重的休克治疗时要注意标本兼治,内、外科结合,权衡并兼顾局部与全身的关系。

(一)强调休克治疗的时间性原则

无论患者自身怎样代偿,休克一定会对机体造成损害。休克造成的组织细胞损伤或死亡的数量如在50%以内,则脏器功能损害还可能限制在一定范围内,病程尚可以逆转;随着休克持续,细胞缺氧损伤程度加重,范围扩大,最终将不可避免地造成脏器功能的不可逆损害而发生多脏器功能不全综合征(MODS)。因此,现代休克治疗要求争分夺秒,尽快恢复组织、细胞的供氧,休克和可能休克的患者要立即大量吸氧,必要时还应积极采用机械辅助通气治疗,目的是要保持一定水平的血氧饱和度。要立即建立大静脉通路,在采取这些措施的同时,要首先除外是否有张力性气胸、心脏压塞、腹腔脏器出血、严重心律紊乱或过敏等因素的存在。

(二)一般治疗

保持呼吸道通畅,多取平卧位,头及下肢各抬高20°;镇静、制动、镇痛、吸氧、保温等。

(三)病因学治疗

1. 低血容量性　及时补充血容量,控制内、外出血。

2. 心源性　积极改善心功能。

3. 阻塞性休克　解除心血管的阻塞和压迫。

4. 感染性　清创引流,应用抗菌药物。

5. 创伤性　损伤控制(damage control)策略。包括迅速地临时止血,阻止肠漏等并尽快关闭腹腔,送入ICU。

6. 过敏性　去除过敏原,H_1受体阻滞药、激素等的拮抗治疗。

(四)发病学治疗

1. **扩容治疗** 除心源性休克外,扩容是休克复苏的基本措施之一。大多数休克或多或少要进行扩容治疗,尤其是低血容量性休克。扩容治疗要解决以下三个问题。①补什么:扩容时晶胶体比例(3~2.5):1,根据丢失或缺乏的主要成分,相应选择以下液体:全血或血浆、羟乙基淀粉(706代血浆)、7.5%氯化钠、平衡液或糖水;有条件时还可进行自身体液的回输。②补多少:遵循补液治疗的基本原则,量出为入,一般维持血细胞比容33%左右(30%~35%)为宜;血容量补足与否要结合临床观察。③怎么补:扩容的速度除了结合临床表现,还可依据不同的条件,参照以下血流动力学参数。a. 中心静脉压(central venous pressure,CVP)与补液的关系:依据CVP作冲击补液试验,以CVP作冲击补液指标。b. 以肺动脉楔压(pulmonary artarial wedge pressure,PAWP):作冲击补液指标。

2. **血管活性药物治疗**

(1)应用原则:尽可能在补足血容量的基础上采用,须正确处理血压与组织灌注的关系。休克早期微血管处于痉挛状态,可用血管扩张药。休克中期可联合使用血管收缩、扩张药,必要时加用正性肌力药物。休克晚期以血管扩张药和正性肌力药为主。应用血管活性药物必须在补足血容量的基础上(特别是血管扩张药)。在无法及时补充血容量时,可考虑短时间使用血管收缩药。血管收缩药与扩张药效果应根据病情、监测指标调整。

(2)常用药物:①盐酸多巴胺注射液(dopamine)以升压为主,量效关系如下:$<2\mu g/(kg\cdot min)$兴奋静脉α_2受体,中心静脉压升高;$2\sim5\mu g/(kg\cdot min)$兴奋肾多巴胺受体,利尿作用;$5\sim10\mu g/(kg\cdot min)$兴奋多巴胺和$\beta$受体,强心作用;$>10\mu g/(kg\cdot min)$兴奋多巴胺和$\alpha$受体,收缩血管。②盐酸多巴酚丁胺注射液(dobutamin)以强心为主,量效关系如下:$<5\mu g/(kg\cdot min)$兴奋α和β受体,心脏收缩力加强,心率加快;$5\sim10\mu g/(kg\cdot min)$兴奋$\alpha$和$\beta_2$受体,强心、升压同时血管阻力无变化;$10\sim15\mu g/(kg\cdot min)$,峰值正性肌力作用。③注射用氨力农(氨联吡喹酮)(amrinone)强心扩血管。作用机制:磷酸二酯酶抑制药导致细胞内和肌质网$[Ca^{2+}]\uparrow$,引起心肌收缩力加强,平滑肌松弛,血管扩张。临床用法:负荷量0.75mg/kg,维持量$5\sim10\mu g/(kg\cdot min)$,必要时$20\sim30min$重复;直接用$40\mu g/(kg\cdot min)$静脉滴注;不需要立即起效或反应则用$10\mu g/(kg\cdot min)$静脉滴注;与去甲肾上腺素合用能增加氧输送和氧消耗。主要不良反应是心律失常。

3. **纠正酸中毒** 休克时组织灌注不足所造成的乏氧代谢和少尿均可引起体内酸性代谢产物堆积而导致酸血症。酸性内环境对心肌和血管平滑肌、肾功能有抑制作用,尤其当pH<7.10时会严重影响细胞代谢,使其处于停滞状态,难以维持生命。因此,纠正酸中毒是休克复苏的主要措施之一。毫无疑问,纠正酸中毒的根本措施是改善组织灌注,但与此同时适时和适量地给予碱性药物也是必要的。使用碱性药物须首先保证呼吸功能完整,否则会导致二氧化碳潴留和呼吸性酸中毒,因此,碱性药物应在明确代谢性酸中毒和保证通气良好的情况下使用。最初使用剂量可按$1mmol/(L\cdot kg)$输注,然后根据血气检查结果进行追加用量。目前对酸碱失衡的处理多主张"宁酸勿碱"原则。按照氧解离的规则,酸性环境能增加氧与血红蛋白的解离从而增加向组织释氧,对复苏十分有利。研究证明,pH降至7.25时,对心血管系统和血管活性药物发挥作用无不利影响。因此,对于pH>7.20的酸血症不必用碱性药物纠正。

(五)改善细胞代谢

ATP 是细胞主要的能量来源,休克时细胞内贮存的 ATP 被耗竭而难以补充,造成细胞功能低下,因此补充外源性的 ATP 十分必要。除供能以外,ATP 与细胞表面的 ATP 受体结合能使细胞膜蛋白磷酸化,而有利于恢复膜的正常功能;外源性 ATP 进入细胞后,还有可能发挥激发效应,加快细胞内 ATP 合成。单独的 ATP 制剂难以发挥作用,应使用 ATP-$MgCl_2$,加入 Mg^{2+} 后,能防止 ATP 被血中 Ca^{2+} 螯合,而更有利于受损细胞对 ATP 的摄取和降低 ATP 的降解速率。另外,Mg^{2+} 还有扩血管作用,辅助某些对 Mg^{2+} 依赖的脱氢酶,如作为 α-酮戊二酸脱氢酶的辅助因子,因此能够改善线粒体的功能。

(六)防治并发症

尤其强调感染和多脏器功能不全综合征的防治。

五、监 测 护 理

随着对休克微循环细胞水平的广泛深入的探讨和应用各种先进仪器设备监护的进展,在病情观察、治疗、用药等方面提出了一些新的措施和看法,休克的治疗效果也为之改观。在休克的治疗中,常常会发现一些矛盾,在循环血量不足的情况下,大量晶体或胶体液的灌注可导致肺的损害和周围组织的严重水肿。而过少灌注又不能维持有效的循环血量,要取得最佳治疗效果,就需要严密的临床监测和分析手段。

(一)基础监护

包括意识表情、周围循环、指(趾)端体温、血压、心率和尿量的改变。这些指标都在一定程度上说明病情的进展和休克的转归,详细的动态变化记录提供着十分重要的治疗依据。如在休克早期,血容量下降时,机体的调节作用使血液重新分配,脉搏的变化往往先于血压的波动,表现为心率增快。而当脉细弱如丝时又多为休克的晚期指标,但尚不足以反映休克的严重程度。血压在休克时是伴随血量的缺失而同步下降的,应用舒缩血管药皆可维持血压,而现多认为扩血管药可使血压降低,但使微循环改善。尿量是反映生命重要脏器血流灌注状态的最敏感指标之一。对每小时尿量的观察已被列为危重患者的常规监测手段。每小时尿量<30ml,提示血容量不足或心缩无力。尿量极少或无尿,提示血压<8.00kPa(60mmHg),肾动脉极度痉挛,尿量同时可间接反映血压的变化,如每小时在 20~30ml,血压多在 10.7kPa(80mmHg)左右。

(二)血流动力学监测

休克的血流动力学表现有两个类型,即"高动力型循环"和"低动力型循环"。前者是指具有较高的心排血量和较低的体循环阻力,而后者则具有低的心排血量和高的体循环阻力。

1. 中心静脉压　反映血容量、回心血量及右心功能的指标。对指导休克中的扩容治疗,目前认为 CVP 仍是一个简便而准确的有价值指标。

2. 肺毛细血管楔压(PCWP)　较 CVP 更准确反映左室舒张末压(left ventricular end diastolic pressure,LVEDP)。影响因素包括胸腔压力、肺循环栓塞、二尖瓣病变等;其正常值为 0.8~1.56kPa(6~12mmHg),如>4kPa(30mmHg),提示肺水肿,<0.8kPa(6mmHg),提示相对容量不足。值得注意的是,孤立的中心静脉压和肺毛细血管楔压数值意义非常有限,应结

合临床进行连续、动态的观察。

3. 心排血量(cardiac output,CO) 是衡量心脏功能状况的综合性指标,成人正常值为 $4\sim6L/min$,在高动力型循环可高达 $10L/min$ 以上,而在低动力型循环则可低至 $2L/min$ 以下。心排血量受回心血量(前负荷)、心肌收缩力、心血管顺应性、心率、心脏排血时须克服的阻力(后负荷)及外周组织代谢的氧需求和氧耗等诸多因素的制约,因此不但维持,甚至确定适宜的心排血量都是比较复杂的问题。在休克患者心排血量降低往往是循环血量不足或心功能抑制的可靠指标,但在感染性休克时,心排血量往往增高。其与肺毛细血管楔压构成的心功能曲线用以分析心功能状态在临床中非常实用。

(三)氧输送-氧消耗监测

通过气囊漂浮导管采集肺动脉的混合静脉血,测定静脉氧饱和度(venous oxygen saturaation,SvO_2)及混合静脉氧分压(patial oxygen pressare in mixed venous blood,PvO_2),判断肺毛细血管与组织之间的氧供情况。在氧输送不足时,外周通常要通过增加氧提取以尽可能减轻缺氧,从而导致 SvO_2 值下降。正常的 SvO_2 约为 0.75,满意的复苏应使 SvO_2 接近这个数值。但脓毒性休克存在细胞摄取和利用氧的障碍,因此即使在组织严重缺氧时,SvO_2 也处在较高的水平,对此应予注意。总耗氧量由心脏指数及肺泡-动脉氧分压差的乘积获得,正常为 $150ml/(min\cdot m^2)$,$<115ml/(min\cdot m^2)$ 时,提示氧输送严重障碍。

(四)血液检验

1. 动脉血气分析及血清离子测定 血气分析是判断肺功能状态的最基本指标。在休克治疗中,根据其分析值应积极纠正酸中毒和低氧血症,当 $PaO_2<8.0kPa(60mmHg)$,顽固低血氧难以纠正时,提示 ARDS 的存在,应予机械通气治疗。$PaCO_2$ 在休克时一般正常或轻度降低,在通气良好时,$PaCO_2$ 上升至 $6.67kPa(50mmHg)$ 以上,提示严重肺功能不全。

2. 血细胞比容(hematocrit,Hct)和血红蛋白 为扩容治疗及选择液体成分的主要指标之一,Hct升高提示血液浓缩,血浆丢失多于血细胞。Hct 下降 3%～4%,失血量约为 500ml。正常血红蛋白是保证氧输送的基本条件,血红蛋白下降 1g/L,失血量在 400ml 左右。

3. 纤维蛋白原、血小板及其他凝血因子 数值明显降低,凝血时间延长,提示 DIC 的发生。

4. 动脉血乳酸浓度 为休克预后的判断依据,正常为 $0.4\sim1.5mmol/L$,在危重患者允许达到 $2mmol/L$,其值的增高与死亡率成正比。

(五)胃肠黏膜内 pH 测定

目前,临床上能够证实隐性代偿性休克存在,并可指导该型休克复苏的唯一方法是进行胃肠黏膜内 pH 的测定。隐性代偿性休克是指血压正常、心率<100/min、尿量>30ml/h,且无高乳酸血症和血流动力学紊乱,但胃肠道仍处于缺血状态的休克。该型休克可以出现在休克的早期,也可以发生在传统休克复苏之后,该休克类型的提出对休克复苏提出了更高的要求,即不但要求纠正显性失代偿性休克,而且也要纠正隐性代偿性休克。新近开发的自动空气胃黏膜张力测定技术从根本上解决了以往盐水注入测定方法中 PCO_2 测定的可靠性问题,并使其作为标准方法常规应用于临床内脏灌注监测成为可能(图 2-7)。

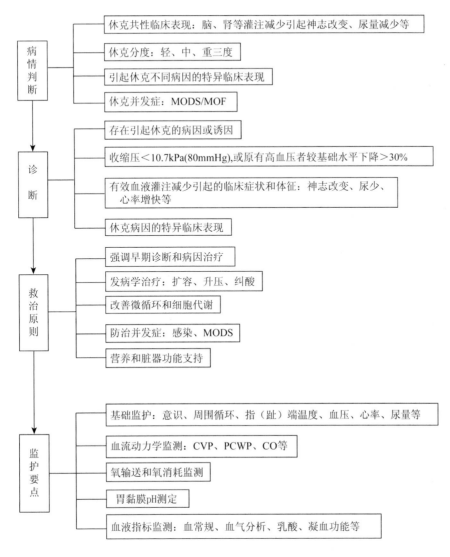

图 2-7　休克救护要点流程

（邵小平）

第六节　多发伤患者的监测及护理

一、概　　述

多发伤是指在单一致伤因素作用下,机体同时或相继有两个或两个以上的解剖部位或脏器受到损伤。多发伤的概念应包括三方面内容:①两个以上解剖部位同时或相继发生创伤。②各个创伤即使单独存在,也不能被视为轻微创伤,而是具有一定临床重要性的较严重创伤,亦即单个创伤就可能对生命构成威胁或导致残废。③各个创伤均为同一致伤因素所造成。凡具备下列内容两项或两项以上者可定为多发伤。

1. *颅脑创伤*　颅内血肿、脑挫裂伤或颅底骨折者。

2. 颌面部创伤　颌面部开放性骨折并大出血。

3. 颈部创伤　颈部创伤伴大血管损伤、创伤性血肿或颈椎损伤。

4. 胸部创伤　多发性肋骨骨折、血气胸、肺挫伤、纵隔气肿、心脏大血管损伤、膈肌破裂、连枷胸或心脏压塞。

5. 腹部创伤　腹腔内出血、内脏损伤。

6. 骨盆部创伤　骨盆骨折伴后腹膜血肿及休克。

7. 泌尿系创伤　肾脏创伤、膀胱破裂、子宫破裂、尿道断裂或阴道撕裂伤。

8. 脊柱创伤　脊柱骨折伴神经系统损伤。

9. 四肢创伤　肢体开放性骨折、肩胛骨或四肢长骨干骨折。

10. 软组织创伤　广泛性软组织损伤伴大出血或挤压综合征。

11. 肢体血管创伤　肢体血管主干的开放性创伤。

多发伤常由交通事故、高处坠落、埋压、爆炸等因素引起。据统计严重创伤中 29%～32% 为多发伤,而多发伤的 60%～70% 为交通事故伤,其他为坠落伤,战时由于枪弹爆炸产生大量弹片致伤,多发伤就更为多见。多发伤时各部位伤中以头颅伤和四肢伤最为多见,而头颅伤往往又是多发伤死亡的主要原因。严重多发伤伤情危重,机体应激反应严重,休克率高且往往伴有严重低氧血症,故死亡率高。根据临床统计总结,可归纳出三个多发伤死亡高峰:①第一死亡高峰,出现在伤后数分钟内,为即刻死亡。死亡原因主要为脑、脑干、高位颈椎的严重创伤或心脏、大动脉等血管撕裂伤,往往来不及救治而死亡。②第二死亡高峰,出现在伤后 6～8h。死亡原因为脑内、硬脑膜下及硬脑膜外血肿,血气胸,肝、脾破裂,骨盆及肢体骨干骨折所致的大出血,如运送及时,抢救得当。上述大部分创伤可免于死亡。创伤急救的主要对象也指这些创伤,故有人把此段时间称为抢救的黄金时间。③第三死亡高峰,出现在伤后数天或数周内。死亡的主要原因为严重创伤后引发的重症感染和器官功能衰竭,故而现代创伤急救的另一项重要任务就是在院前急救和院内急救过程中,注意防止此类死亡原因的发生。

二、病情判断

由于多发性创伤受损部位多,兼之开放性创伤与闭合性创伤同时存在,明显创伤与隐匿创伤共存,而且大多数伤员伤势危重,不能主诉伤情等,临床常易漏诊与误诊,尤其对颅、胸、腹三腔内出血与损伤的漏诊将导致严重后果。另一方面,严重多发性创伤往往需要手术处理,但是,由于各个创伤的严重程度、部位和累及的脏器与深部组织的不同,故对危及生命的创伤处理重点和先后次序也不一样,往往此时某个创伤对生命威胁较大而予优先处理,而同时很快又有某个创伤较之前者对生命的威胁更大,若处理不当,容易把非严重创伤部位给予优先处理,而忽略了外表不严重但实质上是威胁生命的创伤。因此,多发伤尤其是严重多发伤具有容易被漏诊、误诊和出现治疗矛盾的临床特点,处理不当将直接导致严重的临床后果,故而要求医护人员在诊治多发伤患者时务必做到细致检查和准确判断伤情。对于多发伤患者的病情判断,应在检查与诊断中注意以下几个方面的内容。

(一)详尽地了解病史

因严重多发伤患者伤情危重,常须迅速进行抢救,故而在急诊室应当是急救措施、诊断检查与病史了解同时进行。若患者有意识障碍,则完整地收集病史更为困难,需要尽力向家属或护送人员询问。通过详细询问病史,分析受伤机制,了解伤后出现的症状以及现场处理的方式、方法等,对诊断具有重要的指导意义。所以,在急救过程中应结合临床检查,对可疑或不明确的问题反复多次询问病史,以达到做出全面正确诊断的目的。

(二)就诊后的初步检查

多发伤伤员送抵急诊室后,接诊医师首先应注意伤员的神志、面色、呼吸、血压、脉搏、体位、出血、伤肢姿态、有无大小便失禁、衣服撕裂和血迹、呕吐物污染等情况,以大致估计伤员的全身情况和危及生命的致命伤及其部位,为采取急救措施提供依据。

(三)迅速检查伤员

在急诊抢救的同时医师应对伤员做全身检查,检查的关键是致命伤,尤其是呼吸道是否通畅,判断出血与休克程度。检查时必须暴露伤员全身,切记不能忘记检查背部。对重危伤员的检查,为了不至遗漏重要伤情,推荐使用"CRASH PLAN"检查常规,其意义是:C=cardiac(心脏),R=respiration(呼吸),A=abdomen(腹部),S=spine(脊柱、脊髓),H=head(头颅),P=pelvis(骨盆),L=limbs(四肢),A=arteries(动脉),N=nerves(神经)。如能熟记,紧急情况下可在数分钟内对呼吸、循环、消化、泌尿、脑、脊髓和四肢骨骼系统进行必要检查,然后再对可疑的隐蔽部位进行重点或特殊检查,减少漏诊机会。

(四)需要重视的临床表现

为指导多发伤的分类,确定危急重症,根据临床表现,应先注意以下症状并予解释。

1. **最应优先重视的症状** ①急性呼吸困难,尤其是合并发绀与喘鸣者;②抽搐发作,其原因有颅脑损伤、缺氧等;③昏迷;④休克;⑤严重出血;⑥高热或低温。

2. **较次要的症状** ①清醒程度减退;②胸痛;③呼吸困难与发绀;④出血;⑤持续呕吐;⑥严重疼痛;⑦发热。

3. **应该注意的症状** ①定向力障碍;②胸痛或腹痛;③心动过速。

(五)全身各系统详细检查

必须基于经过一段抢救、患者情况好转后。

(六)正确估计伤情

根据检查所见,对伤情作出全面而正确的估计,尤其是休克的严重程度和各个重要脏器的功能状态,对各部位创伤的轻重也要做出适当评价。值得注意的是,在判明患者全身情况时,要与全身各部位伤情联系起来做全面考虑,如果现存伤情和严重度与全身情况不符时,应警惕其他部位或脏器是否另有损伤,这就需要对其损伤程度做连续的动态估量。因为即使在全身各系统全面检查后得出的估量也不够完善,主要在于:①有些深部而隐蔽的创伤在检查时其体征还不明显;②继发性损伤的发生;③创伤后出血性休克和其他应激反应的动态表现;④对治疗的反应。

对严重多发伤重新估计与检查的重点为:①腹膜后内脏创伤;②软组织损伤合并邻近内脏损伤。

(七)辅助检查

为正确估计伤情,辅助检查可按以下顺序进行。

1. **来诊后的即刻检查** 伤员来诊后,在急诊抢救和全身检查的同时,立即进行如下各项检查:①检查血型并交叉配血;②动脉血气分析;③血常规、血细胞比容、凝血和生化检查;④尿常规、尿量和尿比重检查;⑤中心静脉压监测;⑥心电监测;⑦施行各种诊断性穿刺,如腹腔穿刺、胸腔穿刺、脑脊液检查等。

2. 可稍后延迟的检查 经过急救处理后,伤情允许且在严格控制适应证情况下可做如下检查:①X线片检查;②各种造影检查,如颈动脉造影、膀胱造影、肾盂造影、静脉造影、动脉造影、食管造影等;③B型超声波检查;④CT或MRI检查。此类检查如果在病情紧急需要、医院条件良好且不耽误抢救时,部分也可纳入来诊后的即刻检查。

(八)临床检诊时易犯的错误

1. **迷惑于表面现象而忽略了真正的危险** 由于严重多发性创伤早期各损伤部位所表现的症状与体征不一定与临床严重程度相平行,某些伤情由于表浅明显而最易引起人们注意,而一些体腔内大出血、心肺严重挫伤、腹部穿孔伤等在重度休克时外观并不明显,但潜伏着危险,如把注意力集中于前者而忽略了后者,后果将十分严重。因此急诊医师应养成习惯,对任何创伤伤员,首先应检查其生命体征,在情况相对稳定后或急救的同时,应仔细系统地检查全身各部位,一时不能排除的损伤应继续严密观察,特别是颅、胸、腹三大体腔内脏器的损伤,早期不一定有典型症状和(或)体征,更应反复多次检查。

2. **颠倒了诊断与抢救的关系** 平时的外科医疗程序是"诊断－治疗",但在严重创伤患者中却是抢救先于一切,应该是"抢救－诊断－治疗"或抢救与伤情估计同时进行。详细的诊断和确定性治疗,必须在抢救工作获得一定成效后才着手进行,绝不能因为诊断而延误了抢救时机。

3. **满足于发现某些部位或脏器损伤** 现代创伤常为联合伤与多发伤,如果仅限于某些表面现象而忽略了全身检查,必将造成漏诊与误诊,贻误伤员救治。

4. **进行辅助检查占用抢救时间** 依靠传统的视、触、叩、听等物理检查一般不难得出对损伤的初步印象,而全面的、精确的诊断往往须借助于多种辅助检查,但除非十分必要,不一定在创伤早期即予实施,特别是一些需要搬动伤员至特殊检查场所的更应慎重。而且过多的辅助检查必然浪费伤后抢救的宝贵时间,不利于挽救伤员生命、防治感染和保留功能。需要搬动伤员检查的项目,原则上应在伤员生命体征稳定后进行。诊断已相当明确的伤员不必再做过多的辅助检查,可以立即果断地采取诊断与抢救并进的措施。

5. **忽略早期并发症** 严重多发性创伤早期即可发生某些并发症,如长骨骨折后的脂肪栓塞综合征、挤压伤后的急性肾衰竭、严重肿胀引起的筋膜间隙综合征、颅脑伤后的脑疝形成、心包内出血导致的心脏压塞等,这些并发症都可能造成伤员残废与死亡。如只注意原发伤而不留意继发的并发症,将出现严重后果。

6. **忽略某些检查可能导致的危险** 有些检查可能诱发重大的、甚至危及生命的危险,如颈椎骨折脱位,在没有良好牵引固定时做各种体检即有可能挫压颈髓而导致呼吸停止;长骨骨折的异常活动试验引发的疼痛可加重休克或刺伤邻近的血管神经,甚至引发脂肪栓塞综合征等。像此类检查,临床应特别注意,可不做应尽量不做。

三、监测与护理评估

(一)目的

急性生理与慢性健康状况评分(acute physiology and chronic health evaluation,

APACHEⅢ）是用于危重患者病情分类评定及预测预后的一种权威的评分方法,有助于临床客观地制订和修正医疗护理计划,为提高医疗质量、合理利用医疗资源和确定最佳出院时机或选择治疗的时间。

（二）方法

APACHEⅢ由急性生理学评分（acute physiology score,APS）（表 2-6）、年龄及慢性生理学评分（chronic physiology score,CPS）（表 2-7）三部分组成。APS 为 12 项参数（均为入 ICU后前 24h 内最差者,具体参数详见表 2-6）,每项分值仍为 0～4 分,总分值 0～60 分。年龄分值 0～6 分,CPS 分值 2～5 分。APACHEⅢ的总分值为 0～71 分,分值越高病情越重。此外,APACHEⅢ还提出了计算每一个患者死亡危险性（R）的公式:

In(R/1－R)＝－3.517＋（APACHE 得分×0.146）＋0.603（仅限于急诊手术后患者）＋患者入 ICU 的主要疾病得分

将每一患者 R 值相加,再除以患者总数,即可求出群体患者的预计病死率。判断一种疾病的严重度分类系统是否有效,取决于其能否准确地预计患者的病死率。

表 2-6　APACHEⅢ——急性生理学（APS）评分标准

参数	分值				
	0	1	2	3	4
T（直肠℃）	36.0～38.4	34.0～35.9	32.0～33.9	30.0～31.9	≤20.9
				39.0～40.9	≥41.0
MAP（kPa）	9.33～14.53	6.67～9.20	17.30～21.15		≤6.53
			14.1～17.6		≥21.30
HR（次/min）	70～109	56～96	40～54		≤39
			110～139	140～179	≥180
RR（次/min）	12～24	10～11	6～9	35～49	≤5
（非 MV 或 MV）		25～34			≥50
PaO₂（kPa）	＞9.33	8.113～9.33		7.33～8.00	≤7.33
（A-a）DO₂（kPa）	＜26.67		26.67～46.53	46.67～66.53	≤66.67
pH	7.33～7.49	7.50～7.59	7.25～7.32	7.15～7.24	≤7.15
				7.60～7.69	≥7.70
Na⁺（mmol/L）	130～149	150～154	120～129	111～119	≤110
			155～159	160～179	≥180
K⁺（mmol/L）	3.5～5.4	3.0～3.4	2.5～2.9	6.0～6.9	≤2.5
		5.5～5.9			≥7.0
Cr（mol/L）	53.04～123.76	＜53.04	176.80～300.56		≥309.40
				132.6～167.96	
Hct（%）	30.0～45.9	46.0～49.9	20.0～29.9	＜20.0	
			50.0～59.9		≥60.0
WBC（×10⁹/L）	3.0～14.9	15.0～19.9	1.0～2.9	＜1.0	
			20.0～39.9		≥40.0
GCS	等于 15 减去实际 GCS 分值				

注:①T. 直肠温度;MAP. 平均动脉压;HR. 心率;RR. 呼吸;PaO₂. 动脉血氧分压;（A-a）DO₂. 肺泡动脉氧分压差;Na⁺. 血钠浓度;K⁺. 血钾浓度;Cr. 肌酐;Hct. 血细胞比容;WBC. 血白细胞计数;GCS. 格拉斯哥评分。②MV. 机械通气,FiO₂≥0.5 时记录（A-a）DO₂,FiO₂＜0.5 时只记录 PaO₂;急性肾衰竭（肾衰）时 Cr 分值加倍

表 2-7　APACHEⅢ——年龄及慢性健康状况(CPS)评分表

年龄(岁)	分值	慢性健康状况	分值
≤44	0		0
45～54	2	择期手术	2
55～64	3		3
65～74	5	非手术或急诊手术	5
≥75	6		6

注:指有严重器官功能不全或免疫抑制者,既往健康者除外

(三)注意事项

1. 尽管 APACHEⅢ仍采用了患者入 ICU 后第 1 个 24h 最差的 12 项 APS 分值,但认为,如果 APACHEⅢ能在急诊室或患者入 ICU 时进行评定则意义更大。因为这样可以最大程度地消除治疗对评分结果的影响,因此他们推荐使用患者入 ICU 时的 APS。

2. 对危重病患者进行评估时主要针对患者病情紧急的程度,即是否需要立即开始治疗。当患者病情非常紧急时,开始治疗前可能没有时间采集完整的病史或进行详细的体检。

四、急救治疗原则

由于多发伤具有生理紊乱严重、休克发生率高、病情变化快、容易漏诊、处理顺序上存在矛盾、伤后并发症和病死率高等临床特点,因此其急救也就具有突发性和机动性强、工作强度大、要求多专业多学科协作、技术复杂和工作连贯性、继承性强等特点。多发伤的救治是一个综合过程,包括呼吸循环功能支持、肾功能保护、损伤控制及内环境平衡的维持等,不仅需要对不同创伤进行修复,更重要的是须注意患者的生理支持,同时应组织医院有关各科有效合作。首要任务是保全患者生命,减少残废,防止伤情恶化。伤员来诊后,在急救的同时应重点检查,对各部位创伤及严重性迅速进行判断,优先处理威胁生命的创伤,使需要优先处理的创伤确实获得优先处理。在解除当时对生命威胁最大的创伤后,原先处于次要地位的伤情就可能上升至主要地位,例如解除了窒息的威胁,休克就成为必须立即处理的情况,否则伤员未死于窒息,仍可能死于休克。尤应注意的是一种情况可以掩盖或转变为另一种情况,如果事先毫无预见而处理不及时,也可造成严重后果,例如,历时较久的休克虽被纠正,继之而来的就可能是创伤后急性呼吸窘迫综合征或急性肾衰竭,所以抢救的同时要充分预见并采取适当措施,尽可能减少此类严重并发症的发生。

1. 维持呼吸道通畅,解除窒息　多发伤特别是头、颈、胸部创伤者,维持呼吸道通畅必须占优先地位,其处理原则如下:①迅速清除口咽腔凝血块、呕吐物及分泌物,即刻做气管内插管,吸除下呼吸道异物后,用呼吸机进行机械通气,必要时吸氧。②对颈椎、喉部创伤者,早期可做环甲膜切开或气管切开术。

2. 积极抗休克治疗　根据多发伤休克各阶段的病理生理特点,目前提出了对非控制性出血多发伤休克的低压、延迟液体复苏新原则,主张在得到确定性止血前,应给予少量的平

衡盐液维持机体基本需要,在止血后再进行容量复苏,而过早地使用大量平衡盐液或高渗盐液、血管活性药物及抗休克裤等提升血压,并不能从根本上改善休克、提高患者的存活率,相反有增加病死率和并发症的危险。许多动物实验和临床研究证实了这一新原则在多发伤休克液体复苏中的有效性,并有益于改善患者预后。需要指出的是目前临床上多发伤休克在控制出血前行低压、延迟复苏的观点并未被普遍接受,对于此类患者控制活动性出血比容量复苏更为紧迫和重要。低压、延迟复苏新概念的提出仍是以纠正组织缺氧和氧债为目标,最终目的是要保护重要脏器系统功能,避免发生多脏器功能不全/衰竭,减少多发伤严重并发症,但低压、延迟复苏过程中究竟应维持血压在什么水平、患者的耐受时间有多长等问题,仍需要进一步的研究。

3. 彻底止血　应用多种方法,尽快止血。

4. 正确处理各部位创伤　由于各部位创伤大多需要手术处理,因而在抢救严重多发伤过程中,既要重视并优先处理全身的危重情况,也要安排各部位创伤的处理问题。积极的复苏治疗,就是为了改善患者的生存状态,使之比较安全地接受手术治疗。要求在全身治疗的同时,密切观察患者的伤情发展趋势,以便寻求施行手术的良好时机。

合并休克伤员循环稳定,适宜手术的主要指标为:①收缩期血压回升并维持在 10.7kPa (80mmHg)以上,脉压差 ＞2.67kPa(20mmHg);②脉搏 ＜120/min,手足变暖,中心静脉压 ＞0.400kPa(3mmHg)。但是,伤口巨大、出血严重或脏器损伤出血严重不能控制时,要达到上述指标是不大可能的,必须果断决定在抗休克治疗的同时进行手术,切不可犹豫而错失良机。

手术时决不能因伤情重而草率行事,无论是闭合伤的术前准备、开放伤的彻底清创以及正确掌握手术技巧、加强无菌观念等都应严格遵循外科基本原则,以免术后感染等并发症的发生。

严重多发伤优先处理的顺序合理与否是抢救成功的关键。凡是影响循环、呼吸功能的创伤,如胸部伤、颈部伤、阻碍呼吸的颌面伤等,必须及早给予处理;有严重出血的创伤也需要立即处理。有人提出按胸、头、腹、四肢或胸腹、头、四肢的顺序处理,但究竟何者为先,则必须根据具体情况做出决定,如两种伤情均危及生命,应争分夺秒地同时进行手术抢救。现代创伤与急救对严重多发性创伤的处理原则是必须依据伤员病情的轻重缓急不同类型予以恰当处理,既要解决实际问题,又要使有限的人力与物力发挥最大效益。大多数学者均主张分为三个处理步骤,即紧急处理、优先处理和及时处理。紧急处理包括:①解除窒息;②制止大出血;③解除心脏压塞;④封闭开放性气胸和引流张力性气胸;⑤解除过高的颅内压。优先处理包括:①腹部脏器伤;②有止血带的血管伤;③严重挤压伤;④开放性骨折、关节伤和严重软组织开放伤;⑤合并休克伤员。及时处理包括:①没有颅内压增高的颅脑伤和脊髓损伤;②一般的非脏器损伤;③无窒息和无大出血的颌面颈部伤;④烧伤。创伤处理必须把挽救伤员生命放在第一位,保留肢体、防治感染、避免和减少残废依次放在第二、三、四位,力争四个要求都能达到,但遇到治疗矛盾时,应权衡利弊,如宁愿截肢也不可因保留伤肢而危及伤员生命。

5. 注意预防并发症　严重多发伤患者早期处理不当或创伤本身很严重时,虽经积极救治,仍可发生并发症。因此,应加强对并发症的监测与治疗。

6. 手术后的监测与处理 严重多发性创伤经抢救或手术处理后,并不表明治疗已经结束,而是全身治疗的开始。因为创伤、休克、重要脏器功能紊乱和多部位手术造成的组织破坏,再加上失血、缺氧等一系列打击,使机体抵抗力受到严重破坏,如手术后不及时监测与纠正,可能会使已经稳定的伤情再度恶化,甚或造成死亡。所以,此类伤员术后进入病房或 ICU 后,应对伤员的呼吸、循环、肝肾功能等进行全面系统的监测,分析其结果并修订治疗措施,对挽救伤员生命具有十分重要的意义。

五、监 测 护 理

多发伤的特点是伤情重、变化快,医护人员必须密切监护患者的病情变化。常见的监护项目包括以下几项。

1. 一般情况评价 护士按照一问、二看、三摸、四测、五穿刺的顺序协助医师进行检诊,作出初步判断,明确处理重点。对危重伤员观察的重点是意识、瞳孔、呼吸、血压。尤其是闭合伤、内脏破裂,致伤后易被易发现的创伤所迷惑,从而忽略了内脏或其他部位的损伤,以致早期抢救的忽视。

2. 呼吸系统监测 见本章第四节呼吸衰竭患者的监测及护理相关内容。

3. 循环系统监测 评估心血管系统功能须全面检查心血管功能状态,包括对生命体征和尿量的观察、对 ECG 结果的对比观察、胸部 X 线检查、血电解质检查及重新评价现用和以往的药物治疗。如患者血流动力学不稳定,则需要评估全身循环血容量和心室功能。无创性血压评估可能不准确,动脉内血压有创监测更为准确,并可以更好地指导调整血管活性药物的应用。对危重患者需要 Swan-Ganz 导管有创血流动力学监测,来测定肺循环压力和心排血量。

4. 肾功能监测 见本章第十节"急性肾衰竭患者的监测及护理"相关内容。

5. 中枢神经系统监测 脑外伤或创伤性脑缺氧常使颅内压增高,导致脑组织血流减少,通过正常代偿机制,往往促使心率和心肌收缩力增加来提高心排血量,呼吸系统也将通过代偿来提高血液内氧容量,其结果是出现 Cushing 三联症:血压升高、呼吸模式改变和脉率减少。所以可通过呼吸、血压、脉搏和神经检查来评价中枢神经的伤情。应当注意,快速的脉率是一个严重的体征,除非是由于头部损伤以外的原因,如其他部位的出血,否则持续的颅内压升高能导致心动过速,常是临终前表现。头部创伤患者的意识水平及变化的观察在监测中是最有价值的,集中评价时可采用 Glasgow 评分方法。

多发伤救护流程,见图 2-8。

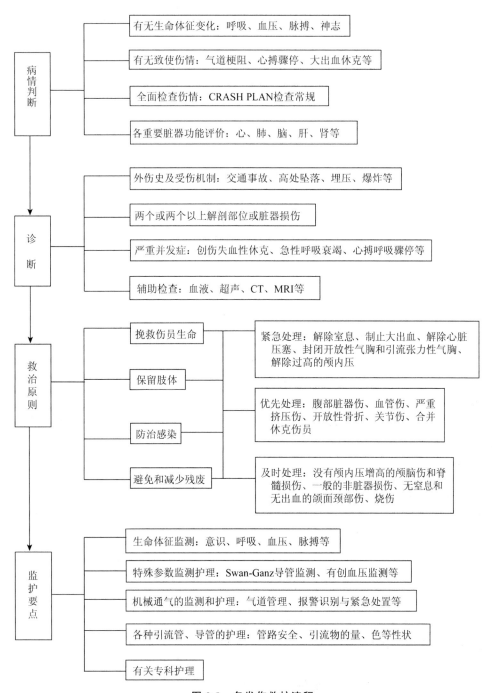

图 2-8　多发伤救护流程

（邵小平）

第七节　重型颅脑损伤患者的监测及护理

一、概　　述

颅脑损伤为一种常见的部位伤,由于伤及中枢神经系统,故其死亡率和致残率均明显高于其他部位伤。无论在平时还是战时,颅脑损伤的发生率都较高,可占全身各部位伤的20%,仅次于四肢骨折,居第2位。但颅脑损伤所造成的死亡率却远高于四肢骨折,重型颅脑损伤患者的死亡率可高达30%~60%。全世界每年有超过100万人死于颅脑伤,国内已超过10万,并每年以前所未有的加速度上升。对颅脑损伤进行及早诊治和加强护理是提高其救治效果的关键。

二、病因与发病机制

(一)病因

颅脑损伤是由外界暴力作用于头部而引起,目前颅脑损伤的主要原因为交通事故、建筑及工矿作业、运动损伤和自然灾害等一些不可预料的因素,偶见难产或产钳引起的婴儿颅脑损伤。颅脑损伤时,致伤作用的大小主要与外力的强度和运动速度有关。

根据外力的作用方式,分为直接暴力与间接暴力两种。

1. **直接暴力**　直接暴力是直接作用于头部导致损伤的外力,可以根据作用点来判断损伤的部位和性质。

2. **间接暴力**　间接暴力是指作用于其他部位后通过传递作用于头部引起颅脑损伤的外力。间接暴力虽然着力点不在头部,头部可无外力作用痕迹,但其导致的损伤往往较重。

(二)分型

颅脑损伤分为闭合性与开放性。脑损伤病理上分脑震荡、脑挫裂伤、脑内血肿。脑弥漫性损伤是一种新概念,临床上分为轻、中、重、特重型颅脑损伤。国际上采用格拉斯哥昏迷分级计法,并参考 Marshall CT 征象分级法进行分类。颅脑损伤的类型复杂。力的强弱、速度、作用力施加于头部的方向、致伤物的性质以及受伤当时头部是处于运动状态或静止状态等因素,都与颅脑损伤的形成机制有关。不同的致伤条件可造成不同类型的颅脑损伤。

1. **格拉斯哥昏迷分级计分法**　格拉斯哥昏迷分级计分法(Glasgow coma scale,GCS)。此为英国格拉斯哥颅脑损伤研究所中的 Teasdale 和 Jennet 于1974年提出,1976年修订的。是将颅脑损伤患者的睁眼反应、言语反应和运动反应三项作为指标,确定这三项反应的计分后,再累计得分,作为判断伤情轻重的依据(表2-8)。

表 2-8　格拉斯哥昏迷分级

睁眼反应	计　　分	言语反应	计　　分	运动反应	计　　分
自动睁眼	4	回答正确	5	按吩咐动作	6
呼唤睁眼	3	回答错误	4	刺痛能定位	5
刺痛睁眼	2	乱说乱讲	3	刺痛能躲避	4
不能睁眼	1	只能发音	2	刺痛肢体屈曲	3
		不能发音	1	刺痛肢体过伸	2
				不能运动	1

　　GCS 计分将伤情轻重分为三级,尚有划分出特重型。轻型:13~15 分,伤后昏迷时间 20min 以内;中型:9~12 分,伤后昏迷时间 20min 至 6h;重型:3~8 分,伤后昏迷时间 6h 以上,或在伤后 24h 内出现意识情况恶化并昏迷在 6h 以上;特重型:计分 3~5 分,深度昏迷,对上述三项检查指标基本无反应

　　这种 GCS 较适合成人颅脑损伤时,对儿童有时不适用。醉酒及癫痫后短时间适用。

　　2. 中华医学会神经外科分会拟定修改的分类(1997)　急性闭合性颅脑损伤分型的修改草案:中华医学会神经外科学会主任委员王忠诚院士鉴于神经外科近年来的发展,于 1997 年提出对于现行我国急性颅脑损伤的分类做修改。经有关人员研究,提出下列方案为 1997 年在天津第二届全国颅脑损伤会议上广泛征求的意见,尚待正式确认。

　　(1)轻型:伤后昏迷在 30min 以内,GCS 13~15 分。临床症状有头痛、头晕、恶心呕吐、逆行性健忘,神经系统检查无明显阳性体征。CT 检查无异常发现。腰椎穿刺脑脊液压力及化验检查正常。

　　(2)中型:伤后昏迷<12h,GCS 9~12 分。伤后症状有头痛头晕、恶心呕吐、有或无癫痫、神经系统检查有肢体瘫痪及失语,有轻度脑受压及生命体征改变。CT 检查可有局限性小出血及血肿,脑水肿,中线结构移位<3mm。腰穿压力中度增高,在 200~350mmH$_2$O,CSF 中含血。

　　(3)重型:伤后昏迷>12h,GCS 分值为 6~8 分。临床表现有偏瘫、失语或四肢瘫、有脑受压及生命体征改变。CT 检查有蛛网膜下腔出血,颅内散在出血灶,血肿>60ml,脑池变窄或封闭,中线结构移位>3mm。颅内压显著增高在 350mm H$_2$O 以上,CSF 为血性。

　　(4)特重型:伤后昏迷>12h,GCS 3~5 分。临床表现已有脑疝、四肢瘫痪、脑干反射消失。CT 检查有广泛蛛网膜下腔出血,颅内血肿或大面积脑梗死,环池封闭,中线结构移位 5~10mm。颅内压严重增高>500mmH$_2$O,CSF 为血性。

三、病　情　判　断

(一)脑挫裂伤

　　脑挫裂伤是指头部外伤所致脑实质性损伤,为脑挫伤和脑裂伤的统称。脑挫裂伤易发生在着力点部位的撞击伤和对冲部的对冲伤,以额、颞叶前端和脑底部多见。脑挫裂伤部位及程

度不同,临床表现及预后差异很大。

1. 诊断

(1)外伤史:注意受伤时间、伤因,头部伤部位与受伤机制。

(2)临床表现:①意识障碍,因损伤部位不同,意识障碍可轻可重,甚至长期昏迷或死亡。②头痛、头晕、恶心、呕吐等症状。③生命体征,轻者无明显改变,重者可表现血压升高、脉搏偏快,呼吸浅,体温可能中度升高。④瞳孔改变,轻型脑挫裂伤,瞳孔多无变化,重型脑挫裂伤合并严重脑水肿、脑内出血者,出现一侧瞳孔散大,对光反应消失,伴有意识障碍加重和对侧偏瘫等脑受压、小脑幕切迹疝表现。⑤伴有明显的蛛网膜下腔出血及颅内压增高时可出现脑膜刺激征。⑥可出现局灶性癫痫或全身癫痫大发作。小儿颅脑伤易出现癫痫。⑦可出现偏瘫、单瘫或一侧、双侧锥体束征。失语、面瘫、大小便失控等症状和体征。

2. 辅助检查 ①头颅 X 线片可明确有无颅骨骨折;②腰椎穿刺颅内压常有不同程度的升高,脑脊液含血,可为粉红色或深红色直至全红色;③头颅 CT 或 MRI 检查,可显示脑挫裂伤的部位、范围及是否有颅内血肿。

(二)脑干损伤

当外力作用于头部时,不论是直接还是间接暴力,均可引起脑干损伤。脑干损伤分原发性和继发性两种,原发性脑干损伤占重型颅脑损伤的 5%~7%。伤后即刻发生,可为脑干挫伤或有小的出血灶。继发性脑干损伤为颅内血肿、脑挫裂伤、脑水肿等引起颅内压增高,脑疝压迫脑干使其发生缺血性损害所致。

1. 致伤原因

(1)头部外伤时,脑在颅内移动,有时脑干内发生小血肿。

(2)枕骨大孔区骨折直接损伤脑干,或受脑室内液体波冲击致伤。

(3)旋转性损伤时,脑干遭受牵拉和扭转而致伤。

(4)背部突然受撞击时,头后仰即刻又前倾,引起延髓与颈髓交界处损伤。

(5)坠落伤双足或臀部着力时,外力沿脊柱向上传导至枕大孔区,可直接引起脑干牵拉伤或延髓损伤,有时合并枕大孔周环形骨折,损伤严重。

2. 临床表现与特殊检查

(1)伤后多呈持续性昏迷,严重时常呈深昏迷,一切反射消失,四肢软瘫,但少数情况下亦有不出现昏迷的原发性脑干损伤患者。

(2)瞳孔时大时小,瞳孔形状改变,光反应消失,两眼球向上、向下的同向运动障碍,或双眼水平同向运动障碍。

(3)躯干与四肢强直发作或去脑强直,也可呈角弓反张状。

(4)生命体征改变:呼吸、血压、心率、体温等均出现不同程度的改变。如呼吸抑制,脉搏、血压低或升高。

(5)锥体束征,一侧或两侧肢体无力或瘫痪、肌张力增高,反射呈伸性。

(6)脑神经损伤,脑干损伤部位不同,可产生第Ⅲ至第Ⅻ对脑神经和其神经核受损,出现相应的症状及体征。

(7)脑干诱发电位,可有助于诊断脑干损伤。

(8)头部 CT、MRI 常可明确脑干损伤的性质与部位。

(三)硬膜外血肿

硬膜外血肿是由于头部外伤致颅骨骨折,硬膜外中动脉断裂或颅骨板障与其他组织出血,血积存在颅骨表面与硬脑膜之间,形成血肿,占全部颅脑损伤能够入院患者的 2% 左右。因为老年人和婴幼儿颅骨内表面与硬脑膜附着紧密,所以硬脑膜外血肿在 60 岁以上老人和 2 岁以下儿童少见。

1. 发病机制　颅骨被打击后内陷,使硬脑膜由颅骨内面剥离,并伴有颅骨骨折和硬脑膜的撕裂。血管破裂后出血,积存在硬脑膜与颅骨的间隙中,已形成的血肿,在硬脑膜外腔隙继续扩大,逐渐形成较大的硬膜外血肿。硬脑膜外血肿的出血来源,以硬脑膜中动脉断裂出血形成血肿为主,占总数的一半以上。硬膜中静脉约占 1/3,其余是板障静脉和脑膜静脉窦撕裂。硬膜外血肿绝大多数发生在单侧,尤以颞部多见。血肿也可向邻近的顶、额、枕部扩展。90%成人硬脑膜外血肿合并颅骨骨折,但在儿童相对少见。

2. 临床表现

(1)硬脑膜外血肿的患者多有意识障碍,包括伤后无昏迷,有中间清醒期或一直昏迷。有中间清醒期的患者仅占全部患者的 1/3。

(2)硬脑膜外血肿的患者早期可有头痛、恶心、呕吐等症状。

(3)逐渐发展的脑疝表现,伤侧瞳孔散大,对侧肢体偏瘫。

3. 诊断

(1)临床有意识障碍、中间清醒期特征。

(2)逐渐出现脑受压,脑疝过程。

(3)X 线片骨折线通过脑膜中动脉与大静脉窦。

(4)CT 颅脑扫描显示血肿。

(四)急性硬脑膜下血肿

头部被高速撞击后,脑组织在硬脑膜之间产生加速运动,撕裂了横跨于脑皮质表面与静脉窦之间的桥静脉,或因脑挫裂伤后,皮质血管破裂出血,流入硬脑膜下隙或颅骨凹陷骨折碎骨片刺破硬脑膜窦伤及脑组织,均可造成急性硬脑膜下血肿。

1. 临床表现

(1)急性硬脑膜下血肿临床表现与血肿大小、血肿形成速度以及合并的弥漫性脑损伤的严重程度有关。由于常伴以脑实质弥漫性损伤,患者在伤后当即出现意识丧失,有时伴去皮质状态。

(2)小的硬脑膜下血肿或血肿形成的速度较慢,患者伤后仅有短暂的意识丧失,也可出现中间清醒期。随后伤后血肿逐步扩大,患者再次出现意识丧失,并逐渐加重。

(3)急性硬脑膜下血肿发生脑疝时,血肿侧瞳孔扩大,血肿对侧肢体运动障碍,并有脑受压时血压高、呼吸慢、脉搏慢的征象。但也有个别情况,可能由于眼球、动眼神经、视神经以及中脑直接受损造成患者对侧瞳孔扩大。还可能血肿对侧脑实质损伤严重,对侧大脑脚被小脑幕缘压迫,出现急性硬脑膜下血肿同侧肢体运动障碍。后两种情况,临床对血肿侧的判断常会造成错误,应引起警惕,需依据 CT 表现而定。

2. 诊断

(1)首选 CT 扫描,可迅速显示整个颅内情况。依靠 CT 显示的不同密度,可判断脑挫裂伤和颅内血肿及其部位。急性硬脑膜下血肿表现为大脑半球周边的新月形高密度影。血肿可位于一个或多个脑叶,甚至覆盖于一侧大脑半球。

(2)在无 CT 设备的医院,极个别情况,颈动脉血管造影也可用来诊断急性硬脑膜下血肿。但不可因此延误救治。可按临床表现做诊断或直接做颅骨钻孔探查。

(3)颅脑超声诊断发现中线移位。

(五)脑内血肿

外伤性脑内血肿常合并脑挫裂伤,并多与同一部位硬脑膜下血肿伴发。少数血肿破入脑室,形成脑室内出血。在 CT 使用前,其发生率仅为 0.6%。在 CT 应用后,脑内血肿占头外伤患者的 23%。脑内血肿多发生在头部的对冲伤部位。当枕部着地受伤时,血肿 80%～90% 发生在额叶及颞叶。少见血肿也可由于外伤的剪切力作用,发生在胼胝体部、脑干及深部灰质。

1. 临床表现

(1)脑内血肿一般合并脑挫裂伤以及硬脑膜下血肿。40% 的患者血肿发生于伤后 24h。症状通常较重,约 5% 患者有意识丧失。

(2)神经系统症状主要决定于血肿部位和出血多少。血肿增大和邻近部位脑水肿都可产生严重的占位效应,而导致意识进一步恶化。同时可能出现偏瘫、锥体束征阳性。

(3)有颅内压增高、脑受压、脑疝表现。

2. 诊断检查 可显示高密度或混杂密度的脑内血肿影像和周围低密度的脑水肿等。

(六)多发性颅内血肿

头部外伤后,颅内非同一部位出现多个血肿,或同一部位发生不同类型血肿,称为多发性颅内血肿。发生率占全部头部外伤的 20%。伤情十分严重。常见多发颅内血肿的两种类型是:一侧颞部或枕部的硬脑膜外血肿合并对侧的额、颞硬膜下血肿;另一种类型是单(双)侧额、颞部硬膜下血肿合并脑(室)内血肿。

1. 临床表现

(1)多发性颅内血肿均发生在严重颅脑损伤患者。患者受伤机制复杂,伤情严重。绝大多数患者有较深的意识障碍。

(2)由于多发血肿总量大,并伴有脑挫裂伤和脑水肿,所以颅内压增高明显,较早出现脑疝表现。

(3)术后单侧(或双侧)瞳孔散大,单侧(或双侧)锥体束征。病情严重者可有去脑强直发作,提示预后不良。

2. 诊断扫描 可以确诊颅内多发血肿。

四、急救和治疗原则

(一)急救

及时有效的急救可使颅脑损伤发生时的某些生命威胁得到缓解,是抢救颅脑损伤患者的关键步骤之一,这对重型颅脑损伤患者更为重要。

1. 维持气道通畅 重型颅脑损伤,尤其是昏迷患者,常失去自我救助能力,有呼吸道阻塞,而呼吸道完全阻塞可窒息致死,不完全阻塞可因缺氧加重脑组织损害。因此,在观察呼吸情况后应清除口腔或鼻腔分泌物、血液、呕吐物或异物,有舌后坠者应放置通气导管,保持呼吸道通畅。对颅脑损伤严重者,应尽早做气管切开。同时,应予持续吸氧,提高动脉血氧分压,以减轻脑水肿,降低颅内压。

2. **抗休克**　在清理呼吸道的同时测量脉搏和血压,观察有无休克情况,如出现休克,应立即检查头部有无创伤,胸腹器官及四肢有无大出血,并及时行静脉补液扩容。对有活动性出血能及时止血者,应立即缝闭止血。

3. **脱水药物的应用**　脑水肿可导致一系列的恶性后果,因此应早期诊断、治疗。患者昏迷加重、脉搏慢而有力、血压升高提示颅内压增高,为减轻脑水肿、降低颅内压,必须及早脱水治疗。应将每天的摄入液量限制在 $1500\sim2000ml$,以免加重脑水肿。紧急情况下应选用作用快、功效强的药物,如甘露醇、呋塞米等。

(1)渗透性脱水药:可选用 20% 甘露醇 $1.5\sim2.0g/kg$ 静脉滴注,甘露醇要在 $15\sim20min$ 静脉滴注完毕,必要时加压推注,注意不得外渗。甘露醇在注射后的 $10\sim20min$ 即产生降压作用,一般持续 $5\sim8h$。

(2)类固醇激素类:固醇类激素具有改善血脑屏障、降低毛细血管通透性、稳定脑细胞离子通道、清除自由基和抑制脑脊液分泌的作用。通常将地塞米松 $5\sim10mg$ 加入 20% 甘露醇溶液内静脉滴注。

4. **及时观察并记录病情变化**　对颅脑损伤患者,应记录受伤经过、初步检查结果、急救处理以及患者的意识、瞳孔、生命体征、肢体活动等情况,为进一步抢救提供依据。

(二)治疗原则

1. **急性期**　急救中必须争分夺秒,解除呼吸道梗阻,及早清创防治感染,紧急开颅清除颅内血肿,及早防治急性脑水肿,纠正水、电解质及酸碱平衡的紊乱。

2. **稳定期**　经过血肿清除、减压术或脱水治疗后,脑部伤情初步趋向稳定,但在这个阶段,大多数患者仍处于昏迷状态,因此,加强下列治疗。①支持治疗:胃肠内营养、摄入维生素和高蛋白食品、应用促进神经营养和代谢的药物等;②积极防治并发症:肺炎、消化道出血、肾衰竭及水、电解质与酸碱平衡失调等;③患者出现谵妄、躁动、精神症状明显时,酌情进行冬眠、镇静,保持患者安静。

3. **恢复期**　颅脑损伤患者恢复期可能遗留精神障碍、神经功能缺损,如失语、瘫痪或处于长期昏睡状态等,可采用体疗、理疗、中医中药等治疗,以促进康复。

五、监测和护理

(一)病情观察

1. **生命体征观察**　重型颅脑损伤者颅内压严重增高时,早期表现为脉缓而洪大、呼吸深而慢、血压升高;晚期出现脉搏快而弱、呼吸缓慢、血压下降。生命体征中,反映继发性脑损伤的指标以呼吸的变化最为敏感。重型颅脑损伤对呼吸功能的影响主要机制如下:①损伤直接导致中枢性呼吸障碍;②损伤间接影响呼吸道,使其发生黏膜下水肿、出血,而意识障碍者咳嗽和吞咽功能低,不能主动排出呼吸道分泌物,引起呼吸道梗阻性通气障碍;③损伤引起肺部充血、水肿,致换气功能障碍,呼吸功能衰竭是重型颅脑损伤患者常见的死亡原因。重型颅脑损伤时,脑组织因有较重的缺血、缺氧,患者意识障碍,出现喷射性呕吐、视神经盘水肿和昏迷等症状,在护理过程中要仔细观察,发现患者血压升高、脉缓或不规则、呼吸深而慢时要予以重视,警惕,出现脑干功能衰竭。

2. **颅内压动态观察** 正常颅内压为 $0.8\sim1.8kPa(80\sim180mmH_2O)$。病理情况下,当颅内压超过 $1.96kPa(200mmH_2O)$ 时,则会刺激硬脑膜、血管或脑神经,产生头痛。头痛是颅内压增高较早出现的症状,头痛呈持续性、搏动性,并阵发性加剧。颅内压越高,头痛越剧烈,头痛进行性加剧则表示颅内病变有发展。重型颅脑损伤患者常因颅内压增高导致死亡,故应对伤后昏迷患者进行持续性颅内压监测。

3. **意识观察** 意识状态反映了大脑皮质和脑干网状结构的功能状态。意识障碍是重型颅脑损伤患者最常见的变化之一。意识障碍的程度及变化趋向可提示患者病情的轻重及变化趋势。患者原处于深昏迷状态,后渐渐出现咳嗽、吞咽等反射,说明病情在好转;若意识由清醒转入昏迷或由浅昏迷转为深昏迷,则提示颅内压增高,病情恶化;颅脑手术后的患者清醒后再次出现意识障碍,要考虑是否存在颅内出血、硬膜外血肿的可能。观察意识状态通常可通过对话、呼唤姓名、判断力、记忆力、定向力来判断。对不合作的患者可通过测试睫毛反射、角膜反射、压眶反射等,看患者有无呻吟、吞咽及咳嗽反射来判断意识障碍的程度,亦可通过检查神经系统病理征来判断。

4. **瞳孔观察** 瞳孔的变化可以提示颅脑损伤的情况,有助于了解受伤脑在哪侧并估计预后。瞳孔的细小变化也往往提示病情变化,因此瞳孔情况是重型颅脑损伤患者的重点观察内容之一,包括瞳孔的大小、对光反应和两侧瞳孔是否对称。瞳孔大小的调节和对光反应的灵敏度与第Ⅲ对脑神经和交感神经的传导功能有关,调节中枢在中脑。颅内压增高时,病侧瞳孔进行性扩大、对光反应逐渐消失,伴意识障碍加重、生命体征紊乱和对侧肢体瘫痪,这是脑疝的典型改变。脑桥损伤时,可出现双侧瞳孔呈针尖样缩小,这是脑干下行的两侧交感神经纤维受损所致。瞳孔对光反应消失、眼球固定,伴深昏迷或颈项强直,多为原发性脑干伤。如发现两侧瞳孔不等大,常提示病情变化,要及时通知医师处理,做好手术的准备。

5. **肢体运动观察** 一侧额叶广泛脑挫伤可引起对侧上下肢瘫痪,如损伤在深部靠近内囊处,除对侧肢体偏瘫外,还有同侧偏盲和偏身感觉异常。大脑皮质受刺激可致一侧或两侧肢体抽搐。

6. **血糖水平观察** 重型颅脑损伤 24h 后常出现高血糖,高血糖可进一步破坏脑细胞功能,因此对它的监测非常重要。监测血糖水平的方法是每天抽血查血生化了解血糖浓度,并用简便血糖监测仪和尿糖试纸测血糖和尿糖,每天 4 次。颅脑损伤后应预防性用胰岛素。

7. **脑疝的观察** 脑疝是由颅内压增高引起,由于颅内压力不平衡,一部分脑组织受压迫而发生移位,被挤入颅内生理性孔道,使部分脑组织、神经和血管受压,产生相应症状。根据发生的部位及移位组织的不同,可分为小脑幕切迹疝和枕骨大孔疝。

(1)小脑幕切迹疝:观察病情时如发现血压逐渐增高、脉搏缓慢洪大、呼吸深慢、进行性意识障碍、一侧瞳孔散大且对光反应消失及对侧肢体瘫痪、腱反射亢进、病理征阳性,通常提示有小脑幕切迹疝。双侧瞳孔散大且对光反应消失、双侧锥体束征阳性提示双侧小脑幕切迹疝,病情危重。应快速静脉滴注甘露醇以降低颅内压,行 CT 检查以确定病因,并做好各项术前准备。

(2)枕骨大孔疝:发生枕骨大孔疝时,患者血压骤升,脉搏迟缓有力,呼吸由深慢至浅快,随之出现不规则呼吸乃至呼吸停止,意识丧失,很快出现呼吸心搏骤停。应行脑室穿刺放出脑脊液以降低颅内压,并尽快手术。

(二)监护

1. **心电监护**

(1)颅脑损伤,尤其是重型颅脑损伤患者,伤后或术后应立即应用床旁心电监护仪进行连续监测,警惕任何心律不齐或传导异常。病情稳定后,可改为间歇性监测与记录。

(2)颅脑损伤患者可产生复杂多变的 ECG 变化,心电图可显示心率、心律及心肌缺血征象。最常见的 ECG 变化为窦性或室性心律不齐,重者房室传导阻滞,T 波低平,ST 段延长等。一般,心率应保持在 $60\sim100/min$,如超过 $130/min$ 或低于 $60/min$,则可能影响血流动力学,影响脑供血。

(3)治疗上,应针对可能病因,采用对症处理。重型颅脑损伤患者除脑部病灶可导致各种心律失常外,其他可能的原因包括:心肌缺血、缺氧及代谢紊乱等,在处理上主要根据原因,分别对待,以纠正引起心律变化的病因为主。

2. **血氧饱和度监护** 血氧饱和度监测方法有间隙性血气分析测定动脉血氧饱和度(SaO_2)法和持续性脉搏血氧饱和度(SpO_2)监测法。SpO_2 是通过脉搏血氧饱和度仪来监测的,它可以敏感地反映 SaO_2,并可同时计数脉搏。SaO_2 持续监测法已普遍应用于重症监护及手术麻醉过程中。当 $SaO_2 < 70\%$ 时,其 95% 可信限的精度为 4%,可见 SpO_2 是准确可靠反映动脉血氧合状态的指标。

重型颅脑损伤患者,经常引起呼吸循环障碍,代偿能力降低,易导致缺氧,所以应常规检测氧饱和度,重视血气分析。SpO_2 应保持在 $95\%\sim100\%$($PaO_2 > 80mmHg$)水平。在 SpO_2 持续监测过程中,一旦发现患者低氧血症等动脉血氧合低下状态的变化,应予以相应的处理。一方面从伤情变化上考虑,解除因其伤情加重的原因,另一方面调整体位,改善呼吸,适时地应用机械通气辅助呼吸,以纠正缺氧状态。

3. **呼吸功能监护**

(1)呼吸功能监护:包括呼吸功能监测和呼吸机的使用。呼吸监测主要是对呼吸频率、幅度、呼吸状态、血氧饱和度与血气分析进行监测。使用呼吸机机械通气辅助呼吸时,要在使用之前调整潮气量、气道压力、吸入气氧分压等,确认呼吸机的工作状态正常时,才能用于患者。临床定时观察患者的呼吸频率、呼吸深度、缺氧体征(鼻翼扇动、发绀)等及肺部听诊是估价呼吸功能简单有效的敏感指标之一,但它不能真正反映其呼吸功能。而呼吸机可以准确反映呼吸功能。

(2)重型脑损伤常导致呼吸中枢抑制,发生呼吸障碍。如伤及丘脑下部、脑桥和延髓,更可能引起中枢性呼吸衰竭。再加上因脑损伤并发支气管黏膜下出血、神经源性肺水肿及肺部感染等情况,常使呼吸异常。通常呼吸频率每分钟为 $10\sim30$ 次,呼吸频率每分钟超过 30 次即为呼吸过快;呼吸频率每分钟少于 10 次为呼吸过慢。病理性呼吸有潮式呼吸、窒息性呼吸等。如出现呼吸频率、幅度异常及病理性呼吸,应多方面从脑损伤和全因素分析病因,及时处理。因此监测呼吸功能对重型颅脑外伤患者是必要的。

(3)动脉血气分析:在呼吸监测中有十分重要的价值,用于直接测定 PaO_2 和 $PaCO_2$。

$PaCO_2$直接反映肺泡通气状态,正常参考值为 $35\sim45mmHg$,低于 $30mmHg$ 为过度换气;而高于 $45mmHg$ 为二氧化碳潴留,说明肺通气功能不良,应及时处理。PaO_2 是指动脉血氧分压,正常参考值 $85\sim100mmHg$。重型颅脑损伤患者,要求维持氧分压在 $85mmHg$ 以上。低于 $80mmHg$ 为低氧血症,应及时处理;低于 $60mmHg$ 为严重低氧血症,属呼吸衰竭,应予支持呼吸等处理。同时监测血酸碱度(pH)、碱剩余(BE)、碳酸氢根(HCO_3^-)等项目,可了解体内是否有酸碱失衡。参照吸气中氧浓度(FIO_2)、血红蛋白(Hb)、血酸碱度(pH)、动脉血氧饱和度(SaO_2)等,还可以计算出一系列呼吸监护指标。这些指标提示了多个量间的相互关系,因此有时比单纯直观指标更有指导意义。

4. 颅内压监护

(1)颅内压(ICP)监护:是采用传感器和监护仪连续测量颅内压以观察颅内压动态变化的方法。可以了解颅脑伤后颅内压的状态,在颅脑损伤的诊断、治疗和预后判断方面都有较大的参考价值。

(2)颅内压监护的指征:①重型颅脑损伤(GCS≤8)及 CT 颅脑扫描有异常征象,无论术前或术后均适于颅内压监护;②轻型或中型颅脑损伤(GCS 9~15)伤后 CT 扫描复查发现损伤灶扩大,或有血肿,病情加重但尚不需手术的患者,可行颅内压监护;③伤后曾休克、低氧血症及高碳酸血症者,往往出现脑水肿加重及颅内压增高的趋势,颅内压监护也有价值。

(3)颅内压监护的类型:包括脑室内插管法、蛛网膜下隙插管法、硬脑膜下、硬脑膜外及脑组织内置入传感器测压等 5 种方法。其中脑室内插管法是最精确和最可靠的颅内压监护方法,并可确保治疗性的脑室内脑脊液的外引流,降低颅内压,减轻脑水肿。脑实质内导管顶端压力传感器测定颅内压类似于脑室颅内压,但由于不能再校准,会引起明显的测量差异和漂移的可能。在不能进行脑室内插管测量颅内压时,可用脑实质内法监护颅内压。蛛网膜下隙、硬脑膜下或硬脑膜外颅内压监护法不如前者精确。硬脑膜外法使用比较简便、常用。蛛网膜下隙和硬脑膜下测压监护法极少采用。①脑室内插管监护法:一般选择右侧侧脑室额角穿刺,将内径 1mm 硅胶管准确地放置在侧脑室内,然后连接导管、传感器和监护仪,另外连接一条导管至脑室引流装置。传感器在使用前应注水、排气。仪器连好使用前调零。以室间孔水平为 ICU 测定参考点(零点)。将传感器放置固定在此水平。颅内压曲线描记于记录仪。采用脑室内法,应注意预防颅内感染,见脑室引流护理章节。②硬脑膜外法:系通过颅骨钻孔或在开颅手术术毕,将扣式传感器置于硬脑膜外隙贴于颅骨内板下,再连接到监护仪,ICP 同样以曲线记录,使用监护仪之前,也要调零并间断校正。

5. 体温监测 体温监测包括持续脑温(中心温度)、肛温、食管温度或体表温度监测法和间歇性腋下温度测量法。对重型颅脑损伤患者的脑温和肛温进行持续监测发现,这类患者在伤后脑温和肛温均明显升高,脑温比肛温高 $0.8\sim1.2℃$。持续高体温,增加氧代谢,加重脑缺氧,并可能引起惊厥。采取冬眠低温治疗,效果良好。重型颅脑损伤患者 48h 后体温仍逐渐下降时,则提示下丘脑或脑干等部位损伤严重,或因蛛网膜下隙出血。颅内感染或颅外感染,如肺炎、泌尿系感染也常引起体温升高,对病情恢复极为不利。应及时针对原因,予以处理。

6. 亚低温治疗的监护

(1)脑温监测及降温程度:在亚低温治疗中,正确监测脑温至关重要。其测量方法分为直接测量法和间接测量法。直接测量法准确可靠,是一种理想的脑温监测方法,经钻颅将脑温探头插入脑实质内或脑室造口将探头放于脑室中,通过半导体温度显示装置监测脑温变化。临床常用间接测温法有:①中心温度(温度探头置于肺动脉内测量血流温度),此温度与脑温十分接近;②口腔温度,操作容易,缺点是舌下温度比中枢温度略低;③应用鼓膜测温仪在鼓膜处连续测温,其结果较接近中枢温度;④直肠温度,在临床上具有实用及易推广的优点,但有学者报道直肠温度比脑温低0.33℃左右;⑤膀胱温度,凡需保留尿管患者均可放置装有热敏探头的尿管,该部位温度与脑温接近;⑥颞肌温度,颞肌温度可较好地间接反映脑温。根据试验及临床研究结果,目前比较公认的降温程度是直肠温度32.5～33℃最为理想。但需要在设备良好的神经外科低温治疗中心才可实行。直肠温度低于30℃以下,易发生并发症。

(2)护理注意事项:亚低温治疗过程中护理工作十分重要,应当认真、仔细做好如下工作。①及时观察生命体征,尤其是呼吸情况,亚低温治疗是应用肌松药的同时,掌握好用呼吸机辅助呼吸;②在放置颅内压监护装置的情况下,动态观察颅内压的变化,防止脑灌注不足,维持脑压在20mmHg以下,脑灌注压在70mmHg以上;③在放置颅内监护装置的情况下,动态观察氧分压的变化,防止脑供氧不足,维持脑氧分压在15mmHg以上;④观察、记录降温的时间,肌松药滴入的速度及肌肉松弛程度,根据脑温或肛温随时调节肌松药的滴速;⑤随时观察脑温、肛温传感器固定情况,防止脱落或滑出,影响测温效果;⑥连续动态心电监护,及时发现和防止心律失常;⑦每2小时定时翻身、按摩皮肤、减轻受压,改善低温下的血液循环,防止局部冻伤和压疮的发生;加强吸痰和叩背,一般为每30分钟1次,必要时随时吸痰,保持呼吸道通畅,加强呼吸道湿化。

7. 冰毯的使用

(1)目的:高热全身降温,亚低温治疗重型颅脑损伤。

(2)用品:①单纯降温法,冰毯机1台、肛温传感器、传感器防护膜、肛表1支、少许液状石蜡、蒸馏水8L;②亚低温治疗法,同单纯降温法的物品,还需人工呼吸机1台、肌松药(琥珀胆碱、卡肌宁等)、微电脑输液泵、床边监护仪1台。

(3)操作步骤

单纯降温:①将冰毯机置病人床尾,机内加满蒸馏水,冰毯上覆盖一层保护层,如薄层尿垫或中单等。将冰毯放置于病人身下,以整个背部为佳。②连接肛温传感器(有的肛温传感器已直接安装在主机上)。接通电源,打开主机开关。③用肛表测肛温1次,将传感器防护膜套于肛温传感器顶端后。置于肛门内,约10cm深,用胶布固定于会阴部及大腿内侧,主机立刻显示肛温。④用测得的肛温进行核对,方法详见于冰毯机使用说明。⑤校对完毕,待肛温正确显示后,设置机温上、下限。一般单纯用于降温,上限设37℃,下限设36℃,将指示灯调节在"制冷"上(冰毯机将根据肛温自动切换"制冷"开关,当>37℃时,机器开始制冷,当<36℃时,机器自动停止制冷)。

亚低温治疗法:①方法同单纯降温相同,但设置机温上限为35℃,下限为32℃。②静脉滴注加有肌松药的液体,同时应用人工呼吸机辅助呼吸。肌松药剂量视患者个体差异及病情而定。一般为生理盐水500ml加阿曲可宁(卡肌宁)400mg,用输液泵控制恒速,速度视病情、体温变化而定。诱导降温时,滴速一般为20～40ml/h,待肛温降至35℃以下时,改维持速度,一般为10~20ml/h(肌松药诱导降温原理,肌松药使全身肌肉松弛,防止肌颤产热,提高降温效果)。③复温方法。复温时停用冰毯降温仪,采取自然复温法,复温过程中,必要时仍可适当使用肌松药及镇静药。

(4)注意事项:①及时观察生命体征,尤其是呼吸情况。亚低温治疗时应用肌松药的同时需要呼吸机辅助呼吸。②注意颅内压情况,在条件许可下应放置颅内压监护装置,动态观察颅内压变化,防止脑灌流不足,维持脑压在20mmHg以下,脑灌注压在60mmHg以上。③观察、记录降温的时间、肌松程度及肌松药滴入的速度,根据肛温随时调节肌松药的滴速。必要时用肛表测肛温进行重新校对,及时调整机温上、下限。④观察降温仪的工作情况,保持降温仪处于正常运转状态。⑤肛温传感器须固定确实,防止脱落或滑出,影响测温效果。

(三)护理

1. **体位护理**　应依据患者的病情变化取不同的卧位。低颅内压患者取平卧位,因头高位时头痛会加重;颅内压增高时宜取头高位,这有利于颈静脉回流,降低颅内压。脑脊液漏时取平卧位或头高位。重度昏迷患者应取平卧位、侧卧位,以利口腔与呼吸道分泌物引流,保持呼吸道通畅。除休克和脊髓损伤外,颅脑损伤术后血压正常的情况下都应采取头高位,床头抬高30°,有利于静脉血回流和脑脊液回流,减少颅内血容量和降低颅内压。幕上开颅术后应卧向健侧,避免切口受压;幕下开颅术后,早期宜无枕侧卧,若患者的后组脑神经受损,吞咽功能障碍,则只能取侧卧位,以免口咽部分泌物误入气管;去骨瓣减压窗处禁止受压。此外,患者颈部要自然放松,因过度扭曲会影响静脉血回流;翻身时应有人扶持头部,使头颈成直线,避免扭转。

2. **高热护理**　重型颅脑损伤患者发热时,急性期体温可高达38~39℃,经过5~7d可下降。高热可加速体内新陈代谢活动,加重脑缺氧和脑水肿,应做积极处理,将体温控制在38℃以下。降温以物理降温为主,可用冰袋置于腋下、腹股沟等大血管处,或用冰帽降温。注意,用冰袋降温时要外加包布,避免发生局部冻伤。药物降温应注意出汗量,大量出汗可引起虚脱。高热时还需注意补液,并注意加强口腔和皮肤护理。对小儿及老年患者,发热时还应注意预防肺部并发症。

3. **输液管理**　一般来说,颅脑损伤后2~3d应禁食,静脉输液量限制在1500~2000ml/d,用输液泵控制滴速,在24h内均衡输入,以免加重脑水肿和肺水肿。应用脱水药甘露醇时应快速输入,250ml要在15~20min静脉滴注完毕。出血性休克患者应先输血,严重脑水肿者应先用脱水药,以后酌情补液。重型颅脑损伤患者输注人血白蛋白和血浆可减轻脑水肿,还可增加血浆蛋白。输液时应正确记录出入量,出量可作为估计入量的依据。

4. **营养补充**　颅脑损伤后机体处于高代谢状态,耗氧量增加,蛋白质分解加速,因此应注意补充高能营养。成人每天总热量应控制在9200~11 300kJ(2200~2700kcal),可选用氨基酸、脂肪乳剂等。患者肠鸣音恢复后,可予鼻饲或十二指肠灌注入营养要素。有资料显示,适当的营养支持可使患者免疫力在2周内恢复正常,感染率及病死率均降低。

5. **呼吸系统护理**　应保持呼吸道通畅,防止缺氧、窒息,防治肺部并发症。一般患者常规吸氧,氧流量2~4L/min,严重创伤者予气管插管或气管切开,行呼吸机支持呼吸。对颅内压增高患者可行呼吸机治疗,调整参数使患者过度通气。过度通气是控制颅内高压较为有效的方法之一,它可使动脉血二氧化碳分压下降,脑小动脉收缩,脑血流量降低,颅内压下降。

6. **消化系统护理** 一般认为,重症颅脑损伤对消化系统的影响可能有 2 个方面,一是交感神经麻痹使胃肠血管扩张、淤血,迷走神经兴奋使胃酸分泌增多而损害胃黏膜屏障,导致黏膜缺血,局部糜烂;二是重型颅脑损伤时均有不同程度的缺氧,胃肠黏膜也受累,影响胃肠道消化功能。消化道功能监护的重点是观察和防治胃肠道出血和腹泻。重症颅脑损伤患者可并发神经源性应激性消化道出血,出血之前患者多有呼吸异常、缺氧或肺炎,随之出现咖啡色胃液及柏油样便,严重者可导致休克。治疗以预防为主,早期给予制酸药和胃黏膜保护药,并充分给氧,稳定生命体征。一旦确诊,应及时禁食、留置胃管行胃肠减压,并给予输血、止血等治疗。颅内压增高者还可能因用力排便而诱发脑疝。所以,保持大便通畅也是重型颅脑损伤患者护理的基本要求。

7. **脑脊液漏的护理** 重点做到"四禁""三不""二要"和"一抗"。"四禁"是指禁止耳道填塞、禁止外耳道和鼻腔冲洗、禁止药液滴入、禁止腰穿;"三不"是指不擤鼻涕、不打喷嚏、不剧烈咳嗽;"二要"是指一般要取仰卧位并酌情将床头抬高 15°,要在鼻或耳道外面盖一块消毒纱布以保持清洁并在头下垫干净布巾;"一抗"是指配合应用抗生素,预防感染。

8. **癫痫护理** 癫痫是颅脑损伤患者常见的临床症状,癫痫发作可加重脑缺氧及脑水肿,两者往往互为因果,形成恶性循环。重型颅脑损伤患者的伤情越重,其发生癫痫的概率越多。癫痫发作时,按癫痫常规护理。

9. **使用尼莫地平的护理** 重型颅脑损伤容易发生脑血管痉挛,引起脑出血、缺氧,加重脑水肿及脑损害。伤后早期(6~8h)应用尼莫地平可缓解脑血管痉挛。使用时由微电脑注射泵控制滴速,速度以 0.8mg/h 为宜。使用过程中要注意倾听患者主诉,出现头痛、心悸、面色潮红等症状及血压变化时要及时通知医师处理。

10. **引流管护理** 颅内手术后,通常要在颅内残腔内放置引流管引流手术残腔的血性液体和气体,减少局部积液。引流的引流液一般为淡粉红色,如为鲜红色要考虑是否有活动性出血,如为无色澄清液体则应考虑脑脊液漏的可能。负压引流管一般在手术后 2~3d 拔除。

重型颅脑损伤患者监护流程,见图 2-9。

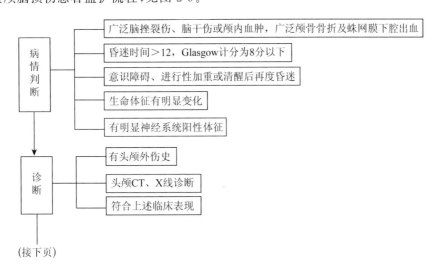

(接下页)

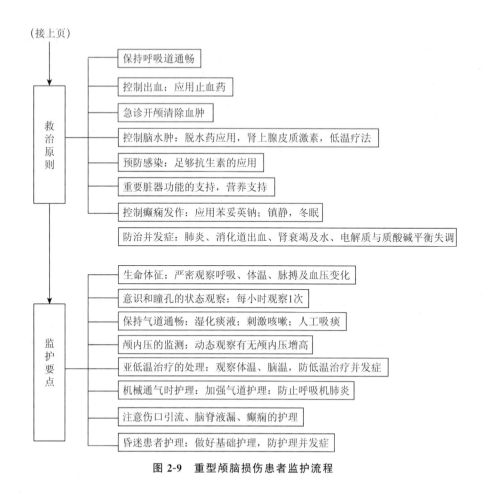

(接上页)

救治原则
- 保持呼吸道通畅
- 控制出血：应用止血药
- 急诊开颅清除血肿
- 控制脑水肿：脱水药应用，肾上腺皮质激素，低温疗法
- 预防感染：足够抗生素的应用
- 重要脏器功能的支持，营养支持
- 控制癫痫发作：应用苯妥英钠；镇静，冬眠
- 防治并发症：肺炎、消化道出血、肾衰竭及水、电解质与质酸碱平衡失调

监护要点
- 生命体征：严密观察呼吸、体温、脉搏及血压变化
- 意识和瞳孔的状态观察：每小时观察1次
- 保持气道通畅：湿化痰液；刺激咳嗽；人工吸痰
- 颅内压的监测：动态观察有无颅内压增高
- 亚低温治疗的处理：观察体温、脑温，防低温治疗并发症
- 机械通气时护理：加强气道护理；防止呼吸机肺炎
- 注意伤口引流、脑脊液漏、癫痫的护理
- 昏迷患者护理：做好基础护理，防护理并发症

图 2-9　重型颅脑损伤患者监护流程

（俞美定　张　婷）

第八节　心脏直视术后患者的监测及护理

一、常见的心血管疾病

先天性心脏病是由于胚胎时期心脏血管发育异常产生心血管畸形所致的一类疾病，为小儿外科常见病，先心病按血液分流情况分为三型，最常见的是：①左向右分流型（潜在发绀型），占先心病的50％。主要有室间隔缺损、房间隔缺损、动脉导管未闭。②右向左分流型（发绀型），占先心病的20％左右，代表性疾病有法洛四联症。③无分流型，如肺动脉瓣狭窄、主动脉缩窄等。各型先天性心脏病由于病理解剖的不同，临床表现各异，如动脉血氧饱和度降低，以发绀型为重，有分流者均有体、肺循环血量的改变和无效循环，左向右分流型可产生肺动脉高压。先心病的心脏畸形所致的病理生理改变，不仅给患儿带来痛苦，而且严重影响儿童在婴儿时期的生长发育。近年来，随着心导管技术、心脏超声、CT、MRI 的应用以及心脏外科手术和

术后护理技术的进步,许多先心病得以在婴幼儿时期确诊和根治,预后大有改观。

先心病发病与下列致病因素有关:①遗传因素;②母孕期病毒感染;③母亲疾病因素;④心理因素;⑤医源性因素;⑥职业因素;⑦婚姻因素;⑧不良习惯因素;⑨居住环境因素。

(一)先天性心脏病

1. **动脉导管未闭(patent ductus arteriosus,PDA)**　动脉导管未闭是最常见的先天性心脏病之一,占12%～15%。动脉导管在胎儿期是连接主动脉和肺动脉正常的生理性血流通道,多数婴儿在出生后(一般2～3周)会自动闭合,逾期仍未闭合,则为病理状态而使之永久开放,称之为动脉导管未闭。

(1)病理生理变化:大部分未闭的动脉导管位于主动脉峡部和肺总动脉分叉偏左肺动脉侧,根据其形态通常分为管形、漏斗形和窗形。未闭动脉导管直径一般在0.5～2.0cm。动脉导管的存在,构成了主动脉与肺动脉之间的异常通道。体循环血液向肺循环分流,即左向右分流,使体循环血量减少,左心室代偿性做功,加之分流到肺循环的血流回心增多,左心室容量负荷增加,导致左心室肥厚、扩张,甚至出现左侧心力衰竭。肺循环血容量增加,肺血管逐渐变性使肺循环压力升高,右心室后负荷增加,引起右心室肥厚、扩大,甚至右心衰竭。当肺动脉压力随病情逐渐增高到接近或超过主动脉压力时,即形成双向或右向左分流,肺动脉内未氧合血即通过动脉导管逆向流入主动脉内,平静时出现发绀,即称艾森曼格(Eisenmenger)综合征。

(2)病情判断:症状轻重取决于分流量的大小。许多病儿可无症状,或有轻微症状。分流量较大者可出现活动后气促,反复肺部感染。伴分流量大的巨大导管病儿,在早年即可发生充血性心力衰竭。未夭折的病儿随着年龄的增大,肺血管阻力逐渐升高,分流量降低,因而心力衰竭得以消失,有5%～7%的病例肺血管阻力终将显著升高,导致逆向分流和Eisenmenger综合征,最后因右心衰竭而死亡。体格检查在胸骨左缘第2肋间有连续性机器样杂音,收缩期增强,伴有震颤,肺动脉第2音亢进,左向右分流量大的患者,心尖部可听到柔和的舒张期杂音。此外,伴有周围血管征象,如脉压增宽、股动脉枪击音、毛细血管搏动等。心电图无异常或显示不同程度的左、右心室肥大。胸部X线示心脏中度扩大,肺充血。

(3)治疗原则:一旦确诊,均应手术治疗。手术适宜的年龄为4～5岁。有充血性心力衰竭的患儿应紧急手术,有症状的动脉导管未闭患儿应早期手术。严重肺高压和逆向分流者,未闭导管已成为右心排血的重要通道,如予阻断必将加速右心衰竭而死亡,故为手术禁忌。目前手术方法有经左胸后外切口动脉导管结扎术和经胸骨正中切口体外循环前或体外循环中导管闭合术;导管介入封堵疗法。

2. **房间隔缺损(atrial septal defect,ASD)**　房间隔缺损是最常见的先天性心脏病之一,由于在胚胎发育过程中房间隔的发生、吸收和融合过程中出现异常,在左右心房之间仍残留未闭的缺损。房缺可单独存在,也可与其他心血管畸形合并存在。

(1)病理生理变化:房间隔缺损直径为1～4cm。房缺可分为原发孔房缺和继发孔房缺,通常所称的房缺即指继发孔房缺。根据房缺部位将其分为四型:即①中央型或称卵圆孔型:是房间隔缺损中最常见的一种类型,位于房间隔的中心;②高位型(上腔型):又称静脉窦型缺损,缺损位于房间隔后上方,缺损与上腔静脉入口处无明显界限,此型常合并右肺静脉引流异常;③低位型:下腔型缺损,缺损位于房间隔后下方,同下腔静脉入口相延续;④混合型:兼有上述两种以上的巨大房缺。

　　房缺的血流动力学改变是在心房水平的左向右分流,分流量的大小取决于缺损的大小和左、右心房之间的压力阶差。随着分流时间延长,肺小动脉内膜逐渐增生,中层肥厚,肺动脉压力逐渐升高,右心室负荷加重,若病变未及时纠正,肺动脉压越来越高,右心负担不断加重,继而出现心房水平右向左分流,此阶段患者症状明显加重出现发绀、咯血、右心衰竭,发展为 Eisenmenger 综合征。

　　(2)病情判断:房间隔缺损症状与缺损的大小有关。缺损小的患儿可无症状,缺损较大者出现较早,可有活动后气急、心悸和倦怠。分流量大者可因体循环血容量供应不足而影响生长发育,因肺循环血容量多而易患呼吸道感染。

　　典型的体征是胸骨左缘第 2、3 肋间可闻及 Ⅱ～Ⅲ/Ⅳ 级柔和的收缩期杂音;肺动脉瓣区第 2 音亢进,伴固定分裂,无震颤。心电图改变为电轴右偏,P 波高,可伴有不完全性或完全性右束支传导阻滞。胸部 X 线片示肺充血,右心房、右心室增大。超声心动图、右心导管检查可对房间隔缺损作出可靠诊断。

　　(3)治疗原则:手术不受年龄限制,理想的手术年龄在 5 岁左右,临床出现 Eisenmenger 综合征时视为手术禁忌。手术方法多用低温直视下修补术和体外循环直视下修补术两种,目前多采用后者。手术死亡率为 1% 左右,术后存活者心功能都有可能改善或完全恢复正常。目前对中、小型"中央型"房缺主张采用介入封堵疗法。

　　3. 室间隔缺损(ventricular septal defent,VSD)　室间隔缺损在胚胎期发育不全,两心室间出现异常通道。它可以单独存在,也可以同时并发其他心血管畸形。

　　(1)病理生理变化:根据胚胎发育情况,可将室间隔缺损分为膜部缺损、漏斗部缺损和肌部缺损三大类型,其中膜部型多见。室间隔缺损直径为 0.2～3.0cm 等,一般在膜部的较大,肌部的较小。由于室间隔缺损,引起心室水平左向右分流。分流量的大小和分流方向取决于缺损的大小和两心室间的压力差。小的室间隔缺损,左向右分流量小,很少造成明显的血流动力学障碍。通常不会引起肺动脉高压;如果缺损较大,左向右分流量大,肺血流量增多,则回流入左心室使左心负荷增加,逐渐形成左心室肥大;长期左向右分流可引起肺动脉高压,右心室负荷也增大,终致右心衰竭。右心室压力升高超过左心室压力时,可产生右向左分流,形成 Eisenmenger 综合征。

　　(2)病情判断:小的室间隔缺损可无明显症状,缺损大伴有大分流者,活动后可出现心悸、气急,反复发生呼吸道感染,重者可有充血性心力衰竭的症状。后期出现右向左分流者,临床出现发绀和右心室衰竭,形成 Eisenmenger 综合征。体检时可在胸骨左缘第 3、4 肋间听到粗糙的收缩期杂音,向胸骨后传导,伴有震颤,分流量较大的缺损于肺动脉瓣区可闻及第 2 音增强或亢进。心电图通常显示左心室肥大。胸部 X 线检查缺损小者心肺可以正常,一般肺血不多。继发肺动脉高压时有肺动脉高压的 X 线表现。心导管检查可测得右心室血氧含量增高及右心室压、肺动脉压不同程度的升高。

　　(3)治疗原则:本病部分病例可在 5 岁以内自然闭合,因此病情较轻的患儿可在严密的随访下不必急于手术。大型室间隔缺损有肺动脉压高者应考虑在 1～2 岁手术。肺动脉压正常或轻度升高者,一般在 4～6 岁手术。手术多在中、低温体外循环下进行直视修补术。

　　4. 法洛四联症(tetralogy of Fallot,TOF)　法洛四联症是最常见的先天性心脏畸形之一,占发绀型心脏病的首位。其病理解剖包括:①肺动脉狭窄;②室间隔缺损;③主动脉骑跨;

④右心室肥厚。

(1)病理生理变化:由于肺动脉狭窄,右心室血液进入肺动脉受阻,使右心室压力升高,心肌肥厚加重,血液分流到体循环量增多。室间隔缺损引起左向右分流,但随右心室压力增高而减少左向右分流。主动脉的右跨使右心室血分流入主动脉,产生右向左分流,且逐渐加重。左心发育差,左心功能不全。右心负担重,且随年龄的增长日益加重,最终导致心力衰竭。

(2)病情判断:典型法洛四联症患者的突出表现是发绀,有明显杵状指,患儿还可有阵发性呼吸困难,身体发育欠佳,不爱活动,喜蹲踞或采取下肢蜷曲的特殊体位。较重的患儿常有"缺氧发作",多在患儿早晨清醒数小时后,出现发绀突然加重、呼吸增快、烦躁不安、低氧血症,甚至可发生晕厥及抽搐。体检时在胸骨左缘第 3、4 肋间可听到 Ⅱ～Ⅲ 级收缩期杂音,杂音越弱、越短,说明狭窄越重。肺动脉第 2 音常减弱。心电图示电轴右偏,右心室肥厚。胸部 X 线典型表现为"靴状心"和肺血流量减少。心导管检查有右心室压力升高,血氧饱和度降低。右心室造影可显示畸形。

(3)治疗原则:法洛四联症的手术主要分姑息性手术和矫正手术。对于肺动脉和左心室发育差的患儿可先做姑息性手术,其目的是增加肺部血流,改善发绀等症状,促进肺动脉发育,以利于二期修复术。对肺动脉和左心室发育好的患儿,应行一期矫正手术。矫正手术在体外循环下进行,儿童用中度低温(25～26℃),婴幼儿采用深低温体外循环。主要手术方法为疏通右室流出道和修补室间隔缺损。

5. 肺动脉瓣狭窄(pulmonary stenosis,PS)　肺动脉狭窄主要病理改变为肺动脉瓣 3 个瓣叶发育基本正常,肺动脉瓣的 3 个交界相互融合使半月瓣开放受限,造成瓣口狭窄,可同时伴有右心室流出道部狭窄。肺动脉主干呈狭窄后扩张。

(1)病理生理:右心室收缩压的升高与狭窄的程度成正比,与心排血量成反比,由于长期过度的右心室高压,引起右心室肥大,最终导致右心衰竭。

(2)病情判断:早期可无症状,一般随着年龄的增长而出现的常见症状是易疲劳、胸闷、心悸、晕厥及发绀等,晚期出现慢性心力衰竭。典型体征是肺动脉瓣区听诊有喷射性收缩期杂音,但 P_2 减弱或消失。

(3)治疗原则:常见的手术方法有体外循环下肺动脉交界切开术,对单纯的 PS 亦可行经皮穿刺肺动脉球囊扩张术。

(二)后天性心脏病

后天性心脏瓣膜病是最常见的心脏病之一,其中由于风湿热所致的瓣膜病占心血管疾病发病率的 50% 左右,在风湿性瓣膜病中以二尖瓣病变最常见,主动脉瓣病变其次,三尖瓣病变少见。瓣膜病变可分狭窄和关闭不全两类,临床上以混合型多见。在临床上常同时存在多个瓣膜病变,称之为联合瓣膜病变,其中以二尖瓣合并主动脉瓣病变、二尖瓣合并三尖瓣病变最常见。

1. 主动脉瓣狭窄(aortic stenosis,AS)　多由风湿性、退行性病变引起。主要病理改变有瓣环水肿、交界处融合粘连,使瓣叶僵硬、钙化,引起瓣口缩小,单纯的主动脉瓣狭窄少见,常同时合并主动脉瓣关闭不全。

(1)病理生理:主要为左心室排血受阻,左心室的后负荷增加,心肌细胞代偿性肥大,左心室发生向心性肥厚,心室壁变硬,顺应性降低,心腔变小,充盈量减少,心排血量降低,中度狭窄时,左心功能常进行性下降,逐渐导致左心衰竭,左心房收缩力降低,心肌顺应性下降,出现体循环及冠状动脉供血不足,可发生室颤而猝死,左心衰竭时,左室舒张压增高,并引起左房扩大与高压,进一步发生肺静脉高压,也可引起右心衰竭。

(2)病情判断:临床上由于早期心脏代偿功能尚好,常无明显的自觉症状,随着病情的发展出现疲劳,运动后出现呼吸困难、头晕、目眩,一旦出现运动后晕厥、心绞痛以及左心衰竭症状,则表示病情趋于恶化。在主动脉瓣区可闻及全收缩期杂音,有时可扪及收缩期震颤,心尖部可见抬举性搏动,心电图示左心室肥厚、劳损或左束支传导阻滞。X线检查显示左心室扩大或间质水肿,瓣膜钙化。超声心动图可见主动脉瓣叶增厚、纤维化、僵硬、钙化以及活动受限。

(3)治疗原则:手术方法有瓣膜成形和替换两种。

2. 主动脉瓣关闭不全(aortic insufficiency,AI) 常见的病因有风湿性、马方综合征和心内膜炎等。风湿性 AI 大多合并 AS,主要是由于瓣叶增厚、瘢痕及钙化形成导致的瓣叶活动受限和变形,马方综合征是因为主动脉壁中层囊性坏死引起主动脉扩张,瓣环扩大而致 AI,细菌性心内膜炎时细菌可直接侵犯和破坏主动脉瓣膜,引起关闭不全。

(1)病理生理:血液在心室舒张期反流,左心室的容量负荷增加,心脏代偿性扩大和心肌肥厚,心肌耗氧增加和顺应性下降,心肌结构和功能改变的程度和速度决定于主动脉瓣关闭不全的严重程度和主动脉血液反流量的多少,严重的主动脉瓣关闭不全,反流量大,心脏明显增大,心脏收缩功能减退,左室舒张末压可快速上升,左心室功能呈进行性衰竭,并出现严重的肺静脉高压及右心衰竭。

(2)病情判断:早期出现的临床症状为活动后心悸或呼吸困难、心尖冲动强烈和颈动脉冲击感,随病情加重,肥厚的心肌发生相对性缺血,可引起心绞痛或严重心力衰竭,甚至发生猝死。体征表现为脉压差增大,外周血管出现水冲脉、枪击音,甲床下毛细血管搏动,胸骨左缘第3肋间听到舒张期泼水音,在主动脉反流冲击二尖瓣时,可产生心尖部舒张期杂音。

(3)治疗原则:主动脉瓣替换术及主动脉瓣成形术。

3. 二尖瓣狭窄(mitral stenosis,MS) 二尖瓣狭窄是慢性风湿性心脏瓣膜病损害中最常见的病变,其病理改变是瓣叶纤维化增厚,伴有不同程度的钙质沉着,交界处粘连融合,引起瓣口狭窄,通常还伴有瓣下结构——腱索、乳头肌的增粗、粘连融合而引起的瓣口狭窄,形成左心室流入道漏斗状梗阻。临床分4个类型:隔膜型、全增厚型、隔膜漏斗型和漏斗型。

(1)病理生理:左心室舒张期,左心房血液不能充分进入左心室,左心房的血量增多,引起左心房代偿性扩张,随着狭窄程度的加重,左心房不能代偿时(失代偿期),左心房显著扩大,其压力升高,使肺静脉与肺毛细血管压上升,造成显著的慢性肺淤血,导致气体交换障碍,引起呼吸困难,并可出现发绀、咯血、肺水肿,使肺血管阻力升高,导致肺动脉高压和右心室压升高,右心室肥厚、扩大,引起三尖瓣相对性关闭不全,以致右心房扩张,全身脏器及肺淤血,右心衰竭。左心房因持续扩张等因素而出现心房纤颤,二尖瓣狭窄,左心室可因充盈不足而萎缩,左心室心功能受损,房颤不但使心排血量明显下降,并使栓塞发生率显著上升。

(2)病情判断:如狭窄较轻,左心房代偿良好(代偿期),患者在轻体力劳动时可不出现自觉症状,随着狭窄程度的加重,患者可出现呼吸困难、发绀、咯血、肺水肿。

(3)治疗原则:手术治疗方式有闭式二尖瓣扩张术、体外循环直视下二尖瓣切开成形术及二尖瓣替换术。

4. 二尖瓣关闭不全(mitral insufficiency,MI) 病因有风湿性和非风湿性两大类,在我国以前者多见,慢性风湿性二尖瓣关闭不全几乎均合并二尖瓣狭窄,主要病理改变是部分瓣叶特别是后瓣叶增厚挛缩,交界无粘连或粘连轻,致瓣膜闭合不全。非风湿性 MI 中以二尖瓣脱垂最常见,其病理改变为瓣叶黏液样变性,瓣叶面积和瓣环周长扩大,或伴有腱索延长、断裂等引起关闭不全。

(1)病理生理:左心室血液反流入左心房,使收缩期的左心房压升高,心室舒张期反流到左心房的血液又回到左心室成为左心室的额外负担。

(2)病情判断:急性二尖瓣关闭不全者,左心房通常不大,左心室的高压射血会传到肺静脉,由于左心室功能大都良好,运动后的心排血量增加,并因此使反流量也随之增加,左心房压力因而急剧升高,患者因此有活动后呼吸困难进行性加重,特别表现在心排血量尚好的情况下,患者的肺静脉压升高,肺血管阻力增高,出现频发肺水肿。肺水肿反映左心房顺应性不足,并不代表左心室衰竭。在出现肺水肿到左心衰竭之间的一段时间,是诊断和有效治疗急性二尖瓣关闭不全的有利机会,慢性二尖瓣关闭不全者,由于病史长,左心房通常明显扩张,但顺应性尚好,而左心室功能不良,结果形成恒定的低心排血量及较低的肺毛细血管楔压。因此慢性二尖瓣关闭不全时,急性肺水肿不常见,由于左心室功能减退,出现心排血量降低的症状,表现为容易疲劳、软弱无力等。

(3)治疗原则:手术方法有体外循环下二尖瓣成形术和二尖瓣置换术。

(三)冠心病

冠心病是中老年人的一种常见病。主要是由于冠状动脉粥样硬化性病变,引起冠状动脉管腔狭窄,导致心肌供血(氧)不足,产生心绞痛、心律失常、心力衰竭或心肌梗死。后者可并发室间隔缺损、室壁瘤或急性二尖瓣关闭不全而危及患者生命。

1. 病因 冠心病的发病原因复杂,已明确它与高血压、高血糖、高血脂、吸烟、肥胖、年龄、性别、糖尿病、精神和遗传等因素有关。临床上将冠脉狭窄按其程度分为四级,管腔直径减少<25%为Ⅰ级;25%～50%为Ⅱ级;50%～75%为Ⅲ级;>75%为Ⅳ级。

2. 病情判断 管腔狭窄达Ⅲ级以上者即可出现明显临床症状。首先引起的症状是心绞痛,随着病情的加重,心脏功能下降,血流动力学严重障碍,在临床上为心力衰竭的相应表现。冠心病的诊断主要依据冠脉造影。

3. 治疗原则 治疗方法主要有内科药物和介入治疗[主要指经皮腔内冠状动脉成形术(PTCA),冠状动脉放置内支架或做其他治疗以及外科手术,手术方法即冠状动脉旁路(简称"搭桥")移植术,以及"微创冠心病外科技术"]。

(四)心脏肿瘤

原发性心脏肿瘤中约 75% 为良性肿瘤,黏液瘤为其中最常见的一种,约占 50%。

1. 概述 心脏黏液瘤起源于胚胎发育期心内膜下黏液组织的残余,由于房间卵圆窝周围常有此种组织残留,故该瘤大部分起源于这一特殊部位。黏液瘤可发生在各个心腔,最常见于左心房,约占 75%,其次为右心房,约占 20%,绝大多数为单发,黏液瘤一般都有蒂,瘤体可随心脏舒缩而活动。黏液瘤外观呈半透明胶冻状,分叶如葡萄状,易脱落成碎片,引起动脉栓塞。

2. 病情判断 主要临床表现可概括为阻塞、栓塞和全身反应(如发热、关节酸痛、体重减轻、贫血等）。最常见的临床症状是肿瘤阻塞二尖瓣或三尖瓣口,引起血流障碍,产生瓣膜狭窄的症状与体征,黏液瘤引起体循环血管栓塞,栓塞的部位不同,引起的临床表现不同。超声心动图是最简便可靠的诊断方法。

3. 治疗原则　体外循环下手术摘除肿瘤是唯一有效的治疗方法。

(五)大血管疾病

胸主动脉瘤是最常见的大血管疾病。主动脉壁因各种原因的损伤和破坏后引起主动脉某处或某段腔径异常扩大,形成瘤状,是胸主动脉最为常见且需行外科治疗的病症。

1. 病因　动脉粥样硬化和动脉中层囊性坏死最常见,其次为感染、先天性因素、创伤等。按组织病理分类为真性主动脉瘤、假性主动脉瘤、夹层主动脉瘤。胸主动脉瘤一旦形成其直径和范围呈渐进性发展,最终导致动脉瘤壁破裂,大出血致死。

2. 病情判断　胸主动脉瘤的临床表现与瘤体的部位和直径的大小有关,在未发生破裂之前,常有动脉瘤压迫、侵蚀邻近组织或器官的症状和体征。如压迫气管产生气促、排痰困难。压迫喉返神经产生声音嘶哑等,胸痛亦是最常见的压迫症状之一。最严重的为瘤体破裂引起大出血而死亡。

3. 治疗原则　手术治疗有动脉瘤切除和主动脉壁修补或人造血管移植等。介入治疗为胸主动脉瘤腔内隔绝术。

二、心血管手术的围术期护理

围术期包括术前诊断、手术准备、手术时的麻醉、手术,以及手术后的恢复,并发症的诊治和预防。

(一)术前准备

1. 病史　护士要了解患者的确切病情,以便使护理更有针对性。首先护士应了解患者的心功能状况、患病时间、症状和体征、选择的手术方式、以往的心肺情况,如是否曾有细菌性心内膜炎等。此外,非心脏病病史也应了解,如以往用药史,尤其是肺、肝、肾、脑和血液系统情况。

2. 身体的准备　了解患者身体状况、运动能力、呼吸状况,皮肤、黏膜颜色,神经状况,排泄方式,身高和体重通常是重要指标,应准确记录。对有心力衰竭的患者,要充分休息和治疗,控制心力衰竭,心功能基本恢复后才可进行手术。法洛四联症的患儿,血液黏稠,术前3～7d可给右旋糖酐-40,并鼓励患儿多饮水;因长期右向左分流,各脏器缺氧,术前3～5d,每日吸氧1～2h。

3. 心理准备　由于心脏手术比较复杂且危险性较大,患者和家属会有各种顾虑,担心术中死亡或术后无法很好恢复。护士应根据每例患者的具体情况,耐心做好解释工作,以取得患者的配合。有条件时可带患者参观监护室。

4. 术前指导　术前向患者简单介绍心脏的解剖结构和患者心脏疾病情况,交代手术方案,使患者了解要进行何种手术。讲解术后进入监护室的必要性,在监护室监护的大致时间。术前做健康教育:术前各项检查、术前各项准备、术后各置管的意义及注意事项、止痛、人工呼吸、咳痰、排痰、排便的重要性等,使其了解并取得合作。

5. 实验室检查　所有患者术前查血常规、尿常规、血糖、肾功能、肝功能、电解质和动脉血气分析,以便与术后进行比较。还要测定凝血酶原、部分凝血酶时间和血小板计数,并抽血做血型交叉配血。

6. 术前用药　术前1～3d,患者停服心血管药物,特别重要的是停服洋地黄类药物,停β受体阻滞药,以便识别手术后心律紊乱。对术前心导管检查确诊有肺动脉高压的患者给予血管扩张药,如硝普钠。

(二)术后护理

术后护理的任务是促使患者早日康复及预防并发症。患者心脏术后回ICU观察,48h内是并发症发生的主要阶段,因此需要连续监测,严密观察,周密分析,详细计划和正确处理。

1. 循环系统功能监测　循环系统的监测与护理术后循环系统早期监护的一个主要目标是维持良好的心血管功能,充足的组织灌注和平稳的生命体征。

(1)血流动力学监测:血流动力学监测包括心脏前负荷、后负荷和心排血量的监测,目的是防治低心排血量,对病情变化及时作出判断,采取有效的防治措施。①动脉血压:动脉压是评定循环功能的主要依据。血压的波动受血容量、每搏出量、外周阻力三个因素的调节。动脉压是维持各组织器官血流灌注的基本条件。临床上一般通过内动脉插管测定血压或无创袖带自动测定血压。体外循环心内直视手术在不同程度上引起心肌缺血、缺氧,造成心肌功能不全。术中失血、失液,大量利尿、补液或输血不足或过量均可致血容量改变,从而引起血压异常。术后早期每15分钟记录1次,随着病情的逐渐好转测量时间可改为0.5h。术后血压应依据病情,维持在一定范围内。血压过高会增加心脏后负荷,使心脏做功增加。过高的血压可引起或加重左心衰竭。血压过低将会影响心、脑、肾等重要器官的灌注。血压降低的常见原因有血容量不足、活动性出血、心肌收缩无力、心脏压塞等。在监测过程中,根据血压值分析原因,针对原因及时处理,及时调整血管活性药物(如多巴胺、多巴酚丁胺、硝普钠等)的使用浓度。②中心静脉压(CVP):代表右心房或上下腔静脉近右心房处的压力,反映右心室充盈压的变化和循环血容量的指标。CVP正常值为6～12cmH$_2$O,CVP升高见于右心功能不全、心脏压塞或容量过多,一般情况CVP降低反映血容量不足。临床通常将CVP、血压与尿量几个数值综合起来作为判断病情的依据。进行CVP监测时应注意下列情况可影响结果:机械正压通气对CVP有影响,尤其PEEP设定较高时可明显影响CVP的准确性,并可影响血液回流;咳嗽、咳痰、呕吐、疼痛、躁动等均影响结果,需在安静10～15min后予以测量;测量CVP时必须平卧,患者体位变动后应及时调整至零点;在应用大量急救药、升压药时,应注意测量时间不宜过长,以免患者血压下降,发生病情变化。③肺动脉压(PAP):反映右心室后负荷及肺血管阻力的大小。正常值为18～30/6～12mmHg,平均压10～18mmHg,若收缩压>30mmHg,或平均压>20mmHg时,平均肺动脉压升高,见于左心功能不全、急性呼吸窘迫综合征等。肺动脉压术后降低见于血容量不足。④毛细血管楔压(PCWP):PCWP可较好地反映左房平均压及左心室舒张末期压,从而反映左心室前负荷的大小。PCWP正常值为6～12mmHg,PCWP升高,见于左心功能不全、心源性休克、血容量过多;PCWP降低为血容量不足。PCWP可以了解左心功能,但此法数据不如直接测定的左心房压准确,特别是当有肺动脉阻力增高或有肺部疾病时,PCWP不能代表左心室充盈压力,只有左房压才能真正反映左心室前负荷,是最直接的血容量指标。⑤心排血量(CO):心排血量是左心功能的最重要指标。CO正常值安静时为4～6L/min。心排血量大小受心肌收缩力、心脏的前负荷、后负荷及心率等4个因素的影响,CO=SV(心室每搏量)×HR(心率)。⑥心排血指数(CI):经体表面积化后排除了体重不同对心排血量的影响,更准确地反映了心脏泵血功能。CI＝CO/BSA(体表面积)。正常值 2.6～4.0L/(min·m²),CI<2.7L/(min·m²)示心排血量减少,CI<2.5L/(min·m²)示心功能不全,CI<2.0L/(min·m²)时示低心排血量;CI<1.8L/(min·m²)时示心源性休克。

(2)心电监测:心血管术后早期,心率、心律异常甚为常见,因此,患者进入ICU即24～48h连续心电监测,理想的心率应保持在每分钟80～100次,成人>140次或<60次则可能影响心排血量,应予纠正。心率增快的常见原因:术后发热、血容量不足或出血、低血钾、心功能不全、心脏压塞、缺氧、切口疼痛等。心率减慢的常见原因:手术创伤、高血钾、房室传导阻滞、洋地黄、抗心律失常等药物作用。除密切观察心率的变化外,还须密切观察心律的变化,常见的心律失常有室性期前收缩和室性心动过速等,要严加监护,及时发现和处理,可通过使用药物或起搏器等维持合适的心率、心律。对于冠状动脉搭桥的患者,须特别重视ST段和T波的变化,定时描记12导联心电图,以便了解有无心肌缺血的表现及其动态变化。

(3)微循环的监测:微循环的监测包括体温监测和对皮肤黏膜色泽、温度、末梢充盈程度的观察。体温监测是体外循环术后常规监测项目之一。心血管手术后早期大多体温偏低,6～8h逐渐恢复至正常,此后体温稍有升高,手术当日夜间可高达39℃左右,大多在术后2～3d降至正常或低于38.5℃。若术后体温持续升高不降,提示有内在致热源持续存在,若48～72h体温仍高于38.5℃,则要警惕有无感染或其他不良反应存在。因此,术后常规监测体温每天4次,当腋表温度高于38.5℃时,即给予物理或化学降温,并改测体温每4小时1次。心血管手术后早期,末梢温度常是反映心功能状况的一个良好指标,当低心排血量、血容量不足和心脏压塞时常可致末梢凉、色苍白。另外,有缺氧、呼吸功能不全时,也可产生末梢温度低、色苍白或发绀现象,可根据血压、心率、CVP、尿量和血氧分压等指标进行综合判断,给予对症处理,尽快改善微循环灌注。

2. **呼吸系统的监测与护理** 呼吸系统的合并症是体外循环术后常见的合并症,占体外循环术后死亡率的1/3,因此术后呼吸功能的监测极其重要。

(1)通气监测。①潮气量(VT):对潮气量的监测可及时发现通气管路的漏气,如果呼出潮气量比设定吸入潮气量明显降低,应检查通气管路是否漏气,及时处理。②每分通气量:潮气量×呼吸频率,成人每分通气量可设定在6～10L/min,并根据PCO₂进行调节。>10L为过度通气,<3L为通气不足。③肺泡通气量:通气量临床以每分通气量表示,但真正的气体弥散换气,主要取决于肺泡通气量。肺泡通气量就是每分通气量减去生理无效腔量。每分钟肺泡通气量(有效通气量)＝(潮气量－生理无效腔量)×呼吸频率。

(2)气体交换监测

①动脉血气分析:动脉血气分析是检测患者气体交换与酸碱平衡可靠与常用的方法,是机械通气患者评价疗效的重要指标。pH、PaO_2、$PaCO_2$、BE为主要监测项目。pH:是体液酸碱度的指标,正常值在7.35～7.45,pH<7.35为酸中毒,pH>7.45为碱中毒。动脉血氧分压(PaO_2):表示动脉血液中物理状态下溶解的氧分子所产生的张力或压力,PaO_2正常值为80～110mmHg;PaO_2反映肺弥散功能,随吸入气氧浓度(FiO_2)的变化而变化。PaO/FiO_2对患者肺的病变程度有较重要的评价。动脉血二氧化碳分压($PaCO_2$):表示动脉血液中物理溶解的二氧化碳分子所产生的张力或压力,正常值为35～45mmHg,是衡量患者肺通气量是否理想与呼吸性酸碱失衡的重要指标。$PaCO_2$>45mmHg有呼吸性酸中毒,要注意呼吸道有无梗

阻,纠正支气管痉挛及吸痰,增加呼吸次数,减少无效腔,增加潮气量;$PaCO_2<35mmHg$ 为呼吸性碱中毒,提示有过度通气,可减少呼吸次数,增加无效腔,减少潮气量。剩余碱(BE):是代谢性指标,正常值为 0 ± 3,$BE<-3mmol/L$ 提示代谢性酸中毒或呼吸性碱中毒肾脏代偿,$BE>3mmol/L$ 提示代谢性碱中毒或呼吸性酸中毒肾代偿。

②血氧饱和度(SaO_2):为经皮无创连续监测血氧饱和度的方法。SaO_2 正常值为 $95\%\sim98\%$,其高低取决于血红蛋白的质量、氧分压的大小和氧离曲线的特点。对组织氧供/氧耗情况的判断尤其有重要意义。围手术期 SaO_2 应维持在 $98\%\sim100\%$,不能少于 95%。患者血压下降,血管收缩,体温降低,血流灌注不良时,测定值偏低。局部的皮肤色素、角质层厚度、胆红素增高可影响测定结果。

(3)呼吸力学监测

①吸气峰压(PIP):是机械通气的呼吸周期中气道压力达到的最大值,PIP 由气道压(P_{RAW})与平台压($P_{plateau}$)两部分组成。机械通气时 PIP 过高与气压伤有关,临床多数情况下应将其限制在 $40cmH_2O$ 以下。

②平台压($P_{plateau}$):又称吸气末压,($P_{plateau}$)$=V_T/C_{RS}$(C_{RS}:呼吸系统顺应性),平台压决定于潮气量与呼吸系统顺应性两个因素,当潮气量不变时,呼吸系统顺应性是影响($P_{plateau}$)的主要因素。因此($P_{plateau}$)是反映呼吸系统顺应性的指标。

③呼吸末压(PEEP):一般应用 $5\sim15cmH_2O$。指在呼气末端,使气道内压力维持在所设定的正压水平。正压的作用使肺泡开放,通气功能改善,肺顺应性增加,PEEP 有利于肺表面活性物质的合成,从而改善肺功能。呼气末正压可促进肺内水分吸收,减轻肺水肿,由于降低了肺循环阻力,故右心室后负荷的下降改善了右心功能。

④气道阻压(P_{RAW}):是指机械正压通气时气流克服患者气道阻力所形成的压力。气道阻压由潮气量、呼吸道阻力和吸入气体流速决定。气道阻压与平台压组成吸气峰压(PIP),所以当 PIP 明显、升高时应区别分析是平台压升高还是气道阻压升高。气道阻压升高提示气道阻力增大或气道内有分泌物潴留,经处理后气道阻压得到有效的降低可证实处理的有效性。增大潮气量、加快呼吸频率和吸入气流速,以及使用 PEEP 均使平均气道压力升高。如潮气量和吸入气体流速不变,气道压力升高,吸气时间缩短,说明有呼吸道梗阻,或支气管痉挛,顺应性下降;如气道压力过低,吸气时间延长,说明管道漏气。气道压力过高或过低,都不能达到呼吸机预定的潮气量。应立即查找原因,及时处理。

⑤顺应性:顺应性是指单位压力的改变引起单位容量的改变。顺应性降低可减少通气量,增加呼吸功。机械通气时的监测包括静态顺应性与动态顺应性。静态顺应性包括了肺与胸廓的顺应性,对同一患者的动态监测可较好地反映病情的进展。动态顺应性包含了肺顺应性与气道阻力两方面的因素,在评价肺顺应性改变时不如静态顺应性准确。如在支气管痉挛的患者,动态顺应性可明显降低,而静态顺应性仍维持原来水平不变。

(4)呼吸机参数的设置。①潮气量(VT):$8\sim12ml/kg$;②呼吸频率(f):一般为每分钟14~20 次,小儿每分钟为 $20\sim24$ 次;③吸呼比:正常人为 $1:(1.5\sim2)$;心功能不全为 $1:1.5$;④吸入的氧浓度(FiO_2):一般为 $40\%\sim60\%$,$FiO_2>60\%$ 持续吸入 12h 以上可有氧中毒的危险;⑤吸气压力(输入压):受顺应性和气道阻力的影响,通常为 $15\sim20cmH_2O$ 以下;⑥呼吸机湿化器加热温度:$32\sim36℃$。

（5）使用呼吸机辅助呼吸患者的护理：呼吸机使用过程中应注意气管插管的深度及妥善固定，防止脱出或拔除。定时听诊双肺呼吸音是否对称，每日床旁摄胸部 X 线片 1 次，了解气管插管的位置。经常检查气管插管气囊，保持适当压力，气囊压力最大可维持于 20～25mmHg，过低可导致漏气与患者不适，过高可造成气管黏膜缺血，甚至坏死。

吸痰时，应注意严格无菌操作，严防将外源性细菌带入气管深部。气管内注水要适当，注水有刺激咳痰和湿化气道的效能，但分泌物稀或呼吸机雾化效果好者注水宜少或不注水。吸痰的同时嘱患者配合咳嗽，使深部的分泌物排至气管、支气管内，便于吸净。调整吸引负压适当，避免负压过大，损伤气道黏膜。吸痰时间不应超过 15s，需要重复吸痰时，两次吸痰之间要充分给氧，还应严密监测血压、心率、心律的变化。如果心率在增快后突然变慢，应立即停止吸痰，充分给氧，吸痰后立即听诊呼吸音，以判断吸痰效果。

在呼吸机使用过程中，要保持呼吸机与患者呼吸合拍，患者安静。根据病情定时做动脉血气分析，及时纠正酸碱失衡。待患者神志清醒，循环稳定，自主呼吸有力、平稳，血气分析正常，无严重合并症时可停用呼吸机，拔除气管插管，给予鼻导管持续供氧。在患者自主呼吸期间也要密切监测呼吸频率、幅度、呼吸状态、肺部呼吸音等，加强呼吸道护理，雾化吸入，每日 3 次，并协助拍背促咳，以保持呼吸道通畅，防止肺部并发症。

3. 水、电解质平衡监测心脏外科术后患者要严格进行水、电解质平衡的监测

（1）准确记录出入量：对了解患者的水、电解质平衡和指导输液等均很重要。体液排出量应大于晶体输入量，出现负平衡时要及时查找原因并通知医师，必要时按医嘱进行利尿处理。

（2）严格控制补液量：对补液量判断可根据尿量和 CVP、PCWP 或 LAP 及血压，以估计血容量是否足够，如尿量减少，且比重升高，表示水分相对不足，对有肺淤血和心功能差者，应严格控制补液和输血的量和速度，否则易发生心力衰竭。

（3）电解质监测：体外循环术后低血钾较常见，在体外循环下，正常体液生理调节被扰乱，加上麻醉时过度通气、低温、碱性药物、葡萄糖以及激素等的应用，都可使血清钾转移至细胞内，降低血清钾的浓度，而尿中钾的排泄也降低了血钾含量。术后应每日测定血清钠、钾、氯离子，血生化监护，根据化验结果及时补钾、钠、氯、钙、镁离子，防止因电解质紊乱而引起心律失常和心功能不全，甚至心脏停搏。

4. 神经系统监测　体循环术后可有神经系统合并症，大多由于微栓塞、上腔静脉引流不畅及水平衡失调引起脑水肿，严重低心排血量引起脑缺血、缺氧，表现为神经功能缺陷及心理行为异常。因此应进行中枢神经系统的监测。

（1）瞳孔意识状态和肢体情况：患者进入 ICU 时，一般处于麻醉未清醒状态，在完全清醒之前，应每小时观察双侧瞳孔大小及左右是否对称，对光反射、眼睑反射、上下肢肌力及有无痉挛，对呼吸有无反应等，以判断患者的意识状态，了解大脑皮质的功能状态。

（2）观察有无脑血栓、气栓、颅内出血和脑水肿等脑损害：体外循环术后并发精神反应，患者出现精神错乱及迷惑，尤其是大脑有缺氧和损害者更易发病。护士可以通过患者的语言、定向力等判断患者的精神状态。

5. 肾功能监测　体外循环的低灌注及红细胞破坏所致的血红蛋白尿均对肾功能有损害，故术后应进行肾功能的监测，主要有以下几项。

（1）尿量：尿量是肾功能最简便而有意义的指标。术后应保留尿管 24～48h，每小时观察

记录尿量、尿色 1 次,必要时测量尿比重。尿量正常为 1ml/(kg·h)。尿量过多,一般临床意义不大,但需注意电解质紊乱,及早补充钾、钠及镁离子,防止引起心律失常。尿量<30ml/h 时,须查明原因,常见的肾前性原因为血容量不足、血液浓缩、心功能不全、早期心脏压塞、脱水、高热、多汗等;肾性原因多为急性肾功能不全。

(2)血清钾水平:血清钾>5.0mmol/L 时,有存在肾衰竭的可能。

(3)血清肌酐和尿素氮测定:在 ICU 内每日测定血清肌酐和尿素氮,如果肌酐>132μmol/L 或尿素氮>8.1mmol/L 时,应引起重视。

6. 胸腔、心包、纵隔引流的护理　心脏外科术后留置引流管,主要是为了排出积血,同时还可以早期发现术后大出血及心脏压塞。

(1)引流管护理:术后初期每 15 分钟挤压 1 次,以防血块堵塞胸管,妥善固定,避免受压、扭曲、滑脱及阻塞,保持引流管通畅,维持引流系统密封。并密切观察引流液的量、颜色、性状等,每小时记录,以了解胸腔内是否有活动性出血。

(2)病情判断:体外循环术后 1~2h,每小时胸液量可允许达到 200ml,此后应逐渐减少。如持续 3h 引流量增多,引流管发热,引流液颜色鲜红,应考虑有小动脉活动性出血;如胸液多,在使用止血药后突然减少或停止,引流管处可有血块流出,临床上低血压及低心排血量症状未见好转,有可能是纵隔或心包内血液凝固造成心脏压塞或血凝块堵塞引流管,应立即去手术室开胸止血,在紧急情况下,可在床边紧急开胸,行减压术,然后去手术室。

三、心血管术后常见并发症及护理

(一)低心排血量综合征

正常成年人安静时的心脏指数(CI)为 2.6~4.0L/(min·m²),心排血量(CO)为 4~6L/min,人们通常把 CO<3L/min 或 CI<2L/(min·m²)称低心排血量,低心排血量可以引起低心排血量综合征,就是指心排血量不能满足末梢循环必需量,而造成组织灌注不足所引起的一系列临床症状与体征之综合病症,包括:①低心排血量;②由于低心排血量引起的周围血管收缩性反应;③组织灌注不足。

1. 病因　心脏外科手术后引起低心排血量综合征的原因主要有:心功能差、心律失常和低血容量。由心脏压塞、心脏后负荷增加,即外源性血管收缩性物质增加造成。

2. 病情观察　心排血量下降至心脏指数 2.0L/(min·m²)以下时才出现临床症状。如心率增快、血压不能维持,皮肤苍白或发绀,出现斑纹,尿量少,患者清醒过程中明显烦躁不安,清醒患者表现为不安、出冷汗。

3. 处理　持续的血流动力学监测,体温及尿量的监测,以及定期做血气分析。

(1)提高左心室充盈压,适度调整前负荷:补充血容量,适当提高充盈压和心室舒张容量可增加心排血量和心室收缩。监测 CVP(RAP)和 LAP(PCWP)作为补充血容量的指标。

(2)改善心肌收缩力:当前负荷适当增加后,低心排血量综合征如不改善,应选用增强心肌收缩力的药物。可持续静脉滴注儿茶酚胺类药物,如多巴胺、多巴酚丁胺、肾上腺素、异丙肾上腺素等 β 受体兴奋药。通过它们的正性肌力作用,使心肌收缩力加强,心排血量增加。对于存在充血性心力衰竭、室上性心动过速、快速房颤时控制心室率,重症、复杂的心脏畸形术后患儿,还可以使用洋地黄类制剂,如毛花苷 C(西地兰),以提高心脏收缩力,降低心室舒张末期压力,增加心排血量。在使用洋地黄过程中,应注意观察其毒性反应,尤其是低血钾者。洋地黄过量可引起各种心律失常。

(3)扩张血管,降低血管阻力,即减轻心脏后负荷:体外循环术后有血管收缩现象,增加了阻力,降低了心排血量。应用血管扩张药,可降低后负荷,减少心脏做功,增加心排血量。硝普钠是首选药物,在降低血管阻力、增加心排血量的同时,可扩张冠状动脉,增进冠状动脉血流。另一常用药物为硝酸甘油,作用持续时间较硝普钠稍长。在严重低血压患儿,单独使用血管扩张药不安全,常与儿茶酚胺类合用,多为肾上腺素与多巴胺或硝普钠合用,在使用血管活性药物时应注意:①使用输液泵或微滴管控制速度和剂量;②防止管道堵塞或漏液;③避免在同一静脉通路推药及测量 CVP;④严密监测血压,随时调节滴速。

(4)监测心率和心律:使心率保持在每分钟 85～110 次,有利于增加心排血量。

(5)严密监测电解质及酸碱平衡:注意血钾的测定,根据测定值予以补充钾离子,可用碳酸氢钠纠正代谢性酸中毒,用呼吸机调节呼吸性酸碱失衡。

(6)观察尿量:尿量是反映心排血量的重要指标之一,对了解循环功能和肾功能有重要意义,尿量应保持在 1ml/(kg·h)为宜,并注意尿液性状、比重、颜色。

(7)注意末梢温度和体温的监测。

(二)术后急性心脏压塞

1. 病因 心脏外科手术,心脏、血管各处切口较多,如止血不彻底或术中肝素化,体外循环转流时间长,使凝血机制紊乱,渗血不止,而心包腔引流又不畅,血液和血块短时间内在心包腔内积聚,如达到 150～250ml 以上,心包腔内压力急骤升高使心脏舒张期充盈受限,心排血量降低,即为心脏压塞。大多发生在术后 24～36h。心脏压塞是心脏手术后严重的并发症,轻者引起低心排血量,重者引起心搏骤停。

2. 病情观察

(1)胸腔、心包引流液多,或原来较多而突然减少或停止。

(2)心率增快,脉搏细速,末梢循环不良。

(3)血压低,脉压小,出现奇脉。

(4)中心静脉压进行性升高,颈静脉怒张。

(5)对强心利尿药及升压药所显示的处置效果差。

(6)X 线检查,纵隔或心包阴影增宽。

(7)超声心动图显示心包内积液征象。

3. 处理

(1)术中严格止血,缩短体外循环时间,是防治心脏压塞的根本措施。

(2)术后保持引流管通畅,给予半卧位,常规低负压吸引,定时挤压引流管。

(3)密切观察引流液的颜色、性状及量。当引流液较多,挤管时引流管发热,引流液呈鲜红色时,应怀疑有活动性出血。在引流液多时,应用大量止血药后,引流液突然减少,引流玻璃管内可见血块流出,易使引流管堵塞,引流不畅或中止。应引起重视,密切观察。

(4)一旦确立诊断,应立即手术,清除血块,解除机械性压迫,并寻找可能存在的活动性出血点。在紧急情况时,可在床边紧急开胸,行减压术,然后去手术室。在此期间应严密监测病情变化。

(三)术后心律失常

胸心外科术后心律失常是常见的合并症,尤其是心脏手术后,尽管术后心律失常常见,只要无血流动力学影响,通常不必处理,有少数心律失常可严重影响血流动力学的改变,甚至致命,需紧急处理。

1. 病因

(1)术前因素:部分患者术前因各种疾患已存在心律失常。

(2)术中因素:手术创伤,电解质紊乱,术中麻醉药、血管活性药物的作用,术中低温高热等体温变化。

(3)术后因素:①肺部感染引起缺氧、二氧化碳蓄积;②电解质和酸碱平衡紊乱;③低心排血量而致冠状动脉灌注不足;④血容量不足,使用血管活性药物的不良反应;⑤药物,如洋地黄、血管活性药物、利尿药等都易诱发心律失常;⑥体温的改变也可诱发心律失常。

2. 病情观察

(1)持续床边心电监护,及时发现异常心电图,如有心律失常,要结合患者血流动力学变化、血气分析和电解质综合分析判断病情。

(2)对术后心律失常的处理取决于心律失常当时有无影响血流动力学及潜在的影响心功能的可能性。通常有治疗意义的心律失常有:室上性心动过速、心房扑动、心房颤动、房室传导阻滞、频发期前收缩及室性心动过速诱发室颤,最重要的是找出诱因,消除诱因。

(3)术后根据不同年龄和疾病来维持满意心率。

3. 处理　备齐各类抗心律失常的药物,熟悉常用药物的应用剂量、给药途径和方法。常规备好床旁除颤器和心肺复苏必需品,熟悉仪器性能和使用方法。

(1)阵发性室上性心动过速:首选胺碘酮。

(2)快速房扑、房颤:控制心室率首选毛花苷 C,可加用普萘洛尔、维拉帕米等,也可使用胺碘酮。将心室率控制在理想范围,药物效果不佳者用电复律。

(3)室性心动过速:室扑、室颤是心脏术后最严重的心律失常,室速常用利多卡因,如效果不好用胺碘酮或普罗帕酮(心律平),如怀疑是洋地黄中毒首选苯妥英钠,并积极补充钾盐,顽固室扑或室颤采用非同步除颤复律后用药物维持。

(4)传导阻滞:常用异丙肾上腺素,效果不佳,Ⅲ度或Ⅱ度二型房室传导阻滞则应安置起搏器。护士应观察起搏效果。

(四)心脏术后急性感染性心内膜炎

心脏手术后急性感染性心内膜炎是一种严重并发症,这种合并症不仅影响心功能,更为严重的是常导致多器官功能障碍(MODS),包括心内赘生物脱落引起脑及肺的栓塞与脓疡。致病菌以金黄色葡萄球菌为主或是耐药菌株(MRSA),有时为真菌感染,其病死率高达50%以上。

1. 病因　引起细菌性心内膜炎通常有两个易感因素,首先是有内膜的损伤,其次是血内有微生物在损伤的内膜上停留下来生长。

(1)心内操作,手术对心内膜的损伤。

(2)血液通过人工心肺机,增加感染机会。

(3)心内存有异物(如人工瓣膜、人造血管等)都可存在污染,可能导致菌血症。

(4)动、静脉监测治疗时插管多,增加了感染机会。

(5)手术本身对机体免疫功能的影响,激素的应用都增加感染的机会;广泛抗生素的应用增加了二重感染及真菌感染的机会。

2.病情观察 术后发热、白细胞增高是常见的手术后反应,这种反应不会随时间推移而好转,反而体温越来越高出现弛张热,可高达 39～40℃,常伴有寒战、苍白多汗,患者常感胸痛、气促。患者如果有赘生物脱落,在掌心及足底出现无痛性直径几毫米的红蓝色出血斑称Roth spot,严重的可出现重要脏器栓塞的临床表现。心脏体征常可闻及受累瓣膜上的杂音。血培养是诊断的主要依据,在早期应重复进行,取血应在使用抗生素前发热时进行,以提高阳性率。超声心动图可发现赘生物及瓣膜损害情况。

3.处理

(1)药物治疗与护理:高度怀疑心内膜炎时,应连续做 3～4 次血培养和药物敏感试验,并根据结果选择适当抗生素,在病情较重时,也可在等待结果时,根据临床观察和判断,选用强有力的杀菌药物。细菌性心内膜炎首选青霉素,用量宜大(1000 万～2000 万 U),静脉给药,疗程6～8 周,直至赘生物机化或愈合。在用药过程中应注意,有肾功能不全的患儿,应用大量的青霉素钠盐和钾盐,可引起高血钾和钠潴留。真菌性心内膜炎首选两性霉素 B,疗程在 2 个月以上,用药时,如果浓度高,滴速快,可出现心率加快,甚至室颤,应注意监测。

(2)外科治疗:如果瓣膜上已发现有赘生物,包括人工瓣膜替换术后都应在充分术前准备下尽早手术治疗,清除感染源才是根本的处理原则。

(五)术后出血

1.病因

(1)外科性出血,术中止血不彻底:切口缝合欠佳、血管结扎线或电灼痂脱落。

(2)体外循环造成凝血机制紊乱引起的出血:术后早期由于鱼精蛋白中和肝素不足或"肝素"反跳。体外循环造成血小板聚集、黏附与变性,并消耗血小板及凝血因子,同时也激活纤溶系统。

(3)混合性出血。

2.病情观察

(1)引流量过大,当达到 2～3ml/(kg·h)时,应提高警惕,引流量＞4ml/(kg·h),经药物治疗无效,应考虑为活动性出血。

(2)引流液虽不多,但经大量输血后,循环状况仍不好转,血压下降,CVP 及左心房压降低,应考虑有内出血的可能。

(3)如怀疑有凝血机制障碍时,应检查凝血时间、血小板计数和凝血酶原时间测定,明确出血原因。

(4)怀疑为肝素中和不彻底时,可监测激活全血凝固时间试验(ACT)。

3.处理

(1)严密观察术后引流情况:一般心脏术后引流量在最初 2h 内为 200ml 左右,如果 1～2h 引流量不断增加,则应经常测血压和脉搏,计算和比较每 0.5～1h 引流量,同时输血。检查出血过多的原因。

(2)实验室监测:从静脉穿刺或非肝素化插管处抽取血液,测定部分凝血活酶时间、血小板计数、凝血酶原时间、激活凝血时间。如激活凝血时间延长,超过 200s 或较术前明显增加,提示肝素未完全中和,应给予硫酸鱼精蛋白中和,按每千克体重 0.25mg 分次追加,速度宜慢,以免出现低血压。如血小板计数减少,部分凝血活酶时间延长超过正常 10s,凝血酶原时间延长超过正常 3s,表示这些因子缺乏,可输新鲜血及新鲜冷冻血浆以补充血小板及 V、Ⅷ因子在内的所有凝血因子;输浓缩血小板,静注地塞米松,以稳定毛细血管膜;给予钙离子、维生素 K、纤维蛋白原等以补充不足。还可用酚磺乙胺(止血敏)、氨基己酸和卡巴克洛(安络血)等止血药。

(3)开胸止血:如上述处理方法仍出血不止,或已怀疑有手术野活动出血,应尽快做好术前准备,开胸止血。

(六)脑损害

心脏术后脑损伤以脑神经损伤为主,少部分为精神损伤。可在术后即刻或延迟数小时后出现。表现为神经功能缺陷及心理行为异常,因此应进行中枢神经系统监测。

1. 病因　体外循环术后可有神经系统合并症,大多由于微栓塞、上腔静脉插管引流不畅及水平衡失调引起脑水肿,严重低心排血量引起脑缺血、缺氧,麻醉合并症、颅内出血等亦可引起。

2. 病情观察　临床表现与脑部病变的性质、部位和程度有关。

(1)神经损伤:神志和意识变化出现较早,患者意识未能恢复仍处于昏迷、烦躁、谵妄等状态,神志不清,部分患者有抽搐、惊厥等,体检可以引出病理反射,肌张力改变,瞳孔大小及对光反射改变等,感觉消失或偏瘫。病理反射和锥体束征阳性。还有惊厥、高热等症状。

(2)精神损伤:症状出现较晚,常见于术后第 2～3 天,也有持续数日或数周,患者主要表现语无伦次、幻觉或焦虑、忧郁等精神错乱症状。

3. 处理

(1)严密观察患者术后清醒的时间和程度,瞳孔的大小和对光反应的灵敏度,对外界刺激的反应及程度,肢体的活动情况,尤其要注意患者在意识方面的变化。发现异常情况,应给予重点监护。

(2)维持良好的循环,防治脑缺氧和脑水肿,限制水分摄入,给予地塞米松等激素,以稳定脑细胞溶酶体膜,降低血管通透性;利用呋塞米等高效利尿药脱水治疗;头部冰帽降温,并施行冬眠疗法,以降低脑代谢的耗氧量。

(3)保持呼吸道通畅,对深昏迷、呼吸道分泌物聚积或癫痫发作频繁的患者,及早气管切开,充分给氧,及时翻身叩背吸痰,以防缺氧和肺部感染。

(4)加强口腔、皮肤护理,防止压疮,行留置导尿以避免尿潴留。

(5)保护患者安全,如防止坠床,必要时用牙垫或人工气道以防患者咬伤舌头、口唇。保持病室安静,减少外界对患者的刺激。

(6)如使用呼吸机辅助呼吸,可过度换气,使 $PaCO_2$ 在 4kPa,利用轻度呼吸性碱中毒代偿损害脑细胞的酸中毒。

(7)昏迷较久者,应注意营养支持,可用鼻饲补充营养。

(8)帮助做肢体锻炼,以恢复功能。

(七)呼吸功能不全

体外循环后呼吸功能不全现通称"灌注肺",实质就是全身炎症反应—灌注综合征的一部分,从病理生理改变来看,也称为急性肺损伤(ALI),严重的 ALI 就是急性呼吸窘迫综合征

(ARDS),病死率高达 60% 以上。

1. **病因** 主要是通气功能障碍、肺微循环障碍和肺实质损伤。

2. **病情观察** 患者有呼吸困难、发绀、神经精神症状及心血管异常表现,使用机械呼吸支持时,有呼吸功能不全也很少出现以上临床表现,主要表现是无法从呼吸机脱机。血气分析是最为可靠而常用的诊断呼吸功能不全的辅助检查。$PaO_2 < 50mmHg$;$PaCO_2 > 50mmHg$。

3. **处理**

(1)预防:为减少心脏术后呼吸道并发症,重点莫过于及早预防。术后护理上预防术后呼吸道感染包括拍背、合适的体位及吸痰、保持呼吸道通畅。

(2)呼吸功能不全的治疗:①呼吸机支持。适当提高吸氧浓度,选择最佳 PEEP 以恢复功能残气,稳定肺泡气体分压及通气血流比例,改善低氧血症。②药物治疗。减少肺损伤药物及肾上腺皮质激素的应用,静脉营养加生长激素,以促进患者合成代谢及提高免疫功能,是有效的措施。③抗感染治疗,根据痰及血培养选择敏感抗生素。

(八)术后急性肾衰竭

肾功能损害是心脏外科术后的严重并发症之一,病死率很高,常由循环功能不全引起,反过来肾功能不全又会加重循环功能不全,互为因果,造成恶性循环。心脏手术后并发的急性肾衰竭特点是随循环功能恢复肾功能不全常是可逆的。很少引起慢性肾功能障碍,预后好。

1. **病因** 术后发生急性肾衰竭的原因:主要是肾前性与肾性原因,并以缺血引起的肾衰竭为主。①肾前性因素:低血容量心功能不全引起的低心排造成肾缺血;肾微栓栓塞,主要是体外循环过程中的小血栓、气栓、脂肪和硅油栓引起的广泛肾梗死。②肾性急性肾衰竭因药物引起(某些抗生素)。

2. **病情观察** 临床上尿量的减少常是先兆,而以血清尿素氮和肌酐的升高作为诊断依据,如果肌酐 $> 132\mu mol/L$ 或尿素氮 $> 8.1mmol/L$ 时,应引起重视。心脏手术后由于血容量未补充,也可有少尿现象,称为肾前性少尿。当患者出现少尿时,应着重鉴别是肾前性肾衰竭,还是肾性肾衰竭引起。

3. **处理**

(1)肾前性急性肾衰竭的处理:①重点在于改善肾的灌注,补充血容量、改善心功能等纠正低心排血量的措施;②利尿药的应用,如肾衰竭所致少尿,应大量应用利尿药;③肾血管解痉措施,应用血管扩张药,如硝普钠、酚妥拉明、硝酸甘油等;④碱化尿液,应用碳酸氢钠碱化尿液,防止酸性血色素管型阻塞肾小管。

(2)肾性急性肾衰竭的处理:①严格限制液体入量,防止肺水肿和脑水肿。②控制高血钾:反复测血钾,血清钾 $> 5.0mmol/L$ 时,有存在肾衰竭的可能;连续心电监测,有助于及早发现高血钾。限制钾的摄入,果汁和肉汤含有大量钾,不可服用,含钾的平衡液和青霉素钾盐不宜应用,可用葡萄糖+胰岛素(4g∶1U)静脉滴注,亦可缓慢静脉注射 10% 葡萄糖酸钙,以钙拮抗钾对心肌的作用,血钾上升至 6.5mmol/L 时,应行透析治疗。③高热量支持:供给足够热量 $[125 \sim 167kJ/(kg \cdot d)]$,减少蛋白质分解,以控制氮质血症。④纠正酸中毒:可用补充 $NaHCO_3$ 来纠正,如效果不明显,应依靠透析疗法。⑤根据肾功能调整药物剂量:如洋地黄类药物、抗生素可选用青霉素、氨苄青霉素、氯霉素、红霉素,但不用钾盐制剂,停用一切有肾毒性的药物。⑥透析疗法:如以上处理效果不明显,应采取腹透或血透方法治疗。⑦多尿期的处理:在恢复期,尿量可能增多,重点是水和电解质平衡的维持。进入多尿期,尿量一般在4000～6000ml/24h 以上,尿中大量钠、钾排出,会出现脱水、低钠、低钾,应根据实际情况给予补充,但须防止肺水肿与心力衰竭的发生。

(尤秀丽　徐　栋)

第九节　器官移植术后患者的监测及护理

　　移植是指将供者的健康组织、器官移植到受者体内,借以替代不可逆病变或缺损的器官,恢复机体功能的一项治疗措施,这是医学界几个世纪前就存在的梦想。器官移植(organ transplantation)是通过手术方法将一个有活力的器官移植到自身其他部位或另一个体内。随着外科技术、免疫抑制药、器官保存技术和移植免疫学的迅速发展,器官移植作为 20 世纪外科领域的三大进展之一,已成为救治终末期脏器功能衰竭的有效措施,并发展成为一门新学科。目前已能开展肾、肝、心、胰腺、单肺、双肺、小肠等主要器官移植及多器官联合移植,以及各种干细胞移植,角膜移植和成人胰岛细胞移植等组织与细胞的移植。肾移植、肝移植已经成为常规手术,器官移植数量快速增长,截止 2003 年年底的统计资料显示:全世界已施行肾移植619 404例、肝移植 122 803 例、心脏移植 69 309 例、肺移植 17 156 例、胰腺移植 5821 例、胰肾移植 15 333 例、干细胞移植 147 673 例、成人胰岛细胞移植 413 例。我国器官移植起步于1960 年,首例尸体肾移植由吴阶平教授实施,1972 年广州中山医院首例亲属肾移植获长期存活。近 20 年尤其是近 10 年肾移植稳步快速增长,至今累计肾移植已超过 4 万例次,成为常规性手术应用于临床。肝移植与心移植近几年发展迅速,移植数量成倍增长。其他器官、组织与细胞移植稳定增长,亲属活体器官移植的数量增加。器官移植当前面临的主要问题有供移植的器官严重短缺及移植物慢性功能减退或丧失。器官移植护理是通过护理人员对器官移植患者的严密监测和有效护理,帮助患者度过移植的危险期,指导患者康复,提高移植器官的存活率,从而达到最佳治疗效果。器官移植术后监测的内容包括生命体征的监测、血液指标的监测、免疫抑制药的应用及并发症(排斥反应、感染等)的观察等。不同种的器官移植还有着不同的监测要点,下面分别就肾移植、肝移植和骨髓移植术后的监测与护理进行阐述。

一、肾移植术后患者监测与护理

(一)概述

　　肾移植(renal transplantation,RT)是指将供者的健康肾移植到受者体内,借以替代不可逆病变或缺损的肾脏,发挥正常肾功能的一项治疗措施,是各种器官移植的"先驱"。临床上,按肾源的不同可分为尸体肾移植和活体肾移植。一般来讲,各种肾病变持续性进展而形成的慢性肾衰竭到终末期,即"尿毒症期",经保守治疗无效、无手术禁忌证者均适合做肾移植。在我国,最常见的是慢性肾小球肾炎所致的尿毒症,占尿毒症患者的 90% 以上。其他疾病如梗阻性肾病、先天性肾病、感染性肾病等约占 10%。

　　肾移植术无绝对禁忌证,但对于有明显心血管并发症、全身感染、对免疫抑制治疗不能耐受等患者应慎重考虑后再决定是否手术。对于受者乙型肝炎表面抗原阳性或患丙型肝炎者,目前虽未列为移植的禁忌证,但由于我国乙型肝炎发病率较高,转为慢性活动性肝炎者相对较多,术后长期免疫抑制治疗常加重肝损害,肾移植后死于肝病者并非罕见。因此,对于有肝炎史的乙型肝炎表面抗原阳性患者或丙型肝炎患者选择肾移植时应慎重。但对于不适宜或不能耐受血液透析和腹膜透析的患者,应列为迫切移植对象,常放宽其适应证。

(二)术前评估

1. 术前透析 透析的目的在于清除患者体内的代谢废物,纠正水、电解质、酸碱失衡;为治疗其他方面的疾病(如病毒性肝炎、肺结核等)赢得时间;进行全身营养支持治疗,如纠正贫血、低蛋白血症等。一般认为,术前血液透析以 3 个月内 30 次为宜,但不是绝对的,如果患者全身状况良好且无尿毒症的全身性并发症,只要组织配型好,甚至可不透析而直接进行肾移植。

2. 组织配型结果

(1)ABO 血型:人类的红细胞血型有多种,其中 ABO 系统与移植关系密切。实行肾移植手术事先必须进行严格的血型检验,要求供、受者血型相同或相容,但以 ABO 血型相符为宜。

(2)群体反应性抗体(PRA)检验:受者体内含有高水平的循环抗 HLA 抗体称为致敏。根据 PRA 水平的高低可分为未致敏(PRA 为 0～10%)、轻度致敏(PRA 为 10%～50%)、中度致敏(PRA 为 50%～80%)和高度致敏(PRA＞80%)。致敏性和肾移植排斥反应的发生、移植肾功能延迟恢复和移植肾存活时间等有关,致敏性越高,术后发生排斥反应的概率越大。受者 PRA＞80% 一般认为是移植的禁忌证,除非采取免疫吸附,清除体内抗体。

(3)人类白细胞抗原系统(HLA)检验:HLA 系统是人类白细胞抗原系统中的一种,与移植密切相关。除同卵孪生者,一般很少供者、受者的 HLA 基因位点能够全部配合,因此此项检验只作为手术前的参考指标。

(4)补体依赖性淋巴细胞毒交叉配合试验:将供者、受者的血清、淋巴细胞与补体共同培育,死淋巴细胞数＞15% 者为阳性,一般尽量选择数值低的受者接受肾移植。

3. 其他准备 如体格检查、血型及三大常规化验、血液生化检查、微生物学检查、影像学检查等都应在术前完成。

(三)监测护理

1. 体位 肾移植手术多采取硬脊膜外麻醉加腰麻,患者术后需去枕平卧 6h,防止脑脊液外漏引起低血压和头痛,6h 后可睡枕头;部分患者采取全身麻醉,手术结束后给予持续低流量吸氧,麻醉清醒后即可枕枕头。12h 后均采取半卧位,抬高床头 40°～50°。在床上适当翻身也是允许的,但切忌坐起、躁动等不利于血管愈合的大幅度动作。

2. 生命体征

(1)神志:严密观察患者的神志变化、对事物的反应,注意有无休克现象。

(2)体温:体温是反应排斥和感染的敏感指标,肾移植术后患者每小时测体温 1 次,待平稳后改为每 4 小时 1 次。由于创面组织渗液的吸收,患者体温可有轻度升高,通常在 38.5℃ 以下。有时患者出现不明原因的高热,排除了感染和排斥反应后,应考虑插导尿管后产生的尿道热,可给予物理降温等对症处理。

(3)循环:肾移植术后患者每小时测血压、脉搏 1 次,每 2 小时测中心静脉压 1 次。患者术后血压的高低判断主要依据术前的基础血压,一般要求患者术后血压略高于术前基础血压,以保证移植肾的血流灌注。脉搏的快慢与体温、血压有一定关系,若体温、血压升高,脉搏则会加快;体温、血压降低则脉搏一般亦减慢,但血压降低近休克状态时,脉搏亦会增快,表现为脉搏细速,护理人员应注意鉴别判断。对于术前有心脏疾病、高血压史的患者,其血压、脉搏应根据相应情况监测。

(4)呼吸:如果没有酸中毒(深大呼吸),患者的呼吸一般都正常。但如果患者术前即有肺功能障碍,包括胸腔积液、肺纤维化等,则呼吸频率会快于常人,此时,可给予持续低流量吸氧帮助患者缓解缺氧的状态。另外,在术后感染中肺部感染最为常见,警惕术后发生坠积性肺炎,护理人员应指导患者进行深呼吸和有效咳痰,协助其翻身、拍背。

3. 多尿期 肾移植术后 24h 内,除超急性排斥反应和急性肾小管坏死等原因外,90% 以上的患者会经历多尿期,每小时尿量 400～1200ml。主要原因是:①患者术前存在不同程度的水、钠潴留;②血肌酐、尿素氮高引起渗透性利尿;③术中使用甘露醇或呋塞米等利尿药物;④供肾低温保存损害肾小管而影响其重吸收功能等。护理上尤应注意加强对出入量的管理,维持水、电解质平衡,根据补液原则做到"量出为入,宁少勿多",输液速度根据每小时尿量调整。输液量取决于术前透析效果与术中失血情况。补液量的基本计算方法如下:每小时补液量=每小时尿量+30ml(成人不显性失水约 30ml/h)。大量尿液排出体外的同时丢失了大量的电解质,主要是血清钾和血清钠,此时如果处理不当必然引起低钾、低钠血症,水、电解质紊乱和酸碱失衡。低钾表现为肌无力,常从四肢开始,可发展至呼吸肌引起呼吸肌麻痹,腹胀、恶心、腱反射减弱或消失等,可出现代谢性碱中毒,心电图表现为 T 波低平、双向或倒置,ST 段下降、Q-T 间期延长、病理性 U 波等。低钠表现为头晕、乏力、纳差、口渴、血压不稳定、脉压差减小等,严重可出现惊厥与休克。因此,监测和维持患者的血电解质平衡也是此期的护理重点。自 1990 年上海长征医院器官移植中心采用"循环图补液法"(图 2-10)为肾移植术后多尿期患者进行补液治疗,3000 余例患者临床使用表明,无电解质紊乱或酸碱失衡发生。

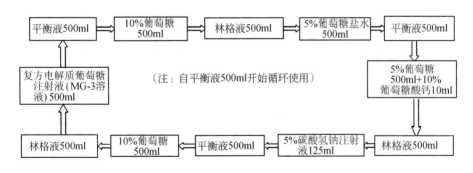

图 2-10 肾移植术后多尿期循环补液图

2005 年该中心又研制出复方果糖电解质溶液,具有以下优点:①该溶液使用了乳酸钠,具有排酸解毒的作用,对 Na^+、Ca^{2+}、K^+、Mg^{2+} 等浓度进行提高和调整,有效避免了多尿期易发生电解质紊乱并发症。②肾移植手术可引起机体应激,造成胰岛素分泌减少,血糖增高,该溶液用果糖替代葡萄糖直接供给热能,果糖的代谢不需要依赖胰岛素。因此有效解决了"循环图补液法"治疗中输入葡萄糖引起血糖过高的问题。③该溶液每袋 1000ml,不需添加其他药物,有效解决了原和液方案频繁换液及加药导致的护理工作量大和增加污染危险的问题。张晓辉等报道，完成一次循环和液，应用该溶液和液与应用原和液方案相比，护理人员平均节约护理操作时间为 23min。

4. 少尿或无尿　肾移植术后患者尿量若少于 30ml/h，或原处于多尿期而尿量突然减少者，在排除导尿管弯曲、打折造成堵塞后应首先考虑血容量不足，部分患者因移植前透析脱水过度，加上术中创伤渗血较多，未能及时补足，术后常出现少尿甚至无尿。可在单位时间内增加输液速度，若尿量随之增加，则可认定为输液不足，待血容量补足后再予以呋塞米等利尿药；若经以上处理后尿量仍不增加，而且血压有上升趋势，则应减慢输液速度，进一步寻找少尿或无尿的原因，如移植肾加速性排斥反应、急性肾小管坏死和肾后性梗阻等。

少尿或无尿的患者体内钾离子无法随尿液排出体外，易发生高钾血症，严重者发生心搏、呼吸骤停。因此护理人员应加强对患者电解质的监测，每天化验患者的血电解质，监测心电图波形，一旦出现血钾升高的表现如血清钾＞5.5mmol/L、心电图 T 波高尖、QRS 波增宽、Q-T、P-R 间期延长等，应及时通知医师采取措施，如静脉滴注极化液促使细胞外的钾离子转移至细胞内，静脉推注钙剂（如葡萄糖酸钙）置换结合血液中的钾离子，口服降钾树脂等，若使用上述方法效果不佳则应及时进行透析治疗。

5. 管道护理　肾移植术后患者身上通常带有 4 根导管，即 1 根留置导尿管，1 根负压引流导管和 2 根静脉输液导管。导管护理的要求是要保持各引流管通畅，密切观察引流液的量、颜色和性质，妥善固定防止管道扭曲、脱落、堵塞等现象发生。导尿管留置期间，应加强会阴护理，预防尿路感染。

6. 口服免疫抑制药　肾移植术后需长期服用免疫抑制药，目前常用的有二联、三联免疫抑制疗法（表 2-9）。服药剂量和时间必须严格遵从医嘱，定期测试药物浓度并遵医嘱进行调整，因术后患者多是服用 2～3 种免疫抑制药，药物浓度的高低是根据个人的体重、服药的种类、剂量来衡量的，护理人员应告之患者绝对不可自认为浓度过高或过低而自行改药，以免引起药物中毒或发生感染，或药物浓度过低而发生排斥反应，从而损害到移植肾的功能，造成不可挽回的后果。

表 2-9　常用口服免疫抑制药方案

泼尼松（Pred）	麦考酚酯（MMF）或硫唑嘌呤（Aza）	他克莫司（FK506）	环孢素（CsA）	西罗莫司（Rap）
√	√	√		
√	√		√	
√				√
√		√		
√			√	
√		√		√
√			√	√

(1)泼尼松:手术后 3d 开始口服泼尼松,起始量为 20~30mg/d(12~20 片),之后每天递减 10mg,到术后 7~10d 减至 20mg/d 维持治疗量。泼尼松一般需终身与其他免疫抑制药合用,各种常用免疫抑制方案均会导致感染发生率明显升高。另外,激素对胃肠道刺激较大,易引起消化道溃疡(特别是胃溃疡)、肠穿孔等,应避免空腹服用,最好在服药前服用少许苏打饼干以减轻胃肠道反应,必要时可遵医嘱服用胃黏膜保护药。

(2)环孢素:主要根据体重和血药浓度来调整用量,6~8mg/(kg·d),分 2 次口服,1 次/12h,6 个月以后改为维持剂量 3~5mg/(kg·d)。环孢素的治疗谷值浓度为:3 个月内 250~350ng/ml,3 个月后 150~250ng/ml。因服用环孢素可有胃肠道反应,应尽量避免空腹服用,如胃肠道刺激症状较严重,应告知医师,以便及时更换药物或对症处理。环孢素最主要的不良反应为肝肾毒性,临床表现为血肌酐、尿素氮升高、高钾血症、低蛋白血症、高胆红素血症、氨基转移酶升高等,减量后大多可恢复,因此在服药过程中应定期检测肝肾功能。饮食上应采取优质高蛋白、高维生素、适量糖类和热能的低盐饮食。对于服药后产生高血压的患者,减少 CsA 的剂量和使用抗高血压药通常有效。

(3)他克莫司:较环孢素肝毒性小,适用于肝功能异常的移植患者以及环孢素中毒时的转换治疗和难治性排斥反应。一般为口服给药,目前多采用 0.1~0.15mg/(kg·d),分 2 次服用,1 次/12h,空腹服用(饭前 1h 或饭后 2~3h)。前 2 周每周测定血药浓度 2~3 次,以后根据情况逐步延长测定间隔时间。他克莫司理想的治疗谷值浓度为:3 个月内 8~12ng/ml,3 个月后 5~10ng/ml,其后维持 5~8ng/ml。他克莫司不良反应主要为糖耐量降低,一般减少剂量后,症状可以缓解。患者应保持良好的精神状态,因为精神紧张、焦虑会导致激素分泌增高、血糖升高。严密监测血糖、尿糖,患者可在家中使用血糖仪、尿糖试纸进行监测。遵医嘱使用降糖药物,应避免在注射胰岛素后立即进行热水浴,避免因温度升高导致皮下注射的胰岛素迅速吸收,引起低血糖;饮食量要恒定,不要暴饮暴食,可进适量含纤维素的食品,如粗粮、蔬菜等,忌食高糖、高淀粉食物。

(4)麦考酚酯:通常与激素、环孢素或他克莫司联合应用,剂量一般为 0.25~0.5g/次,1 次/12h。无肝肾毒性、糖尿病、高血压、高血脂、骨质疏松等不良反应。不良反应主要表现为胃肠道反应,包括腹泻、恶心、呕吐和胃肠炎。另外可有造血系统毒性,尤其是白细胞减少和贫血,护理上应注意监测血象。

(5)西罗莫司:剂量为 1~2mg/d,临床上与其他免疫抑制药物二联或三联使用,可减少药物剂量。西罗莫司有肾小管毒性,还可造成高胆固醇血症和高三酰甘油血症,因此饮食应清淡,避免油腻的食品,少吃动物内脏、鱼子、蹄髈、软体动物、蛋黄等,但有一点需要说明,脂类是人类机体所必需的物质,每日要有一定的摄入量,以植物油为主。

7. 冲击治疗　肾移植术后急性排斥反应是最为常见的排斥反应,临床上多采用甲基泼尼松龙或生物制剂如多克隆抗体抗淋巴细胞球蛋白(ALG)、抗人胸腺细胞免疫球蛋白(ATG)、单克隆抗体(OKT3、舒莱、赛尼派等)进行冲击治疗。生物制剂来源于异种血清,可产生过敏反应,所以使用前一般要静脉推注地塞米松或甲基泼尼松龙加以预防,使用过程中(尤其是使用初期)患者可能会出现发热、皮疹、寒战等症状,一般减慢滴速可以缓解。由于高度抑制机体的免疫能力,患者极易发生感染,因此做好消毒隔离尤为重要。

8. 消毒隔离　感染是肾移植患者重要的并发症及死亡原因。护理方面应重在预防,必须严格执行消毒隔离制度,督促患者养成良好的卫生习惯,严防感染的发生,具体措施如下。

(1)保持病室、治疗室、办公室的清洁:每天用 1∶500 的含氯消毒液拖地板,擦床架、床头柜、凳子、门和窗。空气消毒用紫外线照射每日 2 次,或用高强度紫外线空气消毒机消毒。开窗通风每日 2 次,每次 30min,增加室内空气流动,避免病原菌生长。

(2)尽量减少人员进出病室,有发热、感冒者不得进入隔离区。工作人员进入病区需洗手、穿隔离衣、裤、鞋,戴好口罩、帽子。治疗操作前后用消毒液擦手。

(3)大单、被套、枕套、中单、腹带和棉垫等用床单位臭氧消毒机进行消毒。

(4)每位患者备口表、血压计、听诊器、便器、量杯等,食具需煮沸消毒,患者间不交叉使用物品。

(5)口腔护理每日 2 次,进食后用漱口液漱口。口腔细菌培养阳性者宜采用复方替硝唑漱口液;口腔有真菌感染者,用 2.5% 碳酸氢钠溶液漱口。雾化吸入每日 2 次。

(6)留置导尿期间,引流袋、引流管每晨更换 1 次,每日行会阴和导尿管护理 2 次,护理人员操作中应注意无菌操作。

(7)谢绝家属或陪客进入病房探视,能行动的患者可戴口罩到指定的地点会客,时间应少于 1h。家属携带物品需经消毒后再带入病室。

(8)患者治疗期间,氧气湿化瓶、吸氧管、雾化吸入器、机械通气连接管道均需要采取高水平的消毒灭菌方法,浸泡消毒要做到单人固定消毒容器。

(9)患者没有特别情况不得外出,若病情需要外出检查、治疗等,需戴口罩,穿隔离衣、外出鞋,冬天要注意保暖。

(10)严重感染者应安置在单人病室,避免与其他患者交叉感染。

9. 营养支持

(1)钠盐:除多尿期外,术后早期及康复期均需低盐饮食,每天供给食盐 3～4g 或酱油 15～20ml。如无高血压、水肿、尿少等表现,可适量增加食盐,每天 6～8g(普通饮食 10～15g)。腹泻、多尿时可给予正常食盐饮食,防止低钠血症。

(2)糖类:单糖、双糖及其制品易使患者血糖升高,应尽量避免食用。对中药板蓝根、茵陈、复方联苯双酯冲剂等要慎用。新鲜水果每天不超过 250g。采用高蛋白饮食时,建议摄入比例为:糖类∶蛋白=1∶1。

(3)蛋白质:以优质蛋白为主,成年人 1～1.2g/(kg·d)(感染和排斥反应者除外),儿童为 2～3g/(kg·d),孕妇、哺乳期妇女、营养不良及有其他消耗性疾病者可增加到 1.5～2g/(kg·d)。

(4)脂类:免疫抑制药可引起高脂血症致动脉粥样硬化,因此膳食宜清淡、忌油腻,不食煎炸的食品,并注意限制含胆固醇高的食物摄入,如动物内脏、蛋黄、蟹黄、鱼子、猪蹄及软体鱼乌贼等,同时需增加食物纤维素的供给,如燕麦等。

(5)钙:多食牛奶、鱼罐头、鱼松、虾皮、浓汁骨头汤及绿叶蔬菜等含钙丰富的食品,必要时可口服钙剂。

(6)豆制品:豆制品属植物蛋白,肾功能不全者禁止食用。肾移植术后肾功能稳定,血肌酐值维持在 140μmol/L 以下,无明显感染及排斥反应,健康状况恢复良好的患者,可以在术后 6 个月进食豆类及其制品,每天 50g 左右。

(7)宜食食品:具有逐水利尿功能的食品,如冬瓜、鲫鱼、黑鱼等可常食。

（8）忌食食品：具有提高机体免疫功能的食品及保健品，如白木耳、黑木耳、香菇、蘑菇、大枣、蜂蜜、蜂王浆及人参等应禁食。

（四）常见并发症的观察和护理

1. 手术相关并发症

（1）出血：出血是肾移植术后早期常见的并发症，多发生于术后7～14d。临床上表现为伤口渗血，突发性移植肾区剧烈疼痛，并向腰背部或直肠、肛门方向放射，移植肾局部肿胀、压痛显著，并有肌紧张，负压引流管持续大量引流出鲜红血液。患者迅速出现出血性休克，局部穿刺可见新鲜血液。护理要点：①术前即应纠正患者的贫血和凝血功能障碍，术后严密观察生命体征变化及切口的局部情况；②观察尿量变化，尿量每小时少于30ml，提示可能肾血流灌注不足；③注意引流液量及性质，如引流液量多且色鲜红应通知医师，及时采取止血措施；④补充血容量，静脉输注全血及代血浆，维持血压在正常范围；⑤提防休克的发生。一旦出现急性大出血应立即通知医师行手术探查，紧急情况在床边进行移植肾切除，以免延误抢救时机。

（2）尿瘘：一般分为肾盂肾盏瘘、输尿管瘘、输尿管膀胱瘘3种，多发生在术后15d内。常见原因有外科手术因素、感染、排斥反应、输尿管血供障碍及大剂量使用激素等。临床上表现为：发热、腹痛，负压引流液量显著增多且有尿的气味和成分，而患者呈少尿；引流液中肌酐、尿素氮含量与患者尿液中的含量相近；可通过静脉内注入靛胭脂后引流液呈蓝色诊断。护理要点：①肾移植术前预防和治疗尿路炎症，每天清洗外阴部，针对感染菌种进行治疗；②加强血透，改善全身情况，利于术后伤口尽快愈合；③保持移植肾输尿管支架管和气囊导尿管通畅，防止滑脱；④拔除导尿管后嘱患者每小时排尿1次，防止尿液在膀胱内过度膨胀导致吻合口瘘。遵医嘱调整免疫抑制药的用法、用量。

2. 免疫抑制相关并发症

（1）排斥反应：除同基因移植（即同卵孪生之间的移植）外，各种移植均可发生排斥反应，最终导致移植肾功能丧失。根据排斥反应发生的机制、病理、时间与过程的不同，可分为4种类型，超急性、加速性、急性与慢性排斥反应。其中急性排斥反应在临床上最为常见，也是肾移植术后患者住院期间需要重点监护的项目。①超急性排斥（hyperacute rejection，HAR）：多发生于吻合血管开放后几分钟至几小时内，病情凶险，有人称之为"手术台上的排斥反应"。也有部分患者可能延迟发生，但多在48h内。目前尚无治疗办法，一经确诊应立即切除移植肾。预防的方法是术前详细检查受者的预存抗体，采取PRA检验筛查高致敏患者。受者血清应与供者淋巴细胞进行交叉配合试验，试验阴性者方可移植，并避免使用ABO血型不相容的供肾。②加速性急性排斥（accelerated Rejection，ACR）：术后1周内发生，多为3～5d。患者表现为体温升高、尿量突然减少并有血尿、血压升高、移植肾肿胀压痛、病情进行性发展、血肌酐迅速上升。治疗上应尽早应用多克隆抗体，如抗淋巴细胞球蛋白（ALG）、抗胸腺细胞球蛋白（ATG），或单克隆抗体如OKT$_3$等，并在使用期间加强消毒隔离。③急性排斥（acute rejection，AR）：是临床上最多见的一种排斥反应，多发生于肾移植后3～6个月，以第5周发生率最高。常见临床表现如下。a. 体温升高：常在后半夜和凌晨发生，至中午或下午体温恢复正常，次日又出现，循环反复；b. 尿量减少：若尿量减少至原来（肾移植术后）的1/2应告之医师采取措施，若减少至1/3应警惕排斥反应的发生；c. 血压升高：以相对于患者原有基础血压高出的数值有意义；d. 体重增加：体重的改变反映了患者体液容量的变化，排斥反应发生时水、钠潴留往往使患者的体重增加；e. 移植肾区不适：表现为触诊移植肾变硬、肿胀,患者主诉疼痛,B超结果示移植肾体积增大,皮、髓质分界不清,椎体水肿等;f. 全身症状:患者主诉头痛、乏力、纳差等,无其他诱因;g. 实验室检查:血肌酐、尿素氮升高,肌酐清除率下降,移植肾彩超示血流阻力指数增高等。④慢性排斥反应(chronic rejection,CR):通常发生在术后6个月以后,发生机制尚不明确,临床表现为移植肾功能逐渐减退,如内生肌酐清除率下降,并有不同程度的蛋白尿、高血压,移植肾有缩小趋势,少尿和相对低密度尿,甚至无尿。

排斥反应的护理:重在观察和预防,监测患者的肾功能,每日观察并记录患者的尿量、体温、体重及移植肾区情况,如移植肾大小、软硬、有无压痛等,督促患者遵医嘱按时、按量服药,对于使用激素或生物制剂冲击治疗的患者,应加强消毒隔离,防止感染的发生。

(2)感染:大剂量激素和免疫抑制药物的应用使患者的淋巴细胞受到抑制,降低了白细胞对病菌的防御能力,使患者机体抵抗力下降,感染的发生率明显增高。其中以细菌感染最为常见,约占术后感染的20%。常见部位依次为肺部、尿路、伤口和肾周等。移植后感染的特点为:临床症状不典型,发热是最常见的表现,早期不易发现原发病灶,条件致病菌可引起严重感染。感染和急性排斥反应的表现相似,应注意鉴别。

急性排斥反应与感染的鉴别:排斥反应和感染是肾移植术后最常见的并发症,其中急性排斥反应是排斥反应中最为常见的,它与感染的表现相似,给鉴别诊断带来一定困难。但在下列情况时,应多考虑感染的可能:①持续低热或高热,但肾功能正常;②移植后期发生高热;③原为低热,抗排斥治疗后近期出现高热;④每日定时畏寒、高热,大量出汗后体温正常,周而复始。

感染的一般护理:预防感染的主要措施是做好消毒隔离(见前文)。如患者在肺部感染治疗过程中胸闷、呼吸困难症状加重,每分钟呼吸频率≥30次,末梢发绀,面部皮肤潮红、多汗,烦躁不安,持续吸氧(FiO₂37%~55%)6~8h无明显改善,肺部湿啰音增多,胸X线片出现片状融合阴影,提示重症肺部感染导致急性呼吸窘迫综合征(ARDS),为改善呼吸功能、促进气体弥散,应及早建立人工气道,采取机械通气的方法。

重症肺部感染患者机械通气的护理:①遵医嘱选择合适的通气模式。ARDS患者由于肺水肿与肺不张同时存在,肺顺应性差,一般选择PEEP/CPAP模式。操作原则为:在确保FiO₂<50%,PaO₂>60mmHg的情况下,使用最低的PEEP,切勿将PEEP/CPAP设置为0.4~0.5kPa;监测动脉血气,若PaO₂<60mmHg,可逐渐增加PEEP;如血压平稳、肺顺应性增加,可继续增大PEEP,直至PaO₂>60mmHg;若PEEP增加后血压下降,肺顺应性降低,则不再增加PEEP,补充血容量后再适当调整PEEP。②保持呼吸道通畅。a. 湿化气道:湿化可防止痰液干结,湿化液每天不少于250ml,吸痰前向气管内注入3~5ml湿化液后再吸,痰液黏稠不易吸出时,每15~30分钟湿化气道1次。如患者血氧饱和度(SpO₂)<90%,吸痰前后应给予纯氧2~5min。每次吸痰不超过15s,吸引负压不超过19.6kPa;b. 刺激咳嗽:机械通气使患者咳嗽反射减弱,呼吸道分泌物增多,易发生阻塞性肺不张,因此要经常帮患者翻身、拍背,诱发咳嗽;c. 吸痰的有效指标:呼吸音改善,呼吸做功降低,动脉血气分析各项指标得到改善,压力通气患者的潮气量增加,容量通气患者的气道压力降低,气道阻力降低。③调整免疫抑制药。肾移植术后重症肺部感染的重要诱因之一是免疫抑制过度,因此,调整免疫抑制药以提高患者免疫防御功能是治疗重症肺部感染的措施之一。在免疫抑制药调整期间要注意监测肾功能,防止出现排斥反应。④积极控制呼吸道感染。机械通气的同时也增加了患者感染的机会,因此要参考药敏试验选择有针对性的抗生素,并做好无菌操作。

（3）消化性溃疡:肾移植术后需长期使用激素等免疫抑制药,这些药物是胃溃疡形成并导致胃穿孔和上消化道出血的重要诱因。胃溃疡表现为上腹隐痛,多在进餐后疼痛;胃穿孔则表现为上腹持续疼痛且进行性加剧,可有腹膜刺激征(＋);上消化道出血表现为黑粪或粪便隐血(＋),可呕吐出咖啡色液或暗红色血性液。

护理要点:认真做好入院评估,详细询问患者有无溃疡病史、目前的发作及治疗情况,明确告知患者隐瞒病史会给预后带来不必要的痛苦。对于有溃疡史或轻度溃疡的患者,应采用预防性治疗措施,如术前给予雷尼替丁等胃黏膜保护药和 H_2 受体阻滞药,术中、术后给予西咪替丁等药物治疗,并尽可能减轻患者精神上的紧张,避免不必要的精神刺激,饮食宜清淡、易消化,并注意少量多餐,忌食酸辣、胀气、刺激性的食物,以减轻消化道反应,平时注意观察患者有无反酸、上腹隐痛、黑粪等表现,遵医嘱给予各类保护胃黏膜的药物。患者出现呕血时应协助其做好口腔清洁,防止感染。

（4）肾移植术后糖尿病(PTDM):是肾移植术后大量使用糖皮质激素等免疫抑制药的并发症之一,最早被称为糖皮质激素性糖尿病。PTDM 的诊断标准是 3 次空腹血糖≥7.8mmol/L和(或)糖耐量异常。临床上表现为多饮、多食、多尿和消瘦,但症状多不典型。长期 PTDM 者也可出现并发症,这些并发症类似于原发性糖尿病,但人肾存活率较低且感染的发生率高。部分患者调整免疫抑制药的用法和用量之后可恢复正常。目前大部分 PTDM 患者的治疗主要依靠胰岛素,少数患者通过饮食控制和口服降糖药即可维持正常血糖。

护理要点:让患者保持良好的精神状态,严密监测血糖、尿糖,督促患者定期服药和注射胰岛素,嘱患者注意饮食,少食含糖分高的食物,特别是单糖和双糖,饮食量要恒定,可进适量含纤维素的食品,如粗粮、蔬菜等,忌食高糖、高淀粉食物。

（5）肝损害:肾移植术后使用的免疫抑制药物如环孢素 A、硫唑嘌呤对肝脏均有一定的毒性,表现为谷丙转氨酶、血清总胆红素升高,血清白球比降低等,其损害程度与药物剂量、疗程密切相关,常在免疫抑制药物减量后缓解。

护理要点:注意观察患者有无肝损害的表现,如乏力、食欲缺乏、皮肤黄染、肝大等,同时监测肝功能,发现问题及时与医师联系。如需更换免疫抑制药物,应加强消毒隔离措施,防止感染。

3. 其他并发症

（1）急性心力衰竭与休克:患者术后多尿期时需大量补液,若术前透析不充分或输液量过多,导致患者血容量超过心脏负荷则易引起急性心力衰竭,临床表现为不能平卧、气促、咳粉红色泡沫痰,听诊两肺湿啰音等;患者术前透析脱水量过大或术中失血较多,加之术后多尿期大量尿液排出体外,若未及时补液患者易出现低血容量性休克,表现为心率先加快后减慢,血压先升高后降低,脉搏细速,少尿,患者主诉头晕,表现为烦躁不安、面色苍白、四肢厥冷、出冷汗等。

护理要点:重在对患者出入量的管理,护理人员应充分了解患者术前的透析情况,严格控制出入量,做到"量出为入、宁少勿多"。一旦患者出现急性心力衰竭的先兆表现,如心率加快、血压升高、胸闷不适等,应及时采取措施,立即停止输液,摇高床头,给予30%～50%乙醇湿化高流量吸氧,遵医嘱用强心、利尿药。若患者出现休克前期的表现,如脉搏细速、血压上升、烦躁不安等,应在短时间内补足血容量,加快输液速度,输全血、血浆或代血浆,对于血压下降者还应静脉使用升压药如多巴胺等,同时严密监测患者的血压。

（2）移植肾自发性破裂:是术后早期严重并发症之一,可发生在术后 3 周内,但以 1 周内多见。一旦发生移植肾自发性破裂则易因为出血量大而危及生命,一般认为移植肾自发性破裂与急性排斥反应有关,亦可因移植肾缺血性损伤、急性肾小管坏死导致组织水肿、肾穿刺活检、尿路梗阻及咳嗽、排便等造成腹压骤然升高所致。临床表现为:移植肾区突发剧痛,并出现逐渐增大的肿块,伴血压降低、尿量减少,这是移植肾自发性破裂典型的"三联征",移植肾破裂往往来势凶险,需紧急通知医师采取措施。

护理要点:术后患者应严格卧床休息,术后早期不宜做屈髋、弯腰等易损伤移植肾的动作,留置尿管的患者应及时清空尿袋,对突发性下腹痛的患者要注意移植肾大小、质地,腹部有无隆起及生命体征变化,严密监测患者切口负压引流的性质和量。如患者突发血压下降、尿量减少、切口负压引流量突然增多且颜色鲜红,并伴移植肾区肿胀、剧痛,应立即通知医师采取相应的急救措施。

肾移植术后护理流程,见图 2-11。

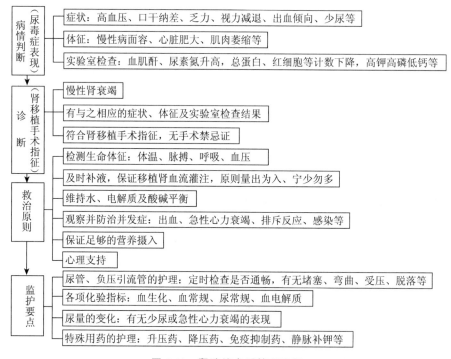

图 2-11 肾移植术后护理流程

(张晓萍)

二、肝移植术后患者的监测及护理

(一)概述

临床上,因致命性肝病,经各种治疗无效时,通过手术植入一个健康的肝,使肝功能得到良好的恢复,称为肝移植。通常的做法是同种异体肝移植,即植入另一个人的肝。由于肝是单一器官,其来源历来是人的尸体肝。近年来,鉴于全肝的 20% 经过再生即能获得良好的肝功能而无损于供肝者的肝功能,供肝来源扩大到活体,绝大多数是亲属(一般是母亲)献出左肝叶,也有无血缘关系的配偶供者。

肝移植的适应证按原发疾病可分为肝恶性肿瘤和终末期良性肝病两类,后者以各种类型的肝硬化为主。从年龄来说,儿童的主要适应证是先天性胆道闭锁和一些先天性肝代谢缺陷病,实际上可划入肝硬化的范围;在成人主要是各种类型的终末期肝炎、肝硬化及原发性肝癌。肝移植禁忌证:①持续性低氧血症:$PaO_2 < 6.5kPa$;②肝胆道以外的全身性感染;③肝胆道以外的恶性肿瘤;④严重的酒精中毒者;⑤胸、心、肾等重要生命器官功能衰竭者;⑥严重精神呆滞,不可控制的心理变态;⑦HBsAg 和 HBeAg 均为阳性的肝病病人;⑧对肝移植无充分了解者(小儿除外)。没有并发症的糖尿病为相对禁忌证。

肝移植分为同种异体肝移植和异体肝移植;按供肝来源不同分为活体肝移植和尸体肝移植;按供肝体积大小分为全肝移植和减体积性肝移植;按供肝植入位置不同分为原位肝移植和异位肝移植。先切除病肝,然后在原解剖位置上立即植入一个新的肝,叫做原位肝移植;在腹腔内其他位置上移植一个新肝,保留病肝,称为异位肝移植。

(二)对受体的全面评估

1. 肝原发疾病　急性肝功能衰竭的大部分病例需行肝移植治疗来挽救生命。肝移植前需治疗和预防其并发症如出血、感染、脑水肿、肾衰竭与呼吸衰竭,这些并发症可能是肝移植不能施行的主要原因,也可能成为术后的死亡原因。在诊断为急性肝功能衰竭时,就要考虑到其预后和是否施行肝移植治疗。以往的经验证明下列因素预后不良,应设法尽早施行肝移植:①年龄<10岁或>40岁;②病因为非甲非乙型肝炎,Wilson 病,药物或毒素中毒;③黄疸之后 1 周发生脑病;④存在肝性脑病;⑤实验室检查显示凝血病、血肌酐升高、酸中毒和很高的胆红素水平。对慢性肝病患者,一般说来,全身情况越差肝移植术后恢复愈慢、花费愈大、预后愈差。

肝癌历来在肝移植中具有重要的地位。为了获取较其他治疗更好的疗效,肝癌肝移植手术时机有三:①中晚期肝癌,尤其是恶性程度较低的肝癌,如纤维板层癌、肝门 Klatskin 癌、甲胎蛋白(AFP)阴性癌等;②术中发现的早期"意外癌";③早期特别是伴有肝硬化的小肝癌。

2. 肝以外影响因素

(1)高龄:高龄本身并非肝移植的禁忌。事实上在许多肝移植中心越来越多的 60 岁以上的老年患者接受肝移植并获得良好效果。老年患者肝移植前评估与其他患者一样,仅需特别注意亚临床心、血管、肺疾病及恶性肿瘤的筛选。老年女性患者多患有骨质疏松症,术前应用激素与补钙治疗。

(2)心脏疾病:年龄 45 岁以上或有其他情况宜仔细评估其心脏功能。一个终末期肝病患者,又发现有中、重度冠心病是非常棘手的,通常应在手术前治疗冠心病,特别是对那些有三根血管或左冠状动脉病变的患者,否则会有心肌缺血或心肌损害的危险。

(3)肺部疾病:严重的肺部疾病如慢性阻塞性肺病和肺部纤维化患者,不宜接受肝移植。

(4)肾功能不全:被考虑行肝移植的患者都有不同类型和不同程度的肾功能不全,包括肝肾综合征。重要的是区分肝肾综合征,可逆性急性肾衰竭如不继续发展到肝肾综合征可行肝移植,慢性肾衰竭也不是肝移植的禁忌证,但宜做肝肾联合移植。

(5)感染性疾病:终末期肝病患者最常见的感染是自发性腹膜炎,临床上可以非常不典型,但腹水的白细胞多于 250/ml 时即可诊断。经过 48h 抗生素治疗即可恢复。呼吸系统感染应行积极而有力的治疗。严重慢性感染,如慢性骨髓炎、慢性真菌性感染和脓肿,则是肝移植的禁忌证,除非经过有效的内科或外科治疗后。

(6)肝胆手术史:需行肝移植的患者行肝胆手术,是肝移植医师很重视的一个问题。虽然广泛致密的粘连多可通过精细的手术技术解决,但却以增加失血量和手术时间为代价。特别注意的是那些因为顽固性腹水而且行门体分流或因原发性硬化性胆管炎而施行过胆道手术的患者,术中可能发生大量出血而不得不终止手术。

(三)监测护理

还处在麻醉状态的肝移植手术后患者被送入监护病房后,负责接收患者的监护医师和护士应该详细阅读麻醉和手术记录,了解手术经过和麻醉方式、术中出血情况、液体的出入量、血流动力学参数,以及术中发生的情况,并对患者的生命体征和脏器功能进行全面的评估。同时对气管插管、漂浮导管及动脉压导管等各种导管和引流管进行仔细的检查,必须进行以下的连续监测:心电图、动脉血压、中心静脉压、肺动脉压、呼吸频率、经皮氧饱和度及体温等监测。具体监测内容如下。

1. 一般监护

(1)腹部特大手术常规监护:需监护患者的一般情况、清醒程度、神志是否完全恢复、精神状态、对周围事物的反应、有何主诉(腹痛、腹胀、口渴、咳嗽、有痰)、体力恢复程度(翻身、坐起、下床)等。监测各种体征:血压、脉搏、体温、呼吸、心电图、中心静脉压、血氧饱和度、呼出气体二氧化碳监测、潮气量、气道压力等。保证胃管、留置导尿管、胆汁引流管和腹部多个引流管等各种管道处于功能状态。注意伤口渗液和渗血,观察腹部引流管内引流液的颜色和量,特别注意有无大量鲜血流出。详细记录输血输液量、每小时收集量情况,正确记录每日出入量。

(2)实验室检查:血、尿常规,每日1次;血生化检查,主要是电解质、凝血功能全套、肝功能、血胆红素测定;血气分析;免疫功能,如淋巴细胞、补体、免疫球蛋白等;细菌培养,包括血、尿、粪、咽部、痰、伤口分泌物、引流物、胆汁等;血环孢素浓度测定或他克莫司浓度测定。

(3)特殊检查:床旁B超每日1次,主要观察移植肝以及腹腔内有无积血、腹水,胸腔内有无积液等。其他检查如CT、胆道造影等一般在怀疑有并发症时才选用。

2. 呼吸功能的监护 当患者送入监护病房时,自主呼吸未恢复,靠呼吸机进行机械通气辅助支持,呼吸机模式是高频率的间隙指令通气(SIMV)。患者一旦清醒开始改为辅助通气模式或自主呼吸通气。一般来说,在患者没有完全清醒之前是不进行脱机的。在脱机之前,必须保证有良好的肝肾功能和血流动力学效应。脱机的最低要求是肺活量>10ml/kg,动脉血氧分压在吸入氧浓度≤40%时达到80mmHg,不需用呼气末正压(PEEP),并且咳嗽有力。患者完全清醒、气道反射良好和吞咽动作完整时就可以拔管。拔管后应保持呼吸道通畅,护士应经常给患者翻身、拍背、雾化吸入,鼓励患者有效咳嗽并监测呼吸频率、节律、血氧饱和度等情况。伴有危险因素及肺功能短期内无法改善的患者可在床旁行气管切开术,这样便于清除气道内分泌物,降低由气管插管套管所引起的气道阻力。肥胖、气道异常或开放困难、存在呼吸暂停的患者,须使用双向或连续正压通气维持气道开放,以降低紧急气管插管的风险。肥胖的患者应该保持30°～40°的斜坡卧位,以减轻腹内压对膈肌的影响,使呼吸顺畅。

3. 循环功能的监护 术后需严密监测心率、血压、肺动脉压、肺动脉楔压、心排血量的变化,监测中心静脉压以及每小时尿量等,具体监测内容如下。

(1)无创监测:采用美国惠普公司多功能心电监护仪监测心律及波形变化,可准确判断有无心律失常。ICU的护士必须掌握心电图的基本知识,及时发现异常,及时报告医师处置。

(2)有创血压监测:使用聚四氟乙烯套管针穿刺桡动脉与换能器圆盘相接。压力、波形与数值同时监测,可提供准确可靠和持续的动脉血压数值,准确判断患者的心功能。每 2 小时用肝素稀释液冲洗管道 1 次,同时清零,以保证监测系统通畅,确保测压准确。如测值波动大(超过 2.66kPa),可与无创血压对照。血压过高时注意高血压脑病、心力衰竭等并发症的发生,偏低时结合补液量、尿量等情况考虑是否补液量不足。术后一般都保持轻度升高的血压($\geqslant$ 1.33～2.66kPa)和稍低的中心静脉压($\leqslant$0.98kPa),以利新移植肝灌注和肝静脉回流。

(3)漂浮导管:使用 ARROWTF 漂浮导管经颈内静脉插入(约 40cm)行肺动脉压和中心静脉压监测,估计左右心室功能,区别心源性和非心源性肺水肿,为扩容等心血管治疗提供依据。由于漂浮导管是一种有创性监测方法,有一定危险和并发症,插管期间需加强监护。

4. 神经系统功能的监护　神经系统功能的监护包括知觉水平、脑神经反射和运动及感觉功能。这些监测对于确定患者是否存在暴发性肝功能衰竭极其重要。护士需严密观察患者的神志是否清醒,瞳孔变化,对呼唤有无反应以及四肢感觉与活动情况等。若长时间不清醒或清醒又昏迷有可能出现严重并发症:如脑水肿、脑出血、供肝原发性无活力、肝性脑病等,并及时记录清醒时间。

5. 体温的监护　由于长时间手术暴露,术中大量补液和低温肝脏复温等,患者刚入 ICU 时体温一般均低于 35℃。术后持续监测体温的变化,注意复温,根据不同条件可使用呼吸机加温,还可使用电热毯、热水袋、变温床等。注意影响体温的因素,如空调、库存血、冷冻血浆、大量补液等。如体温持续上升和突然升高,应考虑有急性排斥出现的可能。在加强物理和药物降温的同时协助医师尽快查明原因,对症处理。

6. 凝血功能的监护　肝病患者术前常有凝血功能异常,术后早期有些仍持续存在,加之术中血管吻合多,术中抗凝药等的使用,术后易发生渗血和出血。大量的研究表明,术后出血是肝移植后主要的并发症和死亡的主要原因。故术后护士需严密监测 DIC、PT、INR、血常规、尿常规,注意观察引流液性质、量,全身皮肤黏膜有无淤血、瘀斑,按医嘱合理应用止血及抗凝药物,以防肝动脉血栓形成。

7. 排斥反应的监护　肝移植术后终身服用免疫抑制药但仍有 1/4 至 1/2 患者出现排斥反应,排斥反应的监测是移植术后管理的重要内容,主要监测以下几个方面。

(1)术后时间与排斥反应的关系:超急性排斥反应多发生在术后 1 周内,甚至在术中即刻或术中数小时发生,若移植肝出现功能性迅速破坏,不需免疫学监测及免疫抑制药血药浓度即可诊断,病理组织学检查确诊。急性排斥反应通常发生在术后 7～10d,移植物功能逐渐恢复时。慢性排斥反应多在术后 1 个月或更长时间发生。需注意的是,急性排斥反应和慢性排斥反应在时间上很难确切地分离开,急性排斥反应可以发生 1 次或多次,也可以一开始即进入慢性排斥反应状态。

(2)全身症状及局部体征:全身症状包括发热,精神状态改变,消化系统症状如腹痛、恶心、呕吐、腹泻、腹水,胆汁分泌及 T 管引流量的改变等,局部体征包括肝区叩痛,移植肝大及黄疸。急性排斥反应和慢性排斥反应症状、体征之间并无特异性区别,全身症状还需与免疫抑制的并发症相区别。

(3)血常规:急性排斥反应时外周血白细胞计数升高,慢性排斥反应时外周血常规无明显改变。

（4）肝、肾功能监测：肝、肾功能测定是排斥反应监测的重要内容，也是诊断排斥反应的重要指标。急性排斥反应时肝功能呈急性损害，酶学指标（ALT、AST、ALP、GGT、CK、LDH）升高较为明显，血清胆红素升高，凝血酶原时间延长，血清肌酐水平也上升。慢性排斥反应以慢性损伤为主，而肝功能酶学指标升高不明显，以血清胆红素及血清肌酐水平持续上升，低蛋白血症，球蛋白升高明显。肝肾功能监测术后早期每1～2天1次，排斥发生时每日1次。

（5）免疫抑制药血药浓度监测：目前只有使用环孢素或他克莫司采用血药浓度监测。术后早期每周1次或2次，病情稳定后每1～2周1次。环孢素血药浓度维持水平为100～500ng/ml。他克莫司血药浓度维持水平为10～15ng/ml，病情平稳后他克莫司为5～10ng/ml。血药浓度过低，表明免疫抑制不足，可能发生排斥反应，需做药物剂量或剂型调整。免疫抑制不足可以发生急性排斥反应，长期免疫抑制药不足造成移植物长期受攻击，慢性损害积累是导致慢性排斥的主要原因。

（6）免疫功能监测：排斥反应是受者免疫系统对移植的宿主保护，移植物受攻击的过程，受者对移植物的免疫状态表现为排斥反应或免疫耐受。免疫功能的检测包括体液免疫和细胞免疫，与排斥反应相关的主要是细胞免疫指标，免疫功能测定每周1次或2次。

（7）肝穿组织病理学检查：移植肝穿组织病理学检查是排斥反应诊断的最有力证据，临床上通过对以上资料的综合分析可基本得出诊断，但最终确诊还需病理学检查。

8. 预防感染的监护　感染是肝移植术后最常见的并发症和死亡原因。最常见的感染是肺部感染，尿道感染，腹腔感染以及输液导管污染引起败血症等，其中以肺部感染和败血症死亡率最高，主要病原为细菌、病毒和真菌。预防感染的措施包括如下几项。

（1）加强消毒隔离制度，严格无菌操作。

（2）待病情平稳后尽早拔除各种插管，并做细菌培养和药敏试验。

（3）术后定时翻身、拍背，雾化吸入，防止肺不张、坠积性肺炎。

（4）加强饮食卫生，预防感染。

（5）预防继发性感染，早期合理使用抗生素。术后1周隔日行胆汁腹腔引流液、痰、粪、咽部的细菌培养和药敏试验，以后每周1次，以便及时发现感染部位及细菌种类，选择合适的抗生素及抗病毒药物控制感染，并定期更换抗生素以预防耐药。

（6）加强口腔护理，餐前餐后要用碱性液漱口，保持口腔清洁。观察有无溃疡、真菌感染发生。每周1次或2次咽拭子培养。

（7）保持切口干燥和不受污染。

（8）预防胆道感染，每日更换引流袋，并做胆汁细菌培养。

9. 术后并发症的监护

（1）腹腔内渗血及大出血：肝移植术后腹腔内有不同程度的渗血，入住 ICU 时，临床参数例如动脉血压、心率和 CVP 都可以得到监测。凝血功能可与血常规、血生化一同检验。PT 和 KPTT 时间延长，血小板计数持续减低，血细胞比容和血压下降，脉压差增加，混合静脉血氧饱和度降低（如果进行了监测），都高度提示存在术后出血。另外，腹腔内活动性出血的表现包括腹围增加、尿量减少。如果留置了腹腔引流管，可从腹部引流液中观察到。术后 24h 内如伤口渗血总量在 500ml 以内，不影响患者的血压、脉搏，则可以不必进行手术干涉。但由于肝移植某个手术操作环节有失误,则可引起活动性大出血,患者烦躁不安、腹部膨胀且有压痛,同时出现脉率细速、心率加快、脸色苍白、尿量减少,口干血压下降,此时需紧急进行剖腹探查。

(2)植入肝原发性无功能:主要原因如下。①供肝切取时,热缺血时间过久。②供肝灌注和保存损伤,保存时间超过保存液的限度。③植入时大血管栓塞,主要是肝动脉栓塞等。表现为胆汁量减少,以至停止。患者神志不清、昏迷、凝血功能紊乱不能恢复,有渗血不止、钾离子浓度增高、低血糖、代谢性酸中毒等。超声、CT、发射计算机断层(ECT)都有相应的变化。肝细针穿刺活检可以确诊。如植入肝功能在48h内不能恢复,应考虑尽早进行第2次肝移植。

(3)胆道并发症:胆道并发症发生的主要原因如下。①胆瘘,可发生在吻合口、T形管引出处。胆瘘常发生在术后1个月内。临床表现为腹痛、腹胀、发热、白细胞升高,以及胆红素、γ-GT升高。②胆管梗阻,发生时间一般比胆瘘晚,通常因胆管缺血或手术不当引起,胆管狭窄的其他高危因素包括CMV感染、年龄、ABO血型不符的移植、慢性排斥和肝活检导致的胆管炎。③胆泥形成,早期胆泥形成与供肝质量有关,常发生在术后1～2周,后期形成胆泥与胆管梗阻及感染有关。④胆管消融综合征,其发生原因目前尚不明确,可能与胆管缺血、胆管炎、慢性排斥及CMV感染有关。胆管上皮细胞脱落,最后被纤维结缔组织取代,形成胆管消融综合征。观察护理要点:①严密观察病情变化。a. 观察腹部情况:对早期胆瘘而言,轻微腹痛可能是其首要症状,而胆管梗阻的患者可能在较长时间内无任何不适。肝移植术后胆管炎患者右上腹疼痛常不明显。所以要认真观察腹痛性质及手术切口情况,如切口有胆汁渗出或引流管引出胆汁并伴有腹膜炎,应警惕胆瘘的发生。b. 体温的观察:定时测量体温,如有不明原因的发热,应警惕胆管并发症的发生。c. 黄疸情况观察:观察皮肤巩膜是否出现黄染或黄疸加深。一旦出现黄疸应警惕有无胆管并发症的发生。②T形管护理。保持T形管通畅,观察胆汁的量及透明度,有无浑浊、泥沙或絮状物等并准确记录。每天更换引流袋并严格执行无菌操作规程,必要时进行胆管冲洗,预防逆行性胆管炎及胆泥形成。定时做胆汁细菌培养及CMV检测。T形管妥善固定,患者变换体位时注意勿用力过度牵拉T形管。

(4)排斥反应:肝移植术后最主要的排斥反应为急性和慢性排斥反应。急性排斥反应多发生在移植术后1～2周。主要表现为畏寒、发热、乏力、肝区胀痛、黄疸、血清胆红素及肝酶谱急剧上升,胆汁量锐减、色淡等。慢性排斥反应表现为疲乏、胆红素增高、AST升至200～300U/L,它对大剂量激素或单克隆抗体治疗无反应,用他克莫司可获满意疗效。排斥反应常先出现临床症状,其后才出现客观指标,须严密观察,及时发现和处理。

(5)神经系统并发症:一些患者肝移植术后的神经系统问题,是术前肝性脑病产生的精神状态病变的延续。另外一些患者的精神状态改变是术前肝性脑病、失眠、ICU精神病和使用免疫抑制药的结果。对于一个刚接受肝移植的患者并不会立刻出现失眠,而是在术后3～4d才会感到难以入睡。为了确保患者有充足的睡眠,可以在睡前给患者唑吡坦5～10mg或地西泮2～5mg,对于大部分失眠的患者,恢复后不会留有后遗症。肝移植术后常可以看到患者出现谵妄。精神状态的改变可以有很多不同的表现形式,包括急性谵妄、癫痫发作、焦虑、抑郁、精神病和幻觉。脑病是移植术后由代谢或缺氧引起的常见的严重并发症。

(6)心血管并发症:①心律失常。肝移植术后常会出现心律失常。房颤常由液体负荷过多、使用正性肌力药物(多巴胺和肾上腺素)引出。治疗措施包括处理潜在病因,例如纠正电解质紊乱(低钾和低镁),限制使用易诱发心律失常的药物。去甲肾上腺素通过α肾上腺能受体升高血压,有时比多巴胺和肾上腺素更有效。如果患者血流动力学不稳定,可以用药物(β受体阻断药)控制心律。抗心律失常应增强窦性心律。②高血压。肝移植术后高血压在肝移植术后非常常见,几乎手术一结束就会发生,发生率为80%,与颅内出血关系非常密切。如果收缩压>160mmHg,舒张压>100mmHg,必须果断纠正。

(7)呼吸道并发症:最早出现的是右肺上叶或中叶的肺不张,原因可能是在肝移植术中钳夹肝上下腔静脉时无意中损伤膈神经,或者是气管插管位置不正,使右支气管口有所堵塞。往往不需特殊治疗,能自行恢复。其次是支气管炎症,气管内有稠痰堵塞难以排出,以致呼吸困难,此时需经支气管镜不断抽吸并给氧。如无好转,二氧化碳分压持续低于8kPa,呼吸不通畅,痰难以抽净,甚至有发绀,则需做气管切开,防止发展为急性呼吸窘迫综合征。第三是肺水肿,这是由于肝移植后患者常有第三间隙液体潴留过量所致。大多数患者在术后24~48h出现少尿,此时,要限制晶体溶液输入,进行利尿和补充胶体溶液,以防止发生肺水肿。

肝移植术后监护流程,见图 2-12。

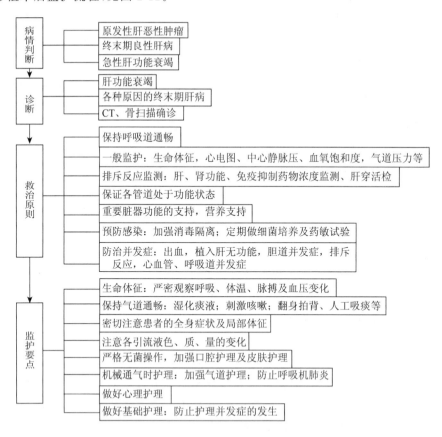

图 2-12 肝移植术后监护流程

(黄 欣 张佩芳)

三、骨髓移植患者的监测与护理

骨髓移植(bone morrow transplantation,BMT)属造血干细胞移植的一种,是指将正常的骨髓造血干细胞通过静脉回输至体内重建骨髓造血功能的过程。目前 BMT 已在世界范围内高速度进展,并已成为多种血液病和实体瘤公认的合理的治疗手段,在治疗中占有重要的地位。目前全世界有 400 多个造血干细胞移植中心,每年进行的 BMT 迄今已超过 2 万例。我国自 1963 年就开始尝试进行 BMT,直到 20 世纪 80 年代才有成功的报道。据我国骨髓移植登记处统计,目前全国已有 24 个省市 60 余所医院开展了这项工作,移植病例数已达 1840 例(统计至 1998 年底)。

随着 BMT 理论、实验以及临床治疗的不断发展,BMT 的护理亦相应得到了日新月异的提高,骨髓移植护理的理论性、专业性、实践性及系统性日趋增强,因此对从事该专业的护理人员提出了更高、更新的要求。

(一)全环境保护的监护

全环境保护(total protected environment,TPE)目前国内外还没有确切的定义,一般指空间环境和人体环境两个方面。空间环境包括患者的生活环境和医护人员的工作环境,人体环境包括患者和医护人员两种环境。全环境保护的目的是最大限度地提高空间环境和人体环境的洁净度,保证患者的安全。

1. 全环境保护的基本条件和要求

(1)整个环境必须是独立的(包括独立的护理单元)。

(2)必须具备环境、人体及各种物品、药品的消毒和灭菌。

(3)所有空间环境的空气应充分除尘和除菌。

(4)层流无菌室的微生物应迅速而有效地排出室外。

(5)整个环境不能有微生物和微尘的堆积。

(6)层流无菌室内应预防微生物和微尘的发生,发生后须防止扩散。

(7)所有物品均应能够耐受灭菌措施。

(8)人体环境(包括医护人员)的消毒和灭菌必须按要求严格而有效地进行。

2. 全环境保护措施

(1)环境、物品的消毒:层流病房的地面、墙壁、天花板及所有的物品用 1000mg/L 有效氯消毒剂或 0.5％过氧乙酸液擦拭,每日 2 次,紫外线照射 30min,每日 3 次。所有物品、医疗护理器械、药品等根据物品的性状和耐受程度,采用不同的消毒灭菌方法。衣被类、脸盆、便器、痰杯等采用高压灭菌法灭菌,餐饮具采用煮沸灭菌、各类文书采用熏蒸处理。

(2)患者的净化处理:患者入室后用 1∶2000 氯己定(洗必泰)液擦拭全身皮肤,每日 2 次;眼睛用庆大霉素、利福平、病毒唑眼液交替点滴,每日 3 次;鼻腔、外耳道用氯己定液棉球擦拭,每日 3 次;口腔用氯己定液棉球护理,每日 3 次;咽部用庆大霉素稀释液(庆大霉素 8 万 U 加生理盐水 20ml)喷雾,每日 3 次;用 0.05％氯己定液、2.5％的碳酸氢钠液、0.8％甲硝唑液交替含漱,每 2 小时 1 次;患者手用 1∶2000 氯己定液擦拭;肛门、会阴部用 1∶5000 高锰酸钾液坐浴 30min,每晚 1 次。

(3)医护人员的净化处理:加强个人卫生、严格无菌观念,严格做到三勤(勤更衣、勤洗澡、勤洗手)、三短(发短、指甲短、胡须短)、三紧(袖口紧、裤口紧、领口紧)。患上呼吸道感染或其他传染性疾病均严禁入室;医护人员入室前须更换衣、帽、鞋入相对洁净区,若须接触患者,须再次快速用消毒剂洗手1min,并进行五官处理(眼睛用庆大霉素眼液点滴;鼻腔、外耳道用氯己定液棉球擦拭;口腔用氯己定液含漱),经风吹淋后外加无菌隔离衣、裤、帽、脚套,戴无菌手套。

3.全环境保护的检测项目

(1)空气中落下菌及浮游菌测定:采用琼脂培养皿放置法,放置时间为5min,放置部位为层流病房各个区域,检测标准为细菌菌落数≤10cfu/m³。

(2)环境、物品表面细菌监测:采用表面涂擦法,检测物品选用患者床单位常用物品及医护人员常用物品。检测方法采用无菌生理盐水浸湿的棉签在物体表面约5cm×5cm大小处纵横左右擦拭各5次,将采样棉签放入10ml采样液中送检。检测标准为细菌菌落数≤5cfu/m²。

(3)患者体表及排泄物细菌监测:采用表面涂擦法对患者体表、口咽部、肛周、会阴部、插管处皮肤进行细菌培养。

(4)对医护人员手及口咽进行培养,重点检测手。皮肤及手的检测与物品类似,手的采样面积为30cm²,采样标准为细菌菌落数≤5cfu/m²。

(5)对各种消毒液、敷料等进行培养。

(二)骨髓采集的监护

1.采髓前护理

(1)卫生宣教:采髓前患者及家属有种种疑虑和畏惧,因此应向他们讲解治疗过程,介绍成功的病例,增强他们战胜疾病的信心和勇气,并积极配合治疗。

(2)病情了解:了解患者全身脏器功能,检查口腔、肛周及全身皮肤黏膜的完整情况,做好备皮,青霉素、普鲁卡因皮试及术前常规用药等。

(3)备采髓包:采髓包包括采髓针、注射器、采髓罐、不锈钢滤网,不锈钢碗、杯,不锈钢漏斗、剪刀、止血钳等,另备抗凝药、培养液、贮髓袋等。

2.采髓中护理 为确保供髓者的安全,供者多在骨髓采集前1周采集自体循环血400~600ml供手术时回输,其目的为保证回输的血液贮存期不超过1周,并可累积采集更多的血液,在采集骨髓时回输,以提高骨髓的采集量。骨髓采集术应在手术室无菌条件下进行。常采用硬膜外麻醉或腰麻(国外常采用全身麻醉),采髓部位常选髂后上棘及髂前上棘多点穿刺,患者抽取的骨髓液相当于10ml/kg,所采有核细胞总数要求为3×10⁹/kg(受者体重)。采髓中洗手护士将采集的骨髓和肝素化的保养液(肝素1640)以2:1混合成骨髓悬液,经过80目和100目不锈钢网滤筛,去除脂肪颗粒及骨渣,计算骨髓量及细胞数后,按无菌技术装袋,贮存于深低温,骨髓液同时做细菌培养。在骨髓采集中为避免失血性休克,所抽骨髓量与输液量比例宜为1:2.5~1:3,液体的组成最好是复方乳酸林格液、右旋糖酐、羟乙基淀粉等,与此同时回输自身血,以保证血容量。术中巡回护士应注意患者的面色、血压、呼吸及肢体活动情况,防虚脱;常与患者交谈,分散其注意力,并做好详细的记录,配合添加保养液等,采集完毕,穿刺部位用绷带加压包扎。

3.采髓后护理 供者采髓后按腰麻或硬膜外麻醉常规护理,应观察患者意识和肢体活动情况、穿刺口渗血情况；保持穿刺口敷料清洁、干燥，嘱患者近期内勿洗澡，勿搔抓；穿刺口疼痛可遵医嘱给予镇痛药。术后注意营养。

(三)骨髓回输的监护

1. 骨髓回输的方法　异体骨髓回输应尽量在采集后 6h 内完成，以免影响造血干/祖细胞的损失。若为自身骨髓移植，回输时间多在预处理后 24～70h，骨髓回输前须将冷冻的骨髓在 38～40℃水溶液中复温。回输的途径主要采用静脉输注，输注导管采用无滤网的输液器(防干细胞被吸附)，回输前静推地塞米松 5mg 以减少输血反应，滴速按每分钟 60～70 滴静脉滴注，回输时间一般不宜超过 3h。与此同时另一处静脉输入鱼精蛋白以中和肝素，一般 1mg 鱼精蛋白中和 1mg 肝素。

2. 回输中的观察

(1)溶血观察：异基因骨髓回输时如供体与受体血型不合，虽经分离去除供体的红细胞，但仍可因少量剩留的红细胞产生溶血。而自身骨髓移植者，骨髓须复温处理，由于骨髓悬液中未完全分离的红细胞在融化过程中被破坏，也可产生溶血，出现血红蛋白尿。因此在回输骨髓时应密切观察受体有无腰酸、皮肤黏膜颜色及尿液的变化。输注开始时速度宜慢，10～15min 确无任何不适，方可按规定速度输注。定时测定尿 pH，使尿 pH 在 7～8 范围内。碱化尿液，并嘱患者多饮水，保护肾功能。

(2)菌血症、致热源观察：骨髓采集过程中，保养液的准备、骨髓的采集、骨髓的过滤分装、体外处理及回输等各个环节，骨髓均有被污染的可能，虽分离骨髓时加适量的抗生素预防，但在骨髓回输中仍须观察菌血症等表现。自身骨髓移植患者在骨髓回输的过程中，患者可能出现低热、荨麻疹、重者畏寒、高热、抽搐等。其原因主要是冷冻的骨髓在融化过程中白细胞分解释放致热源所致。

(3)心肺功能观察：骨髓回输过程中，由于回输速度相对较快，使循环负荷增加，故应密切观察心率、血压、呼吸变化及肺水肿的体征。

(4)脂肪栓塞观察：骨髓回输过程中，特别是异基因骨髓回输时，未分离的骨髓中往往含有脂肪颗粒，若处理不当，易造成肺及其他组织的栓塞，因此回输时应悬挂片刻后再输注，并且须去除剩余的 10ml。

(5)呼气异味观察：自身骨髓移植患者，由于细胞的骨髓中含有细胞保护剂二甲酸亚砜(DMSO)，在回输后 24～36h 可从呼吸道排出，表现为呼气中有难闻的大蒜异味，敏感的患者可出现恶心、呕吐。护理中给患者做好解释，并嘱其多漱口或饮薄荷饮料，以减轻不适。

(6)出血观察：骨髓采集时须用一定量的抗凝药，使用不准或回输过量都将导致出血，故骨髓回输时，须严密监测和观察出血倾向。

(四)医源性急性放射病的监护

骨髓移植前为了最大程度地杀灭患者体内残存的肿瘤细胞，须进行预处理，即超大剂量化疗和(或)全身照射(TBI)，其全身照射的生物效应及临床表现达极重度骨髓型急性放射病的表现。急性骨髓型放射病按病程可分为四期，即初期、假愈期、极期和恢复期。具体临床表现及护理如下。

1. 初期　照射即刻至照射后 3d。

(1)临床表现:患者经致死量全身照射后,1～2h甚至立刻出现不同程度的胃肠道反应:频繁的恶心、呕吐、腹痛、腹泻(稀水便、黏液血便);眼结膜充血水肿;腮腺肿痛;口腔黏膜苍白,舌苔厚腻,口唇肿胀或合并水疱;全身症状明显,如发热、乏力、头晕等。

(2)护理要点:①密切观察生命体征,观察神志,定时测量血压、脉搏、呼吸,详细做好特护记录。②镇静止吐:全身照射后患者应绝对卧床休息,保持安静,必要时应用镇静药。对于恶心、呕吐明显的患者,在使用止吐药的同时,鼓励患者做深呼吸运动以减轻胃部不适;呕吐时取半卧位或平卧位头偏向一侧,防止吸入性肺炎发生。呕吐后用2.5%苏打水或0.05%氯己定交替含漱。注意观察呕吐物、排泄物的性状、颜色和数量,有疑问者及时送检,注意有无肠麻痹、肠套叠和肠穿孔的表现,儿童更须加强看护,防止坠床意外,每晨留取类、尿常规化验。③防止高尿酸血症:大剂量TBI后,体内大量血细胞被分解破坏,产生大量尿酸,易引起高尿酸血症。因此照射后应注意观察尿液的颜色和量,定时测定尿pH,嘱患者多饮水,保证每日进水量在2000～2500ml,并按医嘱应用碱性药物以碱化尿液。④保证水、电解质平衡:照射后呕吐、腹泻易造成水、电解质和酸碱平衡紊乱,故须定期测定电解质和二氧化碳结合力的含量。护理人员要熟悉水、电解质和酸碱平衡紊乱的临床表现,有计划地安排输液顺序,保证出入量的平衡,每日称体重,准确记录24h出入量。

2. 假愈期 照射后4～6d,有时不明显。

(1)临床表现:进入此期,患者自觉症状好转,有"痊愈感",但外周血常规却呈直线下降。如果患者此期不注意休息、治疗,被假象所迷惑,可导致病情的加重。由于个体差异,部分患者假愈期不明显或从初期直接进入假愈期,因此在护理上应引起重视,有所准备。

(2)护理要点:①绝对卧床休息,避免过量活动。向患者解释不要盲目乐观的意义,对极期的到来做好思想准备。②密切观察出血倾向,每日对患者全身皮肤黏膜做全面仔细的检查,观察有无脱发、出血点增加等极期先兆表现。密切注意有鼻出血、咯血、尿血和便血情况,密切观察内脏及颅内出血的各种指征。为预防出血,嘱患者勿食硬性食物;尽量减少穿刺,注射后压迫时间延长;防碰撞、搔抓、擦伤等机械损伤。隔日查血常规,了解疾病的发展状况。③密切观察潜在感染迹象,注意观察患者体温变化、热型特点和伴随症状。详细检查可能的感染灶,如扁桃体炎、腮腺炎、肛周炎和尿路感染。加强龋齿护理;有效处理疱疹、疖肿局部感染灶;加强肛周护理。④加强营养,增强免疫力,除静脉补充营养外,鼓励患者多进食,以流质、半流质营养丰富饮食为主,少量多餐。

3. 极期 照射后7～28d。

(1)临床表现:患者一旦出现脱发、皮肤黏膜出血点增加、血常规急剧下降,标志着极期的到来。极期患者骨髓呈衰竭状态,可出现发热、乏力、纳差等全身症状,可出现皮肤内黏膜及重要脏器的出血,也可并发局部和全身的感染,由于患者极期骨髓造血与免疫功能严重抑制,常可并发致死性感染和出血。

(2)护理要点:①加强全环境保护护理,定期对环境、物品及人员检测,以往的检测结果表明,加强鼻、咽、肛部护理极为重要。②密切观察病情,对重要脏器的功能进行监测。③有效地防治感染,积极有效地处理口腔疾病,如水疱小则让其自行吸收,大水疱则在无菌下穿刺;溃疡可用膜、悬液、散剂等外贴、涂布和喷洒;真菌感染可用甲紫、制霉菌素悬液涂布,并加用碳酸氢钠等漱口液含漱。积极有效地控制腹泻,腹泻后注意肛门清洁,肛周涂金霉素或酮康唑软膏;便后及每晚予 1：5000 高锰酸钾液坐浴,氯己定栓纳肛;痔脱出或肛旁脓肿者,可予 30％硫酸镁湿热敷,有切开指征的肛旁脓肿要及时切开,定时换药,局部使用抗生素。④有效地防治出血,制定预防出血措施,包括选用质软、少纤维的食品,禁辛辣油炸之食;禁忌刷牙,口腔护理动作应轻柔;禁掏鼻及用力擤鼻;擦浴时注意水温,擦洗动作要轻柔;提高穿刺成功率,尽量减少肌内注射,压迫时间宜长;极期绝对卧床休息防外伤;做好输注血制品的观察和护理。⑤加强心理支持,帮助患者解除担忧,树立战胜疾病的信心和勇气。

4. 恢复期　照射后 29d 以后。

(1)临床表现:患者恢复期症状改善,精神食欲恢复,骨髓造血功能及免疫功能重建,血常规回升。

(2)护理要点:恢复期实行逐步开放式护理,从完全隔离状态过渡到半隔离状态,最后完全撤除隔离;饮食从无菌饮食过渡到普食。由于患者长时间卧床,影响骨关节和肌肉的功能,因此须循序渐进地进行功能锻炼。恢复期还须注意加强营养,防治受凉感冒,保证充足的睡眠。

(五)骨髓移植后并发症的监护

1. 口腔黏膜炎　口腔黏膜炎是骨髓移植患者常见而严重的并发症,其发病率高、危害严重,不仅影响移植患者的供给和治疗的连续性,而且也是致死性感染的主要因素,直接影响移植的成败。据文献报道,64％化疗患者的败血症是由口腔黏膜炎所致。笔者曾对 49 例造血干细胞移植患者的口腔黏膜进行了观察,发现 49 例患者中有 41 例发生了溃疡。

(1)常见因素:据国内外文献报道,口腔黏膜炎的发生率在 28.6％～100％,作者观察组为 83.7％。骨髓移植患者口腔黏膜炎发生率高的因素有:①移植预处理严重地影响了口腔黏膜的周期;②骨髓抑制,中性粒细胞骤降;③口腔中单纯疱疹病毒阳性者口腔黏膜炎发生率高;④有移植物抗宿病者,口腔黏膜炎发生率高。

(2)发生部位:口腔黏膜炎多发生于舌、颊、唇等不角化或不全角化的黏膜,而硬腭、牙龈等角化黏膜受累较少。

(3)防护:①移植前,彻底检查口腔的情况,去除隐患。②入层流室后须加强口腔护理,定时漱口水交替含漱。对行甲氨蝶呤预处理的患者,给予生理盐水 500ml＋甲酰四氢叶酸钙 9mg＋维生素 B_{12} 1mg＋胰岛素 12U 含漱。③饮食选用质软、少纤维、禁辛辣、禁油炸之食。④每 1～2 周对口腔黏膜及咽部做微生物检测。⑤口腔黏膜炎的处理:疼痛,给予 1％达克罗宁液含漱;溃疡,给予溃疡膜、溃疡液、锡类散外贴或外涂;唇周疱疹,给予无环鸟苷或干扰素外涂;口腔真菌,甲紫、制霉菌素悬液外涂。

2. 感染

(1)易感因素及病原菌:骨髓移植患者移植后容易发生感染,主要因为患者预处理后,造血及免疫功能受到严重破坏,加之预处理后易并发口腔黏膜溃疡及其他部位黏膜的损伤,锁骨下静脉导管的放置等,均易造成微生物的入侵。感染的病原菌,列居首位的是大肠埃希菌,其次为铜绿假单胞菌、肠杆菌、流感杆菌、肺炎球菌、厌氧杆菌等。病毒感染常见有巨细胞病毒感染(CMV)和带状疱疹病毒,其发生率可高达 40％以上。真菌的病原体常为念珠菌、曲霉菌。

(2)防护：①及时发现感染病灶十分重要，注意有无典型症状和体征；注意血、尿、粪等培养的结果；注意体温的变化。②严格全环境保护措施，加强分期护理。

3. 出血

(1)观察内容：①出血部位，常见于口腔和鼻黏膜，躯干、四肢皮肤也多见。口腔黏膜出血多见的原因是其毛细血管表浅、黏膜薄，加之咀嚼运动及口腔擦拭，增加了损伤的机会。②出血时间。出血初发时间在极期前 $1\sim3d$，这时血小板一般为 $(16\sim45)\times10^9/L$，一旦出现出血，提示极期即将来临；出血持续时间与血小板水平不一致，血小板 $>50\times10^9/L$ 仍存在出血，说明出血不仅与血小板数量有关，而且还与其质量有关；出血主要发生在极期。

(2)防护：①避免外伤引起出血，各种处置及操作动作轻柔，避免肌注，减少静脉穿刺；②注意饮食和口腔护理，饮食质地柔软，禁辛辣、油炸之食，禁刷牙，给予口腔护理；③注意皮肤、黏膜护理，避免刺激、摩擦，衣着松软，毛巾柔软，保持鼻腔湿润，防止干燥出血；④浅表部位出血可予以压迫止血，严重出血应遵医嘱予止血药及输注血制品。

4. 出血性膀胱炎

(1)发生因素：①大剂量环磷酰胺(CTX)的应用是骨髓移植并发出血性膀胱炎最主要的原因。临床分急性和迟发性两种类型，急性者用药即发生，停药后即恢复。迟发性一般在治疗后 $4\sim6$ 周出现。②全身照射可致出血性膀胱炎。③长期应用白消安者易出现出血性膀胱炎。④腺病毒Ⅱ型、巨细胞病毒、流感病毒 A 型阳性者出血性膀胱炎多见。

(2)临床分级：根据血尿程度不同，可分为四级。Ⅰ级：镜下血尿；Ⅱ级：肉眼血尿；Ⅲ级肉眼血尿伴血块；Ⅳ级：肉眼血尿伴泌尿系梗死。

(3)防护：①充分补液，使 CTX 代谢产物稀释并迅速排出体外。一般在用药前日或用药后 $2d$，每日输液量在 $4000\sim5000ml$，鼓励患者每小时排尿 1 次，使尿量在 $150\sim200ml/h$。②利尿，因环磷酰胺对肾有抗利尿激素样作用，故应用环磷酰胺前后可应用呋塞米 $20\sim40mg$ 肌内注射或静脉给药。③碱化尿液，应用大剂量环磷酰胺后，大量血细胞被破坏，产生尿酸，经尿排出体外，尿酸浓度高时易损伤膀胱黏膜致出血性膀胱炎，因此需输注 5% 碳酸氢钠中和尿酸，减少刺激，定时测定尿 pH，使尿 pH 保持在 $7.0\sim8.0$。

5. 移植物抗宿主病(GVHD)

(1)发生因素：在异基因骨髓移植中植活骨髓中的 T 细胞可以损伤宿主组织，引起移植物抗宿主病。移植物抗宿主病分急、慢性两种。一般急性移植物抗宿主病在骨髓移植后 3 个月内发生，慢性移植物抗宿主病则在骨髓移植后 3 个月后发生。在 10 日内发生的移植物抗宿主病又称为超急性移植物抗宿主病，病情凶险，急性移植物抗宿主病包括超急性移植物抗宿主病，是 allo-BMT 的主要死亡原因。

(2)临床分度与分级：移植物抗宿主病器官损伤程度及分级标准见表 2-10、表 2-11。

(3)防护：①移植前须仔细检测供受者的组织相容系统，注意准确地留取标本；②全环境保护措施对减少移植物抗宿主病有重要价值；③免疫抑制药的应用，如甲氨蝶呤(MTX)、环孢素 A(CSA)、环磷酰胺(CTX)、抗胸腺球蛋白(ATG)，在应用中护士应熟悉有关免疫抑制药的特点，注意不良反应的观察；④供者骨髓经体外清除 T 细胞可减少移植物抗宿主病的发生率。

表 2-10　移植物抗宿主病器官受损程度

程　度	皮肤损害	肝受损血清胆红素 μmol/L	胃肠道
＋	斑丘疹占全身 25% 以下	34.2～51.3	每天＞500ml 腹泻量
＋＋	斑丘疹占全身 25%～50%	51.3～102.6	每天＞1000ml 腹泻量
＋＋＋	全身性红斑丘疹	102.6～256.5	每天＞1500 ml 腹泻量
＋＋＋＋	水疱形成或剥脱性皮炎	＞256.5	剧烈腹痛、肠梗阻等症状

表 2-11　移植物抗宿主病分级标准

分　级	皮　疹	器官受连累程度肝受累	临床患者活动程度
I	＋～＋＋	无	减少
II	＋～＋＋	＋	中等度减少
III	＋＋～＋＋＋	＋＋～＋＋＋	显著减少
IV	＋＋～＋＋＋	＋＋～＋＋＋	极度减少

6. 间质性肺炎(IP)

(1)发生因素。①感染:主要为巨细胞病毒感染、卡氏肺囊虫感染。②全身照射的剂量和剂量率:尤其与肺组织的吸收剂量有密切关系,肺的吸收剂量＞8Gy 时,IP 发生率明显增加。③异基因骨髓移植患者发生移植物抗宿主病后,可使巨细胞病毒(CMV)感染的机会增加,从而提高了巨细胞病毒-间质性肺炎的发生率。④其他因素也可导致 IP 的发生,如原发病、移植种类、免疫抑制药治疗、年龄偏大等。

(2)临床表现:间质性肺炎主要发生在移植后 3 个月内,平均发病时间为移植后 50～75d,多数患者有轻到中度咳嗽,突发性呼吸急促或进行性呼吸困难,心动过速、发绀、低氧血症或伴心力衰竭,肺部听诊为啰音,X 线示弥漫性间质性浸润。重者在发病后 10～15d 死亡,呼吸衰竭是死亡的主要原因。

(3)间质性肺炎的防护:移植前对患者进行病原学检测,巨细胞病毒阴性者移植后 2 周左右预防性注射巨细胞病毒抗体,巨细胞病毒阳性者可输注免疫球蛋白,抗巨细胞病毒的高免疫球蛋白对巨细胞病毒预防作用较强,并对疱疹病毒引起的间质性肺炎也有效,但价格昂贵。另外,采用低剂量率照射和肺部屏蔽等方法,可有效降低间质性肺炎的发生率。强调移植后 3 个月内须加强呼吸道症状的观察,合理有效地安排药液输注。

7. 肝静脉闭塞病(VOD)

(1)发生因素:肝静脉闭塞病是最为严重的肝脏合并症,它是以肝内小静脉纤维性闭塞为病理性改变,其病因不仅与大剂量放、化疗有关,而且与移植物抗宿主病的发生有着重要的关系。

(2)临床表现:①肝大或肝区、右上腹疼痛;②黄疸,血清总胆红素＞34.2μmol/L;③腹水、水钠潴留,不明原因的体重增加并超过基础值的 2%。患者具备以上 3 项中的 2 项,排除其他原因的肝损害,即可诊断肝静脉闭塞病。

（3）肝静脉闭塞病的防护目前虽无特异性治疗方法，但硫前列酮（前列腺素 E）静脉持续滴注防治异基因骨髓移植后肝静脉闭塞病有一定疗效，另外支持治疗和护理也很重要，包括保持水、电解质平衡，改善肾的灌注，限钠补钾、利尿药的应用，为防治脑病须尽量避免使用镇静镇痛药。

骨髓移植患者监护流程，见图 2-13。

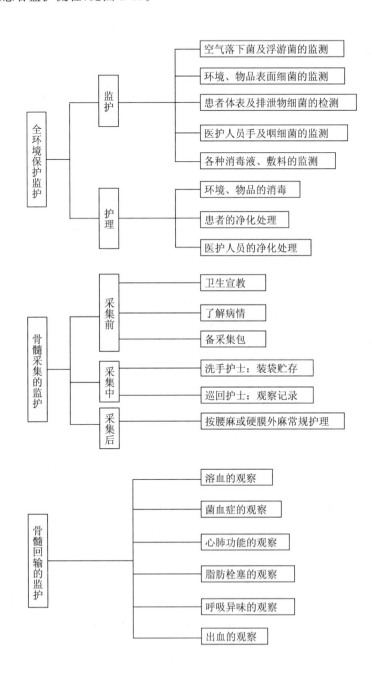

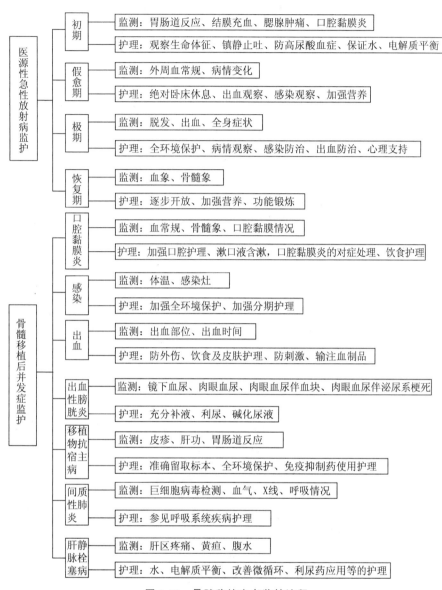

图 2-13 骨髓移植患者监护流程

（丁小萍）

第十节 急性肾衰竭患者的监测及护理

一、概 述

急性肾衰竭（acute renal failure，ARF）是指各种病因引起肾功能急骤、进行性减退而出现的临床综合征。主要表现为肾小球滤过功能明显降低所致的进行性氮质血症,肾小管重吸收和排泄功能低下所致的水、电解质和酸碱平衡紊乱,以及全身各系统并发症。60%以上的ARF与手术、外伤有关,近40%的ARF发生在治疗其他疾病过程中。

二、病因与分型

根据尿量多少,临床上将ARF分为少尿型和非少尿型(24h尿量>400ml);根据分解代谢高低,ARF可分为高分解代谢型和非高分解代谢型;根据病因不同,ARF可分为肾前性、肾性和肾后性三型。临床上以最后一种分类方法最为常用。

(一)肾前性ARF

肾前性ARF是指肾血液灌注不足,导致肾小球滤过率(GFR)下降。一旦补足血容量,肾功能立即恢复,肾无结构损害;但如若治疗不及时,肾前性ARF可发展为缺血性急性肾小管坏死,此时即使改善肾脏灌注,ARF也不能逆转。常见病因如下。

1. 急性血容量不足　细胞外液丢失,如呕吐、腹泻、烧伤、大量出汗、过度利尿、糖尿病、大出血等;体液转移到第三间隙,如胰腺炎、腹膜炎等。

2. 心排血量减少　见于充血性心力衰竭、急性心肌梗死、严重快速性心律失常、心脏压塞、手术后低心排血量综合征、急性肺栓塞等。

3. 周围血管扩张　见于感染性休克、过敏性休克、麻醉或使用降压药。

4. 肾血管阻力增加　见于应用前列腺素抑制药、血管收缩药物后。

(二)肾实质性ARF

由原发性或继发性肾内血管、肾小球、间质及肾小管病变引起肾实质改变,其中以急性肾小管坏死(acute tubular necrosis,ATN)为最常见,占75%~80%。病因如下。

1. 急性肾小管病变

(1)急性肾缺血:ATN最常见的病因,部分是由于肾前性因素持续作用,造成较长时间肾缺血、缺氧;肾缺血再灌注情况,如胸腹大手术术中或术后大量出血或输血,各种原因引起的休克以及休克纠正后体外循环心脏复苏等。

(2)急性肾毒性损害:包括外源性和内源性中毒。常见的有:药物(氨基糖苷类抗生素、多黏菌素B、两性霉素、环孢素等)、化学毒素(包括重金属类毒物、工业毒物、杀菌消毒剂、杀虫剂等)、生物毒素(鱼胆、蛇毒、蜂毒等)、造影剂、内源性毒素(挤压伤、创伤等引起的血红蛋白、肌红蛋白沉积于肾小管,造成与溶血相似的肾脏损害)。

2. 急性肾小球病变　各种病因引起的急性肾小球肾炎、急进性肾炎、血管炎、恶性小动脉性肾硬化症、肾皮质坏死。

3. 肾血管病变　恶性或急进性高血压,肾动脉栓塞或血栓形成,肾静脉血栓形成。

4. 急性间质性肾炎　药物性(常见有甲氧西林、利福平、磺胺类药物等),感染性(细菌、真菌、病毒等直接侵犯肾实质),代谢性(如高尿酸肾病或高尿钙引起钙质在肾间质沉积)。

(三)肾后性ARF

排尿器官(输尿管、膀胱和尿道)梗阻引起的少尿或无尿,以输尿管结石梗阻最为常见。

三、病 情 判 断

ARF 发生后,影响肾功能的四大因素为:血管收缩、肾小球通透性降低、肾小管梗阻和滤液回渗。需对患者病情进行全面评估。

(一)病史

ARF 的临床表现有时隐匿,有时进展迅速,可因发病原因不同而异,仔细询问病史,辨别致病因素,评估容量状态具有重要意义。询问发病前是否有体液丢失史,如胃肠道丢失、液体进入第三间隙、经肾丢失(使用利尿药)、经皮肤丢失(大量出汗或烧伤)、口渴、黏膜干燥及少尿。体格检查发现血容量不足:皮肤弹性差,腋窝皮肤和黏膜干燥,四肢温度降低,体位改变时血压下降>10mmHg,每分钟脉率增加>10 次,应首先考虑肾前性 ARF。还应询问有无尿路梗阻情况,如膀胱结石、前列腺肥大、肿瘤、后腹膜纤维化、尿路损伤或各种原因引起的神经源性膀胱和尿潴留等。还要注意询问使用抗生素、解热镇痛药或非激素类等药物史及接触化学制剂史。

(二)临床表现

少尿型 ARF 较常见,人为地将其临床过程分为少尿期、多尿期及恢复期三个阶段;非少尿型 ARF 临床症状较轻,并发症少,病死率低。

1. 少尿期　一般持续 1～2 周,可短至几天,亦可长至 4～6 周。同时患有血管病变的老人,其少尿期长。

(1)尿量减少:此期肾小球滤过率(GFR)下降,临床表现为少尿,也有患者尿量维持在 400ml/d 以上,称为非少尿型 ARF。持续无尿(尿量<100ml/d)者预后较差。

(2)进行性氮质血症:GFR 的降低引起尿量减少,致使肾排出氮质和其他代谢产物减少,血浆肌酐和尿素氮升高,其升高速度与体内蛋白分解状态有关,在无并发症且治疗正确的患者,每日血尿素氮升高 3.6～7.1mmol/L(10～20mg/dl),但高分解代谢状态时,每日血尿素氮可升高 7.1～35.4mmol/L(20～100mg/dl)。血肌酐浓度上升在无并发症者每日仅为 44.2～88.4μmol/L(0.5～1mg/dl),在创伤或者横纹肌断裂时每日升高 176.8μmol/L(2mg/dl)。

(3)全身症状。①消化系统症状:出现最早,常有纳差、恶心、呕吐、腹胀、腹泻等,严重者可发生消化道溃疡和出血;②呼吸系统症状:呼吸困难、咳嗽、憋气、胸痛等;③循环系统症状:高血压、心力衰竭、肺水肿、毒素滞留、电解质紊乱、贫血及酸中毒,可引起各种心律失常和心肌改变;④神经系统症状:意识障碍、躁动、谵妄、抽搐、昏迷等尿毒症脑病症状;⑤血液系统症状:出血倾向和轻度贫血现象;⑥感染:常见的感染部位有呼吸系统、泌尿系统、血液、胆道、皮肤、伤口等。

(4)水、电解质和酸碱平衡紊乱:主要表现为"三高三低",即高钾、高镁、高磷血症和低钙、低钠、低氯血症,以及代谢性酸中毒。①代谢性酸中毒:由于肾排酸能力降低,同时 ARF 常合并高分解代谢,使得酸性产物增多,表现为恶心、呕吐、疲乏、嗜睡、呼吸深大、食欲缺乏甚至昏迷,血 pH 降低;②高钾血症:由排钾减少、酸中毒、组织分解过快所致,是 ARF 病程 1 周内死亡的主要原因;③低钠血症:主要由水潴留引起。

2. 多尿期　以进行性尿量增加为特征,持续 1～3 周恢复正常。肾小管细胞再生、修复,肾小管的完整性恢复,肾小球滤过率恢复正常或接近正常。而肾小管上皮功能(重吸收功能)恢复相对延迟,需数月,故每日尿量可成倍增加,可达 3000～5000ml/d 或更多,此期随着大量水和电解质从尿液中丢失,可出现低钠和低钾血症。

3. **恢复期** 指肾功能恢复或基本恢复,血尿素氮和肌酐接近正常,尿量逐渐恢复正常。少数患者可遗留不同程度的肾结构和功能缺陷。

(三)辅助检查

1. **血液检查** 有轻、中度贫血;血肌酐和尿素氮进行性上升,血肌酐平均每日增加≥44.2μmol/L,高分解代谢者上升速度更快,平均每日增加≥176.8μmol/L。血清钾浓度常>5.5mmol/L。血 pH 常低于 7.35。碳酸氢根离子多低于 20mmol/L。血清钠浓度正常或偏低,血钙降低,血磷升高。

2. **尿液检查** 尿液指标检查须在输液、使用利尿药和高渗药物前进行。尿常规检查尿蛋白多为(+~++),常以中、小分子蛋白为主。尿沉渣检查可见肾小管上皮细胞、上皮细胞管型和颗粒管型及少许红、白细胞等;尿比重降低且较固定,多在 1.015 以下,是由肾小管重吸收功能损害、尿液不能浓缩所致;尿渗透浓度低于 350mmol/L;尿钠含量增高,多在 20~60mmol/L;肾衰竭指数常>1;滤过钠排泄分数常>1。

3. **影像学检查** 尿路超声显像对排除尿路梗阻和慢性肾功能不全有帮助。必要时行 CT 等检查显示尿路是否存在着与压力有关的扩张,如有足够的理由怀疑由梗阻所致,可做逆行性或下行性肾盂造影。X 线或放射性核素检查可排除血管有无阻塞。

4. **肾活检** 排除肾前性或肾后性原因后,没有明确致病原因的肾性 ARF 都有肾活检的指征,包括肾小球肾炎、系统性血管炎、急进性肾炎及急性过敏性间质性肾炎。

四、急 救 治 疗

(一)纠正可逆病因,预防额外损伤

停用一切影响肾灌注和对肾有直接毒性的药物,包括造影剂等。目前用药均按肾衰竭用药准则调整剂量,注重监测血浆药物水平。对于严重外伤、心力衰竭、急性失血等病因进行积极治疗,措施包括:输血、等渗盐水扩容,处理血容量不足、休克和感染等。

(二)针对发病机制的主要环节采取治疗措施

1. **及时纠正血容量** 补充血容量,改善微循环。

2. **解除肾血管痉挛** 血管活性药物多巴胺 60~80mg 加入 5%葡萄糖注射液中静脉滴注[1~3μg/(kg·min)],该药可使肾血管舒张,但不能促进肾功能恢复,还可能引起心律失常。

3. **解除肾小管阻塞** 呋塞米 40~60mg,每 4~6 小时静脉注射 1 次,有利尿、冲刷肾小管及解除肾小管阻塞的作用。用药数小时后,尿流有所增高,可继续用药,否则立即停药。

4. **伴有 DIC** 应用肝素 6250~12 500U 加入 10%葡萄糖注射液 500ml 中静脉滴注,监测凝血时间,不宜超过 20min。

(三)少尿期治疗

1. **严格限制液体入量,维持体液平衡** 每日补液量为显性失液量加上非显性失液量减去内生水量。但非显性失液量和内生水量难以估计,每天进液量可按前 1 天尿量加 500ml 计算。发热患者只要体重不增加,可适当增加补液量。钠、钾、氯的摄入仅限饮食,不再另给。如体重

增加,应限钠,但只要血清钠浓度正常,则无须限水。

2. 饮食疗法 营养需求主要受 ARF 原发病、分解代谢程度、类型、有无并发症以及肾替代治疗频率的影响,而 ARF 本身的影响较小。少尿期 48～72h 禁食蛋白质,以后每日 20～40g 蛋白质,补充的蛋白质当中至少有一半为优质蛋白,采用透析疗法时放宽蛋白摄入量的限制,蛋白质或氨基酸按 1.0～1.2g/(kg·d),热量按 125.52kJ/kg(30kcal/kg)计算,每日至少供给 100g 葡萄糖,以减少体内蛋白的分解代谢,减轻氮质血症和预防酸中毒。同时供给复合 B 族维生素和维生素 C,并调整钠的摄入量,使之与排出量相等。

3. 高钾血症 血钾超过 6.5mmol/L,心电图表现为 QRS 波增宽等明显变化时,应给予紧急处理,包括:钙剂(10%葡萄糖酸钙 10～20ml)稀释后缓慢静脉注射;11.2%乳酸钠或 5%碳酸氢钠 100～200ml 静脉滴注,以纠正酸中毒,并同时促进钾离子向细胞内流动;静脉滴注 10%葡萄糖注射液 500ml 加正规胰岛素 12U,可促进糖原合成,使钾离子向细胞内移动,持续 4～6h,必要时可重复使用;口服离子交换树脂,15～30g,3/d。以上措施无效时,可选择透析治疗。

4. 代谢性酸中毒 若出现酸中毒的临床症状或血清碳酸氢根离子低于 15mmol/L,须及时治疗,可选用 5%碳酸氢钠 100～250ml 静脉滴注,严重者可由静脉直接推注 50～100ml,同时应静脉注入 10%葡萄糖酸钙 10～20ml,以防止低钙性抽搐。

5. 其他电解质紊乱的处理 常见的电解质紊乱还有低钠血症、低钙血症、高磷血症。低钠血症大部分为稀释性,控制水分可以纠正。如出现定向力障碍、抽搐、昏迷等中毒症状,则需给予高渗盐水滴注或透析治疗。补钠量(mmol/L)=(142-患者血钠)×体重×0.2。低钙血症可静脉补钙。高磷血症可给予氢氧化铝凝胶 30ml 口服,3/d。

6. 预防和积极治疗感染 不主张预防性应用抗生素,以免在患者抵抗力低下时有耐药性细菌侵入繁殖。如存在感染,应尽早使用抗生素,并根据细菌培养、药物敏感试验及肾功能状况选择用药和调整剂量。

7. 肾替代治疗 1950 年血液透析首次用来救治战争中的 ARF 患者,目前已成为 ARF 治疗的主要手段。有回顾性研究显示,重症患者倾向于早期透析,存活率高。透析治疗的绝对指征:ARF/少尿超过 3d,高钾血症(血钾>6.5mmol/L),血 BUN>28.6mmol/L(80mg/dl),肌酐>884μmol/L,心包炎,严重脑病,严重代谢性酸中毒,容量负荷过重且对利尿药物无效者。可选择的透析方法:间歇性血液透析(IHD)、腹膜透析(PD)或连续性肾替代治疗(continuous renal replacement therapy,CRRT)。血液透析的优点是代谢废物清除率高、治疗时间短,但易造成心血管功能不稳定,尤其是症状性低血压,且需要应用抗凝药,对有出血倾向的患者增加了治疗的危险。腹膜透析无须抗凝,亦很少发生心血管并发症,适合于血流动力学不稳定的患者,但其透析效率较低,且偶有发生腹膜炎的危险。CRRT 包括连续性动-静脉血液滤过(CAVH)和连续静-静脉血液滤过(CVVH)等,适用于多脏器功能衰竭者,可使血流动力学稳定,每日清除水分 10～14L,迅速缓解水负荷过重,保证了静脉内高营养的优点,但要注意监护,注意肝素用量。

(四)多尿期的治疗

当 24h 尿量超过 400ml 时,即可认为多尿期开始,表示肾实质开始修复,肾小管上皮细胞开始再生,肾间质水肿开始消退,但并不预示已脱离危险。

1. 加强营养 此期应营养充分,给予高糖、高维生素、高热量饮食并给予优质蛋白,必需氨基酸制剂等。一切营养尽可能经口摄入。

2. 维持水、电解质平衡 输入量一般为尿量的 2/3 或 1/2,否则会使多尿期延长,尿量超过 200ml 时应补钾。经常监测血清钾、钠、尿素氮及肌酐等,并结合临床情况随时调整。

(五)恢复期治疗

增强体质,加强营养,适当锻炼,以促进机体早日康复,应尽量避免一切对肾有害的因素,如妊娠、手术、外伤及对肾有害的药物。定期检查肾功能及尿常规,以观察肾恢复情况。

五、监　护

(一)一般护理

1. 休息与卧位 严格卧床休息,以增加肾的血流量。卧位以能够进行最大换气及舒适为准,可采取半卧位及坐姿,使身体前倾。鼓励患者深呼吸及咳嗽,以除去呼吸道分泌物。双下肢抬高,避免体液滞留。

2. 营养与饮食 供给高热量饮食[35～50kcal/(kg·d)]及充足的蛋白质[0.5g/(kg·d)],最好选用生物效价较高的动物蛋白如鸡蛋、牛乳、鱼肉等,以维持负氮平衡;鼓励经口进食,并限制液体、钠与钾的摄取;如果不能经口进食,可选用鼻饲间歇性灌注,也可用泵持续滴入要素饮食或选用完全胃肠外营养(TPN)。营养支持的同时注重并发症的预防,包括有:①肠内营养的胃肠道不良反应;②感染;③中心静脉导管血栓,空气栓塞,误穿动脉等;④人工营养的代谢并发症:血糖异常,水、电解质紊乱等,定时监测血糖和尿糖。

3. 维持出入量平衡 准确记录 24h 出入量,包括尿液、引流液、呕吐物、出汗等,评估有无容量过多的症状;观察每天的体重变化,测体重每日 1 次;以尿液排出作为依据,密切观察补液量是否合适,可参考以下指标:①每日体重下降 0.2～0.5kg;②血钠保持在 130mmol/L,如血钠明显降低,则提示可能水过多;③中心静脉压＞1kPa(10cmH$_2$O)、颈静脉怒张、水肿急剧加重、血压增高、脉压增宽、心音增强等表现,提示体液过多。

(二)症状护理

1. 生命体征的监测 监测血压、脉搏、呼吸、体温和体重,有条件可给予 24h 心电监护仪监护。

2. 感染 患者最好住单间病房,保持病室内空气流通和新鲜,加强病房的消毒隔离措施,定时进行紫外线照射消毒;严格施行床边隔离和无菌操作,以防交叉感染;加强各种留置导管的护理,留置导尿期间,会阴护理,2/d,定期做尿培养,静脉置管时间不宜过长;加强基础护理,做好口腔护理,定时翻身叩背,预防坠积性肺炎,保持皮肤清洁、无破损,防止压疮发生。

(三)监测指标

1. 尿液指标的监测

(1)尿量:尿量变化是肾功能改变最直接的指标,临床上通常记录每小时尿量或 24h 尿量。每小时尿量少于 30ml 提示肾血流灌注不足;24h 尿量少于 400ml 称为少尿,提示肾功能有一定损害,24h 尿量少于 100ml 称为无尿。

(2)尿沉渣镜检:肾前性和肾后性 ARF 尿沉渣镜检可正常或仅见透明管型或细胞颗粒管型;而 ATN 常有肾小管细胞管型、暗棕色粗颗粒管型、红细胞管型和脱落的表皮上皮细胞;急性间质性肾炎尿液中常可见较多的嗜酸性粒细胞,尿中大量结晶则应注意排除代谢性疾病。

（3）尿比重和尿渗透浓度：肾前性 ARF 患者尿比重＞1.020，尿渗透浓度＞500mmol/L；ATN 患者尿比重＜1.010，尿渗透浓度＜350mmol/L。

（4）尿钠测定：尿钠的排泄量取决于细胞外液量和肾小管重吸收的量。肾前性 ARF 者尿钠浓度＜20mmol/L，ATN 患者尿钠浓度＞40mmol/L。

（5）尿肌酐和尿素氮测定：ARF 时肌酐和尿素氮的排泄量减少，尿肌酐多＜1g/d，尿素氮＜10g/d（正常值＞15g/d）。

2. 血液指标的监测

（1）电解质和动脉血气分析：定期监测血气分析有助于补充碱性液体量，指导输液治疗和进行透析的时机。

（2）血清肌酐和尿素氮：血清肌酐和尿素氮升高的程度和上升的速度，可作为监测 ARF 病情变化的重要指标。血清肌酐≥176μmol/L，血尿素氮≥15mmol/L，或每日血肌酐增加 44～88≥μmol/L，或尿素氮增加≥3.57～7.50mmol/L，提示存在 ARF。

（3）中心静脉压：有助于鉴别 ARF 少尿或无尿的原因是血容量不足引起的肾前性 ARF 还是肾实质性肾衰竭，其正常值为 0.588～1.180kPa（6～12cmH$_2$O）。

3. 肾小球滤过功能监测　肾小球滤过率（glomerular filtration rate，GFR）是指单位时间内从双肾滤过血浆的毫升数，临床上常用某种物质的血浆清除率来表示。肾清除率是指肾在单位时间内（每分钟）能将若干毫升的血浆中所含的某种物质全部清除，其结果以 ml/min 表示。清除率能更好地反映肾的排泄功能，即净化血液的能力。

内生肌酐清除率测定：一般情况下，内生肌酐绝大部分经肾小球滤过，而肾小管不吸收，亦很少排泄。单位时间内把若干毫升血浆中的内生肌酐全部清除，称为内生肌酐清除率（CCr），是判断肾小球滤过功能最可靠的指标。测定方法：患者连续进低蛋白饮食 3d，每日蛋白质少于 40g 并禁食肉类，避免剧烈运动，于第 4 天晨 8 时将尿液排尽并丢弃，然后收集 24h 尿液，在留尿期间的任意时间内抽取 2～3ml 血液，加入抗凝药，摇匀后与尿液同时送检，测定尿和血浆中的内生肌酐浓度，并记录 24h 尿量，代入下列公式得出 24h 内生肌酐清除率，正常参考值为：（90±10）ml/min。

24h 内生肌酐清除率＝尿肌酐浓度×每分钟尿量（ml/min）/血浆肌酐浓度

上述公式所得数值必须按体表面积矫正：

矫正清除率＝1.73m^2×应得肌酐清除率/实际体表面积

实际体表面积＝0.006×身高（cm）＋0.0128×体重（kg）－0.152

在严格控制条件下，尿中肌酐排泄量比较稳定，可采取简化的 4h 留尿法：于次日凌晨 3 时排尿弃去，饮水 400ml，20min 后排尿弃去，准确收集 4h 尿液并取抗凝血，测定尿中和血中肌酐含量，计算每分钟尿量并计算清除率。临床意义：较早判断肾小球的损害程度（小于正常值的 80% 时提示肾小球损伤）；对肾功能作出初步评价：51～70ml/min 为轻度损害，31～50ml/min 为中度损害，＜30ml/min 为重度损害。

4. 肾小管功能监测

（1）肾浓缩-稀释试验：主要用于监测肾小管的重吸收功能。具体方法：试验过程中正常进食水，每餐含水量限制在 500～600ml，上午 8 时排尿弃去；8 时至 20 时之间每 2 小时留尿 1 次，共 6 次（为昼尿量）；晚 20 时至次晨 8 时收集全部尿量，共 7 个标本，分别测定尿量和尿比重。正常人 24h 尿量为 1000～2000ml,昼尿量与夜尿量的比值为(3～4):1,12h 夜尿量不应超过 750ml。尿液的最高比重应在 1.020 以上,最高比重与最低比重之差不应少于 0.009。

(2)尿/血渗透压的测定:试验前晚 18 时后禁食水,至次日晨 7 时。其中晨 6 时排尿弃去,晨 7 时再排尿并做渗透压测定。正常人应>800mmol/L,低于此值则为肾浓缩不全。正常人尿渗透压为 600～1000mmol/L,血渗透压 280～310mmol/L,尿/血渗透压为 3:1～4:1。功能性肾衰竭时尿渗透压大于正常;ARF 时,尿渗透压接近血浆渗透压,两者比值<1:1。

(3)自由水清除率的测定:自由水清除率(CH_2O)是指单位时间内从血浆中清除到尿中不含溶质的水量。自由水清除率正常范围:－100～－30ml/h。越接近 0,肾功能越差。

(4)酚红排泄试验:尿中酚红的排出量可作为判断近曲小管排泄功能的指标。正常人 15min 排出>25%,2h 排出>55%。

(四)连续性肾替代治疗(CRRT)的监护

CRRT 是连续性血液净化疗法之一(CBP),是一组体外血液净化的治疗技术,目的是替代功能受损的肾脏。CRRT 作为一种新技术,在重症急性肾衰竭、系统性炎症反应综合征(SIRS)、急性呼吸窘迫综合征(ARDS)、多器官功能障碍综合征(MODS)、重症急性胰腺炎和中毒等危重病的救治中已经和正在发挥其独特的优势,是抢救危重病患者的重要治疗措施之一,是近年来重症监护病房(ICU)治疗中最重要的进展之一,其地位与机械通气和全胃肠外营养(TPN)同样重要。

1.CRRT 的优势

(1)血流动力学稳定:CRRT 缓慢持续地清除溶液,有利于更好地调整水、电解质、酸碱平衡,更符合生理状态。

(2)溶质清除率高:CRRT 对尿素清除率可>30L/d(20ml/min),而 IHD 很难达到。CRRT 清除中,大分子溶质清除优于 IHD,且能更多地清除小分子物质,无失衡现象,能更好地控制氮质血症。

(3)清除炎性介质:CRRT 使用无菌/无致热原溶液,可消除 IHD 中潜在的炎性刺激因素;使用高生物相容性、高通透性滤器,能通透分子量达 300 000 的分子。大部分细胞因子分子量为 10 000～300 000 的中分子物质,可被对流机制所清除。

(4)改善营养:CRRT 能满足大量液体的摄入,不存在输液限制,有利于营养支持治疗。

2.CRRT 开始时机和指征　重症 ARF 患者接受肾替代治疗(renal replacement therapy,RRT)的时机,目前尚无统一认识。通常为患者尿素氮浓度超过 35.7mmol/L,合并重度酸中毒、高钾血症。但最近有很多研究认为早期或预防性 RRT 能更好地控制水、电解质平衡,促进肾功能恢复,改善患者预后。

3.CRRT 的操作流程

(1)上机前准备:医师应向患者及家属解释血液滤过治疗的目的、风险及可能出现的情况,并签署血液滤过医疗风险同意书,下达床边血滤医嘱;责任护士测量患者的生命体征和体重并记录,做好患者的心理护理,消除其紧张、焦虑和恐惧的情绪;经治医师联系肾内科医师,肾内科医师通知血液透析室护士,血透室护士根据肾内科医师的医嘱做好上机治疗准备,两者共同到病房;床位医师、肾内科医师、血透室护士和责任护士再次沟通,血透室护士执行上机操作,责任护士配合,肾内科医师根据患者的具体情况调节血滤机参数,血滤机正常运转后,肾内科医师、血透室护士与病房经治医师、责任护士进行交班。

(2)治疗中的监护与护理:责任护士应密切监视机器运转情况,以及动脉压、静脉压、跨膜压、血流量、超滤量和置换量的变化,及时更换置换液,记录超滤量。医师应及时调整各类血滤参数,以免出现低血压或超滤不足等异常情况。一旦有机器报警或异常情况发生,护士应立即查清原因,采取措施,排除障碍,保证血滤的正常进行;护士无法排除报警,应立即报告医师并协助医师处理。

(3)下机:经治医师下达停止血滤医嘱并联系肾内科医师,肾内科医师通知血透室护士,血透室护士根据医嘱做好下机准备,并携相关物品到病房,执行下机操作,责任护士从旁配合。下机后再次测量生命体征和体重,并记录。

急性肾衰竭监护流程,见图 2-14。

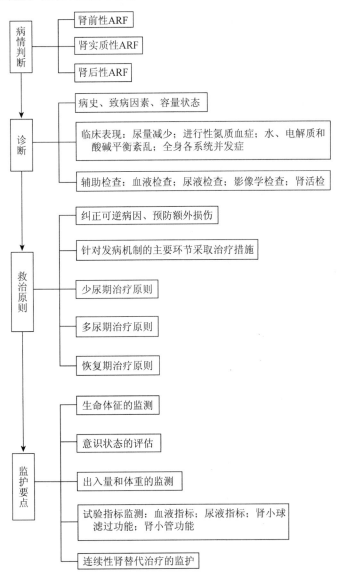

图 2-14 急性肾衰竭监护流程

(张晓萍　傅尚希　孙　巍)

第十一节　急性重症胰腺炎患者的监测及护理

一、概　　述

急性胰腺炎是指胰腺及其周围组织被胰腺分泌的消化酶自身消化而引起的急性化学性炎症。临床上以急性腹痛、发热,伴有恶心、呕吐、血清和尿淀粉酶升高为特点,是临床常见急腹症之一;按病情凶险程度可分为轻型急性胰腺炎(light acute pancreatitis,LAP)和重症急性胰腺炎(severe acute pancreatitis,SAP)。重症急性胰腺炎是指急性胰腺炎伴脏器功能障碍,或出现坏死、脓肿或假性囊肿等局部并发症,或两者兼有。重症急性胰腺炎起病急,病情危重,易在发病早期即出现心、肺、肝、肾等多器官功能障碍;病情发展快,病死率高,甚至导致早期死亡。

重症急性胰腺炎按病情严重度分为Ⅱ级:无脏器功能障碍者为Ⅰ级,伴有脏器功能障碍者为Ⅱ级。按病程大体可以分为三期,但不是所有患者都有,有的只有第一期,有的有两期,有的有三期。①急性反应期:自发病至2周,常可有休克、呼吸衰竭、肾衰竭、脑病等主要并发症;②全身感染期:2周至2个月,以全身细菌感染、深部真菌感染(后期)或双重感染为其主要临床表现;③残余感染期:时间为2～3个月以后,主要临床表现为全身营养不良,存在后腹膜或腹腔内残腔,常引流不畅,窦道经久不愈,伴有消化道瘘等。

二、病　　因

重症急性胰腺炎病因是多方面的,已知许多因素和疾病与胰腺炎的发生有关。临床常见主要有以下几个方面。

(一)十二指肠液/胆汁反流进入胰腺

1. 胆道疾病　国内报道胆道疾病是本病的主要病因,占50%以上,包括胆管结石、胆道炎症、胆道蛔虫等。主要是因为70%的患者,胰管和胆总管共同开口于十二指肠 Vater 壶腹部,胆汁极易反流入胰腺实质,形成胆源性胰腺炎。

2. 胰管梗阻　胰管结石、狭窄、水肿、胰头部或 Vater 壶腹部肿瘤或 Oddi 括约肌痉挛等均可引起胰液引流不畅,如同时有饱餐、饮酒等促进胰液分泌的因素存在,则胰管及其分支压力增高而致胰小管及胰泡破裂,胰酶流入胰腺组织而引起炎症。少数胰腺分裂症因主副胰管汇合使后者相对性狭窄,也可引起胰腺炎。

3. 十二指肠乳头附近部位病变　如乳头周围憩室、息肉、炎性狭窄,肠系膜上动脉综合征等,常伴有十二指肠内压增高和 Oddi 括约肌功能障碍,均可使十二指肠液反流入胰管而诱发胰腺炎。

4. 大量饮酒与暴饮暴食　可致胰腺分泌过度旺盛,还可引起十二指肠乳头水肿与 Oddi 括约肌痉挛;慢性酒癖者常有胰液蛋白沉淀,形成蛋白栓子堵塞胰管,致胰液排泄障碍。

(二)胰腺直接/间接损伤

1. 外伤与手术　腹部创伤如钝性创伤或穿透性创伤,均可引起胰腺炎;近年来,ERCP 术中注入造影剂过多、过快或术中带入炎性分泌物也可并发胰腺炎。

2. 严重感染　如严重败血症致急性化脓性胰腺炎,急性腮腺炎、柯萨奇病毒感染、传染性单核细胞增多症及病毒性肝炎均可并发胰腺炎。

3. 药物因素　包括利尿药、糖皮质激素和其他免疫抑制药、口服避孕药、四环素、磺胺药等,机制尚不清楚。

4. 内分泌与代谢因素　高脂血症和高钙血症均可引起胰腺炎,后者常继发于甲状旁腺功能亢进。

5. 血管病变　各种原因所致的血管炎如结节性多动脉炎、恶性高血压、系统性红斑狼疮等累及胰腺的中、小动脉,引起血管炎症、坏死、血栓形成,可致坏死性胰腺炎。

(三)其他

1. 遗传因素　常在一个家族中有多人发病,发病年龄偏低,5－23 岁发病,多为常染色体显性遗传。目前证实大多数患者为阳离子胰蛋白酶原基因变异,以 N21 和 R117H 基因突变为主。

2. 特发性　约 10% 的病例依据病史和目前的检查手段尚不能确定确切的致病原因,称为特发性胰腺炎。

三、病　情　判　断

重症急性胰腺炎临床特征是症状、体征重,重要脏器受累损害发生率高,常伴有休克及多种并发症;病情变化迅速,可呈暴发性,甚至猝死。

(一)临床表现

1. 腹痛　是首发主要症状,特征是中上腹部疼痛剧烈,可放射至左腰背和双侧季肋部,多于饮酒或饱餐后 1～4h 突然发生,疼痛程度范围较宽,较严重,疼痛程度增加迅速,数小时达到最剧,疼痛可弥漫至全腹;弯腰或坐位前倾时可减轻。少数年老体弱患者有时腹痛轻微,甚至无腹痛,需警惕。

2. 恶心、呕吐　多数患者有,常在进食后发生;呕吐物常为胃内容物,重者呕吐胆汁甚至血性物,呕吐后腹痛并不减轻。酒精性胰腺炎者常与腹痛同时出现,胆源性胰腺者常在腹痛后发生。

3. 发热　多为中等以上发热,少数为高热,一般持续 3～5d。如发热持续不退或逐日升高,提示合并感染或并发胰腺脓肿。

4. 黄疸　于发病后 1～2d 出现,常为暂时性阻塞性黄疸,多在几天内消退。主要由于肿大的胰头压迫胆总管所致。如黄疸持续不退并加深者,多由胆总管结石引起。起病后第 2 周出现黄疸,一般由于胰腺炎并发胰腺脓肿或囊肿压迫胆总管所致。少数后期可并发肝功能损害引起肝细胞性黄疸。

5. 低血压及休克　主要表现为烦躁不安,皮肤苍白、湿冷,呈花斑状,脉细速,血压下降,少数严重者短期内死亡。

6. 急性呼吸衰竭或 ARDS　是指原无心肺疾病,在各种因素作用下发生急性肺泡毛细血管膜损伤而引起的呼吸功能不全。表现为突然发生进行性呼吸窘迫、过度换气、发绀、焦急、出汗等,常规氧疗不能使之缓解。其诊断标准为:①急性起病;②$PaO_2/FiO_2 < 200mmHg$;③后

前位胸 X 线片示双侧肺浸润影;④PAWP<18mmHg 或临床上无左心房高压证据。

7. **急性肾衰竭** 重症胰腺炎 23% 可出现急性肾衰竭,病死率高达 80%。

8. **循环功能衰竭** 可引起心力衰竭和心律失常;50% 患者心电图改变以 ST 段及 T 波改变、传导阻滞、期前收缩为主。

9. **胰性脑病** 主要表现为神经精神异常,定向力障碍,精神错乱,有幻想、幻觉、躁狂等;主要是因为 PLA₂ 损害脑细胞,引起脑灰白质广泛脱髓鞘改变。常为一过性,可完全恢复,也可遗留精神异常。

10. **代谢异常**

(1)低钙血症:当血钙<1.75mmol/L,且持续数天时,预后不良。

(2)高脂血症:20% 重症胰腺炎患者可出现高脂血症,引起血清脂质微粒凝集,产生脂肪栓塞。

(3)高血糖症:50% 出现暂时性高血糖,30% 有糖尿,2.1% 出现永久性糖尿。偶可发生糖尿病酮症酸中毒或高渗性昏迷。亦有 1%～5% 并发低血糖症。可能与糖皮质激素的浓度及相互作用有关。

11. **脐周及腹部皮肤体征** 血液渗入腹壁肌肉下引起脐周皮肤出现蓝色改变(Cullen 征)。血液通过腹膜后途径渗入腹壁,在左腰部皮肤出现蓝、绿、棕色斑(Grey-Turner 征)。

(二)并发症

1. **局部并发症** 胰腺脓肿和假性囊肿。一般在起病后 2～3 周,因胰腺及胰周组织坏死继发化脓而形成脓肿。此时高热不退,持续腹痛,可出现上腹部肿块、高淀粉酶血症等。假性囊肿多在病后 3～4 周形成,系胰腺坏死组织在胰腺内、外液化积聚所致,囊壁无上皮覆盖,为坏死、肉芽与纤维组织。

2. **全身并发症** 重症胰腺炎在病后数天内可出现多种严重并发症,如消化道出血、败血症及真菌感染、多器官功能衰竭、血栓性静脉炎、弥散性血管内凝血等。

四、急诊救治

重症急性胰腺炎的病因不同,病期不同,治疗方法亦不完全相同。治疗原则是减少和抑制胰腺分泌,纠正水电解质紊乱,维持有效血容量及预防和治疗并发症。

(一)一般处理和监护

包括监测生命体征、出入量及各项生化指标等,目的在于及早发现病情变化,及时调整治疗方案。在急性反应期重点监测内环境稳定情况和器官功能损害的证据;在感染期重点监测胰腺和胰外器官感染的证据和全身营养状况。

(二)内科治疗

大多数内科治疗主要通过减少胰腺分泌或抑制胰酶的释放及其产生的级联反应来限制胰腺炎的发展。

1. **抑制胰腺分泌**

(1)禁食:目的在于减少胰腺分泌,减轻炎症反应。重症者根据病情轻重多为 10～20d 不等。恢复进食的原则为腹痛消失、腹膜炎体征不明显,肠功能持续正常。

(2)胃肠减压:可降低腹内压,缓解腹胀、腹痛,减少胆胰分泌,并观察胃内容物性质,及早发现有无消化道出血。

(3)抗胆碱能药物:阻断迷走神经传递的胰腺外分泌,减轻壶腹部痉挛。如阿托品、山莨菪碱等。但该类药物由于抑制肠蠕动,对肠功能恢复不利,一般不用。

(4)抑酸药:既可减少胃酸分泌,减少对胰酶分泌的刺激,又可防止应激性溃疡的发生。如 H_2 受体拮抗药和质子泵抑制药(PPI)。

(5)生长抑素:为治疗重型胰腺炎较好的药物。可以抑制胰液、胰高血糖素、胆囊收缩素、脂肪酶和淀粉酶的分泌,抑制胃泌素、胃酸和胃蛋白酶的释放,减少内脏血流及促进肠道水与电解质的吸收等。可以减少并发症,缩短病程,降低病后 24h 病死率。如奥曲肽 0.1mg 静脉注射,以后 0.025mg/h 持续静脉滴注,持续 5~7d。

(6)胆囊收缩素受体拮抗药:应用胆囊收缩素受体拮抗药如丙谷胺等药物,可明显改善症状。

2. 抑制胰酶活性　各种抑肽酶可以抑制胰酶活性,但临床效果都不十分显著。一般主张早期大量静脉滴注,可以控制炎症进展,并能挽救休克。

(1)抑肽酶(iniprol):10 万~30 万 U/d 分次静脉滴注;可与胰蛋白酶形成复合体,从而抑制胰酶活性;抑制纤维蛋白溶酶和纤维蛋白溶酶原的激活因子及抑制血管舒缓素等。

(2)甲磺酸加贝酯:是目前应用最广泛的酶抑制药,是非肽类化学合成药,可抑制胰蛋白酶、激肽系统、纤维蛋白溶酶、凝血酶系统的活性,显著减轻胰腺炎症。开始每日给予 100~300mg 溶于 500~1500ml 葡萄糖盐水中,以 8ml/min 速度静脉滴注。2~3d 病情好转可逐渐减量。不良反应有低血压、静脉炎、皮疹等。

(3)尿胰蛋白酶抑制药(商品名为乌司他丁):是从人尿中提取的酸性蛋白质,有抑制胰蛋白酶、弹力蛋白酶、纤溶酶等蛋白水解酶,透明质酸酶、淀粉酶、脂肪酶等糖类和脂类水解酶的作用,尚有稳定溶酶体膜、抑制溶酶体酶的释放、抑制心肌抑制因子的产生的作用,能改善休克时的循环状态。早期使用对预防和降低重要器官功能障碍的发生有积极作用。

(4)氟尿嘧啶、盐酸普鲁卡因:有一定抑制磷脂酶 A_2 作用,疗效尚待进一步观察。

3. 解痉、镇痛　疼痛剧烈时可用阿托品 0.5mg 合并异丙嗪 25~50mg,肌内注射,必要时每 6~8 小时 1 次。如仍不能镇痛,可用阿托品合并哌替啶 50~100mg,肌内注射。顽固性腹痛可试用普鲁卡因 0.5~1g 加入 500~1000ml 液体中静脉滴注。

4. 合理使用抗生素　早期应用主要是防止继发感染。用于防治胰腺感染的抗生素应覆盖导致感染的细菌谱,且在胰腺组织和胰液中应有足够高的浓度。由于致病菌多数为肠道细菌如大肠埃希菌、铜绿假单胞菌、产气杆菌等,因此多选用三代头孢菌素、喹诺酮类、亚胺培南等;喹诺酮类应与甲硝唑联合应用。

5. 糖皮质激素　糖皮质激素可以抑制炎症介质、减轻内毒素反应、改善微循环、清除氧自由基等,对重症胰腺炎可短期大剂量应用,但主要针对有休克及早期呼吸损害或急性呼吸窘迫综合征者。具体指征为:①严重呼吸困难或有急性呼吸窘迫综合征倾向者;②有休克加重表现者;③中毒症状特别明显者;④有肾上腺功能减退表现者;⑤心肌损害者。剂量一般为地塞米松 20~40mg/d 或琥珀酸氢化可的松 300~500mg/d。在临床使用时应注意,如患者存在明确的细菌感染或真菌感染的临床表现,应配合抗生素治疗;注意预防消化性溃疡或并发消化道出血等不良反应。

6. 保持内环境稳定和代谢平衡　水、电解质和酸碱平衡失调比较复杂,变化快,治疗上除针对原发病处理外,液体治疗也很重要。应注意边治疗,边监测,边调整。补液时首先扩容,恢复有效循环血容量,继而适当纠酸,再酌情调整钾、钠、钙、镁等紊乱;且应先盐后糖,先晶后胶,维持正常体液渗透压,见尿补钾,后期注意营养支持。

7. 营养支持治疗 合理的营养支持可以改善重症胰腺炎患者的预后,提高生存率。在起病早期,机体处于应激状态,此时只需提供最低需要的代谢底物,维持最基本的代谢需要。一旦应激消退,可适当增加营养物质的供给,以弥补前期的营养物质消耗,改善患者的营养状况。早期主要采取经中心静脉的肠外营养支持治疗。能量来源主要由葡萄糖和脂肪供能,氨基酸作为氮源补充;按胰糖 1∶(4～6)补充胰岛素,并根据血糖结果调整,使血糖维持在 6.7～10mmol/L 为宜;同时还需补充白蛋白和维生素 C、B 族维生素,钾、钠、镁、钙以及微量元素。有高脂血症的患者慎用脂肪乳。但长期禁食,肠黏膜上皮萎缩,肠壁变薄,肠道细菌易位增加,感染并发症也随之增加。因此应尽早启动肠内营养,如鼻空肠管、空肠造口等,在使用肠内营养时应注意:①在开始之初不宜使用整蛋白型肠内营养制剂如安素、能全力、能全素,可选用复方氨基酸(如爱伦多)或短肽型(如百普素),随着病情的好转可逐渐加入其他肠内营养制剂和菜汤、米汤、牛奶等。②使用空肠泵 24h 匀速注入,注意营养液的浓度,能量密度不宜超过1kcal/ml,温度接近或稍高于体温为宜,灌注速度为 80～100ml,开始先灌注生理盐水 1～2d,再灌注稀释 1 倍的营养液 1～2d,开始速度宜稍慢,再逐渐恢复到正常灌注。③在实施过程中出现以下情况时应停用或慎用:出现明显腹痛、腹胀、呕吐、腹泻;灌注远段肠道有梗阻;消化道有梗阻;消化道不耐受。另外,可补充谷氨酰胺以营养肠黏膜。

8. 保护重要脏器功能 积极保护心、肝、肺、肾、脑等重要脏器功能,防治多器官功能衰竭。

(三)内镜下治疗

主要针对急性胆源性胰腺炎(acute biliary pancreatitis,ABP)。对壶腹部梗阻的患者可以进行短期(24～48h)的保守治疗,同时严密观察,B 超动态随访,如果 48h 仍不缓解,必须手术处理。手术以逆行胰胆管造影(ERCP)＋Oddi 括约肌切开术(EST)为首选。

(四)外科治疗

目前临床上一般认为,在病变早期趋向于非手术治疗,后期出现继发感染采用外科治疗。手术适应证有:①诊断未明确而疑有腹腔脏器穿孔或肠坏死;②黄疸加深需解除胆道或壶腹梗阻者;③腹膜炎经抗生素治疗无好转者;④并发假性脓肿或假性囊肿者;⑤非手术治疗过程中出现病情不断加重,且 B 超、CT 显示胰外浸润范围不断扩大;⑥暴发性胰腺炎,短期非手术治疗多器官功能障碍不能得到纠正,应尽早行手术治疗。根据不同情况选择相应手术方式。

(五)中医中药治疗

中药治疗给药途径主要有:口服、鼻饲、灌肠、外敷以及静脉给药。常用药物主要有大黄、芒硝、生脉、丹参、参附等。

(六)防治并发症

如腹膜炎患者,多主张采用腹膜透析治疗;急性呼吸窘迫综合征患者,除地塞米松、利尿药外,还可行气管插管、气管切开,使用呼吸末正压通气模式。心力衰竭者给予强心、利尿。休克者根据中心静脉压输液和补充人血白蛋白,无效时适当给予血管活性药物。高血糖或糖尿病者给予胰岛素;胰性脑病及 DIC 给予相应处理。

(七)介入治疗

经皮穿刺抽吸及置管引流术可对急性液体积聚、胰腺脓肿和胰腺假性囊肿等并发症进行处理,安全有效,并发症少,而且避免了手术治疗。

五、监　　护

重症急性胰腺炎起病急骤,易在疾病早期即出现多器官功能障碍。重症监护治疗对早期预防全身炎症反应综合征引起的多器官功能衰竭有着不可取代的作用。

(一)一般病情监测

1. 监测生命体征。包括体温、脉搏、心率、血压、末梢氧饱和度等,注意呼吸频率和深度;有条件时使用多功能监护仪;并尽早行中心静脉置管。

2. 记录 24h 出入量。入量包括静脉补液量、胃管注入及灌肠等入量,出量包括尿量、胃肠减轻量、粪便、呕吐物及皮肤黏膜损失量;主要帮助判断血容量和电解质等水平,尤其是尿量可简单判断肾灌流,并能正确反应重要脏器的灌流情况。

3. 监测血生化指标。应每日或间日复查电解质、血糖、肝肾功能、血常规、淀粉酶;酌情复查血气、血脂等。在疾病早期,定期复查并观察其变化程度,可判断病情的进展趋势及治疗效果。

4. 观察腹部体征变化。密切观察腹部压痛、反跳痛及肌紧张情况;在治疗初期应着重观察肠鸣音情况,以判断病情轻重。

5. 观察呕吐物及排泄物的性状、量和颜色。

6. 水、电解质平衡监测。由于禁食、呕吐、胃肠减压、液体积聚于第三间隙等原因,重症胰腺炎常合并水、电解质失衡;应定期复查,并及时补充。

7. 酸碱平衡监测。重症胰腺炎时,常伴有不同程度代谢性酸中毒,特别是伴有低氧血症和肾功能不全时,及时纠正酸碱平衡紊乱尤为重要。

8. 营养代谢监测。主要包括血糖和蛋白质代谢及氮的平衡监测。

9. 监测器官功能损害的临床表现和体征。上述监测可及时、准确地判断有无器官损害及其程度,但仍需密切观察有无多器官损害的临床表现和体征。

10. 心理指导。多与患者沟通,消除紧张情绪;给予疾病健康宣教及心理疏导,帮助患者建立战胜疾病的信心,安稳家属情绪,取得良好的医患关系,使其配合治疗和护理,提高疗效。

(二)呼吸功能的监测

呼吸功能受损的危险贯穿病程的始末,基本的呼吸功能监测如呼吸形式、频率、氧饱和度等作为生命体征监测的重要内容,应于初诊时即开始。一旦收入病房,即应开始系统、有计划的呼吸功能监护。

1. 病史和体征　准确而仔细的病史采集和体格检查是准确评估患者呼吸功能并决定采取进一步的、适合患者的呼吸监测和呼吸治疗的基础。应注意既往有无吸烟史及心、肺基础疾病。

2. 胸部 X 线检查　疑有肺部病变时应做胸部 X 线检查,在治疗过程中应定期复查,可行胸部正、侧位平片或胸部 CT 检查。

3. 血氧饱和度监测(SpO_2)　SpO_2 监测简单易行,与动脉氧分压(PaO_2)和动脉氧饱和度(SaO_2)在一定范围内具有很好的相关性,可以用 SpO_2 代替 SaO_2 作为初筛指标。但在分析

SpO_2 临床意义时,应考虑其受肢端血流灌注、血红蛋白浓度等影响。

4. **动脉血气分析** 动脉血气监测可以同时获取 pH、PaO_2、$PaCO_2$、HCO_3^- 等多项反映血液氧合和酸碱平衡的指标。如患者 SpO_2 持续<90%,PaO_2<60mmHg,结合临床有呼吸困难等症状、体征,经吸氧不能改善,应考虑并发急性呼吸功能衰竭,可能需要机械通气治疗。呼吸功能不全早期通常仅有低氧血症(PaO_2 和 SaO_2 降低)而无高碳酸血症;如 $PaCO_2$ 升高,提示呼吸功能受损严重,或既往有肺部基础疾病病史,预后较差。

(三)肝功能监测

肝功能监测和常规检查是临床治疗的基础,定期观察和检测各种相关生化指标,包括血清总胆红素、直接胆红素和间接胆红素,谷丙转氨酶、谷草转氨酶等酶学指标,血清清蛋白和球蛋白、凝血酶原时间、部分凝血酶原时间、纤维蛋白原和 D-二聚体等,综合分析各项指标可估计肝功能损害程度。此外,还需密切观察患者神志改变,定期查血氨,可提示有无肝性脑病倾向,为临床采取预防和治疗提供依据。

(四)肾功能监测

重症胰腺炎并发肾功能损害是常见且严重的胰外器官功能损害之一,其发生率可达30%。一旦发生,预后较差,病死率可高达50%。因此应在整个病程中仔细观察液体输入量和尿量,甚至记录每小时尿量。重症患者可留置尿管,准确记录每小时尿量,连续、动态的观测尿量变化,不仅可以反映肾功能,而且在疾病早期,还能反映循环状态和肾灌注。

急性重症胰腺炎监护流程,见图 2-15。

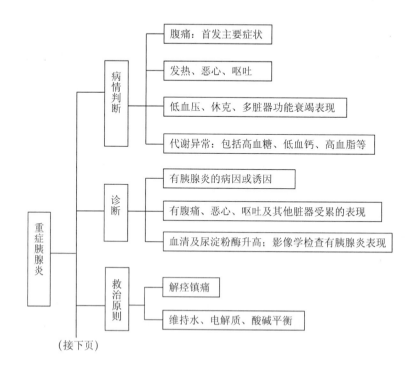

(接下页)

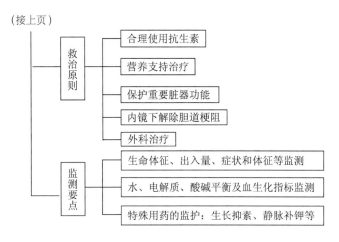

图 2-15　急性重症胰腺炎监护流程

（李　慧　王晓航　黄　歆）

第十二节　上消化道出血患者的监测及护理

一、概　　述

上消化道出血是指屈氏韧带以上的消化道,包括食管、胃、十二指肠以及胰胆等部位病变引起的出血;胃-空肠吻合术后上段空肠病变出血亦属这一范围。临床主要表现为呕血和（或）黑粪,往往伴有血容量减少引起的急性周围循环改变。

上消化道出血是内科常见急症之一,起病较急,病情危重,如不及时诊治,常可危及生命。迅速确定出血部位,明确出血病因和积极有效的治疗,对预后有重要意义。近十几年来,由于急诊内镜、选择性腹腔动脉造影和放射性核素(^{99m}Tc)腹部扫描的广泛应用,对出血部位和病因一般能迅速作出诊断。

上消化道出血在临床上按出血速度和出血量可分为三类。①慢性隐性出血:肉眼不能看到的便血,又无明显的临床症状,仅用化验方法证实粪便隐血阳性;②慢性显性出血:肉眼观察到鲜红、咖啡色呕吐物或黑色的粪便,临床上无循环障碍史;③急性大量出血:肉眼观察到呕血、黑色的粪便或暗红色血便,伴循环障碍和重度贫血,可出现低血压或休克症状,常需紧急处理,如延误诊疗可导致死亡。亦可根据是否为静脉曲张所致笼统分为非静脉曲张性和静脉曲张性出血。

二、病　　因

引起上消化道出血的病因繁多,大多为上消化道疾病,少数可能为全身疾病的局部表现。按照发病机制,可简单划分为如下。

1. 炎症与溃疡　可引起胃肠黏膜糜烂或溃疡形成。这是上消化道出血最常见的病因,包括急性糜烂出血性食管炎或胃炎、胃溃疡、十二指肠溃疡及应激性病变。

2. 机械因素　包括食管裂孔疝、食管贲门黏膜撕裂症及胆管出血。

3. 血管因素　包括食管-胃底静脉曲张、肠系膜血管栓塞、血管瘤、遗传性毛细血管扩张症、动脉粥样硬化等。

4. 肿瘤　上消化道良恶性肿瘤均可导致黏膜坏死、脱落引起出血,包括息肉、平滑肌瘤及各种恶性肿瘤等。

5. 全身性疾病　包括血液病、尿毒症及结缔组织疾病。

6. 内镜治疗　上消化道内镜治疗也可引起上消化道出血,是内镜治疗的常见并发症,如十二指肠镜下乳头切开术。

在上述消化道出血疾病中,最常见的为消化性溃疡,其次为食管-胃底静脉曲张破裂,再次为应激性病变和胃肿瘤。

三、病 情 判 断

(一)临床表现

1. 呕血及黑粪　是消化道出血特征性的表现,一般来说出血部位在幽门以下可有黑粪,在幽门以上可伴有呕血。有黑粪患者可无呕血,但有呕血的患者一般均有黑粪。呕血多呈咖啡色或棕褐色,这是因为血液经胃酸作用形成正铁血红素所致,如为鲜红色或伴有血块,表明出血量大或部位高。黑粪呈柏油样,黏稠发亮,这是因为血红蛋白铁在肠道细菌作用下形成硫化铁所致,如为暗红色甚至鲜红色便,提示出血量大、速度快或部位低。

2. 周围循环障碍表现　其表现和程度因出血量大小和速度快慢而异。出血量大、速度较快者,由于循环血容量迅速减少,可引起一系列临床表现,如头晕、心悸、出汗、恶心、黑矇、晕厥等,甚至可以出现休克征象。表现为脉搏细速、血压下降、皮肤湿冷、静脉充盈甚差、体表静脉塌陷;或进一步出现烦躁不安、反应迟钝、意识模糊。老年患者常因动脉硬化,即使出血量不大,也可出现神志淡漠或意识不清,需严密观察。

3. 发热　在中等量或大量出血患者,可于24h内发热,多在38.5℃以下,持续数日至1周不等。发热机制尚不清楚,可能由于血液分解产物吸收、血容量减少、贫血、体内蛋白质破坏、循环衰竭等因素,致使体温调节中枢不稳定。

4. 氮质血症　根据发生机制分为以下两种。①肠性氮质血症:上消化道出血后,由于血液蛋白消化产物在肠道吸收可引起氮质血症。一般出血后数小时开始上升,24～48h可达高峰,大多不超过6.7mmol/L(40 mg/dl),3～4d降至常。②肾性氮质血症:在严重失水和血压降低时,由于缺血、缺氧和低血容量,肾血流量、肾小球滤过率和肾排泄功能降低,因而产生氮质血症。有下列情况,需考虑氮质血症主要由于急性肾衰竭所引起:休克或休克病史;大量呕血而仅有少量黑粪;高度脱水经足量补液后仍伴有尿少或无尿者;在无重复或持续出血情况下,氮质血症持续超过96h或更长时间。

5. 血常规变化　上消化道出血后均可伴有贫血。在出血早期,由于周围循环收缩与红细胞重新分布等生理调节,血红蛋白测定、红细胞计数、血红细胞比容可无变化,因此血常规检查不能作为早期诊断和病情观察的依据。在出血后,组织液渗入血管内以补充失去的血容量,使血红蛋白和红细胞因稀释而数值降低。这种补偿作用一般在出血后数小时至数日内完成,平均出血后32h,血红蛋白可稀释到最大程度。

(二)诊断

在上消化道出血的诊断过程中,必须注意以下问题。

1. 排除消化道以外的出血因素 ①排除来自呼吸道的出血:大量咯血,可吞入消化道,而引起呕血或黑粪。②排除口、鼻、咽喉部的出血:注意病史询问和局部检查。③排除进食引起的黑粪:如动物血、含铁剂的治疗贫血药物或含铋剂的治疗胃病药物等。注意询问病史。

2. 判断上消化道还是下消化道出血 上、下消化道出血的鉴别,见表2-12。

表2-12 上、下消化道出血的鉴别

鉴别要点	上消化道出血	下消化道出血
既往史	多有溃疡史、肝胆呕血史	多有下腹部疼痛,疾病史或有包块及排便异常史
出血先兆	上腹部闷胀、疼痛或绞痛发作,恶心	中、下腹不适或下坠,欲排便
出血方式	呕血伴有柏油样便	便血,无呕血
便血特点	柏油样便,稠或成形,无血块	暗红或鲜红,稀多不成形,大量出血时有血块

3. 诊断方法

(1)粪便隐血检查:经适当饮食控制后行粪隐血检查简单有效,应连续多次查大便隐血。

(2)急诊内镜检查:已被列为急性上消化道出血的首选诊断方法,可明确出血部位和出血病因,直观地观察病变部位、范围和程度,并能有针对性地进行治疗。目前多数认为,若病情许可,内镜检查时间越早越好。

(3)吞线试验:用普通白线,吞下一端后30min,取出后根据染血距门齿距离判断出血所在。

(4)小肠镜检查:5%的胃肠道出血患者经全面检查仍找不到出血病灶,小肠镜检查是安全而有价值的工具;有条件时应在剖腹探查前先做小肠镜检查。

(5)选择性腹腔动脉造影:是发现血管病变出血的唯一方法,除血管畸形、动脉瘤或多血管肿瘤所致消化道出血外,须在活动性出血时进行动脉造影,且每分钟出血量在0.5ml以上者才能显示造影剂外溢,从而确定出血部位。

上述各种检查应合理选择,综合应用,互为补充。急诊内镜检查对大多数上消化道出血能明确诊断,可列为首选;少数疑难病例有赖于小肠镜、腹腔动脉造影等方法,甚至剖腹探查、术中内镜检查。

四、急诊救治

上消化道出血是危重急症,尤其是出血量大、出血速度快时可直接危及生命,必须进行及时有效的诊断和治疗,迅速纠正出血引起的周围循环障碍,以维持重要脏器的血供和氧供,防止脏器功能衰竭。急性上消化道出血的急诊处理原则是积极补充血容量和止血。应根据不同的病因,针对某种疾病的不同阶段,采取不同的治疗方法;即使是同一种疾病,对不同的患者也应酌情采取个体化原则。

（一）一般治疗

1. 紧急处理和监护

(1)采取正确的体位:上消化道出血尤其是大量呕血时,呕出的血液易误吸入气管而出现窒息,此时应让患者去枕平卧,头部偏向一侧,必要时吸氧;并随时清除口咽部的分泌物。

(2)饮食:呕血及门静脉高压或不能排除门静脉高压所致出血者应禁食;非门静脉高压(如消化性溃疡、急性胃黏膜病变等)所致出血可给予温凉流质饮食。呕血者,在呕血停止12～24h可进流食,并逐步过渡到半流食;若为门静脉高压症出血,一般在出血停止后2～3d,给予低蛋白流质饮食。

(3)监测生命体征:随时监测和记录血压、脉搏、呼吸、心率、尿量等,有条件可行心电监测;并注意观察呕血及黑粪的次数、量及其性状。必要时应测中心静脉压。

(4)维持静脉通路:迅速建立静脉通路,必要时行深静脉置管;测定血常规、血型和出、凝血时间,维持输血、补液的静脉通路。

(5)保持安静:对烦躁不安或情绪紧张者可给予镇静药(如地西泮)。肝病患者禁用吗啡、巴比妥盐类药物。

2. 补充和维持血容量　目的是纠正失血性休克,改善周围循环,防止微循环障碍引起脏器功能障碍。对已出现低血容量休克者,应积极输血、补液;在查血型和配血过程中,可先输平衡液或葡萄糖盐水,开始时输液速度宜快,输液速度和输液种类应根据中心静脉压和每小时尿量决定。在紧急情况下,可先输血浆代制品或白蛋白。快速输血、输液有引起急性肺水肿的危险,应注意观察。一般将血细胞比容提高到30%以上,血红蛋白维持高于70g/L。如尿量每小时能达35～50ml,说明液体入量已基本满足,只须继续维持即可。

3. 纠正酸碱平衡失调和电解质紊乱　上消化道出血时血红蛋白减少而致携氧量下降,多出现低氧血症所致的乳酸性酸中毒。如血pH$<$7.35,PCO$_2$$>$46mmHg,提示存在呼吸性酸中毒,可嘱患者深呼吸,以排出积存的二氧化碳,必要时呼吸机辅助呼吸,甚至行气管插管以控制呼吸。若二氧化碳结合力偏低,存在代谢性酸中毒,可适当补充碱性药。常选用5%碳酸氢钠。

临床上常出现的电解质紊乱主要有低钾、低钠、低钙,可适当补充;但需注意大量补充库存血时,可引起高钾血症。上述治疗应严格按照血气分析和血电解质测定的结果进行调整。

（二）药物治疗

1. 止血药　临床上对止血药的疗效尚有争议,可酌情选用以下几种。①去甲肾上腺素:8mg＋冰生理盐水100ml,分次口服或胃管注入(老年人慎用)。②凝血酶2000U,每8小时1次,口服。③巴曲酶1kU,静脉推注或肌内注射。④酚磺乙胺2g,每日1～2次,静脉滴注。⑤氨甲苯酸0.4g,每日1～2次,静脉滴注。⑥其他:肝硬化静脉曲张破裂出血者还可用维生素K$_1$ 10～20mg,每日2～4次,静脉滴注或肌内注射;以及适当补充凝血因子。某些中药如云南白药、三七粉等也有止血效果。

2. 抑酸药　胃酸分泌的抑制对控制和预防胃、十二指肠出血有很大意义。体液及血小板诱导的止血作用只有在pH$>$6.0时才发挥作用。在酸性情况下,血小板聚集和血凝块形成会受到抑制。新形成的血凝块在胃液pH$<$5.0时会迅速消化;故胃酸分泌减少后,胃内pH升

高,可治疗酸相关性溃疡,还可促进血小板凝集,延缓酸性胃蛋白酶对血凝块的消化,有利于止血。主要包括 H_2 受体拮抗药和质子泵抑制药两类。

(1)H_2 受体拮抗药:外源性或内源性组胺作用于胃壁细胞膜上的 H_2 受体,促使胃酸分泌增加。H_2 受体拮抗药可选择性阻断此作用,使胃酸分泌减少。目前,在临床广泛应用的有第一代:西咪替丁;第二代:雷尼替丁;第三代:法莫替丁、尼扎替丁;第四代:罗沙替丁。

(2)质子泵抑制药(PPI):胃酸分泌最后一步是壁细胞分泌膜内质子泵驱动细胞氢离子与小管内钾离子交换,质子泵即 H^+-K^+ ATP 酶。质子泵抑制药可明显减少任何刺激激发的酸分泌。常用药物包括奥美拉唑(商品名:洛赛克)、兰索拉唑(商品名:达克普隆)、潘托拉唑(商品名:潘托唑)、雷贝拉唑(商品名:波利特)、埃索美拉唑(商品名:耐信)等。

3. **垂体后叶素** 内含血管加压素,临床多用于治疗门静脉高压症引起的食管-胃底静脉曲张破裂出血。由于其疗效确切,价格便宜,迄今仍为治疗急性静脉曲张破裂出血的一线药物之一。它可收缩内脏血管,减少门静脉血流量,降低肝门静脉及其侧支循环压力,从而达到治疗肝门静脉高压症的目的。通常 0.4U/min,持续静脉滴注,12～24h。如有效可减剂量,再用8～12h;如无效,可在严密监测下提高剂量至 1.0U/min。疗效与剂量有关,而大剂量常引起心肌缺血、心律失常、腹痛、头痛等反应。故大剂量使用时,宜并用硝酸甘油 0.5mg,舌下含服,以减少不良反应,增强疗效;同时在使用时严禁外渗,一旦发生外渗立即用 50% 硫酸镁湿热敷。

4. **生长抑素及其衍生物** 生长抑素及其衍生物是目前治疗急性食管-胃底曲张静脉破裂出血的主要药物,也可用于消化性溃疡等非门静脉高压症引起的出血。因其可抑制胃酸分泌,抑制胃泌素和胃蛋白酶的作用;并选择性减少肝门静脉及肝血流,降低肝门静脉高压;同时减少曲张静脉内血流量,降低侧支循环内压力,快速止血。

(1)生长抑素:人工合成的 14 肽,半衰期短,起效快;首剂 $250\mu g$ 静脉推注,后以 $250\mu g$ /h 速度持续静脉滴注至出血停止后 24～48h。

(2)奥曲肽(善得定):人工合成的 8 肽,半衰期延长至 80～160min。首次剂量 50～100μg 静脉推注,后以 25～50μg /h 速度持续静脉滴注,或每隔 6～8 小时静推 100μg,总量达 400～600μg/d,最大时可达1200μg/d。

(三)双气囊三腔管

食管-胃底静脉曲张破裂出血可选用此法。置入三腔气囊管后,先胃囊注气 200ml,拉紧,三腔气囊管用 0.5kg 重物牵引,有效牵引角度为 30°～45°。胃囊压迫不能止血时再充食管气囊。压迫后一般每 6 小时抽气减压 1 次,以免发生糜烂、坏死;72h 不出血可拔出三腔气囊管。主要避免并发吸入性肺炎、窒息,气囊滑出堵塞咽喉和食管损伤等情况;放置时间不超过 3～4d。三腔气囊管压迫止血法使用时间已久,短暂有效率约 80%,但最终结果不够满意。应用此法后,在住院过程中约有 60% 病例再度出血,且半数在拔管 72h 内发生。压迫法本身也可引起较多并发症。此外,患者常感痛苦不适,第 2 次需要插管时往往遭到患者拒绝。因此,渐渐地为其他非手术治疗方法所取代。

(四)内镜下治疗

急诊内镜检查确定出血部位和出血病因后,同时进行局部止血治疗可取得较好疗效。当药物治疗无法控制出血时,急诊内镜治疗可明显降低急性出血病死率。对于非静脉曲张破裂出血可采用局部喷洒或注射止血药物、高频电凝、微波、激光、金属止血夹子等止血;对于静脉曲张破裂出血可选用曲张静脉结扎、硬化剂注射或组织黏合剂注射。

1. 药物喷洒法 从胃镜活检孔道插入多孔喷洒导管或普通塑料导管,在距病灶 1～2cm 处,直接对准病灶喷洒冲洗止血药物,直至显性出血停止。常用的喷洒药物有:冰盐水去甲肾上腺素溶液(8mg/100ml)、5％～10％碱式硫酸亚铁溶液(又称 Mionsell 溶液)、凝血酶及巴曲酶等。适用于黏膜糜烂渗血、肿瘤破溃渗血或面积较大而出血量不大者。

2. 局部注射法 是在内镜直视下,经内镜注射针将某种止血药或硬化药分数点注射至出血灶内,达到止血目的。常用的止血药物、硬化剂及其用量为 1：10 000 肾上腺素溶液 5～10ml,无水乙醇 0.5～1.0ml(3～4 点注射),1％乙氧硬化醇 3～5ml。注射深度不超过黏膜下层,以免引起坏死及穿孔。

3. 高频电凝止血 高频电的热效应可使组织蛋白凝固、血管闭塞而止血。电凝止血时,首先在患者小腿或臀部固定好电极板,电流强度选用 10～20W,时间 12s,电凝头对准出血病灶,反复数次接触病灶,直至组织发白而出血停止。此法操作简单,适用于糜烂、溃疡出血及息肉摘除术后的出血。

4. 微波止血 微波产生的热效应通过同轴导线经内镜活检孔将电极插入出血部位,微波能量集中于病灶,使组织蛋白凝固坏死,周围小血管痉挛、管腔变窄,凝固性血栓形成,从而达到止血目的。微波的功率一般选择在 60～80mA,时间为 5～10s,可反复数次,直至出血停止。该法适用于糜烂、溃疡及肿瘤性出血。

5. 激光止血 激光的热效应使局部组织蛋白凝固,血管闭塞而止血。选择功率 60～80W。因激光器材价格昂贵,操作麻烦,效果并不突出,因而目前多用于肿瘤的诊断与治疗,很少用于止血。

6. 金属止血夹止血 金属止血夹止血原理类似活检钳,但钳瓣是夹子状,夹住小血管后,夹子尾与操作部解体,从而达到止血目的。夹子通常在 1～3 周后自行脱落,与食渣和粪便相混,通过粪便排出体外,不会造成肠道任何损伤。该方法对食管贲门撕裂症止血效果最好,而且能起到裂伤缝合的作用,另外对息肉摘除术后、胃肠道血管畸形及溃疡病的血管性出血也有较好的效果。

7. 内镜下食管静脉曲张结扎术 其原理类似痔疮橡皮圈结扎法。结扎后曲张静脉局部缺血坏死。无菌性炎症累及曲张静脉内膜,局部产生血栓,静脉闭塞最后消失。适应证有肝硬化食管静脉曲张急性出血或预防性注射、内科药物治疗失败者、手术后再出血者。禁忌证有重度黄疸、休克、肝性脑病或曾经进行过栓塞、硬化治疗的急性再发生出血和再发曲张静脉形成等。并发症主要有出血、吞咽困难及表浅溃疡。

8. 内镜下食管静脉曲张出血硬化剂疗法 插入胃镜后,选择正在出血或粗大伴有红色征的血管,先从接近贲门的静脉两侧黏膜开始,向壁内各注射硬化剂 1ml,使黏膜肿胀压迫曲张静脉,再向其近侧 5cm 处两边各注射 1ml,最后再在 4 个注射点中间的曲张静脉注射 3～5ml。使静脉栓塞,拔针时须缓慢,边注射,边退针,以堵塞血管针孔。一次可注射 2～3 根静脉,总量不超过 30ml。最常用的硬化药有 1％乙氧硬化醇、5％鱼肝油酸钠等。适应证及禁忌证同内镜下食管静脉曲张结扎术。并发症主要有出血、穿孔、狭窄、胸骨后疼痛、溃疡形成等。

(五)放射介入治疗

如内镜无法确定出血部位或有内镜检查及治疗禁忌证时,可行选择性腹腔动脉造影。放射性介入治疗有两种方法:经导管灌注血管收缩药(如血管加压素等)、经导管行超选择动脉栓塞术。对于静脉曲张破裂出血还可选择经颈静脉肝内门体分流术、经皮肝胃冠状静脉栓塞术。

(六)外科手术治疗

非静脉曲张性出血患者多数经一般治疗,如输血补液、冷生理盐水洗胃、内镜下注射肾上腺素、激光凝固或选择性动脉注射血管收缩药等治疗,出血可以停止。但也有 5%～10%的患者出血仍继续,此时可考虑外科手术治疗。食管-胃底静脉曲张破裂出血者,一般在生长抑素、气囊压迫或内镜下注射硬化剂或套扎等治疗后能止血;如内科非手术治疗及内镜、放射介入治疗不能控制出血或早期复发出血时,可考虑急诊手术。另外,积极治疗原发病及控制诱因。

五、监　　护

(一)一般监护

1. 判断目前状况。通过观察呕血、黑粪的颜色、性状和量,估计出血的量和速度以及有无活动性出血;通过观察神志、末梢循环、尿量及监测血压、脉搏、心率、末梢氧饱和度判断有无周围循环障碍。

2. 观察病情。严密观察病情变化,在注意收集客观体征的同时,要细致耐心地询问患者的主观症状,严密监测生命体征的变化。在大出血时,每 15～30 分钟监测血压、脉搏、呼吸 1 次;仔细观察患者意识、面色、指甲等是否苍白或发绀;是否有躁动、抽搐等;严格记录 24h 出入量。

3. 准确估计出血量。出血后症状、体征的改变与出血量、出血速度有关,因此出血量的估计可为治疗提供依据。成人每天消化道出血 5～10 ml,粪便隐血试验呈阳性;每天出血量达到 60～100ml,可出现黑粪;上消化道短时间内出血达 250～300ml,可引起呕血;一次出血量不超过 400 ml,一般不引起全身症状;出血量 400～500ml,可出现临床症状,表现头晕、心悸等;中等量失血(占全身血容量 15%左右,约 700ml)即使出血缓慢,亦可出现贫血、头晕、口渴及直立性低血压等;大量出血达到全身血容量的 30%～50%(1500～2500ml),可出现休克,表现为烦躁不安或神志不清、面色苍白、四肢湿冷、呼吸困难、血压降低等。

4. 观察有无活动性出血。由于消化道出血为间歇性,一般一次出血停止后黑粪持续时间取决于患者排便次数,如每日排便 1 次,约 3d 后粪便色泽恢复正常。因此,不能从有无黑粪来判断出血是否停止。观察中出现下列征象者,提示有活动性出血或再次出血:①反复呕血或黑粪次数增多,且粪便稀薄,色泽转为暗红色,伴有肠鸣音亢进;②周围循环衰竭的表现,经补液输血后未见明显改善,或好转后又恶化,血压波动,中心静脉压不稳定;③红细胞计数、血红蛋白测定、红细胞比容持续下降,网织红细胞计数持续增高;④在补液足够、尿量正常的情况下,血尿素氮持续或再次增高。

5. 监测生化指标。血常规、粪常规、肝肾功能等。

6. 水、电解质、酸碱平衡监测。主要根据电解质和血气分析的结果进行方案调整。

7. 重要脏器功能监测。消化道大出血尤其是出现休克时,各重要脏器(如心、肝、脑、肾)缺血、缺氧,易并发多脏器功能衰竭,应严密监测。

8. 做好饮食指导。饮食不当,常是出血的诱因。因此,上消化道出血患者的饮食护理非常关键。合理的饮食有利于止血,促进康复,否则可以加重或诱发出血,加重病情。在出血24～72h期间禁食,止血24h后可逐渐进食冷流质饮食,并酌情控制高蛋白饮食及钠盐的摄入量,做到少食多餐,避免暴饮暴食、饮酒、浓茶、咖啡及粗糙食物或过冷过热、产气多的食物。但少量出血者,不用禁食,可少食多餐温凉流质饮食,不但不会加重出血,反而能帮助中和胃酸,起到胃肠黏膜收敛作用而减少出血。

9. 加强保暖,避免受凉,有利于末梢血液循环。

10. 迅速做好各种标本的采集和送检工作。

11. 心理指导。消化道出血患者容易出现焦虑、恐惧。因此要注意心理疏导,酌情为患者及家属讲解上消化道出血的原因、常见诱因、治疗方案、病情观察要点等,使患者了解疾病的大致过程,以更好地配合治疗和护理。

(二)双气囊三腔管应用的护理

双气囊三腔管是治疗食管－胃底静脉曲张破裂出血的方法之一,应用时应注意事项如下。

1. 做好口、鼻腔护理,防止口、鼻腔黏膜溃破发炎。

2. 注意牵引重量、角度、效果以保持有效牵引。

3. 每2～4小时检查气囊内的压力,保障气囊内压力适中,起到止血目的。如患者出现胸闷、气急、呼吸困难等症状时,考虑气囊是否滑出压迫气管,立即放松牵引,尽快放出气囊内气体,解除压迫症状。

4. 观察体温、脉搏、呼吸、血压、胃内容物以及粪便次数、颜色、量等,以判断有无继续出血。

5. 每12小时食管气囊放气1次,每次放气30 min。同时放松牵引,将三腔二囊管稍微深入胃内,使胃气囊与胃底黏膜分离,并口服液状石蜡20 ml,防止胃底黏膜与气囊粘连或坏死。

6. 在出血停止24h后可放松牵引,气囊放气,但要继续保留三腔管观察48h后确定没有继续出血,方可拔管。

7. 拔管前口服液状石蜡30～50ml润滑管壁,拔管时轻轻转动三腔管,同时缓缓抽出。以免拔管时损伤黏膜造成再次出血。

(三)恢复期健康教育

出院后定期门诊复查。注意饮食卫生及饮食规律,进营养丰富含维生素、糖类的食物,避免粗糙、坚硬食物。保持积极乐观的情绪,避免长期的精神紧张,过度劳累。有出血倾向应立即就医。

(李 慧 张 蓉)

第十三节 重症患者的营养支持

一、概 述

自1967年 Dudrick、Randall 等首创现代临床肠外(parenteral nutrition,PN)和肠内

(enteral nutrition,EN)营养支持至今,PN 和 EN 在临床实践中的重要性已为广大医务人员所熟悉。经过 40 年来众多学者的不懈努力,临床营养支持得到了迅速发展。不论是对临床营养支持的概念与方法、营养支持的意义、理论与实用价值都有了较深入的认识。它不仅成为肠瘘、短肠综合征、炎性肠病等疾病的主要治疗措施,也成为重症胰腺炎、肿瘤、器官移植、营养不良患者围手术期及危重患者治疗不可缺少的重要治疗措施,改善了患者的预后,降低了术后并发症的发生率及病死率。在我国住院患者中,30%~60%出现营养不良,老年患者可达 50%,恶性肿瘤患者可高达 85%。临床营养支持已经参与或成为一种临床治疗方法,其目的为维持机体氮平衡,保持组织器官的结构与功能,调控机体免疫和内分泌功能,促进患者康复。在近代营养支持的发展历史中,PN 首先为临床接受并被广泛应用。随着经验的积累和研究的深入,逐步发现 PN 存在诸多弊端,特别是较高的并发症限制了其在临床的广泛应用。当胃肠道功能允许时,EN 可以取得相同的效果,且安全可靠。同时 EN 具有保护肠黏膜屏障、促进胃肠道蠕动功能恢复、增加门静脉系统血液循环、促进胃肠道激素分泌、提高肝对营养物质的耐受性及廉价、有效、符合生理的优点。一系列临床研究证实,术后患者采用 PN 或 EN,术后氮平衡无显著性差异,但在血氨酸水平、肠黏膜通透性方面则 EN 组优于 PN 组。在临床实践工作中,我们应根据患者的病情来选择营养方式。当胃肠道功能允许时,首选 EN。实际上,20%~30%的患者因为肠功能障碍仍需采用 PN。两者兼用可能使患者更易耐受。

二、危重患者的营养支持策略

(一) 危重患者营养代谢的特殊性

1. **危重患者机体都存在高分解、高代谢状况**　近年,国内外许多学者应用间接能量测定仪对外科创伤、感染和大手术后患者的能量消耗进行 24h 连续监测,结果表明,在脓毒症(sepsis)患者,其静息能量消耗(REE)是正常预计值的$(155\pm14)\%$,择期手术后的患者可增高约 10%,创伤、感染和大手术后一般增高 20%~50%;烧伤患者 REE 的增高较为突出,严重者增高可达 100%,甚至更高。多数研究认为,严重创伤、感染的外科患者,其 REE 比非应激患者高 30%左右。危重患者的肌肉、体脂消耗显著,体重明显下降,造成显著的负氮平衡。

2. **危重患者特殊的代谢改变**

(1)胰岛素抵抗:外科危重患者普遍存在胰岛素的敏感性下降,其最突出的表现是高血糖。

(2)糖异生增加:正常肝葡萄糖的生成速度为 2.0~2.5mg/(kg·min),而创伤、感染等危重患者的葡萄糖生成为 4.4~5.1mg/(kg·min)。输注外源葡萄糖不能阻止糖异生,外源胰岛素的作用明显下降。

(3)组织低灌注:由于危重患者普遍存在组织低灌注,机体糖无氧酵解增加。

(4)底物氧化率变化:利用间接能量测定提示,危重患者糖类氧化率下降,机体脂肪的氧化率增加。

(5)低蛋白血症:危重患者的血清蛋白水平与病情的严重程度和预后密切相关。

(6)维生素缺乏:机体抗氧化维生素包括维生素 A、维生素 E、维生素 C 的缺乏。

(二)营养及营养物对危重患者器官功能的影响

营养状况和营养物对器官功能有重要作用。危重患者营养不良表现为免疫应答能力下降,易于继发感染,由于呼吸肌的消耗萎缩,心脏功能下降,在应激条件下,不能有效代偿机体增加的氧耗,致使组织缺氧,易导致多器官功能障碍(MODS)的发生。有研究表明,急性(5~7d)体重丢失 10%~15%,可导致免疫抑制,感染机会增加,使病死率约增加 5%;急性体重丢失 30%,患者往往需卧床,肺炎发生的风险高使其病死率增加 50%。在摄入的营养物中糖类过高,则显著增加二氧化碳产生量,明显增加通气需求,可对呼吸系统造成额外负担。危重患者往往存在脏器功能障碍,必须考虑营养物对脏器功能的影响。

(三)危重患者营养支持的目标

基于危重患者营养代谢特殊性,对待危重患者营养支持不能类似普通患者那样仅仅以改善其营养状况为目标。早年以改善营养状况为目标的营养支持,往往给危重患者高氮、高热量饮食,使患者非但没有受益,反而加重其器官功能的损害。因此针对危重患者,应以保护脏器功能为根本目的,以纠正代谢功能紊乱,提供合理营养底物、调节炎症免疫反应和促进创伤愈合为目标的综合营养支持措施。其目标包括如下。

1. 纠正营养物的异常代谢。

2. 提供合理的营养底物,目标是尽可能将机体组织的分解降至合理水平,预防和减轻营养不良的发生,既不因为营养物不足造成机体额外的分解,也不因为过多的营养物,给器官增加不适当的负荷。

3. 通过特殊的营养物调节机体的炎症免疫反应,改善肠黏膜屏障功能,减少内毒素和细菌易位。

(四)危重患者营养支持的热量策略

危重患者在急性期存在高代谢,高分解几乎是不可避免的,试图在危重患者急性期让其获得正氮平衡或从根本上改善营养状况是不可能的,也是有害的。在危重患者的急性期,营养支持的目标是尽可能将蛋白质的丢失减少到合理水平,既不因为营养物不足造成机体额外的分解,也不因为不合理的营养支持,给呼吸循环系统和肝增加不适当的负荷。在疾病的急性期,总热量摄入应为 REE 的 1.1~1.2 倍,如营养支持与器官功能保护出现矛盾时,应暂时限制营养的摄入,即"允许性喂养不足"(permissive underfeeding)。当危重患者进入恢复期,所提供的营养物质必须超过机体所消耗的营养物质,才能获得能量和氮量的正平衡,呼吸系统对营养所增加的通气需求也能逐渐耐受。因此,在恢复期要增加营养摄入,通常在恢复期总热量摄入要增加至 1.5~2.0 倍。

(五)危重患者营养支持的路径策略

根据危重患者营养支持的目标,除对其提供适当的营养物外,还需能改善机体炎症免疫反应及肠黏膜屏障功能,肠内营养是危重患者营养支持的最佳途径,近年研究使人们充分认识到肠道在危重患者炎症反应和多器官功能衰竭发生过程中的作用,而肠内营养支持肠黏膜屏障功能方面有不可替代的作用,因此,"如胃肠道有功能,就使用其"已成为重要共识。通常认为肠内营养有如下几方面的优势:①有助于维持肠黏膜细胞的结构与功能完善,减少内毒素释放与细菌易位;②刺激消化道激素等分泌,促进胃肠蠕动与胆囊收缩,恢复胃肠道功能;③抑制代谢激素,降低肠源性高代谢反应;④纠正肠黏膜出血,增加内脏血流;⑤降低炎症反应及感染并发症的发生;⑥营养支持效果优于肠外营养,且并发症少。2003 年加拿大针对危重患者营养支持的指南作出建议：危重患者营养支持时首选肠内营养支持；在胃肠道功能允许的情况下，进入 ICU 后 24～48h 即开始肠内营养；同时采取一系列优化技术，保证危重患者肠内营养支持的顺利实施。

三、营养支持的途径

营养支持的途径可分为肠外与肠内两大类，肠外营养可以采用经腔静脉或周围静脉的途径。选择的依据是：①患者的病情是否允许经胃肠道进食，当有胃肠道穿孔、肠道炎性疾病、胆道感染时，为了使消化道休息，禁食本身也是治疗方法之一。②胃肠道的供给量是否可以满足患者的需要。③患者的胃肠功能是否紊乱，腹腔内疾病常影响胃肠道功能而不能进食，但腹腔外疾病（如感染）也常因败血症等致胃肠道功能紊乱，患者不能经胃肠道进食或进食量很少。④患者有无肠外营养支持的禁忌，如心力衰竭、肾功能障碍等。⑤营养支持时间的长短。⑥是否能经周围静脉输注营养物质。

（一）经中心静脉肠外营养支持（CPN）

全肠外营养（TPN），即患者所需要的全部能量与氮量从胃肠外供给。自 1967 年 Dudrick 倡导"静脉高营养"以来，经中心静脉置管输液逐步得到推广应用。中心静脉管径粗，血流速度很快，血流量大，输入的高渗营养迅速被稀释，对静脉内膜不产生渗透性损害。因此，经中心静脉肠外营养支持不受输入营养液浓度的限制，也不受输注速度的限制，能在 24h 内持续不间断地进行液体输注，从而能最大限度地依据机体的需要，较大幅度调整输液量、浓度和速度，保证机体对能量和代谢基质的需要。同时，还能减少患者遭受反复穿刺周围静脉的痛苦，避免四肢浅表静脉栓塞、炎症等并发症。对较长时间不能利用胃肠道，或机体需求量增加，或有较多营养额外丢失的患者，特别是在早期静脉营养支持使用高渗葡萄糖作为能量来源时，经中心静脉的肠外营养支持就能显示其使用价值。腔静脉置管成为肠外营养支持的常规操作。

TPN 能替代胃肠道提供机体所需要的已知营养素，使胃肠道处于功能性的静止状态，从而有治疗某些胃肠疾病的作用。由于肠外营养不经胃肠道而直接进入血循环，是那些因解剖结构或功能上的原因而不能经胃肠道获得营养的患者唯一的供给营养途径。因此，致使现在仍有部分医师认为只有中心静脉置管输营养液才为营养支持。

（二）经周围静脉肠外营养支持（PPN）

脂肪乳剂是一种提供高密度能量的静脉制剂（10% 500ml 可提供2300kJ，即 550kcal），其渗透浓度与血液相似，对血管壁无刺激作用，可经周围静脉输入。脂肪乳剂的问世为 PPN 提供了必要的物质基础，与 CPN 相比较，PPN 技术操作简便，对护理和设备的要求较低，并发症少，所提供的营养物质和能量可满足大多数患者的需要。研究表明，静脉输液途径对营养物质的代谢无明显影响。因此，PPN 在临床的应用日趋广泛。

血栓性静脉炎是限制 PPN 的主要技术障碍，在大多数需要肠外营养支持的患者，血栓性静脉炎是使用中心静脉而不用周围静脉的唯一原因。血栓性静脉炎不仅给患者带来痛苦和不适，而且可损伤静脉，对于接受营养支持的患者，通畅的周围静脉是非常珍贵的。严重的血栓性静脉炎甚至可导致脓毒症。因此，如果这一问题能被克服，对于接受肠外营养的患者，最合理的输液途径是周围静脉。

(三)肠道营养(EN)

肠道细菌易位所导致的肠源性感染是近年来外科领域中的重要研究课题,如何有效地保护肠道屏障功能,降低肠源性感染的发生率,已成为临床提高危重患者救治成功率的关键之一。

长期应用 TPN 可导致肠道细菌计数及向肠系膜淋巴结转移数明显增加。这种标准 TPN 配方导致肠道解剖和免疫两方面障碍的原因可能包括:①患者原有的疾病及免疫功能系统的损害。②由于禁食而缺乏肠内食物对黏膜的有效刺激。③TPN 减少胰、胆汁及其他消化道分泌物的产生,使其对黏膜的营养作用减少。④标准 TPN 配方中缺乏对肠黏膜细胞特异的营养物质,如谷氨酰胺。

肠道营养有助于维持肠黏膜细胞的正常结构与功能的完整性,支持肠黏膜屏障,明显减少肠源性感染的发生,其作用机制包括:①维持肠黏膜细胞的正常结构、细胞间的连接和绒毛高度,保持黏膜的机械屏障;②维持肠道固有菌群的正常生长,保持黏膜的生物屏障;③有助于肠道细胞正常分泌 IgA,保持黏膜的免疫屏障;④刺激胃酸及胃蛋白酶分泌,保持黏膜的化学屏障;⑤刺激消化液和胃肠道激素的分泌,促进胆囊收缩、胃肠蠕动,增加内脏血流,使代谢更符合生理过程,减少肝胆并发症的发生率。尤其是病情危重时,机体免疫力下降,肠道低血流状态导致肠黏膜营养性损害,同时危重状态下代谢受损,TPN 易使肠道代谢偏离生理过程,代谢并发症增加,此时肠道营养显得尤为重要。临床肠道营养多采用管饲的方法,即通过手术内镜或在 X 线下将喂养管置入消化道的任何一段。临床上应用最多的是鼻胃插管和空肠造口两种途径。

鼻胃插管喂养的优点在于胃的容量大,对营养液的渗透程度不敏感,适用于应用要素饮食、匀浆饮食、混合奶的 EN 支持。但缺点是有反流与吸入气管的危险,对容易产生这种情况的病例,宜用鼻肠管喂养。对预计管饲时间较长的患者,最好选用手术造口的喂养途径。

临床 EN 支持最普遍应用的是空肠造口喂养途径,其优点是:①较少发生液体饮食反流而引起的呕吐和误吸(这是 EN 最易发生的严重并发症之一)。②EN 支持与胃、十二指肠减压可同时进行,对胃、十二指肠外瘘及胰腺疾病患者尤为适宜。③喂养管可长期放置,适于需长期营养支持的患者。④患者能同时经口摄食。⑤患者无明显不适,机体和心理负担小,活动方便。空肠造口手术可在原发疾病手术的同时附加完成,亦可单独施行,现代外科技术使空肠造口的手术死亡率接近于零。考虑到手术后患者的恢复和营养需要,下述患者在原发疾病手术治疗的同时宜施行空肠造口:①手术时有营养不良的患者;②重大复杂的上腹部手术后早期肠道营养灌注;③坏死性胰腺炎;④需要剖腹探查的多处创伤患者;⑤准备手术后行放疗或化疗的患者;⑥食管、胃及十二指肠手术预备性空肠造口,以备发生吻合口瘘等并发症时维持营养用。

四、肠外营养的护理

TPN 治疗技术已广泛应用于临床。临床应用 TPN 的患者大致分为两类:一类是作为营养支持,即不想进食、不允许进食或进食不足的患者,如外科手术后患者,胃肠道肿瘤、肠梗阻、短肠综合征、急性胰腺炎、接受化疗的肿瘤患者等;另一类是作为治疗的重要手段,指胃肠道要休息或减少胃肠液分泌的患者,从而可促进肠道伤口愈合或炎症消退,如肠外瘘、溃疡性结肠炎、克隆病等慢性炎性肠道疾病。

TPN 是利用周围静脉或中心静脉置管输入静脉营养液的一项较复杂的治疗方法。这一治疗技术有一套完整的护理程序和技术。它包括静脉置管的护理、导管的护理、营养液输注的护理、营养液的配置以及患者的监测等方面。每一步都必须严格操作规程,任何一个环节的疏忽均可导致严重并发症的发生,甚至危及生命。因此,认真、严格做好每一环节的护理工作至关重要。

(一)静脉置管的护理

肠外营养的输注途径有周围静脉输注和中心静脉输注。对于短期(＜14d)使用肠外营养及需要量不大的患者,应采用周围静脉输注。对较长时间胃肠不能利用或机体需求量增加,较多额外丢失的患者,应用中心静脉置管输注。

1. 中心静脉置管的护理　由于周围静脉输液,常受输入液浓度、酸碱度及渗透浓度的影响,容易发生静脉炎、静脉栓塞乃至静脉闭塞,尤其对需要较长时间进行 TPN 治疗的患者更为困难,输入的营养液与量远不能满足机体的需要。经中心静脉置管,能最大限度地依据机体需要的最大幅度输液量、浓度和速度,补充足够的热量、氮量和电解质等,且能 24h 均匀输入,营养液能较好地被利用。同时亦可减少患者反复静脉穿刺的痛苦。中心静脉置管途径:上腔静脉和下腔静脉均可置管输入全营养混合液(TNA),但由于下腔静脉管径细,血流量少,相比之下易发生静脉炎与静脉栓塞,而且置管口处邻近大腿根部,易被污染,故以上腔静脉置管较为常用。上腔静脉置管途径:①经颈外静脉插管;②经颈内静脉插管;③经锁骨上区或锁骨下区锁骨下静脉插管;④经高位头静脉切开插管,途经锁骨下静脉至上腔静脉;⑤经周围静脉插入中心静脉导管(PICC)。

2. 置管前护理

(1)置管前的心理护理:①明确置管的必要性。医护人员对患者营养状况应做全面地了解和评估,确定营养需要量及权衡 TPN 对该患者应用的利弊。向患者解释营养支持对其在治疗上的重要性,为什么要进行肠外营养以及这种方法的优越性。告诉患者在置管时怎样配合,并妥善解答患者提出的问题,消除患者的顾虑和恐惧,使患者对 TPN 治疗有一初步的认识,以取得良好配合,提高置管的成功率,减少并发症的发生。②支持过程的配合。静脉导管插入后即可 24h 持续输注营养液,是使患者改善营养状况、加强机体免疫功能的生命线,但也有一定的危险性,要向患者讲解清楚,如翻身、活动时要注意导管的固定,防止折扣、牵拉,不可自行随意调节滴速,一旦发生输液管道脱开等意外情况时,不要惊慌。

(2)置管区域的皮肤准备:在置管前,局部皮肤必须用肥皂、清水擦洗干净。必要时应备皮、理发、洗发,尤其对一些长期卧床的患者,身上有较多污垢,一定要清洗干净,以减少置管时导管被污染。

(3)置管时护理:①患者体位准备。根据置管方法和选用的静脉,将患者放置在合适的体位,如经皮穿刺锁骨下静脉置管时,患者应取头低足高 15°仰卧体位,头转向操作者对侧,沿第 7 颈椎以下、两肩胛之间垫入一长条薄枕,使两肩向外展,目的是使上腔静脉充盈,静脉压增高,易于穿刺成功。头静脉切开插管时,患者平卧仰位,两上臂放在身体两侧,头转向操作者对侧。②环境准备。各种方法的置管最好在手术室或专设的置管室进行。如病情重,搬动不便,也可在病室内患者床边进行。将物品备齐后放置在治疗车上推至床边,准备好照明用具并安装妥善。③配合步骤。护士必须熟悉每一操作步骤,做到主动密切配合,严格无菌操作,指导患者配合置管并观察其反应。a. 按要求摆好患者体位,暴露穿刺部位,常规消毒手术区域的皮肤。b. 打开器械包,操作者戴手套,整理器械,护理人员备好输液管道。c. 协助术者抽吸麻醉药(普鲁卡因或利多卡因)及等渗盐水至注射器内。d. 穿刺时,护士应观察患者有无不良反应,按要求指导患者如何呼气憋住,不要大声喊叫、乱动等,以提高穿刺成功率。e. 置管成功后,将导管接上已准备好的输液管,以稍快速度输注 2~3min 液体,观察静脉导管是否通畅,局部有无肿胀,并回挤输液管检查血液流速是否迅速,以了解导管置入的位置是否合适,在导管远端旋上肝素帽,连接输液系统,用无菌纱布包裹衔接处,并固定好外接管。f. 穿刺口以碘仿消毒,待干后用无菌敷贴覆盖。g. 调节好输液滴速,协助患者取一舒适卧位,再次观察患者有无不适反应,并交代注意事项。h. 整理病床,收集好物品,在护理记录单上记录置管时间、输入液体的种类及滴速。i. 如有必要可在置管后拍胸片,以观察导管位置及有无气胸等肺部并发症。

(4)置管后的护理:注意观察并发症的发生。穿刺置管最常发生的并发症是气胸、血胸、血管神经损伤。可在置管后的即刻与置管后的 24h 内发生,要严密观察患者生命体征与局部情况,了解患者的主诉,如胸闷呼吸困难、肢体活动障碍等,及时发现、及时作出处理。与导管有关的常见并发症有:①脓毒血症。细菌可在置管操作过程中,沿静脉导管与组织间的窦道,被污染的营养液管道进入血流,患者本身已有严重的感染等而产生感染、脓毒血症。因此在进行 TPN 支持的每一项操作时都应严格按照无菌操作的要求进行。当观察有不能以其他原因解释的发热时,应及时拔除导管并做血导管端培养,留剩余液体送培养。适当给予抗生素,对症处理,如体温较高可静脉推注地塞米松 5mg,并给予头部冰袋物理降温,重新建立静脉通路。②气栓。可因输液瓶内药液输完未及时更换,输液管接头松脱、静脉导管断裂而引起。护理中应勤加巡视,多检查,严密观察。接头处要妥善固定,输液瓶内药液将完毕时及时更换。现采用 3L 塑料袋将营养液混合输注,这一并发症的发生率为之降低。③静脉炎、静脉栓塞。可因导管、高渗液与感染等而发生,病变可累及锁骨下静脉或上腔静脉。患者表现局部肿痛,上肢、颈、面部皮肤发绀,颈静脉怒张等现象,应及时发现、及时处理,即刻抽送血培养,经导管造影后拔除导管,并给予抗凝治疗。④代谢并发症主要有糖代谢紊乱。必需脂肪酸缺乏、肝功能障碍、非结石性淤胆性胆囊炎、电解质紊乱、微量元素缺乏以及代谢性酸中毒等。护理人员必须了解这些并发症的发生原因、症状,以便及时观察其变化,积极主动地配合处理。

(二)静脉导管的护理

1. 静脉导管能为患者提供维持生命所需的营养,但也是一条感染与产生其他危险并发症的通路。导致导管败血症有多方面的因素,加强置管口的处理是降低这一并发症的措施之一。为减少皮肤入口处细菌侵入,可采取局部使用抗生素软膏、改进敷料的固定方法、局部应用碘仿(PVP)等。对所有操作均应遵守严格无菌要求,并予以精心处理,要求由负责管理 TPN 的护士统一更换导管处的敷料及输液管道。

2. 导管处的敷料更换应每天 1 次或每周 3 次,视导管口污染的可能性决定。如气温高、出汗多、敷料有潮湿,应及时更换。

3. 局部可使用碘仿棉球,因碘仿是聚乙烯吡咯烷酮与碘结合的化合物,具有逐渐释放碘的性能,起到持续灭菌的作用。应用后,环绕导管的局部皮肤上有一层深棕色薄痂形成,起到掩盖导管皮肤入口处的自然屏障作用,且对局部皮肤无刺激。

4. 无菌透明敷料贴膜对皮肤无刺激,可免除胶布引起的皮肤过敏反应的发生,如皮肤发红、痒、甚至皮肤疱疹等。是降低导管感染率的措施之一,而且使用十分方便。需要注意的是,对于出汗较多的患者或在炎热的夏季室内无空调时不宜选用无菌透明敷料贴;每周更换无菌透明敷料贴膜 2～3 次,当发现穿刺口无菌透明敷料贴膜内有水蒸气或敷料潮湿时要及时更换。

5. 输液管道的更换应每天 1 次,应采用密闭的输液系统,以防液体在输液过程中被污染。

6. 肝素帽使用要每周更换 1 次,尾部压缩乳胶处穿刺次数应少于 50 次。更换肝素帽时应先夹住导管远端,旋下肝素帽,消毒远端导管口,旋上新的肝素帽,旋紧后再放开夹子。防止空气进入导管;肝素帽本身无肝素成分,需在每次输液完毕后静脉推注 0.1% 的肝素稀释液 1ml。稀释后的肝素液在冰箱内存放不得超过 24h。

7. 静脉导管常见故障的处理:在输液过程中可能出现导管接头松脱、导管断裂、药液输完后未及时换瓶,气体进入输液管等意外情况。一旦发生,应沉着、迅速处理。

(1)渗液:由于输液管接头处不合或导管破裂所致。常见的导管破裂部位在导管与针头连接处。

(2)滴速减慢:常因进气针不畅、导管扭曲、体位改变引起,也可因血管曾有血液反流,在针头内有凝块形成所致。

(3)导管堵塞:停输液体的时间较长,或患者咳嗽、憋气等胸内压增高的动作,致血液反流至导管内,且多次发生,导管内可有纤维蛋白或血凝块附着,发生堵塞。因此,静脉导管一般不做抽血、输血、临时给药、测量中心静脉压等其他用,防止堵塞与污染。一旦发生导管堵塞,应找出原因及时处理,可使用肝素液轻轻推注抽吸,使血块溶解,但不能加压推注,以防血凝块进入血流,发生血栓。待导管内血凝块溶化抽出后,再用生理盐水推注至通畅,如不能恢复导管通畅,应及时拔除,并尽量避免反复冲注导管,以免造成由导管进入的感染。

(4)导管滑脱:多见于经皮穿刺放置的软质腔静脉导管,导管随呼吸出进,当胸、腹腔压力骤然增加,如剧烈咳嗽时导管可脱出。应在置管时做好导管的妥善固定。

8. 拔除导管:当 TPN 治疗完成、导管堵塞、导管相关感染、静脉炎或疑有静脉栓塞时应及时拔管。拔管时注意穿刺口局部应按压 15～30min,直到不出血为止。

(三)周围静脉套管针应用的护理

由于中心静脉置管输液不仅需要熟练的置管技术、严格的无菌条件,而且有可能发生较多的并发症,如血肿、气胸、动脉刺伤及感染,特别是导管脓毒血症的发生。为了避免这些并发症,对于短期(≤14d)使用肠外营养及需要量不很大的患者,周围静脉输注营养液是最安全的途径。

外周静脉营养最常见的并发症是静脉炎的发生,原因是血管内皮受损,血小板聚集,静脉周围炎症反应。因此,使用周围静脉营养时应于 24h 更换输注部位,并使用质地较软且细的导管。而静脉套管针、肝素帽、3L 袋的联合应用可减轻患者每日静脉穿刺的痛苦,有利于间歇静脉治疗,省时省力,减轻护理工作量等优点。

护理要点:除了按周围静脉输液的常规护理外,尚需注意以下几点:①选择弹性好,相对较粗的外周静脉。②严格无菌操作技术,输液完毕留置针座于肝素帽连接处应以无菌纱布包裹。③穿刺口每 3 日以碘仿消毒,更换敷料 1 次。如有潮湿或污染,应及时更换并注意观察有无静脉炎及感染的发生。④如局部有红肿热痛、硬结、感染等静脉炎的症状发生,应立即拔除。⑤对血栓性静脉炎的预防,局部可用硝酸甘油贴片,可降低静脉炎的发生,若皮肤反应则应停止使用。

(四)肠外营养输注的护理

肠外营养液的输注方法有持续输入和循环输入两种方法。将一天的营养液在 24h 内均匀输入称为持续输注法。由于各种营养物质同时等量输入,对机体氮源、能源及其他营养物质的供应处于持续均匀状态,胰岛素的分泌较为稳定,血糖值也不会因输入糖量时多时少而有较大波动。持续输注法适合于开始接受 TPN 的患者以及全天输液量>3500ml 的患者。循环输注法(CTPN)是指营养液在一天中的某段时间内(12~18h)输入。

由于持续输注法使血清胰岛素持续处于高水平状态,阻止了脂肪分解,促进了脂肪合成,并使葡萄糖以糖原形式储入肝,因此常出现脂肪肝与肝大,有时还出现肝酶及胆红素水平的异常。为预防或治疗持续输注所致的肝毒性,将 TNA 输注时间由 24h 缩短至 12~18h。循环输注法适用于已稳定地接受持续 TPN 及需长期行 TPN 支持的患者,尤其是家庭应用 TPN 的患者。循环输注法能增加患者的活动范围,改善患者的心理状态,提高生活质量。

1. 持续输液法的护理

(1)按时按量均匀完成输液量,每小时输液量不宜较计划输入量多于或少于 10%,防止过快或过慢。过快可出现高糖高渗性非酮性昏迷、高渗性利尿,氨基酸输入过快可发生恶心、呕吐等胃肠道症状。过慢则完不成一日的输入量,达不到患者每日热卡的要求,包括电解质等的输入。时快时慢可使能量利用受到影响。

(2)严格无菌技术:输注如抗生素、人血白蛋白等小瓶液体以及输液途中需静脉推注穿刺推药时应严格消毒;更换肝素帽时在其衔接处应严格消毒后再旋上新换的肝素帽。

(3)勤观察,及时调节输液速度,严防空气进入输液系统形成气栓。营养液的输注,要求控制在一定的速度,不致使变化过大而发生糖代谢紊乱。为使液体均匀地输入,可应用输液泵控制速度,这在新生儿尤为重要。袋装 TNA 的应用不仅减少了反复换瓶的忙乱,而且减少空气进入导管的机会。既防止空气栓塞又能防止营养液被污染。

(4)观察患者的反应:①高血糖(>28mmol/L):由于单位时间内或 24h 内输入的葡萄糖总量过多[一般为 1.0g/(kg·h)],超过机体耐糖能力,内源性或外源性胰岛素的供应相对不足而发生高血糖、糖尿、高渗性利尿,甚至出现高糖高渗非酮性昏迷。高糖高渗非酮性昏迷是以高血糖、高渗透性脱水及非酮性酸中毒为特点的综合征,其早期症状为渗透性利尿、电解质紊乱,继之有低钠脱水的症状直至昏迷,利尿可先于昏迷数日至数十日出现,如及时处理可阻止病情的发展。患者表现有口渴、多尿、体重减轻、高度脱水、心悸、意识淡漠,继之迅速进入昏迷。②氨基酸过敏反应:表现为面色潮红、皮疹、恶心、呕吐。可减慢滴速,严重反应者应停止输入。③脂肪乳剂:可提供较高的热卡,提供必需脂肪酸等。其不良反应与输液过量、滴速过快有关。可有热原反应、过敏反应,出现寒颤发热、关节痛、胸痛、头痛、脂肪栓塞,后期可出现脂肪超载与脂肪肝等。

2. 循环输注法的护理 循环输注法的护理除同持续输注法外,其护理特点如下。

(1)输液计划的安排:在开始循环输注时,要计算热量、蛋白质和液体需要量,以及 TPN 输注时间。一般认为,必需的基础液量是1500 ml/20 kg,然后体重每增加 1 kg,则增加液体 20 ml。其他的体液丢失如肠瘘、腹泻也需计算在内。对葡萄糖耐受较好,水电解质平衡稳定的患者,常采用 12 h 循环输注计划。反之,可适当延长输注时间。为了让患者白天活动方便,尤其是进行家庭 TPN 的患者,一般将输注时间安排在夜间,如 20:00 到次日 8:00。在调整速度阶段应采用输液泵,以调节每小时输液量。

(2)循环输注过程中的病情观察:循环输注是在短时间内输入大量高渗、高糖液体,故常见的并发症有低血糖或高血糖反应,脱水或水过多等。要严密观察以下病情变化,以便及时处理。①高血糖:由于单位时间输入的糖过多,而内源性胰岛素量尚未增多,故可出现血糖增高。适当增加胰岛素,并在总热量的供应中,适当增加非蛋白热量中的脂肪热量,减少糖量,以降低血糖。②低血糖:对接受循环输注的患者,在停止输注后,应首先观察患者有无低血糖反跳症状。因为输注高糖时,内源性胰岛素的分泌量增加。停止输注后,体内胰岛素水平仍较高,将再出现低血糖。当患者停止输注 1 h 后应在床边测血糖。一旦患者出现恶心、头晕、烦躁不安症状,则提示有低血糖反应,立即按低血糖处理。通过适当延长输注时间,可最大程度地减少低血糖的发生。③脱水:由于输入液体量不能满足机体需要时,将产生脱水的症状。护理中应观察患者的脉搏、血压、皮肤及黏膜毛细血管充盈情况,并注意了解实验室检查的结果是否有改变,如尿素氮、肌酐、血细胞比容、血糖、清蛋白等,并准确记录出入量,以便及时发现有无脱水。重新调整液体的需要量。④水过多:与脱水相反,液体输入过快则可导致短期内水过多。表现为心悸、气急,甚至出现肺水肿、心力衰竭。采用输液泵使液体在循环期内能均匀输入,在确保循环输注期液体恒速均匀输注后仍有症状时,如患者的情况允许,可将营养液浓缩,减少输入的液体量。否则,应适当地延长输注总时间。

(3)指导患者增加活动量:由于 C-TPN 只在一天中某短时间内输注,非输注期内患者可自由活动,从而大大增加了患者的活动范围和心理平衡。长期卧床、体质虚弱的患者,护理人员应指导患者循序渐进地活动。经过一段时间的 C-TPN 治疗,适应很好的患者,有条件的可出院进行家庭肠外营养支持(HPN)。准备接受 HPN 的患者应由营养支持小组的护理人员详细介绍 HPN 的护理知识,出院前让患者及家属掌握 HPN 的自我保护和自我护理知识。

3. 静脉营养液的配制　在临床行 TPN 支持时,为保证机体组织的合成与利用,应将各种营养物质混合输注。近年来,倡导将各种营养物质混合置于一个大容器中,以替代以往脂肪乳剂与其他营养液分别输注方法。即将全肠外营养液中含有的营养素:糖类、氨基酸、脂肪、电解质、微量元素及维生素等按一定的比例混合,置于一塑料袋中(醋酸乙烯袋或聚氯乙烯袋)。这就是1988 年美国肠内与肠外营养协会(ASPEN)颁布的规定中称之为全营养混合液(total nutrien admixture,TNA)。肠外营养液的配制质量是使 TPN 持续应用的重要环节。营养液可在药局大量配制,也可以在病区配制。在我国目前条件下,病区配制较为合适,可按照患者的具体情况及机体的需要,因人因时而有不同的处方,每日的营养液含量不一致。配制后的营养液多呈相对高渗状态,但经中心静脉输入后液体迅速为血液所稀释,不易发生局部刺激症状。正确的配制方法和严格的无菌操作规程,是保证静脉营养液质量的关键。如有条件应在层流室内配制。

(1)配制前准备:清洁各种液体和针剂,用消毒巾擦抹或冲洗使其干燥(晾干或除湿);操作台面用消毒液、清水每天擦抹;地面用清水拖地干燥后,再用有效氯擦地消毒。配置室内通风不少于1h,并用紫外线灯或电子灭菌灯照射30min。配液前再洗手,穿消毒衣,戴口罩帽子。

(2)配制方法:肠外营养液的方法有多瓶配制法和TNA配制法。由于多瓶配制法无法将所有营养物质在同一时间内均匀输入,甚至出现某一物质在一阶段时间内输入较多的现象,不利于机体吸收利用,并发症机会多,如糖代谢紊乱等;排气针进空气、反复穿刺瓶塞而导致污染,致使导管感染,稍不及时更换输液瓶还有空气栓塞的可能。故现被TNA配制法取代。TNA配制方法,3L塑料输液袋是国内外近年来发展的一种输液方式,它将患者全日静脉输注所需的液体混合灌入袋中给予输注,称为全营养混合液(TNA)。使所有药液均匀地同时输入,可以不需要更换液瓶及插入排气孔,使用方便。除输注管可能机械性原因不通畅外,不致发生输液中断,亦无输液管道进气或导管内回血而堵塞的现象。同时塑料袋壁薄质软,受大气挤压即可将液体排空,不需要进气针,又减少了一种污染的可能性。3L输液袋不仅可用于周围静脉输液,更适用于输注全营养液(TNA),家庭TPN使用亦更方便,改变了需要频繁更换液瓶带来的护理工作的忙乱。

(3)配制步骤:按营养配方单准备好药液,以碘仿消毒瓶口3遍,无菌抽吸药液。加药程序:①将电解质、微量元素、胰岛素加入氨基酸液中(或葡萄糖液);②磷酸盐加入另一瓶氨基酸液中;③水溶性维生素和脂溶性维生素混合后加入脂肪乳剂中;④将含有各种添加物的氨基酸注射液或葡萄糖注射液以三通管加入大袋中;⑤最后加入脂肪乳剂,并轻轻摇匀混合。

(4)注意事项:①配制后溶液,应保存4℃冰箱内,要求配制后液体在24～48h静脉输注。②如室温超过25℃,脂肪乳剂应从另一静脉通道输注,避免脂肪乳滴破坏,液体变质。③配制中避免电解质与脂肪乳剂直接接触,钙和磷直接相遇,以免产生磷酸钙沉淀。④TNA的葡萄糖最终浓度应<25%,钠、钾离子总量应<150mmol/L。钙镁离子应<4mmol/L。⑤TNA液的pH>5.0,应含足量的氨基酸液,且不加入其他药液,目的为防止脂肪乳滴被破坏。

(5)TPN患者的监护与标本留取:除导管局部的护理外,需要做好以下几项工作。①观察体温、脉搏、呼吸的变化:如输入高糖、高氮营养液时,呼吸、心搏会加快。如有除病情以外的不明原因的发热、寒颤,并考虑为导管引起的感染,在排除其他原因后及时拔管,并做血及导管尖端培养。②准确记录输入排出量:因为前一日的出量与入量将决定当日的输入量,并可了解电解质与氮平衡的情况。③糖的监测:尿糖开始,每6小时1次,尿糖超过(卅)应处理,增加外源性胰岛素的用量或降低输入的糖量。待营养液的量稳定,患者机体能适应后可每日测1或2次,最初3d血糖每天测定1次,以后每3～4天测1次,以了解高糖利用情况,并作为胰岛素用量的参考。④留取血液生化标本,血电解质测定,TPN开始的3d每日1次,平衡后每3天测1次。肝肾功能测定,每周1次。⑤动脉血气分析:开始的3d每日1次,以后每周1或2次,以了解血氧、二氧化碳分压和酸碱平衡情况。⑥营养状况的评定:抽血测清蛋白、前清蛋白、转铁蛋白、纤维连接蛋白,测量上臂皮下脂肪厚度,上臂周径等,可1～2周进行1次。⑦留取24h尿测定氮平衡、肌酐及电解质。留取尿液的容器要保持清洁,每日第1次尿液倒入留尿的容器后即放入甲苯防腐剂10ml,容器应加盖,并标明床号、姓名。⑧每周测量体重1次,或根据需要每日或隔日测量1次。

综上所述,在应用PN过程中,要求有高质量的护理工作,担任TPN护理的工作人员要有严谨的工作作风,熟练、严格的无菌操作技术,并了解有关TPN的基本知识。

五、肠内营养的护理

(一)肠内营养的意义

全肠外营养(TPN)在 20 世纪 60 年代后期应用于临床,许多患者因 TPN 而康复,致使 TPN 在营养支持中占有主要地位。随着时间的推移、临床实践经验的增多、研究的深入,其应用的局限性日渐显现,肠内营养的作用绝不仅仅是维持患者的营养状况,更重要的是维持内脏器官的各种生理功能。肠内营养对维持肠黏膜屏障、维持胃肠道正常的结构和生理功能、减少细菌易位,以及预防肝内胆汁淤积具有重要的意义;肠内营养时营养物质经门静脉系统吸收输送到肝脏,有利于肝的蛋白质合成和调节。肠内营养液的营养成分全面、丰富,且价格较之肠外营养低廉。同时,肠内营养液配制时对无菌的要求不如肠外营养液高,操作简便,对技术和设备要求低,使用过程较安全,并发症相对减少。因此,只要患者的胃肠道有消化吸收功能,就应采用肠内营养。

(二)肠内营养制剂及其选择

肠内营养种类繁多,根据其成分可分为要素膳、非要素膳、组件膳和特殊膳四类,其中前两种在外科临床上最为常见。要素膳是单体物质氨基酸或短肽、葡萄糖、脂肪、矿物质和维生素的混合物。其特点是营养全面、成分明确、不含乳糖,无须消化即可直接或间接吸收和利用。适用于消化吸收较弱的患者。非要素膳以整蛋白或蛋白质游离物为氮源,可分为匀浆膳和整蛋白为氮源的非要素膳。其特点是渗透压接近等渗,口感较好,适用于胃肠功能较好的患者。匀浆膳也叫匀浆饮食,系采用天然食物经搅碎后制成,其成分需经肠道消化后才能被吸收利用。整蛋白为氮源的非要素膳分为牛奶配方,后两种在肠内营养制剂中所占比重较大。组件膳食也称不完全膳食,仅以某种或某类营养为主,它可对完全膳食进行补充和强化,以弥补完全膳食在适应个体差异方面的不足。组件膳主要包括蛋白质组件、脂肪组件、糖类组件、维生素组件和矿物质组件。特殊应用膳食是指专为某些特殊疾病或特殊人群所配制的饮食,如婴儿用膳食,肝、肾功能衰竭患者用的膳食以及用于某些酶缺乏而引起的遗传性疾病患者的膳食。膳食的选择主要取决于胃肠道功能,对于胃肠道功能正常者,应采用整蛋白为氮源的制剂,不但价格便宜,而且大分子物质刺激肠黏膜生长的作用大于小分子,可以避免肠黏膜萎缩。对于胃肠道功能低下者(如胰腺炎、短肠综合征、炎性肠道疾病等),则应采用要素膳,因为它们容易被吸收,刺激消化道分泌的作用较弱。另外,对于肝、肾等脏器功能障碍和先天性代谢缺陷的患者,应选择相应的组件膳食,可以避免出现代谢并发症。

(三)肠内营养途径

肠内营养的方式有口服和管饲。目前管饲的途径有:鼻胃管、鼻十二指肠/空肠管、胃造口管(术中造口或经皮内镜胃造口)、空肠造口管(术中造口、经皮内镜空肠造口)。肠外瘘患者可以从肠瘘口置管灌注肠内营养制剂。选择哪种途径需视患者的情况和喂养时间长短等因素而定。

(四)肠内营养给予的方式

1. 一次性投给 将营养物质用注射器缓慢地注射于胃内,每日 4~6 次,每次 200~

400ml。由于此法会引起腹胀、恶心呕吐、腹泻或误吸入呼吸道,多数患者不宜选用,更不宜用于鼻肠管或空肠造瘘的患者。间歇性重力滴注:将配制好的营养液经输液管缓慢滴入胃肠道内。每日 4～6 次,每次 250～500 ml 在 30～60min 滴完。此患者的耐受较前者好,但此法也只能用于鼻胃管或胃造口的患者。

2. 连续滴注 通过重力或输液泵连续 12～24h 输注,除输注匀浆饮食外,目前多采用此法,尤其适用于危重患者及空肠造口的患者。

(五)护理

1. 肠内营养输注的护理

(1)明确肠内营养输注途径:经肠内营养支持的途径很多,在输注前要了解各管道的部位,并注意与外科患者其他管道区别,在了解各管道的性质时,不仅要注意各种管道进入体内的位点,而且还应知道其管端所在的部位。同样是鼻饲管,有的管端是位于胃内的(鼻胃管)的,有的是位于十二指肠的(鼻十二指肠管),有的则是位于空肠上段(鼻肠管)。有的患者可以使用两根胃管和两根造口管,因导管末端所在位置不同,其作用也不同。如对胃瘘患者,放置在十二指肠内的胃管一般用以输注肠内营养。十二指肠瘘的患者,末端指向十二指肠近端的空肠造口管是引流十二指肠液,起减压作用的。而导管末端指向远端的空肠造口管,则用以实施肠内营养输注。所以在进 EN 时要弄清导管使用的目的。

(2)注意营养液的浓度、速度、温度和容量:在开始输注时应遵循浓度从低到高、容量由少到多、速度由慢到快的原则。一般开始每天可先输等渗葡萄糖盐水 500ml,然后再给予肠内营养液 8%～10%,500～1000ml/d,如患者无不适,可逐日增加量及浓度(先增加量,后增加浓度),二者不可同时增加。速度开始要慢,30～60 ml/h 为宜,以后增加至 80ml/h,3～5d 可达100ml/h 左右。1 周可增至患者所需营养。用输液泵控制输液速度。营养液的温度要适宜,使用时以 37℃左右为宜。一般情况下常温使用,天冷要加温。因温度过低可能引起腹胀、腹泻、肠痉挛等并发症的发生,可将输注管通过热水瓶加温或用电加热器加温。

(3)密切观察病情及监测水电解质情况:①准确记录 24h 出入量,尤其是尿量及胃肠道丢失量。严密监测血、尿电解质变化,及时发现、纠正水、电解质紊乱。②观察糖代谢状况,测尿糖每天 2～3 次,测血糖每天 1 次,发现异常及时处理。③观察有无并发症的发生,EN 的并发症主要有胃肠道反应和管道阻塞。a. 胃肠道反应:主要有腹胀、腹泻、肠痉挛、恶心、呕吐和便秘。腹泻是 EN 中常见的并发症,常发生在开始时,多系患者对营养液不适应,输注的浓度、速度及温度不适合或营养液被污染等,应根据具体情况对症处理。由于 EN 的配方中纤维含量少,长期使用可导致便秘。新配方营养液中含有丰富的大豆纤维,可明显控制腹泻和便秘。b. 管道堵塞:管道堵塞的常见原因是营养液黏附管壁或药物所致。因此在每次喂养前后均要用 30～50ml 的温水或盐水冲洗管道,持续滴注时每 4 小时冲洗 1 次,以防管道堵塞。c. 反流、误吸与肺部感染:多发生于胃排空不良及存在腹胀者,尤其是昏迷、吞咽和咳嗽反射减弱的患者。吸入性肺炎是 EN 常见的并发症。因此,在滴注时要监测胃/肠内残留量,胃内潴留量＞100ml 应予减量或停用,可配合应用胃肠动力药物。一旦误吸应立即停止输注。鼓励患者咳嗽,清除气管内液体及颗粒,必要时行气管镜检查。同时给予静脉输液及抗生素,以防止肺部感染。

(4)评估营养状况:每天留 24h 尿测定氮平衡,每周称体重 1 或 2 次;测定血浆蛋白每周 1

次,测定上臂臂围等参数,以评估营养状态。

2.肠内营养的配制　防止细菌污染是肠内营养液配制过程中的要点之一。由于肠内营养液均含蛋白质和糖类等高营养物质,是细菌生长繁殖的良好培养基,故一旦被细菌污染,将会大量繁殖,导致患者出现腹泻等肠道感染症状,影响肠内营养支持的顺利实施。因此,配制肠内营养液的容器要消毒;配制的液体要用注射用水,不能用等渗葡萄液或生理盐水,因一般肠内营养制剂中已充分考虑了患者体内葡萄糖和钠等电解质的供给。如患者血生化结果提示需补充,则应根据医嘱添加电解质;如配制的肠内营养制剂为粉剂,则应搅拌均匀,以防止小颗粒堵塞导管;肠内营养液要现配现用,配制后的营养液放置在 4℃冰箱,要在 24h 内使用。

3.心理护理　在开始实施 EN 时可因出现腹胀、腹泻等并发症使患者不愿继续治疗,尤其是有些患者在开始进行 EN 时需反复尝试,容易产生厌烦心理。因此,在实施肠内营养时应先告诉患者营养支持的重要性,解释治疗过程中可能出现的并发症;在治疗过程中要及时与患者交谈,了解其感受及心理状态,出现并发症要及时处理,针对不同情况因人施护,使患者积极配合,顺利完成 EN 治疗。

(王世英　罗　丹)

第十四节　重症患者的疼痛护理

一、概　　述

(一) 疼痛的定义

世界卫生组织(WHO,1979 年)和国际疼痛研究协会(IAPS,1986)为疼痛所下的定义是:"疼痛是组织损伤或潜在组织损伤所引起的不愉快感觉和情感体验。"疼痛是患者的主观感受,医务人员不能想当然地根据自身的临床经验对患者的疼痛强度做出武断判断。对患者而言,疼痛一方面是机体面临刺激和疾病的信号,另一方面又是影响生活质量的重要因素之一。对医师而言,疼痛既是机体对创伤或疾病的反应机制,也是疾病的症状。急性疼痛常伴有代谢、内分泌甚至免疫改变,而慢性疼痛则伴有生理、心理和社会功能改变,需要及早给予治疗。

1995 年,美国疼痛学会主席 James Campbell 提出将疼痛列为第五大生命体征。在 2001 年亚太地区疼痛论坛上提出"消除疼痛是患者的基本权利"。在 2002 年 8 月第 10 届 IASP(国际疼痛大会)大会上,与会专家达成基本共识——慢性疼痛是一种疾病。慢性疼痛的影响是巨大的。在我国 6 个城市进行的慢性疼痛调查显示,1 个月内因慢性疼痛而就诊的患者为 136 488 人。

从医学伦理学和尊重人权的角度出发,每一位医务工作者都应该充分认识到患者有陈述疼痛、得到完善镇痛、受到尊重并得到心理和精神上支持的权利和知情权。

(二) 疼痛是第五生命体征

临床上应加强对疼痛的重视。只有正确地认识疼痛,才可以正确地进行评价和治疗。改善疼痛评价和治疗要做到以下几点。

1. 疼痛作为第五生命体征，与血压、脉搏、呼吸、体温一起，疼痛是生命体征的重要指标。在出现以下情况时，需将疼痛作为第五生命体征，以正确评价疼痛。①在实施疼痛干预措施的一定时间内，评价疼痛的变化和镇痛措施的效果；②给予任何预期可能引起痛苦的措施及行为之后，再评价疼痛的程度；③慢性疼痛的持续过程中；④每一次新的疼痛出现时。

2. 患者是自身疼痛的体验者和表述者，鼓励患者之间的互相交流；只有患者才能够真正了解其自身的疼痛感觉类型、疼痛如何影响生活以及如何减轻疼痛。

3. 患者有权对自身的疼痛进行客观评价。

（三）慢性疼痛是一种疾病

2002 年，IASP 提出慢性疼痛是一种疾病，应加以重视，及早治疗，以防止疼痛的慢性化过程进展和形成疼痛记忆，造成对患者不必要的伤害。对于患者而言，慢性疼痛不仅仅是一种痛苦的感觉体验，它可以严重影响躯体和社会功能，使患者无法参与正常的生活和社交活动。因此，慢性疼痛患者是社会的弱势群体，而对慢性疼痛的治疗则是尊重人权和医者仁心的体现。

二、疼痛的分类

依病理学特征，疼痛可以分为伤害性疼痛和神经病理性疼痛（或两类的混合性疼痛）。依疼痛持续时间和性质，疼痛又分为急性疼痛和慢性疼痛，慢性疼痛又分为慢性非癌痛和慢性癌痛。其他特殊的疼痛类型还包括反射性疼痛、心因性疼痛、躯体痛、内脏痛、特发性疼痛等。

1. 反射性疼痛　为神经支配的血管运动功能障碍导致的疼痛，肌肉收缩对伤害感受器产生刺激，所导致的疼痛又加重肌肉收缩，此种疼痛见于神经营养不良综合征（交感神经反射性萎缩）等情况。大部分情况下，镇痛药物对此类疼痛作用较差，采用局部麻醉药阻滞常有较好的治疗效果。

2. 心因性疼痛　精神压抑表现为身体疼痛，疼痛是精神因素和身体因素组合的综合感受，如某些类型的头痛。

3. 躯体性疼痛　可分为体表疼痛（皮肤和黏膜）或深部疼痛（骨骼、关节、肌肉、肌腱、筋膜）。体表疼痛通常比较强烈，容易定位；深部疼痛较不强烈，部位较弥散，并常伴随自主神经紊乱。

4. 内脏疼痛　由无髓鞘 C 纤维传递，定位常不明确，且经常扩散到相应的皮肤区域或形成皮肤痛觉过敏带，典型的内脏痛如胆绞痛。

5. 传入神经阻滞痛　因失去与中枢神经系统的连接（如神经或神经束的切断）而产生的疼痛，如幻肢痛。

6. 特发性疼痛　其诊断标准包括：带有剧烈的疼痛工作至少持续 6 个月；疼痛与神经系统解剖规则不一致；全身彻底检查后没有相应的病理学发现。这种疼痛常伴有抑郁结合失眠，过度劳累会诱发疼痛，多为女性，中年时多见。

7. 急性疼痛　指短期存在（少于 2 个月），通常发生于伤害性刺激之后的疼痛。

8. 慢性疼痛　持续 3 个月的疼痛即定义为慢性疼痛，它导致患者抑郁和焦虑，造成身心极大伤害，并严重影响其生活质量，可能在没有任何确切病因和组织损伤的情况下持续存在。

三、疼痛的诊断

(一)病史

进行疼痛诊断时,除一般病史外,还应该了解既往疼痛史。

1. 疼痛部位　一点还是多点? 扩散部位和放射方向如何? 一侧还是双侧疼痛? 疼痛部位与肿瘤或放射学诊断结果是否相符?

2. 疼痛时间　白天还是晚上? 持续性还是间歇性? 具有波动性还是静止性? 是否具有其他特点?

3. 疼痛性质　某些疼痛特征可以提示疼痛的病理性质。疼痛是否剧烈? 表现为刺痛、针刺痛、烧灼痛、放电痛、牵拉痛、压迫痛还是痉挛痛等?

4. 可能改变疼痛的因素　安静或运动、身体负担、所用治疗方法等许多因素以及家庭情况可能会对疼痛产生相当影响,应予以了解。

(二)疼痛强度评估

疼痛是患者的主观感受,因此疼痛强度的评估并没有客观的医疗仪器可以选择,主要还是依靠患者的主观描述。目前临床常用的疼痛评估方法有以下 3 种:①数字分级法(NRS);②视觉模拟法(VAS 划线法);③根据主诉疼痛的程度分级法(VRS 法)。

(三)体检、实验室检查和影像学检查

在体检时要进行脑神经、自主神经和躯体神经检查;实验室检查,如血常规、电解质、血沉等;影像学检查,如 X 线、CT、MRI 和超声检查等常常也具有重要诊断价值。

四、疼痛的处理原则

(一)规范化处理原则

缓解疼痛、改善功能、提高生命质量。其中包括身体状态、精神状态、家庭、社会关系等的维护和改善。

(二)疼痛的诊断及评估

1. 掌握正确的评估方法　疼痛=第五生命体征,将疼痛视为第五生命体征体现了对疼痛治疗的高度重视。临床上对疾病的评价和记录要求客观、准确、直观、便捷。对患者的初始评价内容包括:①疼痛病史及疼痛对社会、职业、生理和心理功能的影响;②既往接受的诊断评估方法以及手术和药物治疗史;③药物、精神疾病和物质滥用史;④体格检查;⑤疼痛程度评估。

2. 定期再评价　对慢性疼痛患者应该每个月至少进行 1 次评价,内容包括治疗的疗效与安全性(如主观疼痛评价、功能变化、生活质量、不良反应、情绪的改善);患者的依从性。如果患者接受阿片类药物治疗,还要注意观察患者是否有一些异常行为,例如囤积药物、多处方等,以防止药物的不良应用。

(三)制订治疗计划和目标

规范化疼痛处理的原则包括:有效清除疼痛,最大程度减少药物不良反应;把疼痛及治疗

带来的心理负担降到最低;全面提高患者的生活质量。规范化治疗的关键是遵循用药和治疗原则。控制疼痛的标准是:数字评估法的疼痛强度<3或达到0;24h内突发性疼痛次数<3次;24h内需要解救药的次数<3次。国外也有学者提出将睡眠时无痛、静止时无痛及活动无痛作为疼痛控制标准。治疗计划的制定需要考虑疼痛强度、疼痛类型、患者的基础健康状态、合并疾病以及患者对镇痛效果的期望和对生活质量的要求。重视对不良反应的处理,此外,在疼痛治疗过程中,不能忽视对心理、精神问题的识别与处理。

(四)采取有效的治疗

包括采用多种形式综合疗法治疗疼痛。一般应以药物治疗为主,除此之外还有非药物疗法。药物疗法的主要镇痛药物为对乙酰氨基酚、非甾体抗炎药和阿片类药物。对于中、重度慢性非癌痛患者,采用其他常用镇痛方法无效时即可采用阿片类药物。对于需要使用强阿片类药物的慢性非癌痛患者,可以参考国内专家制定的以芬太尼透皮贴剂(多瑞吉)为代表的《强阿片类药物治疗慢性非癌痛使用指南》。辅助药物有抗抑郁药、抗惊厥药等。对于癌痛患者,应遵照世界卫生组织提出的三阶梯镇痛原则。非药物疗法可在慢性疼痛治疗全过程中的任一时点予以使用。可供方法有外科疗法、神经阻滞疗法、神经毁损疗法、神经刺激疗法等。药物疗法与非药物疗法宜结合使用。

(五)药物治疗的基本原则

1. 选择适当的镇痛药物和剂量　　选择适当的药物是基于每个疼痛患者的疼痛类型和疼痛强度与目前治疗的相互作用而定。如癌痛属长期治疗计划,应按WHO的三阶梯治疗方案来指导使用镇痛药。应按疼痛强度分别给予相应阶梯的药物,如轻度疼痛用一阶梯药物,重要疼痛选三阶梯药物。

2. 选择给药途径　　WHO最初制定的首选途径为口服给药,近年来出现了芬太尼透皮贴剂等新剂是药物治疗的首选给药途径。有吞咽困难和芬太尼透皮贴剂禁忌证患者可经舌下含化或经直肠给药。对于经口服或皮肤用药后疼痛无明显改善者,可肌内注射或静脉注射给药。全身镇痛产生难以控制的不良反应时,可选用椎管内给药或复合局部阻滞疗法。

3. 制定适当的给药间期　　根据药物不同的药动学特点,制定合适的给药间期,不仅可以提高药物的镇痛疗效,还可减少不良反应。如各种盐酸或硫酸控释片的镇痛作用可在给药后1h出现,2～3h达高峰,可持续12h。而静脉给药,可在5min内起效,持续1～2h。治疗持续性疼痛,定时给药是非常重要的,芬太尼透皮贴剂的镇痛作用可在给药后6～12h出现,持续72h。因此每3天给药1次即可。

4. 调整药物剂量　　如突发性疼痛反复发作,需频繁追加药物剂量,则可能存在药物剂量不足。此时可适当增加剂量,增加幅度一般为原用药物剂量的25%～50%,最多不超过100%,以防各种不良反应造成的危害。对于因其他辅助治疗使疼痛已经减轻的患者,有必要进行渐进性镇痛药物剂量下调,一般每天可减少25%～50%,但首先应在保证镇痛良好的基础上调整。当然出现严重不良反应而需调整药物剂量时,应首先停药1～2次,再将剂量减少50%～70%,然后加用其他种类的镇痛药,逐渐停掉有反应的药。

5. 镇痛药物的不良反应及处理　　长期使用阿片类药物可因肠蠕动受抑制而出现便秘,可选用麻仁丸等中药软化和促进排便;阿片类所致的呕吐可选用氟哌啶醇类镇静、镇吐;对阿片类药引起的呼吸抑制等并发症,可在进行生命支持的同时,采用阿片受体拮抗药纳洛酮进行治疗。

6. 辅助治疗　辅助治疗的方法和目的应依不同病种、不同类型的疼痛而定,同时,辅助治疗可以加强某些镇痛效果,减少镇痛药的不良反应。如糖皮质激素对急性神经压迫、内脏膨隆、颅内压增高等都有较好的缓解作用;对骨转移引起的疼痛,除了放射治疗和上述药物治疗外,降钙素也是近几年来使用比较多的药物。

总之,选用药物治疗疼痛疾病时,多种药物的联合应用,多种给药途径的交替使用可取长补短,提高疗效。但在药物选择上应予以重视,避免盲目联合用药,力争用最少的药物、最小的剂量来达到满意的镇痛效果。

五、疼痛治疗的方法

根据疼痛的复杂性,临床治疗的方法有药物治疗、物理疗法、针灸按摩、外科手术、神经阻滞及毁损、神经刺激疗法、心理疗法、患者自控镇痛等。这些方法不仅包括对因和对症处理的措施,而且包含调节机体各方面平衡的综合疗法。

(一)药物治疗

1. 麻醉性镇痛药　麻醉性镇痛药又称为阿片类镇痛药,它是治疗疼痛的主要药物。临床上常用的阿片类镇痛药有芬太尼等。

2. 非甾体抗炎药(NSAIDs)　其均具有解热镇痛和消炎作用。对头痛、牙痛、神经痛、肌肉痛和关节痛均有较好的镇痛效果,对炎症性疼痛疗效更好。

3. 抗抑郁药　抗抑郁药除了抗抑郁效应还有镇痛作用,可用于治疗各种慢性疼痛综合征。

包括三环类抗抑郁药如阿米替林(amitriptyline)和单胺氧化酶抑制药。

4. 镇静催眠抗焦虑药　疼痛患者大都伴有抑郁、焦虑、失眠等症状,在疼痛治疗中,要适时增加抗抑郁、抗焦虑、镇静催眠药物的治疗,改善患者的精神症状,以达到镇痛目的。

5. 激素　激素按其作用原理分为含氮激素和类固醇激素两大类。在疼痛治疗中常用的有类固醇激素中的糖皮质激素和性激素。

6. 其他药物　如曲马朵(tramadol)人工合成的非阿片类中枢镇痛药,它具有独特的双重镇痛机制,主要用于中等程度的各种急性疼痛和手术后疼痛;氯胺酮(ketamine)系静脉全身麻醉药;可乐定(clonidine)主要用于术后镇痛和癌性疼痛的治疗;细胞膜稳定药如苯妥英钠、卡马西平、利多卡因等,对痛超敏患者的锐、灼痛、通电样痛的治疗有效。

(二)平衡镇痛与多模式互补镇痛

1. 外周应用局部麻醉药、NSAIDs、阿片类药或其他镇痛药。

2. 脊髓水平应用局部麻醉药、阿片类药。

3. 大脑皮质水平应用阿片类药或其他镇痛药。

4. 上述技术之间的联合应用等。

(三)神经阻滞疗法

用局麻药阻滞脑神经、脊神经或交感神经节,通过神经阻滞达到解除疼痛、改善血液循环、治疗疼痛性疾病的目的,称神经阻滞疗法。

(四)患者自控镇痛

患者自控镇痛(patient-controlled analgesia,PCA)是 20 世纪 70 年代初 Sechzer 提出的一种全新的治疗方法,即患者感觉疼痛时通过计算机控制的微量泵主动向体内注射既定剂量的药物,在遵循按需止痛原则的前提下,减少医护人员操作,减轻患者心理负担,此种用药原则在疼痛药理、疼痛心理等方面有一定的优越性。

1. PCA 的心理学基础   从心理学角度讲,疼痛所引起的情绪变化对记忆具有暗示效应,PCA 改变患者被动承受痛苦为主动按需要使用镇痛药物,顺利地解除疼痛,有利于消除患者的焦虑与抑郁心情,改善患者的抗病情绪,减轻其痛苦感觉。

2. PCA 的药理学基础   不同个体在不同条件下,所需最低有效止痛药剂量和最低有效血药浓度不同。维持稳定的最低有效血浓度是安全有效镇痛的保证。应用 PCA 可维持血药浓度持续接近最低有效血药浓度,在临床上表现为满意的镇痛而不会出现过量中毒。

3. PCA 的临床分类   临床上 PCA 可分为静脉 PCA(PCEA)、皮下 PCA(PCAS)或外周神经阻滞 PCA(PCNA),其中以 PCIA 和 PCEA 在临床上最为常用。

4. PCA 的临床应用范围   PCA 治疗方法最初应用于术后疼痛的治疗,随着 PCA 设备的改进和疼痛临床业务的开展,PCA 的应用范围逐渐扩大。主要包括:①各种术后疼痛;②各种癌痛患者;③分娩痛和产后痛(包括正常分娩和剖宫产);④某些神经痛如颈椎病及腰椎间盘突出症引起的坐骨神经痛;⑤某些骨关节病变;⑥某些内科疾病,如心绞痛、镰状细胞危象的治疗等。

5. PCA 的优点   PCA 的主要优点包括:①维持最低有效镇痛浓度(minimal effect analgesia concentration,MEAC);②及时、迅速;③解决患者对镇痛药需求的个体差异;④降低术后镇痛并发症的发生率;⑤维持机体生理功能;⑥有利于患者充分配合治疗,有利于咳嗽排痰,促进早日康复;⑦减少护士的工作量。

六、阿片类镇痛药的不良反应

(一)便秘

便秘是阿片类药物最常见的不良反应,大多数患者需要使用缓泻药预防便秘。某些患者使用阿片类药物时,出现恶心、呕吐往往还可能与便秘有关,通畅大便可能缓解这些患者的恶心、呕吐症状。因此,预防和治疗便秘不良反应始终是阿片类药物镇痛治疗时不容忽视的问题。

1. 预防   ①多饮水,多摄取含纤维素的食物,适当活动;②缓泻药:适量用番泻叶、麻仁丸或便乃通等缓泻药。应告诉患者如何根据个体情况调节饮食结构、调整缓泻药用药剂量,并养成规律排便的习惯。如果患者 3d 未排大便就应给予更积极的治疗。

2. 治疗

(1)评估便秘的原因及程度。

(2)增加刺激性泻药的用药剂量。

(3)重度便秘可选择其中一种强效泻药(容积性泻药):硫酸镁 30~60ml,每天 1 次;比沙可定每天 1 次每次 2~3 片;比沙可定直肠内灌肠每天 1 次;乳果糖 30~60ml,每天 1 次;山梨醇 30 ml,每天 2 次,连用 3 次,必要时重复用药。

(4)必要时灌肠。

(5)必要时减少阿片类药物剂量,合用其他镇痛药物。

(二)恶心、呕吐

阿片类药物引起恶心、呕吐的发生率约为 30%,一般发生于用药初期,症状大多在 4~7d 缓解。

1. 预防　初用阿片类药物的第 1 周内,最好同时给予甲氧氯普胺等止吐药预防,如果恶心症状消失则可停用止吐药。避免发生便秘可减少难治性恶心、呕吐的发生。

2. 治疗　轻度恶心可选用甲氧氯普胺、氯丙嗪或氟哌啶醇。重度恶心、呕吐应按时给予止吐药,必要时用恩丹西酮。对于持续性重度恶心、呕吐的患者,应了解是否合并便秘。

(三)嗜睡及过度镇静

少数患者在用药的最初几天内可能出现思睡及嗜睡等过度镇静不良反应,数日后症状多自行消失。

1. 预防　初次使用阿片类药物时剂量不宜过高,剂量调整以 25%~50% 幅度逐渐增加。老年人尤其应注意谨慎滴定用药剂量。

2. 治疗　减少阿片类药物用药剂量,或减低分次用药量而增加用药次数,或换用其他镇痛药物或改变用药途径。

(四)尿潴留

尿潴留发生率低于 5%。某些因素可能增加发生尿潴留的危险性,例如,同时使用镇静药、腰麻术后、合并前列腺增生等。

1. 预防　避免同时使用镇静药。避免膀胱过度充盈,给患者良好的排尿时间和空间。

2. 治疗　诱导自行排尿可以采取流水诱导法或热水冲会阴部法和膀胱区按摩法。诱导排尿失败时,可考虑导尿。

(五)瘙痒

皮肤瘙痒的发生率低于 1%。皮脂腺萎缩的老年患者、皮肤干燥、晚期癌症、黄疸及伴随糖尿病等患者容易出现。

1. 预防　注意皮肤卫生,避免搔抓、摩擦及应用强刺激性外用药、强碱性肥皂等不良刺激,贴身内衣应选择质地柔软的棉制品。

2. 治疗　轻度瘙痒者,给予适当皮肤护理即可。瘙痒症状严重者,可以适当选择全身用药或局部用药。皮肤干燥可选用凡士林、羊毛脂或尿素脂等润肤剂。

(六)眩晕

眩晕主要发生于阿片类药物治疗的初期,发生率约 6%。晚期癌症、老年人、体质虚弱、合并贫血等患者容易引起眩晕。

1. 预防　初次使用阿片类药物时剂量不宜过高,应避免初始用药剂量过高。

2. 方法　轻度眩晕可能在使用阿片类药物数日后自行缓解。中重度眩晕则需要酌情减低阿片类药物的用药剂量。严重者可以酌情考虑选择抗组胺类药物、抗胆碱类药物或镇静催眠类药物,以减轻眩晕症状。

(七)神经错乱

阿片类药物引起精神错乱较罕见,主要出现于老年人及肾功能不全的患者。

(八)阿片类药物过量和中毒

疼痛患者合理使用阿片类镇痛药物比较安全,但当用药剂量不当,尤其是合并肾功能不全时,患者可能出现呼吸抑制,表现为呼吸次数减少(每分钟≤8次)和(或)潮气量减少、潮式呼吸,也可出现心动过缓和低血压。呼吸抑制的解救治疗方法有建立通畅的呼吸道、辅助或控制通气、呼吸复苏等措施。

(九)药物滥用及成瘾问题

人们担心在阿片类药物广泛用于疼痛治疗的同时可能阿片类滥用也随之增加。事实上,随着开展疼痛治疗及合理用药的宣传教育工作,在阿片类药物医疗消耗量增加的同时,并未增加药物滥用的危险。

七、疼痛的护理

1. 心理护理　放松疗法,鼓励患者治疗之余在活动室内观看电视,以加强病友之间的交流,既娱悦了患者的身心,又增加了病友之间的感情。鼓励病友之间互相介绍抗癌经验,许多患者在病友的帮助下能正确面对疾病,也间接接受了健康教育。

2. 加强护患交流　耐心倾听患者主诉,消除患者对镇痛药物的顾虑,帮助患者正确认识镇痛药物成瘾性与耐药性的区别,减轻患者对使用镇痛药的恐惧。

3. 镇痛泵使用护理

(1)妥善固定镇痛泵:确保镇痛泵液路无扭曲、受阻,镇痛泵应固定于床头外部便于观察的部位。观察局部皮肤有无隆起,发生药液外渗时应立即通知麻醉科医师给予重新穿刺。

(2)观察有无感染的发生:密切观察穿刺部位的情况,保持局部干燥、清洁。

(3)观察有无镇痛不全:保持镇痛泵管路无堵塞现象,连接通畅,按压开关时用力要得当,使用镇痛泵内的药液进入体内畅通无阻。

(4)观察有无恶心、呕吐:患者对镇痛泵内的药物会出现个体差异的反应,如恶心、呕吐等,给予患者心理安慰,协助患者头偏向一侧,及时清除口腔内的呕吐物,必要时给予甲氧氯普胺10mg肌内注射。

(5)观察有无血压下降:密切观察血压的变化,在使用镇痛泵时患者容易出现血压下降,此时要与患者的低血容量性出血区分,如果是由于镇痛泵的原因,应暂时关闭镇痛泵,待血压恢复正常后再使用。

(6)观察有无出现意识障碍:患者在使用镇痛泵时可出现轻微的嗜睡现象,尤其是年老体弱者较为多见,有时会出现烦躁不安、谵妄等,为了排除脑血管疾病,可暂时停用镇痛泵,症状可得到减轻,但仍要继续加强病情的观察。

(7)观察皮肤有无瘙痒症状:轻度的瘙痒症状可以不作处理,症状严重的患者可以使用抗过敏药物,并给予心理安慰,效果不佳者通知麻醉科停止使用镇痛泵。

(王世英　陈方蕾)

第十五节 危重患者的心理护理

一、概　述

ICU 是对危重患者实施集中监护的场所,具有病情危重、病情变化快及抢救多等特殊性,大多数患者缺乏对病情程度的认识,对疾病及死亡有恐惧感,对治疗缺乏自信心等,以上因素可导致紧张综合征、ICU 谵妄、人格丧失等问题,可延迟康复,增加并发症和死亡率,住院天数延长和治疗费用的增加。

二、心理特点

急、危、重症患者的心理反应,主要是指意识处于清醒状态的急、危、重症患者的心理反应,不包括已丧失意识的患者的异常心理反应。随着现代医学的进步,临床上救治水平已显著提高,挽回了许多濒临死亡患者的生命。但与此同时,急、危、重症患者的心理反应愈显突出,直接影响到患者"死而复生"后的病情稳定、疾病转归、生活质量等,此类患者都以急躁、紧张、恐惧、孤独情绪为主。

(一)疾病所致的心理反应

急、危、重症患者的心理反应包括两方面:一方面是由疾病直接引发的心理反应;另一方面是由患者的疾病认知所导致的心理反应。急、危、重症患者的疾病认知所导致的心理反应,主要是指由于起病突然、病情变化快或病势凶险,患者大多毫无心理准备,对严重的病痛、迅速的角色转变等难以接受和适应,内心冲突激烈或恐慌不安。

(二)治疗所致的心理反应

在对急、危、重症患者实施治疗的过程中,某些药物可以影响患者的脑功能,出现一些不良心理反应。在治疗过程中如应用吸氧管、气管插管、呼吸机、鼻饲管、持续性静脉通道、强迫性治疗体位等,也会使患者感到不适或某些感觉被阻断,诱发不良心理反应,甚至产生"生不如死"的厌倦感。使用呼吸机后患者由于人工气道的建立,使患者与他人的沟通存在障碍而感到孤独。另外,机械通气时极易产生知觉剥夺、时间感觉障碍和谵妄等表现。此外,机械通气患者由于监护、导尿等操作,尤其是女性患者,在男医生面前会因性意识方面有羞怯感,自我领域易被侵入而导致心理平衡被破坏,从而感到忧虑、失控和丧失隐私权。

(三)病室环境所致的心理反应

目前各医院收治急、危、重症患者的病室环境,即使不是专门设置的规范化重症监护室,也是便于救治患者、便于放置各种抢救设施的特别病室。此类特殊的病室环境,或繁忙、嘈杂,或冷清、静谧,都可能对急、危、重症患者的心理上造成较大的压力。患者进入 ICU,发现自己被各种结构复杂的仪器和管道包围,限制了患者的活动,增加不适,就会产生恐惧不安。此外,由于监护室需控制感染、保持安静等而谢绝探视,患者与亲友隔离,情感无法交流,缺少外界信息,再加上病室气氛严肃,医护人员忙于各种救护处置,无暇与患者充分交流,患者目睹其他患者的临终情景或亡故等,均可产生孤独、恐惧、忧郁、厌世等消极情绪反应。另外,病房噪声大,使患者感到烦躁不安,疼痛感加剧,可出现心烦、头痛、幻觉、抑郁等症状。

(四)意外创伤患者的心理反应

意外创伤随着社会现代化、工业化程度的不断提高,近几年来呈上升趋势。车祸、工伤等意外事故,不仅给患者造成躯体上的伤痛或残疾,还可因伤残对患者的身心健康产生持久的消极影响,并给患者的家庭、社会造成很大的压力。

1. 创伤早期的心理反应　意外创伤给人们造成的"打击"通常比疾病更为严重,特别是在受伤早期,遭遇者对这种毫无先兆、突如其来的意外伤害完全没有心理准备,几乎无法面对现实。在这种超强度应激源的作用下,患者在经过短暂的应激或激情状态后,其心理防御机制濒临"崩溃",部分患者持续数天处于"情绪休克期",如表现为异常的平静与冷漠、表情木然、少言寡语,任由医护人员救治,对各种医疗处置的反应平淡,此时患者最为关注的是自己的生命安危。

随着患者从"情绪休克期"逐渐苏醒后,患者的心理创伤却有所加重。当意外创伤带来的死亡威胁离患者越来越远时,对创伤造成终身残疾的担忧却显著增加。有的患者突然性情怪僻、易激惹、好冲动,常常怨天尤人,无端发怒;有的患者沮丧绝望,悔恨交集,整日沉默不语,厌世轻生。

2. 创伤康复期的心理反应　此期患者产生的不良心理反应,与他们自身所遭受的残疾程度密切相关。一般来说,创伤后无任何躯体残缺者,其心理失衡大多都会随着他们身体状况的复员得以纠正;而那些由意外创伤造成永久性严重残缺的患者则可能从心理上被击垮。特别是那些面部毁容或肢体残缺的年轻未婚患者,他们的消极心理反应最显著,他们无法承受"面目全非"等残疾给自己未来人生所造成的重大挫折,对如何度过漫长且艰难的人生感到茫然,自暴自弃,结果导致"小残大废",使本来并无大碍的残疾成了自己背负终身的沉重包袱,有的患者则因丧失信心而放弃了必要的功能锻炼,使伤后的功能恢复过程及适应显著延长,身心康复的光明前景反而变得遥遥无期。

总之,凡因意外创伤遗留下残疾的患者,虽然他们的伤残程度有轻重之分,但他们都无一例外地会担忧自己日后的生活及工作能力、社会适应方面的问题,且所伴随的心理活动直接对他们的康复产生影响。

此外,由他人致伤且导致残疾的患者,则易出现因索赔损失而迁就不愈的"赔偿"精神症(compensation neurosis)。为了从肇事者处获得更多的补偿,一种"继发性获益"的心态不断地强化,创伤的康复过程明显延长。一些患者的伤痛、不适等症状迟迟不见消退,有的患者甚至夸大对伤情的体验等,以博得更多的同情和补偿,但他们并不知此时自己正面临"失用性"机体功能减退等健康危机,如个别患者能自行活动却终日不肯动,长期卧床不起,任何事都依赖他人照料,最后可发展成为终身的"社会心理性残疾综合征",给社会及家庭造成很大的拖累。

三、心理护理

(一)创造一个良好的环境

对刚入 ICU 的患者来说极易产生恐惧感和孤独感,护士应给予耐心解释,尽最大努力使病室整齐、舒适和谐、温度恒定。采用柔和的灯光,避免光线直接对着患者的眼睛,减轻医疗仪器发出的声响及人员的嘈杂说话声,以减少环境对患者的不良刺激。

(二)主动与患者建立并维持良好的护患关系

通过实际工作,护患关系建立的越早越好,力求在彼此初识阶段使患者对护士有较深的良好印象。护士不要因为工作繁忙,而忽视患者的一举一动,要关心患者的需要,包括生理、安全、环境需要,多给予患者安慰、鼓励性和劝说性语言,让患者确信自己遇到困难时有一个可以依靠的群体,担心和忧虑的心理压力会大大减轻。

(三)把观察患者的表情作为分析其心理状态的主要途径

通过观察患者的表情动作、神态、语调等分析他们的心理状态,如患者皱眉、双目圆睁、长吁短叹、呻吟不止,拼命要求协助或急切要求会见家属等征象,要及时给予疏导,做好转化工作;患者愤怒或发牢骚时,可引导其适当发泄,耐心倾听他的诉说,防止发生意外。

(四)帮助患者建立安全感,消除孤独心理

对于神志清楚的患者,安全感的获得极为重要。因此 ICU 的患者在护理过程中,要环环相扣,娴熟有序,镇定自若,始终如一。语言上的不慎重,不仅会给患者带来不良刺激,还可以通过大脑皮质扰乱机体生理平衡,降低机体免疫力而加重病情。护士用委婉的话语安慰患者,让处于孤立、忐忑不安的患者具有安全感,有利于病情的好转和恢复。

(五) 舒适护理

保持体位的舒适。按摩受压部位皮肤并活动四肢,病情允许时鼓励患者对疼痛的诉求。要对疼痛作出评估,用理解和同情的态度去关爱患者,教会患者规律地收缩和放松肌肉、深呼吸,使其将注意力从疼痛上转移。鼓励患者听一些舒缓优美的音乐,可"忽视"疼痛感,提高对疼痛的耐受力,起到减轻疼痛的作用,必要时给予镇痛药物。

（王世英　吴　英）

参 考 文 献

戈德曼主编,王贤才主译.西氏内科学·呼吸和泌尿系统疾病.北京:世界图书出版公司.253-2620

肠外肠内营养学临床指南系列一.2006.中华医学杂志,86(5):295-299

巢振南,房居敬.1996.现代临床急诊医学.北京:人民军医出版社

陈灏珠.2003.实用内科学.11 版.北京:人民卫生出版社

陈灏珠.2005.实用内科学.北京:人民卫生出版社

程敏.2001.经皮冠状动脉腔内成形术术中术后低血压原因分析及护理.护士进修杂志,16(1): 48-49

杜斌.2006.危重患者的营养支持治疗.中国医刊,41(2):24-27

樊晋,田军.2003.重症胰腺炎患者的肠外营养支持.中华临床医药,4(8):46-47

范好好.2002.重症颅脑损伤营养支持护理的探讨.中华临床新医学,2(11):1045-1046

付平,唐万欣,崔天蕾.2006.连续性肾脏替代治疗的临床应用进展.中国实用内科杂志临床前沿版,26(3): 411-413

高润霖.2002.冠心病介入治疗进展.中国循环杂志,17(5):326-327

古妙宁,刘怀琼,陈仲清.2002.器官移植的麻醉及围术期处理.北京:人民军医出版社

何长民,张训.2005.肾脏替代治疗学.2版.上海:上海科技教育出版社

洪秀莲.2004.术后应用自控镇痛泵的护理.中华医学研究与实践,2(11):80-82

江基尧,朱诚.1999.现代颅脑损伤学.上海:第二军医大学出版社

李国萍,尹良红,季大玺.2006.急性肾衰竭的营养治疗.中国血液净化,5(3):156-159

李菊琴,叶亚彩.2006.自控镇痛泵的应用与护理.实用中西医结合临床,6(1):69

李宁.2004.重视肠道营养支持在危重患者治疗中的作用.腹部外科,17(4):199

李维勤.2006.危重患者的特殊营养支持策略.外科理论与实践,11(1):7-9

李兆申.2002.积极开展急性胆源性胰腺炎的内镜治疗.胰腺病学,2(2):65

李兆申.2002.内科学与野战内科学.上海:第二军医大学出版社

林惠凤.2005.实用血液净化护理.上海:上海科学技术出版社

刘洪,陈鸿春,毛媛媛.2006.恶性肿瘤围手术期营养支持的选择和应用.现代医药卫生,22(2):201,202

刘建敏,米裴.2005.急救患者的心理护理.实用医技杂志,12(12):3697-3698

刘玲,欧英贤.2002.造血干细胞移植护理.北京:人民卫生出版社

刘晓虹.1998.护理心理学.上海:第二军医大学出版社

刘续宝,田伯乐.2004.重症急性胰腺炎的早期营养支持治疗.腹部外科,17(4):203-204

马长生.2001.冠心病介入治疗:技术与策略.北京:人民卫生出版社

毛宝龄,钱桂生.2005.呼吸衰竭.上海:上海科学技术出版社

秦薇,曹萍.2005.疼痛护理中存在的问题.中华现代护理学杂志,2(7):593-594

任吉忠,闵志廉,朱有华.2000.肾移植围手术期的观察与处理.上海:第二军医大学出版社

任旭.2005.非食管胃底静脉曲张致上消化道出血的内镜诊治.中国实用内科杂志,25(3):198-200

邵春海,干兆琴,徐近.2005.肝移植患者的营养支持分析.中国临床医学,12(5):817-819

邵风民,陈香美.2006.连续性肾脏替代治疗与急性肾功能衰竭.实用诊断与治疗杂志,20(1):32-34

沈卫峰.2004.实用临床心血管疾病介入治疗学.上海:上海科学技术出版社

沈曦.2005.心理护理在整体护理中的重要性.实用心脑肺血管病杂志,13(5):303

苏鸿熙.1996.重症加强监护学.北京:人民卫生出版社

孙贵豫,许吟.2004.应用自控镇痛泵的护理.护士进修杂志,19(5):476

王蓓,徐建红,徐洁.2003.心血管疾病介入治疗并发血管迷走神经反射的原因分析及护理.护士进修杂志,18(4):381-382

王受基,周秀安.2006.手术患者术前心理护理的体会.中华现代护理学杂志,3(2):172

王仙国,田晓丽.2005.现代战创伤护理.北京:人民军医出版社

王永光.1998.消化内镜治疗学.西安:陕西科学技术出版社

王战朝.1997.现代创伤与急救.北京:人民卫生出版社

王志红,周兰姝.2004.危重症护理学.北京:人民军医出版社

王志红.2002.危重症护理学.北京:人民军医出版社

韦运杰,宫丽娅,冯丽华,等.2005.创伤出血性休克的液体复苏新进展.广西医学,27:1045-1047

武杰.2005.ICU患者的心理护理.实用医技杂志,12(12):3695-3696

席淑华,陈律,周立.2005.肝移植护理知识问答.上海:第二军医大学出版社

席淑华.2005.实用急诊护理.上海:科学技术出版社

许国铭,李石.1998.现代消化病学.北京:人民军医出版社

严律南.2004.现代肝脏移植学.北京:人民军医出版社

颜丙秀,颜红芹.2006.机械通气患者的心理护理.医用放射技术杂志,3:47

杨爱华.2005.58例前例腺摘除术后膀胱痉挛应用镇痛泵护理体会.中国护理杂志,2(10):20

叶任高,陆再英.2003.内科学.6 版.北京人民卫生出版社

易声禹,只达石.2000.颅脑损伤诊治.北京:人民卫生出版社

原华.2005.患者术前的心理护理.实用医技杂志,12(12):3526

张崇广,吴恩.2003.肠内营养支持的新进展.中国现代医学杂志,13(12):46-47

张淳梅,田浩.2006.糖尿病患者的心理护理.中国误诊学杂志,6(2):343-344

张冬,陈香美,魏日胞.2006.急性肾衰竭的流行病学研究.北京医学,28(4):233-235

张太义,李梅等.2002.重症急性胰腺炎分期实施 TPN 及 EN 营养支持治疗.河南外科学杂志,8(2):37-38

张伟英.2005.实用重症监护护理.上海:上海科学技术出版社

张晓萍.2006.临床护理要点备忘录.北京:人民军医出版社

张肇达,严律南,刘续宝.2004.急性胰腺炎.北京:人民卫生出版社

赵克森.2003.重症难治性休克的机制和治疗.中华创伤杂志,19(6):325-328

郑家驹.2003.急性胰腺炎的营养支持治疗进展.内科急危重症杂志,9(2):64-67

郑树森.2004.肝脏移植围手术期处理.人民卫生出版社

中华人民共和国卫生部医政司主审.2006.医学临床"三基"训练护士分册.3 版.长沙:湖南科学技术出版社

周薇.2006.癌症患者的疼痛护理进展.护理研究,20(2):383-384

周秀华.2000.内外科护理学.北京:北京科学技术出版社

周秀华.2002.急救护理学.2 版.北京:科学技术出版社

朱丽霞,高凤莉.2005.癌痛控制的状况及分析.中华护理杂志,40(3):226-228

朱文铃.2002.不稳定性心绞痛治疗进展.临床误诊误治,15(4):241-243

朱有华,梅长林.1999.尿毒症防治与康复.上海:第二军医大学出版社

Kauvar DS,Wade CE.2005.The epidemiology and modern management of traumatic hemorr hage:US and in-
    ternational perspectives.Critical Care,9:S1-S9

Schmedtje JF,Evans GW,Byerly W,et al.2003.Treatment of chronic heart failur.e in a managed care setting.
    Baseline results from the chieving Cardiac Excellen.ce Project.N C Med J,64(1):4-10

Shoemaker WC.2000.Diagnosis and treatment of shock and circulatory dysfunction.In:Shoemaker WC,Ayres
    SM,Grenvik A,et al.Textbook of critical care.Harcourt publis hers limited

第**3**章

急救监护技术

第一节　心 肺 复 苏

一、心 搏 骤 停

(一)定义

心搏骤停(cardiac arrest)是指由于各种急性原因所致心脏有效排血功能的突然终止,引起全身严重缺血、缺氧。导致心搏骤停的病理生理机制最常见的是室性快速性心律失常(室颤和室速),其次为缓慢性心律失常或心室停顿,较少见为无脉搏性电活动(pulseless electrical activity,PEA)。心搏骤停发生后,由于脑血流的突然中断,10s左右患者即可出现意识丧失,若及时采取正确有效的复苏措施可获存活,否则将发生生物学死亡,罕见自发逆转者。

(二)病因

导致心搏骤停的原因可分为两大类:①心源性心搏骤停,因心脏本身的病变所致;②非心源性心搏骤停,因其疾病或因素影响到心脏所致。

1. **心源性**　包括冠状动脉粥样硬化性心脏病、心肌病、心脏瓣膜病、心包疾病和继发性心脏病,如高血压性心脏病、肺源性心脏病、甲状腺功能亢进性心脏病等。其中冠状动脉粥样硬化性心脏病及其并发症是引起的心脏性猝死的最常见原因。

2. **非心源性**　包括急性缺氧、窒息、严重水电解质紊乱与酸碱平衡失调、药物中毒、休克、外伤、低温、麻醉意外及迷走神经反射性心搏骤停等。麻醉与手术期间最常见各种原因所致缺氧和大量失血所引起的非心源性心搏骤停。

(三)心搏骤停的类型

1. **心室颤动**　又称室颤。心室肌发生极不规则的快速而又不协调的颤动;心电图表现QRS波群消失,代之以大小不等、形态各异的颤动波,频率为每分钟200~400次(图3-1)。若颤动波波幅高且频率快,较容易复律;若波幅低并且频率慢,则复律可能性小,多为心脏停搏的先兆。

2. **心脏停搏**　又称心室静止。心房、心室完全失去电活动的能力,心电图上房室均无激动波可见,呈一条直线,或偶见P波。

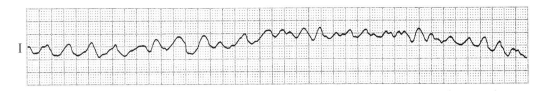

图 3-1 心室颤动心电图特点

3. 心电-机械分离 指心肌仍有生物电活动,而无有效的机械功能,断续出现慢而极微弱且不完整的"收缩"情况,心电图上有间断出现的宽而畸形、振幅较低的 QRS 波群,频率多在每分钟 20～30 次或以下。此时心肌无收缩排血功能,心脏听诊时听不到心音,周围动脉扪不到搏动。

以上三种类型,虽在心电和心脏活动方面各有特点,但共同的结果是心脏丧失有效收缩和排血功能,使血液循环停止而引起相同的临床表现,其中以室颤最为常见。

(四)临床表现与诊断

1. 临床表现

(1)意识突然丧失,呼之不应。

(2)大动脉(颈总动脉或股动脉)搏动消失。

(3)自主呼吸停止或呈叹息样。

(4)面色苍白兼有发绀。

(5)瞳孔散大。

(6)心音消失,血压测不出。

2. 诊断 根据前两条,即患者意识突然丧失伴有大动脉(如颈动脉、股动脉)搏动消失就可确诊,并应立即进行初步急救。在实际工作中不应要求上述临床表现都具备齐全才确立诊断,不能因反复心脏听诊而浪费宝贵的抢救时间,也不可等待血压的测定和心电图证明而延误复苏救治的进行。

二、心肺脑复苏

心搏骤停的生存率很低,根据不同的情况,其生存率在 5%～60%。心搏骤停发生后,大部分患者将在 4～6min 开始发生不可逆的脑损害,随后经过数分钟过渡到生物学死亡。心肺复苏(cardiopulmonary resuscitation,CPR)的成功率与抢救是否及时、有效有关,心搏骤停发生后应立即实施心肺复苏和尽早除颤,以提高复苏成功率。

(一)基础生命支持

基础生命支持(basic life support,BLS)又称初期复苏或现场急救。根据《2015 美国心脏协会心肺复苏及心血管急救指南》的要求,其主要内容包括循环支持、开通气道和人工呼吸,简称为 CAB(circulation,airway,breathing)。基础生命支持的适应证是呼吸骤停和心搏骤停,心搏骤停多发生在医院之外,需要在第一时间通知急救医疗系统。

1. 循环支持(circulation C) 根据《2015 美国心脏协会心肺复苏及心血管急救指南》要

求,单一施救者,首先进行胸外按压,按压速率每分钟至少 100～120 次。

(1)胸外按压:①固定恰当的按压位置,用手指按压靠近按压者一侧的胸廓下缘;②手指向中线滑动,找到肋骨与胸骨连接处;③将手掌贴在患者胸骨的下半部,另一手掌重叠放在这只手背上,手掌根部长轴与胸骨长轴确保一致,保证手掌全力压在胸骨上,可避免发生肋骨骨折,不要按压剑突;④无论手指是伸直,还是交叉在一起,都应离开胸壁,不倚靠在胸壁上(图 3-2)。

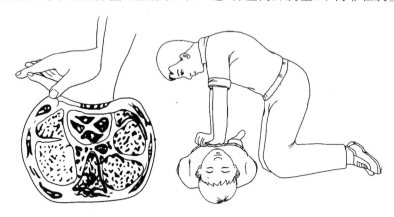

图 3-2　胸外按压

有效按压的标准:①肘关节伸直,上肢呈一直线,双肩正对双手,以保证每次按压的方向与胸骨垂直。如果按压时用力方向不垂直,有可能造成身体滚动,影响按压效果。②对正常形体的患者,按压幅度为 5cm,不超过 6cm。③每次按压后,放松使胸骨恢复到按压前的位置,血液在此期间可回流到胸腔,放松时双手不要倚靠在胸壁上,减少直接对胸骨本身的冲击力,以免发生骨折,按压频率为每分钟 100～120 次。④按压与放松间隔比为 50% 时,可产生有效的脑和冠状动脉灌注压。⑤按压周期内,保持双手位置固定,不要改变手的位置,每次按压后,使胸廓重新恢复到原来的位置,尽量减少按压中的停顿。

按压及人工呼吸的频率:单人 CPR,按压/通气比率要求为 30∶2;双人 CPR,要求第 1 个抢救者进行胸外按压的同时,第 2 个抢救者施行开放气道。在开始做人工呼吸时,第 1 个 30 次胸外按压结束,按压/通气比率要求也为 30∶2。按压速率要求达到每分钟 100～120 次。

(2)单人 CPR:①评价,确定患者是否无反应(拍或轻摇晃患者并大声呼唤)。②根据当地实际情况,及时呼救。③循环,快速检查循环及呼吸的体征,无循环征象,立即开始胸外按压。适当固定按压位置,以每分钟 100～120 次的频率连续按压 30 次,按压幅度为 5～6cm,每次按压后,手不倚靠在胸壁上,使胸廓恢复至按压前的状态;开放气道后,缓慢吹气 2 次,再行胸外按压 30 次,完成 4 个 30∶2 的按压/通气周期。④呼吸道,将患者安放在适当的位置,采用仰头抬颏法或托颌法开放气道。评价呼吸以确定是否无呼吸,还是通气不足。如患者无反应,但有呼吸,又无脊椎损伤时,将患者置于恢复体位,保持气道通畅。如患者无反应,也无呼吸,即开始人工呼吸,如人工呼吸无效,则应重新尝试。非专业人员应开始做胸外按压,按压/通气比率为 30∶2。开放气道通气时,应查找咽部是否有异物,如有异物立即清除。每次通气时确保见到患者胸廓起伏,一经实施有效通气后,即判断循环状况。⑤重新评价,行 4 个按压/通气周期后,再检查循环征,如仍无循环体征,应重新行 CPR。已有循环体征,要检查有无呼吸;如有呼吸,将患者置于恢复体位,监护呼吸和循环状态;如仍无呼吸,但有循环体征,则继续以每分钟 10～12 次频率行人工呼吸,每隔几分钟检测 1 次循环;如无循环体征,继续行 CPR 按 30∶2 的按压/通气比率,无特殊情况,不得中断 CPR。如果恢复充分的自主呼吸,循环体征也存在,则将患者置于恢复体位。⑥复苏人员的替换:现场有另一名急救人员时,可先呼救,而在第 1 名急救人员疲劳时,可替换第一人继续行 CPR,但应尽可能缩短 CPR 的中断时间,当第 2 名急救人员到达时,第 1 名应检查患者的反应、呼吸和循环体征,再决定是否继续 CPR。

(3)双人 CPR:双人 CPR 时,一人位于患者身旁,按压胸部,另一人仍位于患者头旁侧,保持气道通畅,监测颈动脉搏动,评价按压效果,并进行人工通气,按压频率为每分钟 100～120 次,按压/通气比率为 30∶2(图 3-3)。

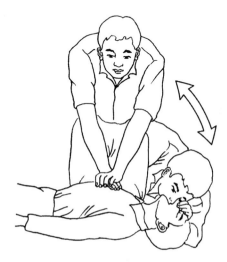

图 3-3　双人 CPR

双人 CPR 中的再评价:急救人员必须监护患者的情况,以评价急救效果,进行通气的急救人员负责监护呼吸和循环体征。为评价胸外按压的效果,第 1 名做胸外按压期间,另 1 名负责检查脉搏,为确定患者是否恢复自主呼吸和循环。先行 1min 按压/通气后,停止按压进行检查,时间为 5～10s,以后,每几分钟,停 10s 用于检查。

2. 开放气道(airway A)　患者无反应/无意识时,肌张力下降,舌体和会厌可能把咽喉部阻塞,舌又是造成呼吸道阻塞最常见的原因,因为舌附在下颌上,因此把下颏向上抬,既舌离开咽喉部,使气道打开。有自主呼吸,吸气时气道内呈负压,也可将舌、会厌或两者同时吸附到咽后壁,产生气道阻塞。如无颈部创伤,就可以采用仰头抬颏法开放气道,并清除患者口中的异物和呕吐物,用指套或指缠纱布清除口腔中的液体分泌物;清除固体异物时,一手按压开下颌,另一只手示指抠出异物。

(1)仰头抬颏法(图 3-4):为完成仰头动作,应将一只手放在患者前额,用手掌把额头用力向后推,使头部向后仰,另一只手的手指放在下颏骨处,向上抬颏,使牙关紧闭,下颏向上抬动,勿用力压迫下颌部软组织,否则有可能造成气道梗阻,避免用拇指抬下颌。开放气道后有助于患者自主呼吸,也便于 CPR 时口对口呼吸。如果患者义齿松动,应取下,以防脱落阻塞气道。

(2)托颌法(图 3-5):把手放置在患者头部两侧,肘部支撑在患者躺的平面上,握紧下颌角,用力向上托下颌,如患者紧闭双唇,可用拇指把口唇分开。如果需要行口对口呼吸,则将下颌持续上托,用面颊贴紧患者的鼻孔。此法效果肯定,但费力,有一定技术难度。对于怀疑有头、颈部创伤患者,此法更安全,不会因颈部动作而加重颈部损伤。

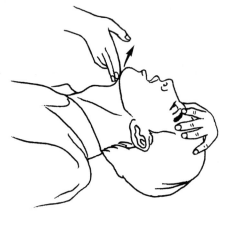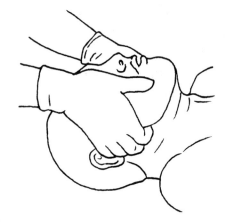

图 3-4 仰头抬颏法　　　　　　　　　　　　　　　图 3-5 托颌法

3. 人工呼吸(breathing B)　开放气道后,先将耳朵贴近患者的口鼻附近,感觉有无气息,再观察胸部有无起伏动作,最后仔细听有无气流呼出的声音。若无上述体征可确定无呼吸,判断及评价时间控制在 5~10s(图 3-6)。

大多数呼吸或心搏骤停患者均无呼吸,偶有患者出现异常或不规则呼吸,或有明显气道阻塞征的呼吸困难,这类患者开放气道后即可恢复有效呼吸。开放气道后发现无呼吸或呼吸异常时,应立即实施人工通气,如果不能确定通气是否异常,也应立即进行人工通气。

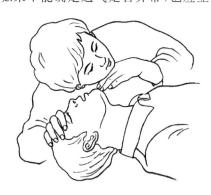

图 3-6 判定呼吸情况

(1)口对口呼吸:口对口呼吸是一种快捷有效的通气方法,呼出气体中的氧气足以满足患者需求。人工呼吸时,要确保气道通畅,捏住患者的鼻孔,防止漏气,急救者用口唇把患者的口全罩住,呈密封状,缓慢吹气,每次吹气应持续 2s 以上,确保呼吸时胸廓起伏,如急救者只人工呼吸,那么,通气频率应为每分钟 10~12 次。开始人工通气次数拟为 2~5 次(图 3-7)。

(2)口对鼻呼吸:在对患者不能经口呼吸时应推荐采用口对鼻呼吸,如牙关紧闭不能开口、

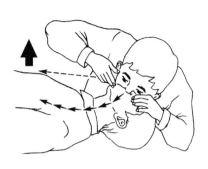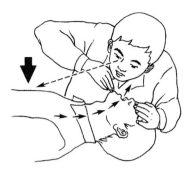

图 3-7　口对口呼吸

口唇创伤,口对口呼吸难以实施。救治溺水者最好应用口对鼻呼吸方法,只要患者头一露出水面即可行口对鼻呼吸。口对鼻呼吸时,将一只手置于患者前额后推,另一只手抬下颏,使口唇紧闭。用嘴封罩住患者鼻子,深吹气后口离开鼻子,让呼气自动排出。必要时,间断使患者口开放,或用拇指分开口唇,这对有部分鼻腔阻塞的患者呼气非常重要。

(3)口对通气防护装置呼吸:在工作场所,推荐使用有防护装置的通气,以防疾病相互传播。目前有两类装置,口对面罩和面部防护板,口对面罩是单向阀门,因此,患者呼出气进不到急救者的口中;面部防护板没有呼吸阀门,患者呼出气位于患者面部的防护板之间,通气装置气流阻力要低,以免影响患者呼气。

(4)球囊面罩通气:球囊面罩可提供正压通气,一般球囊充气容量约为 1000ml,足以使肺充分膨胀,但急救中挤压气囊难保不漏气,因此,单人复苏时易出现通气不足,双人复苏时效果较好。双人操作时,一人压紧面罩,一人挤压皮囊通气。

(5)环状软骨压迫法:用力压迫患者的环状软骨,向环状韧带压迫,使气管后移向后压住食管开口,以减轻胃胀气、胃内容物反流和误吸的危险,只有在患者意识走失时才能应用此法。而且,只有双人或 3 人 CPR 时才能用此法,即一人通气,一人胸外按压,一人按压环状软骨,其技术操作如下:①示指寻找并固定甲状腺韧带(喉节);②示指沿甲状腺韧带茎部下滑并触及环状软骨下缘;③拇指和示指用中等力量把环状韧带向后压,无胸外按压的人工通气,每分钟10～12 次。

(6)恢复体位:如果在复苏中或之后患者恢复呼吸和循环体征(脉搏、正常呼吸、咳嗽或活动),应继续维持呼吸道通畅,此时,患者应处于恢复体位(图 3-8)。

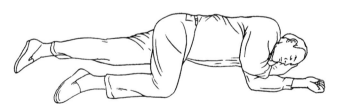

图 3-8　恢复体位

对无反应,但已有呼吸和循环体征的患者,也应采取恢复体位。因为,如患者继续取仰卧位,患者的舌、黏液、呕吐物有可能梗阻气道,采取侧卧位后可预防此类情况,没有哪一种体位能适用于所有患者,决定采取何种体位,可按以下6条原则:①患者尽量取正侧位,头部侧位便于引流;②体位应该稳定;③避免胸部受压,以免影响呼吸;④需侧卧时尽可能侧向易恢复仰卧位侧,并估计到颈部脊髓损伤的可能;⑤应易于观察通气情况,便于气道管理;⑥体位本身不应造成患者进一步损伤。

特别强调,因不当地转动体位可进一步加重患者的损伤,如有创伤或怀疑创伤,只有在气道难以维持通畅时,才转动患者体位开放气道。对肢端血流受损的患者,要密切监护,若患者恢复体位超过30min,要把患者转动到另一侧,以免造成肢体压伤。

(二)脑复苏

1. **复苏时限** 以往认为心脏停跳4min以上,脑细胞即发生不可逆转的损害。现在证明脑缺血缺氧长达20min仍可能恢复,提示人们不应放弃而应积极抢救病人。但是,时间越长,脑组织继发性损害越严重,恢复的概率越小。

2. **亚低温脑复苏** 降温可降低脑代谢和氧耗量,减少氧自由基清除剂的消耗,抑制脂质过氧化酶的产生,抑制兴奋剂神经递质的合成和释放,从而保护和改善神经系统功能,降低神经系统病残率。有研究表明,CPR同时或自主循环恢复后立即给予亚低温(肛温34~36℃)治疗,可明显改善神经功能,但在低于33℃的低温情况下,则会抑制脑功能,降低心排血量,抑制机体反射功能,故必须控制好温度(亚低温治疗技术见第2章第七节相关内容)。

3. **体外循环用于脑复苏** 体外循环本身使心搏骤停期间心腔的泵功能得以功能上的恢复,有利于神经功能的恢复。但其价格昂贵、技术要求高及其并发症的发生限制了体外循环的使用。

4. **糖、平衡液和皮质激素治疗脑水肿的问题** 无论是颅脑损伤或是循环骤停后所致的脑水肿,常使用高渗糖溶液来治疗,而平衡液或生理盐水则被视为禁忌治疗。但多年大量的实验和临床研究证明,上述观点是错误的。现在认为脑水肿的早期应首选平衡液,不宜使用5%或10%葡萄糖注射液,禁忌使用50%的葡萄糖注射液,因为输入葡萄糖注射液会增加脑组织内乳酸堆积,加重脑水肿和神经元损伤,并且也不主张大剂量使用激素。

(三)体外自动除颤(AED)

心搏骤停时最常见的心律失常是心室颤动,而终止室颤最有效的方法就是电除颤,成功除颤的机会转瞬即逝,不进行除颤数分钟后就可能转为心脏停搏。如果能在发生心搏骤停后6~10min行电除颤,许多成人患者可无神经系统损害,若同时进行CPR,复苏成功率更高。及时的CPR虽可以维持脑和心脏功能,可延长室颤持续时间,但CPR却不能将室颤转为正常心律。所以除颤的时机是治疗室颤的关键,每延迟除颤1min,复苏成功率下降7%~10%。

1. **体外自动除颤(AED)的操作** 使用体外自动除颤操作前,须首先判断是否有特殊情况,包括患者在水中、8岁以下或体重<25kg的儿童、敷有外用药及患者装有起搏器或埋藏式自动心脏除颤仪。患者仰卧,体外自动除颤仪放在患者耳旁,在患者左侧进行除颤操作,这样方便安放电极,同时可另有人在患者右侧实施CPR。AED的4步操作法如下。

(1)接通电源:打开电源开关,方法是按下电源开关或掀开显示器的盖子,仪器发出语音提示,指导操作者进行以下步骤。

(2)安放电极:迅速把电极片粘贴在患者的胸部,一个电极放在患者有上胸壁(锁骨下方),另一个放在左乳头外侧,上缘距腋窝 7cm 左右,在粘贴电极片前停止 CPR。若患者出汗较多,应事先用衣服或毛巾擦干皮肤。若患者胸毛较多,会妨碍电极与皮肤的有效接触,可用力压紧电极,若无效,应剔除胸毛后再粘贴电极。

(3)分析心律:急救人员和旁观者应确保不与患者接触,避免影响仪器分析心律。心律分析需要 5~15s。如果患者发生心室颤动,仪器会通过声音报警或图形报警提示。

(4)电击除颤:按"电击"键前必须确定已无人接触患者,或大声宣布"离开"。当分析有需除颤的心律时,电容器往往会自动充电,并有声音或指示灯提示。电击时,患者会出现突然抽搐。第 1 次电击后,先不要重新开始 CPR,AED 仪会手动或自动重新开始心律分析。若心律仍为心室颤动,AED 仪会发出提示并自动充电,后进行第 2 次甚至第 3 次除颤。以 3 次除颤为一组的目的是尽快判别,并治疗致死性心律失常。完成一组 3 次的除颤后,仪器会自动停止 1min,以便再进行 CPR。因此,3 次除颤后,应检查患者的循环并进行 1min 的胸外按压和人工呼吸。但是,《2015 美国心脏协会心肺复苏及心血管急救指南》支持进行单次点击、之后进行心肺复苏而不是连续电击。

2. 电击指征　重新出现心室颤动,患者的循环仍未恢复,复苏者应立即实施 1min 的 CPR,若心律仍为心室颤动,则再行电除颤,然后再行 1min 的 CPR,直至仪器出现"无电击指征"信息或行高级生命支持。

3. 无除颤指征

(1)无循环体征:AED 仪提示"无除颤指征"信息,要检查患者的循环体征,如循环仍未恢复,继续行 CPR。3 个"无除颤指征"信息提示成功除颤的可能性很小。因此,行 1~2min 的 CPR 后,需再次行心律分析。心律分析时,停止 CPR。

(2)循环体征恢复:如果循环体征恢复,检查患者呼吸,如无自主呼吸,即给予人工通气,频率为每分钟 10~12 次;若有呼吸,将患者置于恢复体位,除颤器应仍连接在患者身体上,如再出现室颤,AED 仪会发出提示并自动充电,再行电除颤。

4. 除颤波形和能量水平　除颤器释放的电流应是能够终止室颤的最低能量。能量和电流过低则无法终止心律失常,能量和电流过高则会导致心肌损害。目前 AED 仪包括两类除颤波形:单相和双相波,不同的波形对能量的需求有所不同。一般建议单相波形电除颤:首次电击能量 200J,第 2 次 200~300J,第 3 次 360J。

5. CPR 和 AED 仪联合应用　患者发生心搏骤停,急救人员应立即联合实施 CPR 和 AED 的操作。大部分情况下,心搏骤停复苏时常需要 2 名或更多的急救人员。一般包括以下 3 项:①启动急救医疗组织(EMS)系统;②实施 CPR;③实施 AED 操作。

电除颤成功使呼吸和循环恢复后,应将患者置于恢复体位,并继续连接 AED 的操作行连续监测,密切观察患者的呼吸和循环体征。

三、心肺复苏新进展

(一)《2005 美国心脏协会心肺复苏及心血管急救指南》摘要

2005 年国际复苏联盟(ILCOR)和美国心脏病协会(AHA)重新修订了"国际心肺复苏

(CPR)及心血管急救(ECC)2000年指南"，以使心搏骤停患者生存率得到提高。2005年指南中的主要变化如下。

1. 有效的心脏按压　心脏停搏时要求急救人员要"用力而快速地按压"，按压频率达每分钟100次，且按压后要使胸廓完全恢复到正常位置，按压/放松时间大致相等。同时尽量减少中断胸外按压时间。为了快速确定按压位置，可采取两乳头连线中点的办法，此点在"2000指南"中未着重强调。

2. CPR按压　按压/通气比建议从婴儿至成人，所有单人CPR时，按压/通气比为30:2而2000年指南中建议成人CPR按压/通气比为15:2，而婴儿和儿童CPR时，按压/通气比为5:1。

3. 人工呼吸　每次人工呼吸应为1s以上，急救人员应见到胸部起伏，为避免过度吹气或过度用力，在吹气前不要深吸一口气。而"2000年指南"中，仅建议有氧或无氧人工呼吸，每次吹起1s或1~2s。

4. 现场电除颤　需电除颤时，只给1次电击，而后即进行CPR，应在给过5组30:2的CPR(约2min)后，再检查患者的心律。2000年指南中对需要"电击"的心搏骤停患者，给连续3次点击，其间不进行CPR，并在电击前后都要检查心律。

5. 建议自动体外除颤(AED)　可用于1岁以上儿童，但尚证据不足以建议或反对AED用于1岁以下儿童。

(二)《2010美国心脏协会心肺复苏及心血管急救指南》摘要

《2005美国心脏协会心肺复苏及心血管急救指南》中强调高质量胸外按压的重要性，但是相关研究表明：①尽管实施《2005美国心脏协会心肺复苏及心血管急救指南》后心肺复苏质量已提高且存活率已上升，但胸外按压的质量仍然需要提高；②各个急救系统(EMS)中的院外心搏骤停存活率相差较大；③对于大多数院外心搏骤停患者，均未由任何旁观者对其进行心肺复苏。为此，《2010美国心脏协会心肺复苏及心血管急救指南》主要是针对所有施救者(医务人员或非专业施救者)的基础生命支持(BLS)问题作出了一些更改建议，以尝试解决这些问题，同时也提出了有关重视心搏骤停后治疗的新建议，以提高心搏骤停的存活率。《2010指南》继续强调实施高质量心肺复苏，更改要点如下。

1. 强调胸外按压：对于经过培训以及未经过培训的施救者，都需要强调胸外按压。如果一名旁观者未接受过心肺复苏培训，则该旁观者应该为突然倒下的成人进行单纯性胸外按压的心肺复苏(仅按压)，即强调在胸部中央用力快速按压，或者按照急救调度员的指令操作。施救者应继续实施单纯胸外按压的心肺复苏，直至自动体外除颤仪(AED)到达且可供使用，或者急救人员已接管患者。

2. 心肺复苏程序变化：在通气之前开始胸外按压，C-A-B代替A-B-C。

3. 取消"看、听和感觉呼吸"，在进行30次按压后，单人施救者开放患者的气道并进行2次人工呼吸。

4. 胸外按压速率要求每分钟至少100次。

5. 胸外按压幅度：应将成人胸骨按压至少5cm。

(三)《2015美国心脏协会心肺复苏及心血管急救指南》摘要

1. 一旦发现患者没有反应，医护人员必须立即呼救同时检查呼吸和脉搏，然后再启动应急反应系统或请求支援。

2. 首次规定按压深度的上限:在胸外按压时,按压深度至少 5cm,但应避免超过 6cm。

3. 按压频率规定为每分钟 100～120 次。指南中指出,在心肺复苏过程中,施救者应该以适当的速率(每分钟 100～120 次)和深度进行有效按压,同时尽可能减少胸部按压中断的次数和持续时间。

4. 为保证每次按压后使胸廓充分回弹,施救者在按压间隙,双手应离开患者胸壁。

5. 无论是否因心脏病所导致的心搏骤停,医护人员都应提供胸外按压和通气。

6. 关于先除颤,还是先胸外按压的问题,新指南建议,当可以立即取得体外自动除颤器(AED)时,应尽快使用除颤器。当不能立即取得 AED 时,应立即开始心肺复苏,并同时让人获取 AED,视情况尽快尝试进行除颤。

7. 当患者的心律不适合电除颤时,应尽早给予肾上腺素。

8. 新指南建议,所有疑似心源性心搏骤停患者,无论是 ST 段抬高的院外心搏骤停患者,还是疑似心源性心搏骤停而没有心电图 ST 段抬高的患者,也无论其是否昏迷,都应实施急诊冠状动脉血管造影。

9. 患者若在急诊科出现 ST 段抬高心肌梗死(STEMI),而医院不能进行冠状动脉介入治疗(PCI),应立即转移到 PCI 中心,而不应在最初的医院先立即接受溶栓治疗。

10. 所有在心搏骤停后恢复自主循环的昏迷,即对语言指令缺乏有意义的反应的成年患者,都应采用目标温度管理(TTM),选定在 32～36℃,并至少维持 24h。

(四)成人、儿童和婴儿基础生命支持的关键步骤

《2015 美国心脏协会心肺复苏及心血管急救指南》中列出成人、儿童和婴儿基础生命支持的关键操作元素,具体见表 3-1。

表 3-1　BLS 人员进行高质量 CPR 要点总结

内　容	建　议		
	成　人	儿　童	婴　儿
识别	无反应(所有年龄)		
	没有呼吸或不能正常呼吸(即仅仅是喘息)	不呼吸或仅仅是喘息	
	对于所有年龄,在 10s 内未扪及脉搏(仅限医务人员)		
启动应急反应系统	独自一人没有手机则离开患者启动应急反应系统并取得 AED,然后开始心肺复苏	有人目击:同左	
		无人目击:2min 的心肺复苏	
		离开患者取启动应急反应系统并获取 AED	
	或请他人去,自己立即开始心肺复苏;在 AED 可用后尽快使用	回到该儿童身边并继续心肺复苏;在 AED 可用后尽快使用	
心肺复苏程序	循环支持—开放气道—人工呼吸(C-A-B)		
按压速率	至少每分钟 100～120 次		
按压幅度	5～6cm	至少 1/3 前后径大约 5cm	至少 1/3 前后径大约 4cm

内　容	建议		
	成　人	儿　童	婴　儿
胸廓回弹	保证每次按压后胸廓回弹;不可在每次按压后倚靠在患者胸壁上		
按压中断	尽可能减少胸外按压的中断;尽可能将中断控制在 10s 以内		
气道	仰头抬颏法(医务人员怀疑有外伤:推举下颌法)		
按压/通气比率(气管插管之前)	30∶2(1 或 2 名施救者)	30∶2(单人施救者) 15∶2(2 名医务人员施救者)	
通气:在施救者未经培训或经过培训但不熟练的情况下	单纯胸外按压		
使用高级气道通气(医务人员)	每6秒钟给予1次呼吸(每分钟10次呼吸),以每分钟100~120次的速率持续按压		
除颤	尽快连接并使用自动体外除颤器(AED)。尽可能缩短电击前后的胸外按压中断;每次电击后立即从按压开始心肺复苏		

不包括新生儿,因为新生儿的心搏骤停病因几乎都是窒息

四、心肺复苏有效指征判断

1. 扪及大动脉搏动。
2. 血压收缩压维持在 8kPa(60mmHg)以上。
3. 末梢循环改善,口唇、颜面、皮肤、指端由苍白发绀转红润,肢体转温。
4. 瞳孔缩小,出现对光反射。
5. 自主呼吸恢复。
6. 昏迷变浅,出现反射、挣扎或躁动。

(王　蓓　洪涵涵　王晶晶　俞荷花)

第二节　血流动力学监测

　　血流动力学监测目前已广泛应用于急诊室、手术室及ICU,是抢救危重病人不可缺少的手段。可分为无创伤性和创伤性两大类。无创伤性血流动力学监测(noninvasive hemodynamic monitoring)是应用对机体组织没有机械损伤的方法,经皮肤或黏膜等途径间接取得有关心血管功能的各项参数,其特点是安全、无或很少发生并发症。创伤性血流动力学监测(invasive hemodynamic monitoring)通常是指经体表插入各种导管或监测探头到心腔或血管腔内,利用各种监测仪或监测装置直接测定各项生理学参数。通过这种有创性检查,可以对患者的循环功能进行连续重复的监测,从而对病情作出迅速的判断和采取及时的治疗。缺点是可能会引起一些严重的并发症。

一、动脉血压监测

(一)监测指标及意义

动脉血压是重症监护的基本监测项目,是反映后负荷、心肌氧耗与做功以及周围循环的重要指标之一。它与心排血量、循环血容量、周围血管阻力、血管弹性及血液黏度等因素有关。常见的动脉血压监测指标有以下几种。

1. 收缩压(SBP)　主要由心肌收缩性和心排血量决定,其重要性在于克服各脏器的临界关闭压,保证脏器的供血。正常值为 12.0～16.0kPa(90～120mmHg)。

2. 舒张压(DBP)　其重要性是能维持冠状动脉灌注压(CPP),因为 CPP＝DBP－LVEDP(左心室舒张末期压力)。正常值为 8.0～12.0kPa(60～90mmHg)。

3. 脉压　即 SBP-DBP,正常值为 4.0～5.3kPa(30～40mmHg)。

4. 平均动脉压(MAP)　是指心动周期的平均血压,MAP＝DBP＋1/3(SBP-DBP)。MAP 与心排血量(CO)和体循环血管阻力(SVR)有关。MAP＝CO×SVR,是反映脏器和组织灌注是否良好的重要指标之一。正常值为 8.0～13.3kPa(60～100mmHg)。

动脉血压的数值主要取决于心排血量和外周阻力,因此凡能影响心排血量和外周阻力的各种因素,都能影响动脉血压。小儿血压可略低,而老年人则偏高,其收缩压正常值应以年龄加 12.0kPa(90mmHg)计算。

(二)监测方法

1. 无创伤性测量法　无创伤性测量法可根据袖套充气方式的不同,分为袖套测压法和自动化无创伤测压法(automated noninvassive blood pressure,NIBP)。前者用手法控制袖套充气,压迫周围动脉(常用肱动脉)间断测压。该法所用的设备简单,费用低,便于携带,适用于一般患者的监测。后者用特别的气泵自动控制袖套充气,可定时间断测压,广泛应用于危重患者及手术麻醉中。目前临床主要采用振荡技术,即上臂缚上普通橡胶袖套,测压仪内装有压力换能器、充气泵和微机等,能够定时地使袖套自动充气和排气。当袖套充气压迫肱动脉时,动脉搏动消失,接着逐渐排气,动脉的搏动大小形成了袖套压力的变化。通过压力换能器又形成振荡电信号,经放大器将信号放大,振荡最大时为平均动脉压。而收缩压和舒张压的数值是通过检测压力振荡变化率各方程式而得,收缩压的定点通常取自压力振荡由最大的 25% 升高至50% 时,而舒张压的定点取自压力振荡下降达 80% 时。测压仪能自动定时显示收缩压、舒张压、平均动脉压和脉率。该仪器的特点是伪差小,在测压仪内还安装了压力的上、下限报警装置。

2. 创伤性动脉压监测　是常用的监测血压方法之一。是指在动脉内置管进行血压连续监测,它可以反映每一心动周期的动脉收缩压、舒张压和平均动脉压,并将其数值和波形实时显示在监护仪屏幕上,及时、准确地反映患者血压的动态变化。可通过动脉波形初步判断心脏功能;经动脉穿刺导管采取血标本可随时进行血气分析,测定电解质的变化;围术期心电图的监测受交流电干扰时,仍可从动脉波形描计中了解心脏跳动是否规则。测量方法如下。

(1)动脉置管成功后,将其尾部通过压力延长管与换能器相连,通过特定的导线连到具有压力测定功能的监护仪上。

(2)使压力传感器内充满液体排尽气体,位置应与穿刺动脉测压点在同一水平线上。

(3)使压力传感器与大气相通,校正零点。

(4)隔绝大气使压力传感器与动脉相通,监护仪上即可显示动脉血压的数值及波形。

(5)定时冲管:一般肝素稀释液(12~25U/ml)每15~30分钟冲管1次,保持动脉导管的通畅。

(三)护理要点

1. **自动化无创伤测压注意点** ①袖带的长短宽窄合适,松紧适宜,应使袖带内充气气囊的中心恰好置于肱动脉部位。②测压时袖带应与患者心脏在同一水平线。平卧位时,袖带应与腋中线第4肋间相平。③合理调整测压间隔时间,避免袖带在短时间反复充气,引起该侧肢体长时间受压,静脉回流受阻,肢体肿胀。

2. **伤性动脉压监测注意点**

(1)保持测压管道通畅:妥善固定测压导管,防止其脱落、受压或打折。

(2)防止动脉内血栓形成:血栓形成是动脉内置管最常见的并发症。应定时用肝素稀释液定期冲管,因动脉内置管时间长短与血栓形成呈正相关,在患者循环功能稳定后,应尽早拔除测压管。

(3)防止置管远端肢体缺血:引起远端肢体缺血的主要原因是血栓形成,血管痉挛及局部长时间包扎过紧等也可引起,在监护中应密切观察术侧远端手指的颜色与温度,当发现有缺血征象,如皮肤苍白、发凉及有疼痛感等异常变化时,应立即拔管,同时固定置管肢体时,切勿行环形包扎或包扎过紧。

(4)防治感染:与导管有关的感染通常是由于穿刺污染,严重时引起导管性败血症。此外,测压系统的污染是另一个主要原因。因此在操作过程中要严格遵循无菌原则,穿刺部位每24小时换药1次,如发现有发红、疼痛等异常情况,应立即拔除导管。同时监测患者体温变化,如出现高热、寒战等症状,应及时寻找感染源,必要时取创面物培养或做血培养以协助诊断。

(5)防止空气栓塞:在调试零点、取血等操作过程中,要严防气体进入动脉内造成栓塞。

二、中心静脉压监测

(一)正常值及监测意义

中心静脉压(CVP)是指胸腔内的上、下腔静脉或右心房内的压力。中心静脉压由四部分组成:①右心室充盈压;②静脉内壁压即静脉内血容量;③作用于静脉外壁的压力,即静脉收缩压和张力;④静脉毛细血管压。中心静脉压的高低,主要反映右心室前负荷和血容量,与静脉张力和右心功能有关,不能反映左心功能。

中心静脉压的正常值为0.49~1.0kPa(5~12cmH_2O)。如果中心静脉压<0.2~0.49kPa(2~5cmH_2O)表示右心房充盈欠佳或血容量不足;中心静脉压>1.5~2.0kPa(12~20cmH_2O)表示右心功能不全。当患者已有左心功能不全时,其中心静脉压也失去了参考价值。中心静脉压的监测是反映右心功能的间接指标,应结合其他血流动力学参数综合分析来评估患者的右心功能和血容量变化。

(二)适应证

1. 各类大中手术,尤其是心血管、颅脑和胸部大而复杂的手术。

2. 各种类型的休克。

3. 脱水、失血和血容量不足。

4. 心力衰竭。

5. 大量静脉输血、输液或需要静脉高能量营养治疗者。

(三)监测方法

1. 插入途径,中心静脉压监测是将穿刺导管经颈内静脉或锁骨下静脉,插至上腔静脉,也可经股动脉插至下腔静脉。

2. 插管前将连接管及静脉导管内充满液体,排空气泡,测压管内充满液体,使液面高于预计的静脉压。

3. 穿刺成功后,将导管末端与测压装置相连,排尽气泡,固定测压管使零点与右心房中点在同一水平面上。

4. 转动三通开关使测压管与静脉导管相通即可测压。不测压时,转动三通开关使输液瓶与静脉导管相通。用于补充液体并保持静脉导管的通畅。

(四)护理要点

1. 患者体位改变时,测压前应重新调整零点,以保持测压管零点始终与右心房在同一水平线上。

2. 测压时,应先排尽测压管中的气泡,防止气体进入静脉内造成空气栓塞并影响测压结果的准确性。

3. 每次测压后及时将三通管转向生理盐水输入通路进行持续静脉滴注,以保持测压管道的通畅。

4. 预防感染。中心静脉置管感染率为 2%～10%。应加强护理,每天消毒静脉穿刺部位并更换敷料,严格无菌操作。密切观察穿刺处情况,如出现局部炎症反应或不明原因发热,应考虑拔管。

5. 注意观察有无以下并发症的发生,包括心律失常、出血和血肿、气胸、血管损伤、血栓形成等。

三、肺动脉压监测

30 年来临床监测方面主要的进展是肺动脉压的测定,特别是带气囊的漂浮导管的广泛应用。由此可迅速、方便地在床旁做各种血流动力学监测,对于了解左心室功能、估计疾病的进程、研究心脏对药物的效应、评价新的治疗方法,以及诊断和治疗心律失常、鉴别各种原因的休克、帮助诊断右心室心肌梗死、心脏压塞、肺梗死和急性二尖瓣反流等,均可提供较可靠的依据。

(一)监测指标及临床意义

将特制的漂浮导管经静脉如右颈内静脉、左锁骨下静脉或股静脉经上腔或下腔静脉到达右心房、右心室、肺动脉主干和左或右肺动脉分支,直至肺小动脉,又称肺小动脉插管。通过该多腔的导管可测得 CVP、右心房压（RAP）、右心室压（RVP）、肺动脉收缩压（PASP）、肺动脉舒张压（PADP）、肺动脉平均压（PAMP）及肺毛细血管楔压（PCWP）。

1. 监测指标　见表 3-2。

表 3-2　漂浮导管测得的各种指标正常参考值（单位：kPa）

	RAP	RVP	PASP	PADP	PAP	PAWP
平均值	0.67	3.33/0.67	3.06	1.20	2.0	1.3
参考值范围	0.13～1.33	2.0～4.0/0～1.06	2.0～4.0	0.67～1.3	1.3～2.6	0.67～2.0

（1）右心房压（RAP）：导管进入右心房，示波器上显示低平的 RAP 波形。可代替中心静脉压，与右心室舒张末期压力相似，对评估右心室功能有价值（图 3-9）。

（2）右心室压（RVP）：当导管通过三尖瓣进入右心室时，可记录到收缩压突然升高、舒张时压力迅速降至零点的 RVP 波形。这是导管推进过程中的一个重要定位标志。

（3）肺动脉平均压（PAP）：导管前进至肺动脉，收缩相与右心室压相同，舒张压较前显著升高，有重搏切迹。

（4）肺毛细血管楔压（PCWP）：导管再向前至肺小动脉，测得的压力即为肺小动脉楔压。其压力波形与右心房压力波形相似。

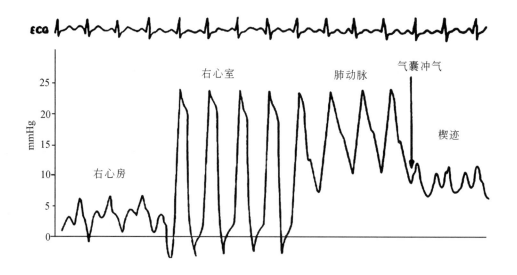

图 3-9　漂浮导管各部位压力波形

2. 临床意义

（1）评估左右心室功能：PCWP 与左心房压（LAP）、左心室舒张末期压（LVEDP）相近似，因此在肺与二尖瓣无病变时，行肺动脉压监测 PCWP 能准确反映左心室前负荷和右心室后负荷。

（2）区别心源性和非心源性肺水肿：由于 PCWP 和肺毛细血管静水压基本一致，后者升高的常见原因为左侧心力衰竭或输液过量。平卧时，正常血浆胶体渗透压与 PCWP 之差为 1.3～2.4kPa，若＞1.1kPa，发生心源性肺水肿的可能性较小；0.53～1.1kPa 可明显增加

<0.4kPa,不可避免地将发生心源性肺水肿。左侧心力衰竭时血浆胶体渗透压与 PAWP 之差可呈负值。

（3）指导治疗：为扩容补液,应用强心、利尿及血管活性药物治疗提供依据,同时还可判断治疗效果和预后。

（4）选择最佳的 PEEP。

（5）通过压力波形分析,可帮助确定漂浮导管的位置。

（二）适应证

1. 重危病患者　围术期急性呼吸窘迫综合征（ARDS）伴有左侧心力衰竭的最佳诊断方法是测 PAWP。当低血容量性休克应用扩容治疗时能测定出 PAWP 估计前负荷,及时补充血容量并防止补液过量。各类大手术和高危病患者围术期应用肺动脉压监测,可预防和减少循环衰竭的发生率和病死率。

2. 心脏病患者　冠心病患者伴有左心功能不全、近期心肌梗死,以及瓣膜病的心力衰竭者,在肺动脉压的监测下指导正性肌力药和血管活性药物的应用。

3. 肺部疾病的患者　如急性呼吸衰竭和严重慢性阻塞性肺部疾病。

4. 需复杂的液体管理的患者　如对休克、脓毒败血症、急性肾衰竭、出血坏死性胰腺炎等患者实施液体治疗时可应用。

5. 特殊外科手术　如冠状动脉搭桥术、瓣膜置换术、心包剥离术、主动脉钳夹的主动脉瘤修复术、坐位颅内手术和门腔分流术。

6. 其他　高危产妇。

（三）禁忌证

肺动脉压监测是临床救治危重患者的重要手段,极少有绝对禁忌证,但下列情况应谨慎考虑:①患有完全性左束支传导阻滞者;②全身出血性疾病尚未控制者;③恶性室性心律失常尚未控制者;④高凝状态患者等。

（四）监测方法

1. 监测仪器和设备(图 3-10)　根据临床需要可选用不同规格的 Swan-Ganz 漂浮导管,常用的是四腔管。导管在室温下柔韧性较大,体温状态下则变软,从顶端开始每隔 10cm 有一黑色环形标记,作为插管深度的指示。每根导管有 3 个空腔和 1 根金属导线,导管顶端开口用于测量肺动脉压(PAP)和抽取血标本,导管近端开口(距顶端 30cm)用于测量右房压(RAP)或 CVP,以及供测量心排血量时注射生理盐水用。第 3 个腔开口于导管顶端的气囊,充气后便与导管随血流向前推进。距离导管顶端 3.5～4.5cm 处有一小的热敏电阻,金属线一端与它相连,另一端接上测定心排血量的计算机,用于测量心排血量。实施漂浮导管测压时尚需配套中心静脉穿刺用品、测压装置以及具有压力监测功能的监护仪等。

2. 插管方法　通常选择右侧颈内静脉,从皮肤到右心房的距离最短,导管可直接到达右心房。当静脉穿刺成功后,经穿刺针放入导引钢丝,撤出穿刺针,通过导引钢丝送入扩张管及外鞘管,拔除导引钢丝及扩张管,留置外鞘管在血管内将漂浮导管插入静脉内。漂浮导管插入 15～20cm,即可进入到右心房,示波器上显示低平的 RAP 波形,此时将气囊充气 1.2～1.5ml 使导管随气囊前进,在监护仪上依次可看到 RAP、RVP、PAP、PAWP 的特征性波形。

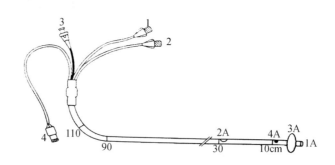

图 3-10　四腔漂浮导管

1. 远端孔腔(肺动脉);1A. 导管远端孔;2. 近端孔腔(右心房);2A. 导管近端孔;3. 球囊注气管腔;3A. 导管球囊;4. 热稀释连接线;4A. 热敏电阻片

3. 注意事项

(1)导管顶端应位于左心房同一水平的肺动脉第一节分支。此时 PAWP 才能准确反映 LAP。

(2)漂浮导管前端最佳嵌入部位应在肺动脉较大分支处,当气囊充气后监测仪上即显示 PAWP 的波形和压力值,而放气后屏幕上又显示 PA 波形和 PASP、PADP、PAP 值。

(3)呼吸对 PAWP 有影响,用机械通气或自发呼吸时,均应在呼气末测 PAWP。

(五)护理要点

1. 持续心电监测　严密观察心律、心率变化,注意心律失常的出现,及时准确地记录生命体征。

2. 正确掌握测压要点

(1)压力室内须充满液体,不能有空气进入,压力转换器应与压力计隔膜紧密接触。

(2)根据病情变化及时测定各项压力参数。

(3)每次测压时根据患者体位的变化调整压力转换器的位置,使其与右心房水平等高。

(4)及时纠正影响压力测定的因素。如深吸气时所测得肺动脉压明显低于平静时,因此测压时应嘱患者平静呼吸。此外,咳嗽、呕吐、躁动、抽搐和用力等均可影响中心静脉压及肺动脉压数值,故应在安静 10～15min 再行测压。

(5)持续缓慢滴注 0.01% 肝素生理盐水,保持各管腔通畅。

3. 防治并发症

(1)心律失常:当漂浮导管进入右心时,由于导管顶端裸露部分触及心内膜,可引起室性心律失常。为防止或减少心律失常的发生,当导管进入到右心房时,宜将气囊充气,覆盖导管尖端,插入中遇到阻力时,不可用力插入。最常见的心律失常为短阵性期前收缩,很少需要利多卡因治疗。

(2)气囊破裂:导管放置时间过久以致气囊老化是其主要原因;此外,注入过量气体使气囊过度膨胀也易造成气囊破裂。术前应仔细检查气囊,并注意小心缓慢充气,术中尽量使用二氧化碳充盈气囊,充气量<1.5ml。如怀疑气囊破裂,应将注入的气体抽出,同时拔除导管。

(3)导管扭曲或打结:导管缠绕心内组织可造成组织损伤。插入导管时须在压力监测下充盈气囊,缓缓推进。如已送入较长部分导管,而压力监测仍为同一部位压力图形,则应怀疑导管是否在该部位打圈,此时应放尽气囊气体,缓缓回撤导管,避免导管打结。如已打结,则须在 X 线透视下操作,使导管系结松解。不可在气囊充盈状态下拔除导管,以免损伤肺动脉瓣或三尖瓣。

(4)血栓形成或栓塞:导管周围血栓形成可堵塞插入导管的静脉,导管尖端血栓形成,栓子进入肺循环可引起肺栓塞导致肺梗死。休克和低血压患者处于高凝状态,或抽取血标本后没有冲洗干净,容易发生血栓形成。因此,除静脉内持续滴注 0.01% 肝素抗凝外,还应在监护中严密观察肺动脉压图形,若发现图形改变,必要时应调整导管位置。

(5)肺动脉破裂和出血:肺动脉高压的患者,可迫使导管的尖端进入肺动脉小分支,由于气囊过度充气和血管壁变性,可损伤肺血管引起破裂出血。应注意导管插入的深度,不快速、高压地向气囊内注气,测量 PAWP 的时间应尽量缩短,以避免该并发症的发生。

(6)感染:继发于肺动脉导管的感染可发生在局部穿刺组织,也可以引起败血症、细菌性心内膜炎。为预防感染,要严格无菌操作,加强导管护理,定期更换敷料,全身应用抗生素治疗。

四、心排血量测定

(一)测定意义

心排血量(CO)是反映心泵功能的重要指标。它常受到心率、心肌收缩力、前负荷和后负荷等因素影响。测量排血量及计算心血管各项参数,可以了解心泵功能,并绘制心功能曲线,判断心脏功能与前、后负荷的关系,以及正确地进行心血管治疗,有助于心力衰竭和低排血量综合征的诊断、处理和估计预后。

(二)测定方法

测定排血量的方法有温度稀释法、食管和气管多普勒技术以及心阻抗血流图等。现介绍经漂浮导管测定的温度稀释法。

1. 原理　经 Swan-Ganz 漂浮导管,将 2～10℃ 的冷生理盐水作为指示剂注入右心房,随血流进入到肺动脉,由温度探头和导管端部热敏电阻分别测出指示剂在右心房和肺动脉的温差及传导时间,描绘出温度－时间变化曲线并传给计算机。血温的变化与血流成反比,根据公式自动计算出心排血量,并显示记录其数字及波形。同时,可从排血量、平均动脉压(MAP)、肺动脉平均压(PAMP)等计算出体循环血管阻力(SVR)和肺循环血管阻力(PVR)。

2. 注意事项

(1)为获得准确数据,每次注射液体前应将注射器内的气泡完全排空。在高或低心排血量的状态下,建议使用 10ml 注射器。

(2)肺动脉压力波形需要连续监测以确保漂浮导管的正确位置。

(3)注入液体的速度不可太慢,一般 4～13s 均匀注入。

(4)在呼吸周期的不同时间注入液体,会改变心排血量的输出结果,因此注入液体应在呼吸末期进行,以减少心排血量的变化。

(5)一般至少需要连测 3 次,取平均值。每次测量的时间间隔要在 1min 以上。

(三)测定指标及正常值

1. 心排血量和其他血流动力学计算参数　见表 3-3。

表 3-3　血流动力学指标正常值

血流动力学指标	公式	正常范围
心排血量(CO)	$CO=SV×HR$	$4\sim8L/min$
心排血指数(CI)	$CI=CO/BSA$	$2.8\sim4.2L/(min·m^2)$
每搏量(SV)	$SV=CO/HR×1000$	$60\sim90ml$
每搏指数(SI)	$SI=SV/BSA$	$40\sim60ml/(m^2·beat)$
每搏功(SW)	$SW=(MAP-PAWP)×SV×0.136$	$85\sim119g·m$
左心室每搏功指数(LVSWI)	$LVSWI=1.36×(MAP-PAWP)×SI/100$	$45\sim60g·m/m^2$
右心室每搏功指数(RVSWI)	$RVSWI=1.36×(PAP-CAP)×SI/100$	$5\sim10g·m/m^2$
体循环阻力(SVR)	$SVR(TPR)=(MAP-CVP)×80/CO$	$900\sim1500dyn·s/cm^2$
肺循环阻力(PVR)	$PVR=(PAP-PAWP)×80/CO$	$150\sim250\ dyn·s/cm^2$

2. 监测意义包括

(1)心排血指数降低意味着组织低灌注,极度降低可以出现心源性休克;增高见于某些高动力性心力衰竭。

(2)左心室每搏功指数代表左心室每次心搏所做的功。降低表明需要加强心肌收缩力,增加表明耗氧增加,可能导致冠状动脉供血不足。

(3)体循环阻力代表心室射血期作用于左心室肌的负荷。当血管收缩药使小动脉收缩或因左心室衰竭、心源性休克、低血容量休克等使心排血量减低时,体循环阻力增加,相反,血管扩张药、贫血、中度低氧血症可致外周血管阻力降低,体循环阻力下降。

(4)肺循环阻力代表心室射血期作用于右心室肌的负荷,增高代表有肺血管病变。

五、无创心功能监测技术

无创性心功能监测是将血流动力学作为全面评价心功能的一种手段,包括心排血量的测定和各房室及血管压力的测定。这种方法主要是通过放在桡动脉所测的血压及体重、身高参数,将定标输入计算机分析处理,从而判定心血管功能所要的参数,具体应用时多将心电、心音、颈动脉搏动、心尖搏动图四种方法同步检查。

(一)监测意义

1. 了解危重患者的心功能　在危重患者的急救早期,心功能的监测不容忽视。

2. 了解危重病患者的循环状况,通过液体复苏优化心排血量　在液体复苏中运用无创心功能监测,可以明显减少肺水肿,缩短呼吸机应用时间,缩短病程,为治疗提供可靠有效的帮助。

3. 帮助血流动力学不稳定患者选择最佳呼气末正压　对于血流动力学不稳定患者,当CO 为初始值的 80% 以上时 PEEP 为可接受的,使重要脏器灌注提高,有利于机体的恢复。

4. 其他　监测药物效果,指导药物调整;选择、评价治疗方案。

(二)监测方法

应用血流动力学监测是根据生物学系统的弹性管模型理论,应用状态空间法分析循环系统将所求的系统单元的时间响应曲线,所构成的图形。

1. 心尖搏动图(ACG)　是一种心机械图的常用方法,与左心室压力曲线之间有一定相关性,可反映心脏时相数据、获得多种心泵功能讯息,某些心脏病可以出现特异波形。

(1)左侧卧位 60°～90°,以心尖搏动最清晰点为宜、以每秒 50～100mm 的纸速分别记录,前者观察图形,后者测时相。

(2)测量仪器以四导、多导或左右心功能仪为宜,一般与心电、心音、颈动脉搏动图同步进行测量。心电图 Ⅱ 导、颈动脉以右颈动脉为主。

(3)图形要求:心电图以 R 波为主的导联,以每秒 100mm 纸速记录。心音图的振幅以 15mm 为宜,S1 的各成分要清晰可辨,S2 的 A2P2 要能正确分辨。颈动脉搏动图振幅应大于 30mm,升支清晰无延缓,重搏波下凹要清晰。心尖搏动图:C 点不能低于 a 波起点,S 波要有可见的 E 点、转折的 P 点,O 点应在 S2 之后,F 点要高于 O 点。

2. 颈动脉搏动图(CAW)　它是主动脉波的传递波,与心音、心电图同步记录,测量心缩间期(ST1),因波形变异作为某些心血管疾病的辅助诊断指标,与其他动脉波同步记录,研究动脉波传递速度。

(1)仪器及心音图要求同心尖搏动图,与心音、心尖、心尖搏动图同步记录。

(2)受试者仰卧或左侧卧位,将压力传感器放置在右侧颈总动脉搏动最强点,用每秒 50 及 100mm 两种纸速记录。

(3)振幅应超过 30mm,正常图形 u 点必须清楚,升支上升迅速叩击波尖耸、潮波隐约可见,重搏波下凹应见于 1/3 处,降支缓慢移行于下一心动周期的 u 点。

3. 左、右心功能同步检查法　临床上多以检查左心功能为主,国外有关体表检查的报道,主要反应右心房功能,近 2～3 年国内采用 QXG-1VA 型左右心功能同步检查系统。首创采用颈部三脉球为静脉波的体表检测点,具体使用时同时采集动脉、静脉、心电、心音 4 个信号。屏幕显示微机处理,快速分析。打印报告左右心功能及体、肺循环数十个指标已应用于临床。所检测的图形曲线是反映心动周期的动力转变过程的曲线图,各单元的时间响应曲线的边界值和时间常数将能同时测得 30～50 各常数,均为生理功能、解剖结构、生物流体力学的基本参数,可作为心血管功能的判断指标。

(三)护理要点

1. 严格无菌操作,严密监测心电、血压变化。

2. 嘱患者保持适当的体位,不可过度弯曲。移动体位时,动作宜慢。

3. 监测前 30min,嘱患者休息,不可剧烈运动。

(王　蓓　刘　静)

六、脉搏指示连续心排血量监测

脉搏指示连续心排血量监测(pulse index continuous cardiac output,PICCO)。该监测仪采用热稀释方法测量单次的心排血量(CO),并通过分析动脉压力波型曲线下面积来获得连续的心排血量;同时可计算胸内血容量(ITBV)和血管外肺水(EVLW)。

1. 监测意义

(1)对每一次心脏搏动进行分析和测量(beat to beat)。

(2)测量全心指标,反映全心功能,不是以右心代表整个心脏。

(3)及时发现肺水肿,无须仅凭胸部 X 线片争论是否存在肺水肿。

(4)测量前负荷、后负荷和流量等多种指标。

2. 监测正常值

(1)PICCO 可连续监测下列参数:每次心脏搏动的心排血量(PCCO)及指数(PCCI)、动脉压(AP)、心率(HR)、每搏量(SV)及指数(SVI)、每搏量变化(SVV)及外周血管阻力(SVR)及指数(SVRI)。

(2)PICCO 可利用热稀释法测定以下参数:心排血量(CO)及指数(CI)、胸腔内血容量(ITBV)及指数(ITBI)、全心舒张末期容量(GEDV)及指数(GEDI)、血管外肺水(EVLW)及指数(ELWI)、心功能指数(CFI)、全心射血分数(GEF)及肺血管通透性指数(PVPI)。

3. 正常值　PICCO 主要测定参数正常值,见表 3-4。

表 3-4　PICCO 主要测定参数正常值

参数	正常值	单位
CI	3.0~5.0	L/(min·m^2)
ELWI	3.0~7.0	ml/kg
CFI	4.5~6.5	L/min
HR	60~90	b/min
CVP	2~10	mmHg
MAP	70~90	mmHg
SVRI	1200~2000	dyn/(s·cm^5)
SVI	40~60	ml/m^2
SVV	≤10	%

4. 监测方法

(1)首先要熟悉仪器与导管规格型号及操作步骤(详见仪器使用说明书)。

(2)插入中心静脉导管及温度感知接头与压力模块相连接。

(3)插入 Pulsiocath 动脉导管,连接测压管路。

(4)动脉导管与压力及 PICCO 模块相连接。

(5)测量开始,从中心静脉注入一定量的冰盐水(<8℃),经上腔静脉→右心房→右心室→肺动脉→血管外肺水→肺静脉→左心房→左心室→升主动脉→腹主动脉→股动脉→PICCO 导管接收端。

(6)计算机可以将整个热稀释过程画出热稀释曲线,并自动对该曲线波形进行分析,得出一些基本参数,然后结合 PICCO 导管测得的股动脉压力波形,得出一系列具有特殊意义的重要临床参数。

(7)为了校正脉波轮廓心排血量,需要完成三次温度稀释心排血量测定。

5. 护理要点

(1)抗凝血。股动脉粗大,血流速度快,不易形成血栓。500ml 生理盐水+3000U 肝素(1/42 支),加压袋 300mmHg 的压力。

(2)凝血功能差(肝移植、动脉瘤人工血管置换),则无需肝素抗凝。

(3)预防感染,定期更换敷料。

（4）密切观察病人下肢足背动脉搏动、皮肤温度及血液供应情况，测量腿围，观察置管侧下肢有无肿胀和静脉回流受阻等下肢静脉栓塞的情况，尽早发现下肢有无缺血情况。

（5）保持导管通畅：保证 PICCO 导管的连接通畅，避免打折、扭曲，并给予妥善固定，防止松动脱出，导管内无血液反流。

（6）预防感染：穿刺部位用无菌敷料覆盖，必要时更换敷料；保持测压系统密闭；接触导管手卫生处置，输液或静脉注射前后严格消毒；输注营养液和血制品后及时用生理盐水冲洗；尽量避免由中心静脉管内抽血。

（许永华　邵小平）

七、循环功能的判断

（一）循环功能的主要指标

循环功能的主要指标是心排血量（CO），为每搏量和心率的乘积。每搏量主要受心室前负荷、后负荷及心肌收缩力的影响，因此对循环功能的判断主要从这几方面进行。

1. 心室前负荷　心室的前负荷是指舒张末期心室的容量和压力，受静脉回心血量和心室射血后剩余血量的影响，又称容量负荷。根据 Frank-Starling 定律，在一定范围内，心搏量与心室前负荷成正比。左心室的前负荷由左心室舒张末期压（LVEDP）来表示，在正常情况下临床上采用肺小动脉楔压（PAWP）代替，右心室舒张末压（RVEDP）由中心静脉压（CVP）代替。

血浆胶体渗透压正常时，前负荷过低表示循环血量不足，PAWP 增加 > 2.4kPa（18 mmHg），表示左心功能下降，可能出现心源性肺充血或肺水肿；CVP 增加时表示右心功能不全。

2. 心室后负荷　后负荷是指心室射血时所面对的阻抗，在心脏水平上后负荷表示心室射血时心室壁的张力，在外周血管水平上后负荷为心室向大动脉内射血时的阻抗。后负荷的大小取决于动脉血管的顺应性、总外周阻力、血浆黏稠度及血容量等因素。表示后负荷最敏感的指标是血管阻力，左心室的后负荷为体循环阻力（SVR），右心室的后负荷为肺循环阻力（PVR）。临床上常用动脉血压来计算 SVR 和 PVR。

前负荷恒定及心肌功能正常的情况下，在一定范围内后负荷增加，心排血量不受影响。但在心肌受损的情况下，后负荷增加，心排血量下降。

3. 心肌收缩力　心肌收缩力是指与后负荷无关的心肌本身的收缩力。在前后负荷恒定的情况下，心肌收缩力与心排血量成正比。表示心肌收缩力的指标主要有心排血量（CO）、心排血指数（CI）和心搏工作指数（SWI）。心搏工作指数等于左心室每搏功指数（LVSWI）。心排血量、心排血指数和心室每搏功指数低于正常表示心肌收缩力受损，心力衰竭的程度与心搏工作指数成正比。

（二）血流动力学监测指标的临床意义

1. 肺充血、肺水肿的判别　见表 3-5。

表 3-5 PAWP 与肺充血改变的关系

PAWP[kPa(mmHg)]	肺病理生理改变
<2.4(18)	罕见发生肺充血
2.4~2.7(18~20)	开始出现肺充血
2.8~3.3(21~25)	轻一中度肺充血
3.5~4.0(26~30)	中一重度肺充血
>4.0(30)	急性肺水肿

2. 低心排血量病因鉴别 见表 3-6。

表 3-6 不同病因所致的低心排血量的血流动力学变化

临床诊断	血流动力学监测指标
急性肺水肿	PAWP↑,CO↓
绝对或相对血容量不足	PAWP↓,CO↓/—
右心室梗死、右侧心力衰竭	RAP↑,PAWP—,CO—
左侧心力衰竭	PAWP↑,PAP↑,CO↓,AP↓
肺栓塞	RAP↑,PAP↑,PAWP—,AP↓,CO↓
心脏压塞	RAP↑,CO↓,PAP=PAWP

3. 休克类型的判断 见表 3-7。

表 3-7 各型休克血流动力学的主要变化

休克类型	BP	HR	CO	SVR	CVP/PCWP
低血容量	↓	↑	↓	↑	↓
心源性	↓	↑	↓	↑	↑
感染性	↓	↑	↑/↓	↑/↓	↑
神经性	↓	↑	↓	↓	↓
过敏性	↓	↑/↓	↓	↓	↓

4. 指导治疗 见表 3-8。

表 3-8 应用血流动力学监测选择适当治疗

BP	CVP	LVEDP	CO	临床意义	处理原则
—/↓	↓	↓	↓	血容量不足	补充血容量
—	↑	↑	—	血容量增加或容量血管收缩	利尿、扩血管
↓	—	—	—	血容量正常或不足	血管收缩药
—/↑	↑	↑	↓	体循环阻力升高	扩血管、利尿
↓	↑	↑	↓	心功能不全,血容量相对过多	综合治疗

（王　蓓　马山珊　李舒玲）

第三节 心电监护

危重患者由于原发疾病或应激反应,可使患者神经内分泌系统发生改变,导致水、电解质及酸碱平衡紊乱,这些变化可直接或间接影响心脏电生理活动,发生心律失常。对患者实施持续或间断的心电监测,能早期发现心电改变及心律失常,为危重患者的抢救发挥积极的作用。

一、心 电 监 测

心电监测就是使用心电监测装置(综合监护仪、心电监护仪、携带式心电图长时间磁带记录装置)长时间持续心电监护,以便及时发现各种类型心律失常并做出处理。

(一)心电监护仪的种类

1. **多功能床边监护仪**　多功能床边监护仪能持续地显示心电波形、心率、呼吸、有创和无创血压值、体温、血氧饱和度以及血流动力学的各项参数和实时图像;可设置以上各项指标的高限及低限报警;可系统地回顾若干小时内(目前常用为 24h 或 48h)各项指标的图形及趋势;并可以自动记录、分析、报警 10 余种心律失常。

2. **遥控式心电监护仪**　此类心电监护仪通常由信号发射器、信号接收装置及中央监测系统组成。可同时监测 4～6 个患者,遥控半径达 30～60m。患者随身携带信号发射器,可在遥控范围内自由活动,医护人员通过信号接收装置及中央监测系统对患者的心律及心率实施监测。

3. **动态心电图监测仪**　也称 Holter 心电监护仪,即随身携带的心电磁带记录器。它可描记患者日常活动情况下 24h 不间断的心电波形,然后将磁带进行回顾分析,把异常心电图和日常活动的量、时间及出现的自觉症状相联系,临床上主要用于判断原因不明的心悸、胸闷、头晕及晕厥等是否与心律失常有关,特别适用于平静心电图不易察觉的短暂性的心律失常、鉴别心绞痛的类型、检出心肌缺血、评价心律失常药物和心绞痛药物的疗效、心脏起搏器安装后的随访。

(二)监测方法

1. **导联选择**　心电监测通常采用简化的心电图导联来代替标准体表心电图导联系统,其连接方式也有别于常规心电图 12 导联。

目前推荐胸前综合监护导联或改良的标准导联图形进行监测。该导联记录的心电图图形清晰、受肢体活动干扰小,但所描记的心电图不能按常规心电图的标准去分析 QRS 波形及 ST-T 改变,所以统称为模拟导联。

目前的心电监测系统通常能同时显示 1～3 个模拟导联的心电图,多为 3 个电极,也有 5 个电极,其基本原理是正极、负极和接地电极置构成一个三角形,分别形成改良的Ⅰ、Ⅱ、Ⅲ导联,或引出单极胸导联。导联放置方法有以下几种。

(1)综合Ⅰ导联:负极在右锁骨中点下缘,正极位于左锁骨中点下缘,接地电极置于右侧胸大肌下方。此导联不影响常规心电图描记,但 QRS 波振幅较小。综合Ⅰ导联的波形类似于标准Ⅰ导联。

(2)综合Ⅱ导联:负极在右锁骨中点下缘,正极位于左腋前线第 4～6 肋间,接地电极置于右侧胸大肌下方。心电图波形类似于 V_5 导联,波幅较大,但电极较易脱落。

(3)综合Ⅲ导联:负极在左锁骨中点外下缘,正极位于左锁骨中线肋弓上缘,接地电极置于右侧胸大肌下方。心电图波形近似于标准Ⅲ导联。

(4)CM_5 导联:负极置于胸骨柄,正极位于左腋前线第 5 肋间隙,接地电极置于右腋前线第 5 肋间隙。

（5）MCL$_1$ 导联：负极位于左锁骨中点外下缘，正极位于胸骨右缘第 4 肋间隙，接地电极置于右侧胸大肌下方或右肩。其优点为 P 波清楚，缺点是电极易脱落。

新一代的心电监护仪胸部安置的 7 枚电极，通过专门的计算方法，可以获得与标准 12 导联心电图相同的心电图曲线以及 ST 段测量结果，提供翔实的临床资料。

2. 电极安置的方法　电极是从人体取得心电信号的敏感元件。常用的有金属板电极、吸杯型电极、浮动型电极、按扣型电极。心电监护多采用的是一次性贴附电极。该电极由塑料膜或泡沫圆盘涂上粘接剂而成，起固定电极与患者皮肤的作用，电极盘接触皮肤面充以导电胶，以减少阻抗；电极盘向外中央嵌有金属小扣，与电极导联线相扣接。

安置电极贴膜时应清洁皮肤，有胸毛者要剃毛，用乙醇棉球涂擦脱脂后贴牢电极贴膜片，尽可能降低电阻抗，避免 QRS 波振幅过低或干扰变性，这样可减少伪差和报警。对于皮肤过敏者来说，应选用透气性较好的低致敏电极，且每天清洁局部皮肤，更换电极贴膜，注意观察粘胶处有无皮疹。

（三）造成心电监测伪差的原因

1. 交流电干扰　病房内各类电器可能对心电监测造成干扰。在有电极脱落、导线断裂及导电糊干扰等情况时则更易发生。

2. 肌电干扰　各种肌肉震颤可引起细小而不规则的波动，掺杂在心电图波形内，可被误认为心房颤动。患者精神紧张、输液反应或低温疗法时寒战，也可发生肌肉震颤，影响观察和记录。

3. 线路连接不良　电极与皮肤接触不好及导线连接松动或断裂，可使基线不稳，大幅度漂移，或产生杂波。

4. 电极放置位置不当　正负电极距离太近，或两个电极之间正好放在心肌梗死部位的体表投影区，会导致 QRS 波振幅减低。

（四）使用胸前心电监测电极的注意事项

1. 力求获得清晰的心电波形　若存在规则的心房活动，则应选择 P 波显示较好的导联。QRS 波振幅应＞0.5mV，以触发心率计数。

2. 电极的粘贴应避开除颤时电极板的位置　暴露心前区，留出易于除颤的心前区及心尖部。

3. 心电监护不能代替常规心电图检查　心电监护只是为了监测心率、心律的变化，不能用以分析 ST 段异常或诊断心脏器质性病变，如需更详细地分析心电变化，应及时做 12 导联心电图以助分析诊断。

二、心率监测

心率监测是指使用心率计测量瞬时心率或一定时间内心率变化的情况，以便及时发现某些快速或慢速性心律失常，必要时再通过心电监测或心电图记录，进一步明确心律失常性质，及时予以处理。

1. 实时监测测量瞬时心率值　用数码显示，如超过事先规定的心率范围，则信号灯闪亮或发出声响报警。

2. 趋势监测用示波器或笔描记录器 显示数小时内心率的数值,以曲线形式显示一定时间内心率变化的趋势。

三、血 压 监 测

血压监测是使用血压监测装置测量、记录血压变化情况,及时发现高血压或低血压状态,以评定心血管功能状态,早期发现休克,使医护人员对高血压或低血压做出相应处理。

1. 实时监测 用非侵入法(袖带法)或侵入法(穿刺动脉)自动测量瞬时血压值,用数码或曲线显示,超过事先规定的血压范围,则信号灯闪亮或发出声响报警。

2. 趋势监测 用非侵入法或侵入法测血压,在记录示波器上或笔描记录器上显示血压趋势曲线,说明一定时间内血压变动的情况。

(张 华)

第四节 人工心脏起搏

一、概 述

人工心脏起搏器由电子脉冲发放器和电子脉冲传导器(导线电极)组成。它由电子脉冲发放器发放一定形式的脉冲,经导线和电极的传导刺激心肌,使心肌产生兴奋、传导和收缩,从而完成一次有效的心脏搏动。

起搏技术真正应用于临床并挽救患者生命的先例始于 1952 年,当时采用电脉冲发生器,电流通过胸壁刺激心脏而使之起搏。20 世纪 80 年代后期,起搏工业有了突飞猛进的发展,现代的起搏器已经具备能根据患者活动情况自动调节起搏频率;根据患者起搏阈值自动调节能量输出;起搏器与程控仪实现了实时双向遥测,起搏器不仅能起搏心脏,而且还能记录心脏的活动情况,供医师诊断疾病和根据具体情况调整起搏参数时作参考。

二、临床常见起搏器的类型

1. 非程控或带少量程控参数的单腔起搏器 不能改变工作参数或仅能以磁铁改变极少量的工作参数;无实时遥测功能;无诊断功能;一般只能用于心室。因不能根据患者具体情况改变工作参数,不符合人体正常的生理需要,会导致严重的并发症甚至死亡,故临床上现已基本被淘汰。

2. 可双向实时遥测的起搏器 能用程控器双向实时遥测,即可根据患者的具体情况调节工作参数,并可实测起搏器及电极系统的工作状态。此类起搏器有单纯用于心室起搏或心房起搏的价格较便宜的单腔起搏器,也有同时起搏心房和心室的双腔起搏器。

3. 频率适应型起搏器 在双向实时遥测起搏器的基础上增加了频率感知器,能根据患者活动情况及时自动地调整起搏频率,更符合患者的实际情况,但价格较高。

4. 自动阈值夺获型起搏器 时刻检测起搏阈值,根据阈值自动调整起搏能量输出。此类起搏器常带有更多诊断功能,包括连续记录描绘阈值变化。使用时极其安全,并能节约大量能量,延长起搏器使用寿命,减少更换起搏器的次数,免去患者手术痛苦且性能价格比较高。

5. 自动型起搏器 起搏器发展的趋势是能根据患者自身的特点及活动情况自动调节工作参数,符合人体生理需要,并能记录多项诊断和监测参数,但价格较高。

三、起搏器的命名

1974 年,起搏器使用统一的三位编码法,后来由于多功能程控器和抗心律失常起搏器的出现,1980 年扩展为现在通用的五位编码。

第一位:表示起搏心腔。V—心室,A—心房,D—双腔,O—没有。

第二位:表示感知心腔。V—心室,A—心房,D—双腔,O—没有。

第三位:表示感知形式。T—触发,I—抑制,D—触发和抑制功能兼有,O—没有。

第四位:表示程控功能(频率调制)。P—程控频率和(或)输出功能,M—多功能程控,C—通信功能(遥测),R—频率应答,O—没有。

第五位:抗心动过速功能。P—抗心动过速,S—电击,D—抗心动过速和电击功能,O—没有。

举例:VVI,表示心室起搏,心室感知,R 波抑制型;DDD,表示双腔起搏,双腔感知,R 波抑制及 P 波触发型,又称全自动型起搏器;AAIR 或 VVIR,表示频率应答式 P 波或 R 波抑制型起搏器;OOOPD,埋藏式程控心脏复律除颤器。

四、适 应 证

根据患者病情的需要,起搏器可分为临时起搏器和永久起搏器两种。前者多用于急症抢救,也常成为永久起搏器的第一阶段。

(一)临时起搏的适应证

临时起搏具有起效迅速、患者能耐受、效果稳定、并发症少等优点,故较多地应用于临床救治垂危患者。

1. 急性心肌梗死并伴有下列情况之一者,二度 Ⅱ 型房室传导阻滞、三度房室传导阻滞、完全性左或右束支传导阻滞、交替性左或右束支传导阻滞、心动过缓而伴有症状(如胸痛、气促、头晕、乏力等)、心室率<45/min、心动过缓所致的心律失常、完全性左束支阻滞拟做漂浮导管检查。

2. 急性心肌炎(病毒性、风湿性、白喉或伤寒等)引起的二度 Ⅱ 型房室传导阻滞者,或病态窦房结综合征伴有晕厥先兆,如明显头晕、一过性黑矇、一过性意识消失者。

3. 药物中毒或电解质紊乱(如洋地黄中毒、抗心动过速药物过量、高血钾等)引起的二度 Ⅱ 型以上的房室传导阻滞、病窦综合征伴有晕厥先兆。

4. 心脏外伤或外科手术后的二度 Ⅱ 型以上的房室传导阻滞、病窦综合征或术后预计有低排血量、低血压或休克、充血性心力衰竭者,可预防性地做临时起搏。

5. 顽固性快速性心律失常,药物难以治疗或不宜做心脏电复律者。

6. 在用永久性起搏器前或在更换永久性起搏器时做紧急过渡起搏。

7. 心室起搏、心肌电-机械分离时的床边紧急起搏。

(二)永久心脏起搏器的适应证

1. 病态窦房结综合征。可表现为窦性停搏、窦房阻滞二度Ⅱ型、快慢综合征、心率慢于45/min 的窦性心动过缓等。

2. 慢性二度以上的房室传导阻滞。阻滞点在房室结以下,表现为逸搏频率<45/min、逸搏 QRS 波群为室性图形、替代起搏点不稳定者或患者有明显症状者。

3. 慢性房颤伴较缓慢的心室率,或经常出现心跳长间隙,有明显症状者。

4. 束支阻滞引起的间歇性三度房室传导阻滞。

5. 颈动脉窦综合征引起的发作性晕厥。

6. 潜在性或轻度的窦房结或房室结病变合并各种顽固性心动过速需用药物治疗者。

7. 心功能不全或缺血性心脏病患者,需要有较可靠的心率以维持满意的血流动力学效应和心肌氧平衡。

五、永久性起搏器置入术后的护理

(一)术后注意事项

1. 术后需心电监护 24～48h,观察起搏器的工作状况和起搏器与心脏的磨合是否和谐。有条件者应转入监护病房,进行不间断监护。

2. 术后局部宜用沙袋加压 4～6h,以防局部皮下形成血肿。

3. 注意体温变化及切口愈合情况,防止感染。术后常规应用抗生素 3～5d。

4. 术后 3～5d,患者需取半卧位或高枕平卧位,搬动患者应肩臀同步平衡抬起,以防止起搏电极脱位。

5. 术后如有胸闷、胸痛、面色苍白、出冷汗等症状,可能为心肌穿孔,应及时联系医务人员,以利抢救。

6. 术后应尽早在床上做肢体活动,防止肢体发生失用性萎缩,如握拳、摇手、弯肘、抬腿及非手术侧肩关节的运动,当然,要限制术侧上臂的运动。

7. 术后 1 个月内,避免大幅度的转体活动及上臂向上向后大幅度运动(如梳头、举物过头)等动作,易造成电极脱位。

8. 安装永久性起搏器后,一般不会影响使用常用的家用电器,如微波炉、电热锅等。

9. 移动电话对起搏器有一定的干扰作用,平时不要将移动电话放在离起搏器很近的衣袋里;如果起搏器安装在右胸,那么请在左侧拨打或接听移动电话。

10. 通过机场安检时,请向安检人员出示安装起搏器的有关证明。安检不影响起搏器的正常工作。

11. 在操作电焊或发动汽车时,可能会影响起搏器正常工作,如有头晕、眼花、心悸等症状,应尽快停止操作并及时远离。

12. CT 对起搏器无影响。MRI(磁共振成像)应尽量避免。体外震波碎石可干扰甚至造成起搏器的永久损害。

13. 理疗。禁止短波透热,避免微波透热。

(二)术后随访

在医院安装好永久起搏器后,并不代表完全的康复,还需按时回医院进行随访。出院后每隔2周1次,共3次;以后3个月内每月1次;起搏器功能正常者,可延长至3～6个月1次。起搏器临近失效,随访时间应缩短。随访的时间应结合起搏器质量及患者的依赖性而定。具体的随访内容如下。

1. 认真做好记录,正确填写随访卡。随访卡正面记录安装起搏器时的情况,包括扼要的病史、诊断、心律失常类型、手术日期,以及起搏器厂家、型号、系列号、起搏方式、频率及脉宽。背面及续页记录每次随访的情况。

2. 病史和体检。医师主要了解上次就诊以来的病情变化,如有无大脑供血不全所致的眩晕、一过性黑矇及晕厥等。体检主要看心率及节律。随访早期还应注意起搏器埋藏处局部的情况。

3. 埋藏起搏器的简易测定。测定起搏器的脉宽和频率,以估计起搏器的工作状态。

4. 心电图。一般3～6个月做1次。

5. X线胸透或X线片每年1次,以观察电极有无移位、断裂、心脏穿孔和脉冲发生器局部固定情况。

6. 磁铁频率试验常用于估计起搏器电能。如频率比原来少10%,则提示电能将耗竭;当自身频率超过按需起搏频率时,可测试起搏功能。

7. 胸壁刺激法测定感知功能。

8. 用程控仪遥测可测定起搏器的众多参数,可对埋藏式起搏器的工作状态一目了然。

9. 电话传出监护利用一个附加装置,通过电话线的联系,记录心电图,可了解起搏器功能,免去患者往返门诊的不便。

六、并　发　症

(一)与手术相关的并发症

1. 感染　局部有积血淤滞或脓肿形成时,应积极处理,抽去淤血或局部切开排脓,并加用抗生素治疗。全身感染的发生率很少,一旦确认,应积极应用抗生素,避免发展成感染性心内膜炎。

2. 出血　常见切口或囊袋渗血,也可有囊袋小动脉出血和电极插入口静脉出血。一般采取术前停用抗凝药、术中可靠止血及术后沙袋压迫等方法多可避免。术后若出现囊袋血肿,则应在严格消毒下穿刺抽吸血肿。

3. 皮肤压迫性坏死　慢性感染、囊袋过浅、囊袋张力过高、皮肤过敏或瘦人及皮肤过薄,均是形成皮肤压迫性坏死的因素。一旦发生,宜及早更换起搏器的位置及切除坏死组织。

(二)起搏电极相关并发症

1. 心律失常。安放电极时,可引起室性期前收缩、室速,甚至室颤。静脉给予利多卡因或异丙肾上腺素治疗,并做好电复律及临时起搏的准备。

2. 导管电极移位。右心腔过大、电极张力不足、体位变化及同侧上肢活动幅度过大,均易导致电极移位。最常发生于1周内,表现为间歇起搏或不起搏、起搏状态受体位影响。胸部X线片可见导管电极位置改变。一旦电极发生移位,宜及早切开伤口,复位电极。

3. 膈肌刺激若导管电极张力过大,电极靠近膈面心室壁,则可刺激膈肌与心脏同步收缩,患者出现腹壁跳动或呃逆。改进方法:先试着调低电压,若无效,则需切开伤口回撤电极少许,若仍无效,则需重新安放定位电极。

4. 心肌穿孔安放电极时操纵粗钢丝用力过猛或患者心室扩大而电极张力过大,均可致心肌穿孔。表现为左下胸痛、心脏不起搏而胸腹壁随起搏脉冲跳动。电极可穿入左心室,也可穿至心外膜。胸片显示电极位置异常。一旦确诊,应将电极及早撤回心腔,重新定位,一般很少引起心脏压塞。

5. 起搏阈值增高。起搏器安置后 1～2 周阈值可增高 2～3 倍,1 个月后可稳定在初始阈值的 2 倍,此为生理性阈值升高,一般不影响起搏功能,系电极与心内膜接触点炎症水肿所致。若影响起搏功能则可调高起搏电压或适当增加脉宽。

6. 导管电极裂损。导管裂损易发生在经常弯曲处,表现为间歇起搏或不起搏,或裂损处漏电致局部肌肉跳动。应及时更换导管电极。

(三)起搏器本身相关的并发症

1. 感知不良　起搏器不能感知自身心律,出现竞争心律,为感知不良。可通过程控仪下调感知灵敏度,以期改善。

2. 感知过度　若 R 波抑制型起搏器对 T 波感知,呈 R 波和 T 波共同抑制,使起搏频率过慢,称之为感知过度。肌电波和高频电磁波也可被起搏器感知而抑制起搏功能。上调感知灵敏度值可纠正。

3. 起搏频率减慢(或增快)　若起搏频率较程控频率减慢(或增快)≥5/min,称起搏频率减慢(或增快)。减慢多由电源不足引起。突然增快>120/min 者,情况危急,可致室颤,需及时更换起搏器。

(四)其他并发症

1. 起搏器依赖停止起搏后,无自身心搏或自身心室逸搏间期≥3s 或自身心搏极慢不足以维持循环功能者,称之为起搏器依赖。病窦综合征或房室传导阻滞者均可产生起搏器依赖,其依赖程度可用胸壁试验测知。完全依赖者,如需更换起搏器,最好在临时起搏保护下进行。

2. 起搏器综合征见于心室起搏者,由心排血量下降、房室收缩不同步、或房室逆传等综合因素所致。表现为乏力、头晕、心悸、晕厥和低血压等。严重者需更换心房同步或房室顺序起搏器后可消除。

3. 起搏器介导性心动过速临床上主要见于房室同步双腔起搏器。起搏器介导性心动过速由起搏器引起,又由起搏器维持。以房室折返性心动过速最常见。一旦确诊,可程控降低 P波感知灵敏度或将 DDD 方式程控为 DDI 型或 DVI 型。

(张　华)

第五节　心脏电复律

心脏具有兴奋性、传导性和自律性。由于某种原因使这些特性发生异常时则可产生各种各样的心律失常。严重的心律失常可引起血流动力学障碍,导致心脏每搏指数、心排血指数下降,临床上出现心力衰竭、心源性休克以及心源性脑缺血综合征等。电除颤和电复律的机制非常简单,就是将一定强度的电流通过心脏,使心脏全部心肌或绝大多数心肌纤维在瞬间立刻全部去极化,造成心脏非常短暂的停搏,然后心脏窦房结或心脏其他自律性高的起搏点重新主导心脏节律。

一、电复律器的构成

电复律器由蓄电和放电装置、同步与非同步触发器、心电示波仪、电极板与电源等部分组成。

1. 蓄电和放电装置　电复律器的基本原理为利用预先贮存在电容器里的电能,一瞬间有控制地向患者心脏放电,即通过电击获得除颤复律的效果。临床上复律器可分为直流和交流两种,因直流比交流更安全、放电更易于控制,故目前都采用直流电复律术。

2. 同步与非同步触发器　同步电复律系指应用患者心电图的 R 波来触发复律器放电。具体方法为先将患者心电图导联接进复律器中,从示波器上选择具有高 R 波的导联,然后将复律器充电至所需能量,将两块电极板置于复律器固定部位,按揿同步除颤按钮,此时,除颤器并不立即放电,而是待患者心电图上 R 波出现时,才能触发除颤器放电。此时,放电的脉冲正好落在 R 波的下降支上。经过这样的测试之后,才能对患者进行电复律。非同步除颤时,则不需做以上测试,将电极板安于患者心前区后,直接按揿"非同步"按钮,机器立即放电除颤。

3. 电极板　电极板有胸外与胸内两种,胸内电复律仅限用于开胸或正在手术台上的患者,而临床上大多数都用胸外电复律。这里,我们仅介绍胸外电极。胸外电极呈圆形或长方形板状,直径约为 10cm,儿童用的略小。电极均装备有绝缘良好的把柄。

二、电复律类型

1. 直流和交流　根据电源发放电流的不同分为直流和交流两种。与交流电复律相比,直流电复律放电量要易控制、更安全、更便于同步,故目前最常用的是直流电复律。

2. 胸内和胸外　根据电极放置位置分为胸内与胸外两种。电击复律时电极板置于胸壁者为胸外电复律。因部分电能消耗在心脏以外的其他部位上,故需要较大能量才能达到复律效果。而将电极板置于心脏表面者称为胸内电复律,仅用于开胸手术时,只要较低能量即能达到复律目的。

3. 同步与非同步　根据脉冲是否与心电图 R 波同步分为同步与非同步。电复律时放电时间不加选择,在心动周期的任一时间放电者称为非同步电除颤,适于心室颤动。电复律时放电由 R 波触发称为同步电复律。由于电脉冲落于 R 波降支,即心室肌绝对不应期,从而可避免造成心室颤动。主要适用于心房颤动与扑动,室性与室上性心动过速等。

三、适　应　证

1. 心室颤动及心室扑动　此时,心脏已无整体有效收缩,血液循环停止,故应争分夺秒进行心肺复苏与抢救。电复律有绝对指征。当发生心室颤动或心室扑动后,患者已失去知觉,故电击时无须任何麻醉,即刻行非同步电击除颤。宜选用大功率,以期一次复律成功。

2. **室性心动过速**　室性心动过速易引起血流动力学改变而影响循环功能,需尽快予以复律。其中非阵发性室速心室率常在 100 次左右,不影响血流动力学,不必复律。一些洋地黄中毒引起的室速也不宜复律。而对于一些反复发作、持续时间长、心室率快,且用药物不易控制者,应尽早进行电复律。

3. **阵发性室上性心动过速**　一般首先使用刺激迷走神经的方法及使用药物治疗,如疗效不显著,又无起搏设施,且心率快、影响心功能者,有电复律的指征。复律后宜用药物维持,以免复发。

4. **心房扑动**　电复律可作为治疗心房扑动的首选措施,且成功率高。但房扑若伴有病态窦房结综合征或完全性房室传导阻滞者,则不宜做电复律。

5. **心房颤动**　为目前使用电复律最多的心律失常。慢性心房颤动持续存在后,由于心房丧失功能、心室率过快,加重了心力衰竭,有时会引起全身其他脏器栓塞。用药物复律效果差。施行同步电复律,既快又安全。

心房颤动使用电复律的适应证如下:①新发生的房颤,持续时间在 1～3 年者,6 个月以内效果最佳;②心室率快,药物治疗无效,并发低血压、休克或肺水肿者;③风心病瓣膜病变手术后 2～3 个月心房颤动持续存在者;④甲状腺功能亢进引起的心房颤动,甲状腺功能亢进症状已被控制而心房颤动仍然持续者;⑤预激综合征引起快速心房颤动时,心室率极快,可超过 200/min,严重影响心功能。

四、禁　忌　证

1. 风心病二尖瓣狭窄未经手术的心房颤动,复律后多数仍然转回心房颤动。

2. 风心病严重瓣膜病和(或)巨大左心房、心脏增大明显、心功能极差者,转复率低,且复律过程中出现并发症的机会多。

3. 心房颤动持续 5 年以上者,转复率低,且所需复律功率高,并发症亦多。

4. 冠心病、心肌病的心室率缓慢者(<60/min)或有房室传导阻滞者。

5. 病态窦房结综合征除非发生异常快速的心律失常,才考虑电复律,但必须在有预先安装好起搏器的条件下进行。

6. 完全性房室传导阻滞,有时会发生室速而诱发阿-斯综合征。在有安装起搏器安置的条件下才能复律。

7. 洋地黄中毒引起的心律失常,或严重水与电解质紊乱、酸碱中毒等,特别是低血钾,都不宜电复律。

五、心房颤动或心房扑动的择期复律前的准备

1. 如有心力衰竭,应先用洋地黄等强心类药物改善心功能,将心室率控制在每分钟 70～80 次,复律前 24～48h 停用药物。长期应用利尿药者,最好停服 1～2d。如有电解质紊乱,应先纠正。

2. 过去有栓塞史,超声心动图发现有心房内附壁血栓及人造生物瓣膜者,复律前 2 周,应

使用抗凝药,复律后继续使用。

3. 奎尼丁提高复律的成功率,减少房颤的复发率,故复律前数天先做奎尼丁试验,对不能用奎尼丁者,可改用胺碘酮。

4. 患者在复律当日早晨禁食,术前2h给予少量镇静药,术前排空大小便及卸去义齿。

5. 记录12导联心电图,了解心律失常及ST段情况,以资对照参考。心室颤动、室性心动过速者,由于病情危急,一旦确定除颤,无禁忌证者应立即电击除颤,无须上述准备。

六、电复律操作步骤

(一)同步电复律步骤

1. 患者取仰卧位,吸氧,床旁备好急救器材,如气管切开包、吸引器、抢救车等。建立静脉通道,以便麻醉用药及抢救时应用。患者卧硬板床或背部垫木板,空腹并排空小便。撤除患者身上连接的所有导线、电极,连接除颤器固有的心电监护电极。

2. 测试复律器的同步性能。一般选择心电图上R波较高的导联来检查除颤器的同步功能。注意脉冲是否落在R波的下降支上。同时检查除颤器的记录、示波功能。

3. 用地西泮静脉麻醉,一般注射15~20mg,平时经常服用大剂量镇静催眠药以及嗜酒者剂量宜加大。静脉注射时,患者跟随操作者报数,一直到报不下去或含含糊糊呈嗜睡状态时,即可行电复律。

4. 将除颤器充电,视心律失常的性质及患者的实际情况决定充电量。一般心房扑动为50~100J;心房颤动、室上性心动过速为100~150J。一次不成功者,可加大电量再次复律。

5. 电极板涂以导电胶或用盐水纱布包裹,稍加压,使电极板与胸壁紧密接触。电极板放置部位有两种:一种是一前一后,阳极放在左背部肩胛下区,阴极放在胸骨左缘第4肋间水平;另一种是一左一右,阳极放在胸骨右缘第2~3肋间处,阴极放在左腋前线心尖水平。如胸部有埋藏起搏器者,应尽量避开起搏器。注意两电极板不能相接近,也不能让导电胶或盐水相通,以免短路。

6. 按同步复律按钮,待心电图上R波触发放电,患者胸肌及上肢有短暂的抽动,同时,心电记录仪即时开始描记心电图。观察心电图V_1导联,有无P波出现,若未转复,间歇2~3min后再次行电击。

(二)非同步电复律方法

当患者出现心室颤动或心室扑动时,应及时按心搏骤停复苏处理,必须争分夺秒地迅速除颤。此时,因患者已丧失意识,故无须进行麻醉。首次电能以200~300J为宜,以期一次复律成功。电除颤成功的标志是心电图波形变成一条直线。至于是否复律,则取决于窦房结或房室结是否能恢复功能。若电击后心电图为一直线而不起搏,则应注射肾上腺素或紧急起搏。

(三)埋藏式自动心脏除颤器

埋藏式自动心脏除颤器于1980年应用于临床,后改进为埋藏式自动心脏复律除颤器,近年来,又改进为埋藏式自动心脏起搏复律除颤器,既可转复室性心律失常,又可电除颤、复律,或除颤后如有心脏停跳或心动过缓,还可起搏。对各种心律失常都有治疗作用。

七、电复律术后的观察要点

心脏在转复为窦性心律后,还需要一定时间的维持,才能达到巩固。在这段维持时间里,我们要密切地观察,以防止一些并发症的发生。

1. 转复窦性心律后,应密切观察病人的呼吸、心率及血压的变化,并监测血清肌酸磷酸激酶,确定有无心肌损伤。

2. 心房颤动复律后,仍应用奎尼丁或胺碘酮类药物维持疗效。心房扑动及阵发性室上性心动过速者,在复律后不一定用药物维持。预激综合征的心律失常在复律后需用胺碘酮或奎尼丁加普萘洛尔以防止复发。有附壁血栓者,术后应用抗凝药物 4 周。

3. 电复律后可能出现的并发症

(1)心律失常:多数在复律后即刻出现,如果为各种一过性的期前收缩,则无须处理。若出现频发、连发、多源性的室性期前收缩,或期前收缩的 R 波落在前一个 T 波上,则应尽早处理。如果出现房室传导阻滞、窦房阻滞或窦性停搏,应密切监视心电图变化,应用异丙肾上腺素、阿托品等药物提高心率,必要时安装临时起搏器。

(2)低血压:用高能量电击时多见。也与使用麻醉药品有关。若血压持续不升,则应采取措施。

(3)心肌损伤:多见于高能量电击后,血清肌酸磷酸激酶可升高。

(4)呼吸抑制:与使用麻醉药有关,可行人工辅助呼吸。

(5)肺栓塞或周围血管栓塞:常见于心房内栓子脱落,多发生在复律后 24～48h。以往有栓塞史者,复律前宜予抗凝治疗。

(6)急性肺水肿或心脏扩大:常于电击后 3h 内发作。常因左心房、左心室功能不全所致。

(7)局部皮肤灼伤:见于电极板按压处胸壁皮肤,可按灼伤处理。

电复律治疗心律失常较药物安全而快速,且成功率也相对较高。但是,复律疗效也受诸多因素影响,如电能的大小、心律失常持续的时间、心脏的大小、水与电解质平衡失调等。故使用电复律时,需综合考虑各种因素,严格操作步骤,减少并发症的发生。

(张　华)

第六节　呼吸功能监测及支持技术

机械通气是借助人工装置(机械通气机或人工呼吸器)的机械力量,产生或辅助患者的呼吸动作,达到增强和改善呼吸功能目的的一种治疗措施或方法。机械通气的合理使用,能纠正缺氧及二氧化碳潴留,是治疗各种类型呼吸衰竭最直接而有效的方法与措施。

人工气道是指在患者自然通气功能出现障碍时,为保持呼吸道通畅,在生理气道与空气或其他气源(如呼吸机)之间建立的有效连接。

一、常用呼吸机与患者的连接方式

(一)紧闭面罩

仅适用于清醒、合作患者的短期通气。

1. 优点 使用方便。

2. 缺点 容易漏气,有可能造成胃肠胀气,患者自觉面部压迫不适,影响口腔护理和吸痰。

(二)经口腔气管内插管

适用于意识丧失者较短期通气。

1. 优点 易于插入,管腔大于鼻腔,便于吸引。

2. 缺点 意识清楚者非常痛苦,不易固定,难以维持,影响口腔护理,不能进食,插管保留时间短,一般不超过 3d。

(三)经鼻腔气管内插管

多数患者适用,可反复应用,痰多、吸引困难或鼻腔病变者不宜。

1. 优点 便于口腔清洁,易于固定,不会因插管弯曲而引起阻塞,易耐受,能口腔进食,便于口腔护理,留置时间较长,最多可达 2 个月。

2. 缺点 管腔较小,不易吸痰,气道阻力大,插管操作时有可能发生气管插管等心血管不良反应,如血压升高、心率增快,甚至一过性心律失常(房、室性期前收缩)。

(四)气管切开插管

适用于超过 1 周以上需长期通气者,或气管内插管禁忌和插管困难者。

1. 优点 便于吸除气管、支气管内分泌物,易耐受,能口腔进食,便于口腔护理,留置时间可长达数月或数年。

2. 缺点 创伤大,可发生切口出血和感染,痊愈后颈部留有瘢痕,可造成气管狭窄。

二、机械通气的应用

(一)应用指征

任何原因引起的呼吸停止或减弱($<10/min$);严重呼吸困难伴低氧血症($PaO_2<8kPa$)或者是极度呼吸窘迫(呼吸$>28\sim35/min$,大汗淋漓、抬肩、张口、叹息等)者;Ⅱ型呼吸衰竭伴肺性脑病的患者;呼吸道分泌物多,患者无足够力量将分泌物排出时;胸部手术后有或可疑肺不张致严重低氧血症者;肺部外伤所致的反常呼吸等均属应用机械通气的指征。

(二)禁忌证(相对)

肺大疱;气胸、纵隔气肿未引流;支气管胸膜瘘;大量胸腔积液;大量咯血后气道未通畅。存在这些问题需首先进行处理后再应用机械通气。

(三)常用机械通气模式

1. 间歇正压通气(intermittent positive pressure ventilation,IPPV) 也称机械控制通气

（CMV）。应用此通气模式时,呼吸机不管患者自主呼吸的情况如何,均按照预置的容量、压力为患者间歇正压通气。适用于无自主呼吸、呼吸微弱者,或镇静、麻醉和肌松患者。

2. 同步间歇指令通气（synchronized intermittent mandatory ventilation,SIMV） 即自主呼吸＋IPPV,是临床上应用最为广泛的一种通气模式,并已成为撤离呼吸机前的必用手段。

3. 呼气末正压通气（positive end expiratory pressure,PEEP） 作为一种辅助通气模式,不单独应用。应用PEEP时应渐加渐减,防止气压伤和循环功能恶化。

4. 压力支持通气（pressure support ventilation,PSV） 适用于自主呼吸力量不足者,预置压力值决定潮气量,能帮助克服气道阻力及胸肺顺应性,减少呼吸功。多在撤机、协调人机对抗时选择,常与SIMV联合使用。

5. 双水平气道正压通气（bi-level positive airway pressure,BiPAP） 一种理想的呼吸模式,为压力切换,调节两个压力支持水平和时间,预设呼吸频率,流速可变。与自主呼吸同步性能好,大大减少患者呼吸功,控制和有自主呼吸时均可用。

上述为临床常用的几种通气模式,有时依据患者具体情况及呼吸机的型号还可以选用如:分钟指令通气（MMV）、持续气道正压（CPAP）、反比通气（IRV）、压力调节容量控制通气（PRVC）、容量支持通气（VS）、气道持续气流（Auto-Flow）、气道压力释放通气（APRV）、成比例通气（PAV）、适应性支持通气（ASV）等。

（四）参数设置

参数设置要根据患者的原发病和病理生理状态以获得合适的通气,保持适宜的氧分压和二氧化碳分压。

1. 潮气量（Vt） 成人8～12ml/kg,儿童5～6ml/kg,避免过大以减少气压伤。

2. 呼吸频率（F） 成人12～16/min,一般新生儿40～50/min,婴幼儿30～40/min,年长儿20～30/min。

3. 分钟通气量（MV） 由呼吸频率与潮气量决定,即$MV = Vt \times F$。

4. 呼吸时间比（I/E） 呼吸功能正常者,多选择1:（1.5～2.0）;阻塞性通气功能障碍者,选择1:（2.0～2.5）;限制性通气功能障碍者,选择1:（1.0～1.5）;机械通气早期一般应慎用反比呼吸（1.5～2.0）:1,以后可根据动脉血气分析指标,兼顾心功能状况,再做调整。

5. 吸入氧浓度（FiO_2） 一般选用40%～60%,不宜超过60%,长时间吸入高浓度氧会导致氧中毒。

6. 呼气末正压（PEEP） 一般低于15cmH$_2$O,逐步增加,逐步减少,过高的PEEP对循环影响大,也易造成气压伤。

（五）常用参数调节

调节各项参数的主要依据是动脉血气分析指标,其次兼顾患者的心脏功能和血流动力学状况,最后应尽可能避免肺组织气压伤。

1. 动脉血气分析指标 是调节机械通气各项参数的最可靠依据。通常在机械通气治疗20～30min,常规进行动脉血气分析监测。情况平稳的患者,每日复查动脉血气1～2次,病情有剧烈变化者随时做血气监测。主要参考指标为PaO_2和$PaCO_2$。通常以PaO_2作为低氧血症是否被纠正的标准。$PaCO_2$是判断呼吸性酸、碱中毒的主要指标。呼吸性酸中毒提示通气不足,呼吸性碱中毒预示通气过度。其中 $PaCO_2 < 4.67kPa$（35mmHg）提示过度通气；$PaCO_2 > 667kPa$（50mmHg）提示通气不足。条件许可时应持续 SpO_2 和 $PaCO_2$ 监测。

2. 心功能和血流动力学状况　如心力衰竭和血压下降等，应该慎用某些机械通气功能，如 PEEP、吸气延长、吸气末屏气和反比通气。

3. 肺组织气压伤　①患者因素：先天或后天肺大疱、肺损伤；②机械因素：选用 PEEP、PSV、高 TV 等通气功能和模式。

4. 通气效果监测　患者安静，末梢循环良好，无大汗，自主呼吸 $< 20/min$，无辅助呼吸肌剧烈收缩，两肺呼吸音适度，胸廓稍有起伏，血压、心率平稳，说明通气效果满意，否则可能有通气不足或呼吸衰竭纠正不理想。

（六）报警设置

1. 容量（TV 或 MV）报警　是预防呼吸机管道或人工气道漏气和患者与机器脱离引起通气不足的主要结构。一般 TV 或 MV 的高水平报警限设置与所设置的 TV 或 MV 相同，低水平报警限以能维持生命的最低 TV 或 MV 水平为准。

2. 压力（高和低压）报警　分上限和下限，主要用于对气道压力的监测。一般高压设定在正常气道最高压上 $5 \sim 10cmH_2O$ 水平；低压下限设定在能保持吸气的最低压力水平。

3. 低 PEEP 或 CPAP 水平报警　设置报警参数时，以所应用的 PEEP 或 CPAP 水平为准。

4. FiO_2 报警　根据病情，一般可高于或低于实际设置 FiO_2 的 $10\% \sim 20\%$。

机械通气时呼吸机各项报警参数设置和调节，是保障机械通气治疗正常进行的有效措施，报警装置功能的正常与否和参数设置得是否合理，直接关系到机械通气治疗临床疗效和患者的生命安危。合理设置各项参数，方能充分发挥报警装置的作用。

（七）报警监护

呼吸机使用期间，出现机器故障及应用故障均有声鸣和相应的灯闪烁。常见原因及简要处理方法如下。

1. 气道高压报警

（1）人机对抗（咳嗽，自主呼吸与呼吸机不协调）：因机体耗氧增加及二氧化碳产生增多引起者可调整呼吸模式和参数等解决；对于烦躁、疼痛、精神紧张引起的对抗，可给予镇静、镇痛药（地西泮、吗啡等静脉注射）；对于自主呼吸频率过快、潮气量小的患者，适量使用非去极化肌松药（维库溴铵、阿曲库铵等）对抗自主呼吸。

（2）分泌物沉积，痰栓形成：及时吸出气管内分泌物，必要时取出气管内套管清洗或更换气管插管。加强气道湿化，督促翻身、叩背，鼓励咳嗽排痰。

（3）呼吸机螺旋管内积水：及时清除积水，将积水器放置于最低位。

（4）呼吸道痉挛：应用解痉药。

（5）气管插管插入过深至支气管：调整气管插管位置。

（6）橡皮式气管套管外气囊脱落至患者气管：立即将气囊放气并拔除气管套管。

2. 气道低压报警

（1）管道漏气：仔细检查各管道，必要时更换。

（2）管道连接部位脱落：检查所有呼吸管路接头是否连接紧密，将管路确实接好。

（3）气管套管气囊充气不足（<8ml）：气囊放气后，重新用注射器充气满8ml。

（4）气管套管气囊破裂（充气后又很快漏气）：更换气管插管或气管套管。

（5）呼吸压力下限报警值设置过高：调节报警参数。

3. 通气不足报警　管道和气道因素，如管道漏气、连接部位脱落，气管套管气囊破坏。较气道低压报警敏感。

4. 呼吸频率过快报警　人工气道不适应，恐惧心理；气道分泌物，咳嗽；呼吸模式、参数设置不当；发热、耗氧增加；支气管痉挛、气胸、胸腔积液；心功能不全、容量不足；病情加重，缺氧。其他报警未及时处理均可导致呼吸频率加快。

5. 气道温度过高报警

（1）湿化器内液体量不足：加入蒸馏水至湿化罐标示范围。

（2）患者体温过高：对症处理。

6. 吸氧浓度报警　供氧气源压力不足，氧气探头故障。请工程师排除机械故障，对症处理。

7. 呼吸机工作压力不足报警　压缩泵工作故障或中心供气障碍，及时给予对症处理。异常报警应及时通知医师，无法处理的报警应立即使患者脱机并吸氧，或简易呼吸器球囊辅助呼吸，必要时更换呼吸机。

三、人工气道的护理

应用呼吸机治疗的患者，多为神志模糊或昏迷的呼吸衰竭者，生活不能自理、语言表达障碍，合并症多，病情变化大且迅速，加之监护仪和呼吸机报警多且重叠等，这些必然给护理带来极大的工作量，稍有疏忽即可造成患者的生命危险。因此要求医务工作人员必须有高度的责任心、灵敏的反应和应急能力。

（一）呼吸道分泌物的清除

1. 吸入气的加温和湿化　呼吸道有复杂而完善的防御系统，无论是经口插管还是经鼻插管或气管切开，由于患者的上呼吸道被导管所代替，下呼吸道直接与外界相通，使得上呼吸道对吸入气体的加温、湿化、过滤功能缺失。加之长时间吸入高流量、干燥气体，不仅会使呼吸道分泌物变稠、干燥，耗损肺泡表面活性物质，致使呼吸道的纤毛上皮细胞受损，妨碍纤毛活动，延长了排痰时间，还会导致气道阻塞，引起肺不张和继发感染等，加重肺部感染。如湿化充分，即使患者咳嗽反射不复存在，辅以呼吸道吸引，仍可保证有效的呼吸道分泌物清除。

（1）湿化方法：①采用地面洒水及空气加湿器等方法使室内空气相对湿度达到50%，局部湿度达到80%左右，室温保持在22～24℃为宜。②机械通气时吸入气直接、被动湿化，呼吸机湿化器内加适量蒸馏水，吸入器内水的温度控制在32～35℃。③气管内直接滴注，无论持续或间断机械呼吸治疗，一般吸痰前后均应向气道内注入湿化液，以利于分泌物的吸出。呼吸机不带湿化装置或停机时，采用间断注入，每隔20～60分钟1次，每次2～3ml。注入过多可引起咳嗽，影响呼吸机使用。一般停机期间建议在气管套管外口连接一个人工鼻，它是模拟人体解剖湿化系统机制，可循环呼出热和水分，即吸收呼气阶段的热和湿度，在下次吸气时释放，达到水分重吸入的作用。气管切开患者，可用单层湿纱布覆盖于气管套管口，起遮挡灰尘和湿化吸入气体的作用。④雾化吸入，临床常用雾化器有电动超声雾化器和氧气驱动雾化器。对于缺氧明显患者,适宜选用氧气驱动雾化。

(2)湿化液及湿化量的调节:视临床情况可选择生理盐水或蒸馏水。蒸馏水稀释黏液的作用较强,但刺激性较大,宜用于分泌物稠厚、量多、需要积极排痰的患者;生理盐水适宜用于维持正常呼吸道黏膜的功能。通常临床根据分泌物的性状,配置的湿化液中还含有庆大霉素、地塞米松、糜蛋白酶等药物,起到化痰、解痉和抗感染作用。

呼吸道湿化必须以患者全身不失水为前提,特别是应用各种脱水药时。如果机体液体摄入量不足,即使呼吸道湿化足量,其水分也会进入到失水的组织而处于失水状态,使气道分泌物黏稠,易形成痰痂。在保证机体足够摄入量基础上,气道24h湿化量应达250ml。痰液黏稠度和吸引是否通畅是衡量湿化的可靠指标。如果分泌物稀薄,能顺利通过吸引管,没有结痂或黏液块咳出,说明湿化满意;如果痰液过分稀薄,而且咳嗽频繁,听诊肺部和气管内痰鸣音多,需经常吸痰,则提示湿化过度,应适当减少湿化量。晚间为保证患者充分睡眠休息,一般应减少湿化量,而在清晨加强湿化以减轻分泌物黏稠便于清除。

2. 正确吸痰 在呼吸道充分湿化的基础上,应做好顺位引流,定时翻身,空心手掌叩背,及时吸除痰液。

(1)吸痰时机:如患者咳嗽、听及痰鸣音、呼吸机高压报警、氧分压及氧饱和度突然下降时应立即吸痰。有些患者因痰多需要每小时甚至更短时间吸1次,而有些患者只需每4小时甚至更长时间吸1次。若不视病情需要仅按规定每2小时1次,痰多者则不能及时清除,痰少者则易损伤黏膜,甚至因呼吸道受刺激使分泌物增多。吸痰前认真评估患者心理及呼吸状况、心率及心律,有利于吸痰时准确判断患者的情况。

(2)吸痰方法:①吸痰应严格无菌操作,可用无菌镊子夹住吸痰管,最好戴无菌手套进行吸痰操作。②吸痰前先高浓度、高流量氧气吸入,防止缺氧(未使用呼吸器者以氧气4~5L/min,让患者深呼吸数次;使用呼吸器者可将 FiO_2 调成100%吸入2min,部分呼吸机有"2min100%"按钮)。应用一次性吸痰三通管,吸痰时无须停止通气,保证吸痰时氧气供应。③合理的吸引负压,成人40.0~53.3kPa;儿童<40.0kPa为宜。④负压关闭状态将吸痰管伸入气管导管,直至气管支气管内,打开负压,边旋转边吸引,吸净痰液。吸引时,若导管下端有阻力不易插入,则提示气道有阻塞,可能为痰痂,也可能为充气套囊滑脱到气管导管末端,须加以准确判断和及时处理。吸引时动作一定要轻柔,以免损伤气道黏膜。⑤每次吸痰不超过15s,以能够屏气作为时间指引。因吸引时间太久会因缺氧引起心律失常及心搏骤停等现象。导管退出后,应用生理盐水抽吸冲洗,以防导管被痰液堵塞。使用呼吸机者,吸痰管尽量从呼吸机管路"Y"形管旁开侧孔进入吸痰,必要时两人合作协同吸痰,即两名护士分别立于患者病床左右侧,一人脱去呼吸机管道,一人随即吸痰。⑥若痰没吸净,应给予纯氧10~15min后,再行吸引,切忌长时间吸引发生低氧血症。⑦吸痰后再用高浓度、高流量氧气吸入1~2min,然后把吸氧浓度调至吸痰前水平。⑧一定要先吸气道,后吸口腔和鼻咽分泌物,避免一次吸引后再用同一根吸痰管进入下呼吸道吸引。在吸引气管分泌物时,鼓励患者咳嗽,以吸出气道深部分泌物。⑨持续血氧饱和度监测:吸痰过程中注意观察患者血氧饱和度、面色、心律、心率,如出现明显的缺氧、低血压、心律失常等应暂时停止吸引,给予纯氧简易呼吸器手控通气。

3. 痰液观察及标本留取 分泌物的观察和细菌培养对于指导临床选用抗生素和湿化调

节均有重要意义。常见细菌感染有铜绿假单胞菌、克雷伯杆菌、不动杆菌等,有时可见真菌,怀疑继发感染时应及时留取痰标本送检。

(二)人工气道管理

1.气管插管的护理

(1)气管套管的位置:应观察和记录插管深度,吸痰时吸痰管进入是否顺畅等,防止不慎滑脱或插入过深超过气管隆嵴造成单侧通气。导管固定要牢靠,避免随呼吸运动使导管上下滑动,以损伤气管黏膜。漏气时因气流反流可听到声带的震动声。

(2)协助患者头部稍微后仰,以减轻导管对咽、喉的压迫。

(3)1～2h 转动、变换头部,避免体表压伤及导管对咽喉的压迫。

(4)气囊护理:理想的气体压力为有效封闭气囊与气管间隙的最小压力。为防止气囊对黏膜的长时间压迫,产生气管食管瘘、气管黏膜糜烂、气管狭窄等,每间隔 3～4 小时将气囊气体放掉 3～5min,放气前先行口腔、咽部吸引。放气后气囊以上的分泌物可流入气管,应经导管吸引。放气同时可适当加大通气量,增加给氧浓度,以弥补因漏气造成的通气不足。一次性减压气囊,无须定时放气,但应定时检查气囊充盈度。

2.气管切开的护理

(1)固定导管的纱布带要松紧适当,以能容纳一手指为度。

(2)导管与呼吸机管道相连后应适当支撑管道,不要把重力压于导管,以免压迫气管造成坏死。

(3)切口周围的纱布要每日 1～2 次定时更换,保持清洁干燥,经常检查创口及周围皮肤有无感染、湿疹。局部可用红霉素软膏。

(4)若使用金属套管,其内套管每 4 小时取出消毒 1 次。为防止脱管,要随时密切观察患者病情变化,注意其头部位置。翻身、叩背、吸痰时至少应两人合作,以保持其头颈部与气管导管活动的一致性,注意将气管套管的压力减小至最低,尤其应注意螺纹管长度应适宜,必要时将导管与呼吸机脱开。对于躁动不合作患者,可适当辅以保护性约束带固定其肢体。

(三)心理支持

插管技术带有一定的创伤性,加之气道非常敏感,故清醒患者对气管内留置导管难以忍受,临床患者易自行拔管。自行拔管时,除充盈的套囊可造成气道损伤外,病情还可迅速加重、恶化,甚至死亡。为避免意外拔管,插管后应注意有效固定患者双上肢。同时做好患者的心理护理,消除其思想顾虑及恐惧感。患者插管后不能进行语言交流,护士应尽量通过各种示意方法或写字板进行文字沟通,了解患者的想法和要求,满足其需要。

四、并发症的预防及其治疗

(一)呼吸系统并发症

1.低碳酸血症

(1)原因:分钟通气量过大,$PaCO_2$ 迅速下降,致碱中毒、抽搐和血压下降。

(2)防治:调低分钟通气量,必要时用镇静药,或附加无效腔。

2.通气不足

(1)原因:回路漏气或通气量设置偏低。

(2)防治:经常监测通气机工作状况和通气效果,及时发现和处理问题。

3. 肺不张

(1)原因:通气不足,痰液堵塞,气管插管进入支气管。

(2)防治:对因预防,强化气道护理,加用 PEEP 或叹气(sigh)。

4. 肺部感染 (呼吸机相关性肺炎)

(1)原因:交叉感染、胃肠道反流和误吸。

(2)防治:强化消毒隔离和气道护理措施,使用抗生素。用纤维支气管镜清除呼吸道分泌物,定期取痰或灌洗液送涂片及培养加药敏作为监测,以供使用和调整抗生素参考。

(二)气压伤

常见有气胸、皮下和纵隔气肿。

1. 原因 气道压力过高,吸气流速过快,肺大疱,气体从气管造口逸出进入纵隔,致间质肺气肿、纵隔气肿、高压气胸、空气栓塞等。

2. 防治 对因预防。有肺大疱者应低压通气;高压气胸应及时引流。临床可疑者应摄胸部 X 线片。

(三)循环系统并发症

1. 低血压、休克、心排血量减少

(1)原因:气道平均压过高,血容量不足,使用镇静药。

(2)防治:补足血容量,采用尽可能低的吸气压,缩短吸气时间,减少呼气阻力。

2. 心律失常

(1)原因:酸中毒、缺氧、二氧化碳潴留、电解质紊乱、茶碱或洋地黄类药物毒性作用等。

(2)防治:积极寻找病因,对因治疗。

(四)气管及邻近组织损伤

1. 喉与气管损伤

(1)原因:粗暴操作,高压气囊压迫,管端触及气管壁,长期插管。

(2)防治:细心操作,采用低压气囊,保持导管位置和角度合适,轻度喉水肿可静注糖皮质激素和局部喷 1‰ 麻黄碱,重度者须气管造口。

2. 堵管

(1)原因:痰栓或痰痂堵塞管端,开放套囊时误吸呕吐物,导管扭曲等。

(2)防治:及时发现原因,对因处理,必要时更换气管导管。

3. 脱管

(1)原因:插管过浅,固定不确切,患者自行拔管,气管套管固定带太松,套管垫太厚,剧烈咳嗽,过度移动等。

(2)防治:应专人看护,一旦脱管应立即重新置管,已造成胃内积气者应胃管排气。

(五)胃肠系统并发症

1. 胃肠充气膨胀

(1)原因:面罩使用不当,气囊充气不足,气管导管放置不当,过度通气。

(2)防治:及时去除病因,必要时放置胃管排气,去除症状。

2. 上消化道出血

(1)原因:呼吸衰竭的应激反应,原有胃炎、胃溃疡,连续使用肾上腺皮质激素。

(2)防治:用呼吸机早期给予抗胃酸分泌药,如雷尼替丁、西咪替丁等,一旦发生出血,积极治疗。

(六)水潴留

1. **原因**　湿化过度,长期通气。

2. **防治**　控制湿化液总量,使用利尿药。

(岳立萍)

五、振 痰 技 术

1. **操作意义**　应用不同的叩击头叩打背部借助振动使分泌物松脱而有利于排出体外。

2. **操作方法**

(1)操作前评估患者,观察患者病情、生命体征、肺部体征、胸部 X 片情况,判断治疗的频率及重点治疗部位。

(2)振痰仪准备。检查振痰仪性能良好,连接好的叩击头放在主机边的支架上叩击头外套一次性罩头。

(3)连接电源开关,选择适当的叩击头接上叩击接合器,调节按钮至患者所需压力 30～50Hz,所需时间 1～5min。

(4)帮助患者取侧卧位。

(5)一手轻轻握住叩击头手柄,另一手引导叩击头。轻加压力 1kg 左右,由下而上,由外向内叩击,每个叩击部位叩击 30s 左右,然后移到下一个部位,直至整个胸廓或背部。重点感染部位可适当延长叩击时间,同时加大一些压力,可增加频率,促进痰液排出。

3. **护理要点**

(1)为避免交叉感染,叩击头外罩应用一次性罩头一人一换。

(2)每日治疗 2～4 次,在餐前 1～2h 或餐后 2h 进行治疗,治疗前进行 20min 雾化治疗,治疗后 5～10min 吸痰。

(3)对于无自主呼吸能力及昏迷的患者,操作中随时观察患者的反应及时吸痰。

(王　芳)

六、膨 肺 技 术

膨肺技术是以简易呼吸器与人工气道连接,给患者进行人工呼吸,吸气时深而缓慢 10～30s 的吸气暂停然后快速呼气。膨肺吸痰时缓慢的吸气使通气量增加,扩张小气道,使原有塌陷萎缩的肺泡扩张,屏气一定时间可使气体在不同肺泡内均匀分布,使肺泡复张,其顺应性增加,有利于自主呼吸;同时增加了肺部内外的压力差,有利于支气管分泌物的排出,预防肺不张。

1. 操作方法

(1)由 2 名护士(护士 1 和护士 2)进行,先清除患者气道、口鼻腔内的分泌物后翻身,叩击患者的双侧背部,稍重叩背,顺序为自下而上、从外到内,反复进行 5~10min 的叩击。

(2)给患者吸纯氧,护士 1 将简易呼吸器连接氧气,流量调制 8~10L/min,分离呼吸机,接简易呼吸器囊,待患者吸气时向气管内注入生理盐水 5~8ml,开始匀速挤压简易呼吸器囊,潮气量为平时潮气量的 1.5 倍,频率为使用呼吸机前监测到的患者呼吸频率,每次送气后屏气 10~15s,呼气时以较快的速度放气。

(3)护士 2 准备吸痰用品,听到痰鸣音后,按无菌操作方法负责进行吸痰。

(4)护士 1 待患者吸气时向气管内注入生理盐水 5~8ml,挤压气囊至出现痰鸣音后,护士 2 进行吸痰。此过程反复进行,直到痰液转清。

2. 护理要点

(1)吸痰过程中心排血量降低,此对心功能差的患者应严格掌握适应证。

(2)吸痰对循环有一定影响,期间应注意观察患者的心率、心律、血压、血氧饱和度的变化等。

(3)通气期间严密监测呼吸机使用的参数,根据病人的情况及时调整氧浓度、辅助通气模式、呼吸频率及插管深度。

(4)严格执行无菌操作。

(王 芳)

七、体外膜肺氧合技术

体外膜肺氧合(extracorporeal membrane oxygenation,ECMO),是走出心脏手术室的体外循环技术。其原理是将体内的静脉血引出体外,经过特殊材质人工心肺旁路氧合后注入病人动脉或静脉系统,起到部分心肺替代作用,维持人体脏器组织氧合血供。它是代表一个医院,甚至一个地区、一个国家的危重症急救水平的一门技术。

(一)监测意义

1. 有效地改善低氧血症。现有氧合器能将静脉血[$PvO_2 < 5.3kPa(40mmHg)$,$SvO_2 < 30\%$]氧合为动脉血[$PaO_2 13.2~92.6kPa(100~700mmHg)$,$SaO_2 98\%~100\%$],每分钟流量可达 1~6L。

2. 长期支持性灌注为心肺功能恢复赢得时间。

3. 避免长期高浓度氧吸入所致的氧中毒。膜肺在给空气时就可达到正常肺氧合效果,还可根据血气分析结果分别调节 FiO_2 和通气量,以达到最佳的气体交换。

4. 避免机械通气所致的气道损伤。ECMO 治疗期间,同时进行机械通气只是为了避免肺泡萎缩,不需要很高的压力。

5. 提供有效的循环支持。

6. ECMO 治疗中可用人工肾对机体内环境如电解质进行可控性调节。

（二）监测方法

ECMO 的循环途径有多种，各种循环路径都有其自身的特点。主要路径包括以下几种。

1. 静脉-动脉转流

（1）周围静脉-动脉转流：将静脉插管从股静脉置入，插管向上延伸至右心房，引出的静脉血在氧合器中氧合，经泵从股动脉注入体内。此法可将 80% 回心血量引至氧合器，降低肺动脉压和心脏前负荷。缺点是股动脉低部位灌注使上半身的冠状动脉和脑组织得不到充分的灌注。有学者将动脉插管延伸至主动脉根部以缓解这一难题，但这增加了血栓形成的危险，并有可能造成动脉机械性损伤。另外肺循环血流骤然减少，使肺的血液淤滞，增加了肺部炎症和血栓形成的危险性。此方法非搏动成分多，对维持稳定的血流动力学有一定困难。目前认为在 ECMO 治疗中维持一定肺血流和肺动脉压力，有利于肺功能和结构的恢复。

（2）中心静脉-动脉转流：这是目前最常用的方法。由于右颈部血管对插管有很强的耐受，一般通过颈内静脉插管，经右心房将血液引流至氧合器，氧合血通过颈动脉插管至主动脉弓输入体内。主要特点为：体外循环注入氧合血可替代衰竭的心肺功能。当流量达到 120ml/（kg·min）时，心脏可处于休息状态。此法可降低肺动脉压力，人工呼吸依赖性成分少，适用于严重的呼吸衰竭的患儿。不足之处在于：①非搏动性灌注成分多，血流动力学不易稳定；②插管拔管操作复杂，特别是结扎一侧颈部血管，对脑发育有潜在危险。McGough 等采用锁骨下动脉插管方法，能够保证双侧颈动脉的血液灌注，其要点为：插管外径应为无名动脉内径的 75%，这样可保证在灌注时右侧血管有充分的血流；ECMO 结束时进行动脉修复。由于婴儿小、插管细、颈内静脉引流往往不能满足灌注需要。Ford 等利用髂血管引流取得了良好效果。还有学者利用新生儿的脐血管增加静脉引流量，因为胎儿期脐血管血流量可达 130ml/（kg·min），但也可带来一些并发症如肝内膜下出血、门脉高压、坏死性小肠结肠炎等。

2. 周围静脉-右心室转流　最早的方法是从股静脉插管，将插管延伸至下腔静脉的近心端或右心房，引出的血液经氧合后从颈内静脉输入。此法不能提供充分的氧合血，心脏前负荷不能有效地降低，需要较高 FiO_2 和高流量的机械呼吸才能维持机体的氧供。Wetterberg 等设法将输送氧合血的静脉插管延伸至右心房，再经三尖瓣口最后送至右心室，由于三尖瓣能有效地分隔右心室内的氧合血和右心房内的非氧合血，80% 血液可氧合，右心室收缩氧合血注入肺动脉。这样保证了肺部血液灌注，同时心脏搏动射血亦存在。本法适用于无心功能不全的呼吸衰竭患者，不需动脉结扎，操作简单。主要缺点是对心功能无辅助作用，新生儿重症呼吸衰竭时不宜使用，对 PPHN 无明显的治疗作用；因导管在心腔内，易发生心律失常，可酌情使用镇静药和 β 受体阻滞药；也可用特制的双腔管经颈静脉插入，静脉血通过 14F 外管腔从腔静脉引流至体外，经氧合后从 8F 内管腔注入右心。此管有不锈钢丝加强，管壁仅有 0.25mm 厚。此法临床实践有限，报道的存活率为 95%，而常规方法为 87%。使用双腔管患儿 ECMO 的时间短，神经并发症少，可保留颈动脉。

（三）护理要点

1. 保持 ECMO 运转正常　观察泵的转速与流量、负值要小于 30 kPa，观察膜肺出气口有无渗漏，是否出现泡沫，避免管路松动与滑脱，打折与扭曲。如静脉管路抖动，首先考虑是否引流不畅或容量不足，其次要保证氧源可靠，及时添加水箱的水量。在进行各项护理操作中最重要的是保证 ECMO 的密闭性,避免进气。若发现有血栓形成、松动、渗漏等情况,要通知医师及时处理。

2. 患者的护理　在 ECMO 患者的护理中,要注意心电监护仪的参数,各项生化指标的正常值,特别要注意凝血功能的检测、皮肤与口腔的护理及相关并发症的观察。

3. 保持肛温　应保持患者肛温在 34～37℃,由水箱控制,温度太高机体氧耗增加,温度太低易发生凝血机制和血流动力学的紊乱。观察末梢循环和肢体温度,注意保暖。

4. 观察生命体征　应用 ECMO 期间血压可偏低,特别是在 ECMO 初期,患者平均动脉压不宜太高,小儿维持在 6.6～7.6kPa(50～60mmHg),成人维持在 6.6～8.9kPa(50～80mmHg)即可。组织灌注的情况主要根据血乳酸值来估计,最佳的静脉血氧饱和度为 70% 左右。同步应用呼吸机时,不易用高频,可用低压低频的机械辅助通气方式。观察尿量及颜色,如果尿色加深很可能出现血红蛋白尿,原因是泵头对红细胞机械性破坏,膜肺对血细胞的破坏,应及时向医生反馈。ECMO 患者多处于麻醉转清醒或持续镇静状态,应注意观察神志、瞳孔、各种反射及肢体活动等方面的变化。

5. 血生化指标的检测　ECMO 运行后每 3 小时检测血气、电解质、血糖、乳酸、激活全血凝固时间(ACT)1 次;每天检测肝肾功能、血常规、胶渗压和游离血红蛋白各 1 次。根据血气调整体外循环机及各泵的参数,ECMO 中的血细胞比容(HCT)维持在 35% 左右。游离血红蛋白(FHB)500～600mol/L;胶渗压,小儿为 14～16kPa,成人为 16～20kPa。

6. 凝血功能的护理　ECMO 治疗中非生理条件下的血液长期与异物表面接触,虽应用肝素涂抹管道,也不能完全避免各种血液反应的发生,凝血功能的护理显得格外重要。每 3 小时监测 1 次 ACT,通过应用肝素 4～8U/(kg·h)调节 ACT,使 ACT 维持在 140～160s(中空纤维膜肺)、180～220s(硅胶膜肺)以不出血不凝集为原则。

7. 皮肤及口腔护理　患者绝对仰卧,特别是各种监测、治疗插管,限制了自主活动,使压疮发生率增大。患者局部按摩,对受压部位使用水垫、气垫、气圈或软枕,注意保暖,积极观察皮肤颜色。每 6 小时吸痰 1 次,保持呼吸道通畅。由于患者长期肝素化或气管插管导致患者口腔、鼻腔易出血,要经常对上述部位进行清洗(每日 2 次口鼻咽腔冲洗)。

8. ECMO 相关并发症的观察和护理　出血、血栓、感染、肢体缺血等是应用 ECMO 后常见的并发症,应注意引流液颜色。适应证选择不当或操作不够熟练,也可引起局部出血,疼痛或假性动脉瘤,故装 ECMO 后需注意观察患者穿刺点的情况,必要时床旁开胸止血。注意环境保护,尽量减少人流量以预防感染。定时空气消毒,紫外线照射,每日 2 次,每次 30min。接触患者前洗手,吸痰、给药严格无菌操作。

(许永华)

第七节　胃肠功能监测技术

一、腹腔压力监测技术

掌握腹内压监测正确的方法,及早发现腹腔内高压(IAH),早诊断和治疗腹腔间隔室综合征(ACS),提高患者的生存率,从而提高整体重症监护室的护理质量。

1. 监测方法

(1)测压的方法有两种:直接测压法是直接置管于腹腔内,然后连接压力传感器,或在腹腔镜手术中通过气腹机对腹压连续监测;间接测压法是通过测量下腔静脉压力、胃内压力及膀胱内压来间接反映腹腔内压力。

(2)膀胱测压法:向膀胱置一根 Foley 导管,排空膀胱内尿液,注入 50～100ml 生理盐水,通过 T 形连接或三通接头导管与测压器连接。患者仰卧,以耻骨联合为"0"点,水柱高度即为腹内压。膀胱内压可客观的反映腹内压,用于 ACS 诊断,又可评估腹内压上升时对循环、呼吸和肾功能的影响程度。通过 Foley 导管接测压管的方法测量腹内压,简便易行,已被广泛接受。

(3)胃内测压法:通过胃内放置的胃管或胃造口管注入 50～100ml 盐水,将胃管与测压器连接。胃内压的"0"点位于腋中线。

2. 护理要点

(1)选定耻骨联合为测定零点:耻骨联合为骨性结构,具有良好的体表标示位置,易于临床操作。

(2)确定膀胱灌注标准:采用的膀胱容积为 50ml,膀胱容积为 50ml 时,膀胱压与 IAP 偏差最小,仅高出(1.5 ± 1.4)mmHg。

(3)测压时排空膀胱,嘱病人采取平卧位。

(4)向膀胱内注入生理盐水时注意无菌操作,严密消毒各连接口处,防止尿路感染。

(5)膀胱注水后 30～60s 再测定压力,以等待逼尿肌松弛。

(6)测定时须在无腹肌紧张状态下进行。

二、胃肠黏膜张力监测技术

胃肠黏膜张力技术(PHI)是 20 世纪 80 年代末正式用于临床的一项新的循环监测技术。组织缺氧时,胃肠道黏膜最先受累,机体缺氧改善时胃肠道黏膜最后缓解。PHI 不仅仅反应局部器官的氧合状态,而且用于监测危重患者全身状况的氧合状态,判断其预后,预测并发症的发生。

1. 监测方法　PHI 测压管的种类有放置胃腔内及放置乙状结肠内(由肛门放入),测量方法相同。

(1)排空囊内气体。

(2)按插胃管的常规方法插入测压管至胃腔,并经 X 线摄片确认。

(3)向囊内注入 4ml 生理盐水,关闭导管,准确记录注入时间。

(4)30～90min 抽出囊内生理盐水,前 1.5ml 被认为是无效腔内液体,应弃去,保留 2.5ml 做血气检测。

(5)同时抽取动脉血气。

(6)将生理盐水中 PCO_2 值和动脉血中 HCO_3^- 代入 Henderson-Hassbalch 公式进行计算 $phi=6.1+\log[HCO_3^-a/(0.03\times PCO_2ss)]$($PCO_2ss$ 为校正值,与生理盐水在胃肠中的平衡时

间有关)。

2. 护理要点

(1)操作过程中注意避免于空气接触,排气排液过程应充分利用三通开关,不需要将注射器取下。在抽吸囊内气体和液体时,在形成负压后要立即关闭开口,在完成一次检测后,必须保证囊内无气体进入,以便进行后续检测。

(2)可进食的患者应在检测前90min前禁食,胃内出血控制前不宜检测。

(3)生理盐水与动脉血气必须同时送检。

(4)任何引起胃内压增加的活动,如翻身、坐起均会影响PHI测量结果,所以测量过程中应保持患者休息(仰卧位)。

(5)反流的碱性肠液与胃酸中和后产生的额外CO_2对检测结果影响不大,但检测过程中禁止用抗酸药。

(6)应使用相同型号和品牌的血气机检测动脉血气,以减少误差。

三、肠内外营养支持技术

(一)肠内营养支持技术

肠内营养(enteral nutrition,EN)是经胃肠道提供代谢需要的营养物质及其他各种营养素的营养支持方式。其决定于时间长短、精神状态与胃肠道功能。肠内营养的途径有口服和经导管输入,为危重患者提供营养支持,改善机体的营养状况,有效缩短疾病的疗程。

1. 操作前准备

(1)评估患者情况:患者已建立胃肠道途径[经鼻胃管、经鼻空肠管、PEG(内皮镜下经皮肠道口)、PEJ(内皮镜下经皮肠道口)],评估患者年龄、病情、营养状况、有无胃潴留,用气过水声法确定胃管是否在胃内;根据患者基础疾病及营养状况,决定肠内营养制剂种类及量。

(2)机器准备:检查机器在备用状态,有问题及时请设备科维修人员处理,了解机器性能。

(3)营养液准备:包括营养液种类、量及温度。

(4)向患者解释肠内营养的优点以及使用过程中患者需注意的事项,以取得患者配合。

2. 操作过程

(1)确定胃管在胃内。

(2)确定肠内营养液温度。

(3)20ml注射抽取温开水20ml冲洗胃管。

(4)一次性投给:将配好的营养液用50ml缓慢注入,每次200ml,每日6~8次。

(5)间歇性重力滴注:将配好的营养液置输液瓶内,悬挂营养液的输液架悬挂营养液标识牌,经重力滴注管与喂养管相连,缓慢滴注,每次250~500ml,速率约10ml/h,每次持续30~60min,每日滴注4~6次。

(6)连续输注:连接营养输液泵电源,根据需要在泵机上设置容量和流量;悬挂好营养科配制的营养液,悬挂营养液的输液架悬挂营养液标识牌,连接泵管和饲喂管,启动营养泵。

(7)将泵管或重力滴注管与喂养管连接处用无菌纱布包裹,妥善固定管路。

(8)连续输注时每4小时用20ml温开水冲洗胃管。

(9)输注完毕,用 20ml 温开水冲洗胃管,妥善固定管路。

3. 护理要点

(1)保证营养液及输注用具清洁无菌:营养液要在无菌环境下配制,放置于 4℃ 以下的冰箱内暂时存放,并于 24h 内用完。

(2)保护黏膜、皮肤:长期留置鼻胃管或鼻空肠管的患者,要每日涂抹油膏,保持鼻腔湿润,对造瘘口周围皮肤保持清洁、干燥。

(3)预防误吸:保持胃管位置,对胃排空延迟,由鼻胃管或胃造瘘输注营养液的患者取半卧位,防止反流和误吸。测量胃内残余液量,在输注营养液的过程中,每 4 小时抽吸 1 次胃残余量,如大于 150ml 应暂停输注。一旦出现呛咳、咳出营养液样物,发憋或呼吸急促,即可确认为误吸,鼓励患者咳嗽,必要时经气管镜清除吸入物。

(4)防止胃肠内营养并发症:防止因鼻咽及食管黏膜损伤导致管道阻塞等所致的置管并发症。密切观察患者有无恶心、呕吐、腹痛、腹胀、腹泻、便秘等胃肠道并发症。

(5)保持喂养管清洁:定时冲洗,防止扭曲、折叠、受压。

(二)肠外营养支持技术

完全胃肠外营养(total enteral nutrition,TEN),旧称叫"静脉高营养"。它是通过胃肠道以外的途径,即周围静脉或中心静脉将营养液以浓缩的形式输入患者血液循环,营养液包括患者所需要的全部营养物质丰富的热量、必需和非必需氨基酸、脂肪酸、维生素、电解质和微量元素。TEN 为患者提供充分的能量及全面营养物质,以达到预防和纠正营养不良,增强患者的体质和对创伤的耐受力,促进患者早日康复。

1. 操作前准备

(1)评估患者情况:评估患者年龄、病情、营养状况;评估患者是否有静脉置管(深静脉置管、PICC 置管)及管路的在位通畅性;患者如无静脉置管,评估患者静脉情况(建议肠外营养经静脉置管输入)。

(2)全营养液的配制:近年来提倡将各种营养物质先混合置于 3L 输液袋成为"全合一"(all in one)或全营养混合液(TNA)后静脉输注,从而简化肠外营养步骤,减少输注管路,减轻监护工作量,并可以减少营养液污染。各种营养物质混合后相互稀释,浓度降低,减少了与高浓度葡萄糖输注相关的并发症,胰岛素用量减少,避免了脂肪乳剂输注过速引起的不良反应,增加了经外周静脉行肠内营养治疗的机会。具体配制方法:①将电解质、微量元素、胰岛素加入葡萄糖或氨基酸溶液中。②磷酸盐加入另一瓶氨基酸溶液中。③脂溶性维生素和水溶性维生素加入脂肪乳剂。④将含有添加剂的氨基酸、葡萄糖与脂肪乳剂分别经 3L 输液袋的 3 个输注口先注入葡萄糖和氨基酸液,最后混入脂肪乳剂。配制应不间断一次完成,并不断加以摇动使混合均匀。

2. 操作过程

(1)悬挂 3L 袋于输液架上,排空输液皮条内的空气。

(2)未留置静脉置管患者,扎止血带,选择合适的血管,安尔碘棉签消毒、待干,穿刺成功,妥善固定,调节滴速。

(3)留置深静脉置管患者,乙醇棉球消毒肝素帽 15～30s,肝素钠稀释液 5ml 连接头皮针,连接肝素帽,冲洗深静脉置管,输液贴固定,连接输液皮条。

（4）留置 PICC 置管：乙醇棉球消毒肝素帽 15～30s，肝素钠稀释液 5ml 连接头皮针，连接肝素帽，冲洗深静脉置管，输液贴固定，连接输液皮条。

（5）输注方法：持续输注法，将 1d 预定输入的营养液 24h 内在输液泵控制下匀速输注。循环输注法，将全天的营养液在 12～18h 输注。

3. 护理要点

（1）全胃肠外营养液的输入一般不宜过快，应保持恒定，并注意有无异性蛋白输入引起过敏反应。

（2）在严格无菌操作条件下，将全胃肠外营养液的高渗葡萄糖、氨基酸与脂肪乳剂等混合装入营养大袋内经静脉滴入。也可用双滴管，将氨基酸溶液与高渗葡萄糖等同时滴入双滴管中，混合后再进入静脉。输液装置中，由进气管进入的空气，应经 75% 乙醇溶液过滤消毒。

（3）输液完毕，可用 3.84% 枸橼酸溶液 2～3ml 注入中心静脉导管内，用无菌"堵针器"堵塞针栓，然后用无菌纱布包裹、固定。次日输液时，去除"堵针器"，接上双滴管装置。可根据液体总量在 24h 内持续滴入。

（4）全胃肠外营养输液导管，不宜作抽血、输血、输血浆、输血小板等用，并应防止回血，避免堵塞导管。

（5）患者如发现高热，应寻找病因，如怀疑为静脉导管引起或找不到其他病因，均应拔除导管，并将末端剪去一段，送细菌培养及药敏试验；同时全身应用抗生素，周围静脉补充适量液体。

（6）输液过程中，每 2～3 日测定血电解质 1 次，必要时每天测定。如有条件，应测定每天氮平衡情况。最初几天应每 6 小时测定尿糖，每日测血糖 1 次，以后每日测尿糖 1 次，定期复查肝、肾功能。

（7）注意观察有无高渗性非酮性昏迷症状，如血糖＞11.2mmol/L（200mg/dl）或尿糖超过（3＋），应增加胰岛素用量，并减慢滴速。

（8）长期全胃肠外营养疗法中，如病情需要，应每周输血或血浆 1～2 次。

四、营养输注泵的使用

使用营养输注泵可以改善患者营养状况，提供营养，减少胃肠液的分泌，促进肠黏膜增殖、代偿，改善肠黏膜的屏障功能，参与免疫功能的调理，促进蛋白质合成、组织愈合。

1. 操作方法

（1）评估患者病情、身体状况，了解患者既往有无输注的经历，评估饲管的在位情况。

（2）向患者解释肠内营养的优点以及在使用中患者需注意的事项，以取得配合。

（3）核对医嘱，准备用物。

（4）根据医嘱，选择合适的肠内营养制剂。

（5）携物品至患者旁，为患者取适当体位。

（6）明确肠内营养输注的途径，了解各管道的部位。

（7）连接营养输注泵电源，根据需要在泵机上设定容量及流量。

（8）将由营养科当日配制的营养液倒入喂饲袋中或者专用制剂。

（9）先抽吸胃液再用温开水 20ml 冲洗鼻饲管，确保鼻饲管在位后，连接泵管和营养液。

（10）固定泵管在合适的位置，启动营养输注泵。

2. 护理要点

（1）营养液的注入速度不宜过快，遵循浓度从低到高，剂量由少到多，速度从慢到快的原则，使胃肠很好的适应。一般初始速度为 30～50ml/h，2～3h 观察患者无不适应表现后，可将速度增快到 60～100ml/h，或将剩余按所需泵入的时间匀速泵入。速度一般不超过 150ml/h。

（2）营养液温度控制在 35～40℃，以减少对胃肠道的刺激，避免腹胀、腹泻和肠痉挛等并发症发生。

（3）膳食的选择主要取决于胃肠道功能。对胃肠功能正常者，应采用非要素膳；对胃肠功能低下者，应采用要素膳；对肝、肾等脏器功能障碍者，可采用组件膳食。

（4）在输注前了解管饲的途径和各管道的部位，注意与外科患者其他管道区别，不仅了解各种管道进入体内的位点，还应清楚其管端所在的部位并且标注醒目。目前管饲的途径常见有鼻胃管、鼻十二指肠/空肠管、胃造口管、空肠造口管。

（5）营养液持续输入时应摇高床头大于 30°，体位以半卧位为宜，翻身拍背时动作轻柔，并注意避免使腹部受到挤压，使腹内压升高引起恶心、呕吐、反流、误吸。

（6）对使用鼻胃管的病人，鼻饲前应先吸净气道及口腔内的分泌物，吸痰动作应轻柔，以免强烈刺激引起反流。

（7）妥善固定鼻饲管，防止移位滑脱。

（8）喂饲袋中每次加入营养液以 300ml 为限，一次加入过多，会导致营养液在室温中滞留过久而引起变质。

（9）如果在运行过程中要改变参数，需先让泵处于暂停（HOLD）模式，再选择调整设置（ADJUST SETTINGS）选项进入参数设置界面。

（10）在营养泵使用期间应注意各种报警信号（常见有蓄电池电量不足、堵塞或排空、改变流速、暂停和完成给药等），随时观察并及时排除各种故障。

（邵小平　王世英　梅　花）

第八节　血糖监测技术

一、血　糖　监　测

合理的血糖监测是良好的糖尿病控制基础。如果不监测血糖，一是不知道血糖是多少，就无从知道血糖控制的好坏；二是不监测血糖，也就意味着不重视这个结果是什么，造成并发症很快会出现。一般情况下，血糖控制不好或不测血糖的人，往往并发症的发生要提前 5～10 年。相对的，因糖尿病是终身性疾病，病情的监测就为糖尿病的控制和治疗提供了有力的保障。

（一）血糖监测仪器

测量血糖的仪器分为生化分析仪及便携式血糖仪。

1. **生化分析仪** 用于专业医疗机构,分全自动及半自动。自动生化分析仪主要分为流动式(Flow system)、分立式(Discrete system)两大类。典型分立式自动生化分析仪应用最广。其基本结构:由样品(Sample)系统、试剂(Reagent)系统、条形码(Barcode)识读系统、反应系统、清洗(Wash)系统、比色系统、程序控制系统组成。

2. **便携式血糖仪** 主要分为电化学法和光反射技术两大类。电化学法采用检测反应过程中产生的电流信号原理来反应血糖值,酶与葡萄糖反应产生的电子通过电流记数设施,读取电子的数量,再转化成葡萄糖浓度读数。光反射法是检测反应过程中试条的颜色变化来反应血糖值的,通过酶与葡萄糖的反应产生的中间物(带颜色物质),运用检测器检测试纸反射面的反射光的强度,将这些反射光的强度,转化成葡萄糖浓度。

任何一种方法,其试纸都有一定的检测范围,超过这个范围,血糖浓度和电位或者显色深浅不成线性关系。高于某一浓度,电化学法仪器呈现饱和状态,对血糖值变化不再敏感。

(二)血糖监测时段

一般情况下空腹或餐前血糖水平为 $4\sim6$ mmol/L,餐后 2h 的血糖值应不超过 7.8 mmol/L。影响血糖水平的因素,通常有饮食、运动、药物、情绪及应激情况(疾病、手术、外伤、怀孕、分娩)等。血糖控制的良好指标是使全天的血糖值尽可能维持在正常或可接受的范围。因此,血糖监测的时间包括全天 24h 任何时候的血糖,一般来讲,包括空腹血糖、餐前血糖、餐后 2 小时血糖、睡前血糖、随机血糖,必要时加测凌晨 $1:00\sim3:00$ 时的血糖等。

1. **空腹血糖** 指至少空腹 8h 以上没有热量的摄入,一般是早餐前采血测定的血糖值,一般在清晨 $7:00\sim9:00$ 空腹状态下抽血。空腹血糖重复性好,是糖尿病诊断的必查项目。测定空腹血糖时,要注意空腹的时间不能太长或太短,否则会影响结果的判定;另外,测量到不能进行剧烈的运动。空腹血糖主要反映在基础状态下、没有饮食负荷时的血糖水平,是糖尿病诊断的主要依据,同时能较好的反映患者基础胰岛素水平及肝脏葡萄糖输出情况。为了解胰岛的基础功能,病情轻重以及前一天晚间的用药剂量是否合适,应检测空腹血糖。

2. **餐前血糖** 指中餐和晚餐前的血糖测定,主要用于治疗中病情监测。中、晚餐前测定的血糖不能叫空腹血糖。

3. **餐后血糖(一般指餐后 2h 的血糖,这与诊断糖尿病的 OGTT2hPG 相对应)** 指从吃饭第一口开始计时,经过整 2h 的血糖水平。测量时应按与平时一样的时间和剂量服药、注射胰岛素和吃饭。餐后 2h 血糖受所进食物的种类、胃肠蠕动快慢、饭后运动量和餐前血糖水平等多种因素影响。餐后 2h 血糖正常值 $4.4\sim7.8$ mmol/L,是反映胰岛 β 细胞储备功能的重要指标,即进食后食物刺激 β 细胞分泌胰岛素的能力。若功能良好,周围组织对胰岛素敏感,无胰岛素抵抗现象,则餐后 2h 血糖值应下降到 7.8mmol/L 以下。但若储备功能虽好,甚至一些糖尿病患者分泌胰岛素比正常人还高,却由于周围组织对胰岛素抵抗,或者胰岛素抵抗虽不明显、但胰岛 β 细胞功能已较差,则餐后 2h 血糖可明显升高。

监测餐后 2h 血糖,能发现可能存在的餐后高血糖。很多 2 型糖尿病空腹血糖不高,而餐后血糖很高,如果只检查空腹血糖,往往会使部分患者漏诊。同时餐后 2h 血糖能较好地反映进食及使用降糖药是否合适,这是空腹血糖所不能完全反映的。另外,检测餐后 2h 血糖不影响正常服药或打针,也不影响正常进食,所以不会引起血糖特别大的波动。

4. **睡前血糖** 一般指 $21:00\sim22:00$ 的血糖值,反映胰岛 β 细胞对进食晚餐后高血糖的控制能力,是指导夜间用药或注射胰岛素剂量的依据。为了解睡前血糖控制情况和夜间是否需要加餐,应监测睡前血糖。

5. 随机血糖　指一天中任何时候(包括以上各时间)的血糖检查,正常人一般不超过 11.1mmol/L。如果患者有糖尿病典型症状("三多一少"症状),且随机血糖≥11.1mmol/L,即可诊断为糖尿病。在怀疑有低血糖或明显高血糖时随时检查,可了解机体在特殊情况下对血糖的影响,如多吃、少吃、吃特殊食品、尝试新的饮食、运动前后、外出赴宴、情绪波动、饮酒、劳累、生病、情绪变化、经期等,及时捕捉低血糖的瞬间(约 10min 之内),当怀疑有低血糖发生时要及时测血糖。

6. 凌晨 1:00～3:00 血糖　是人体 24h 血糖的最低点。但由于监测不方便,一般不作为常规检查点。接受胰岛素或磺脲类降糖药治疗的患者,怀疑有夜间低血糖时,要测此时的血糖。

(三)血糖监测各时段的选择

1. 餐前血糖检测　当血糖水平很高时空腹血糖水平是首先要关注的,有低血糖风险者(老年人,血糖控制较好者)也应测定餐前血糖。

2. 餐后 2h 血糖监测　适用于空腹血糖已获良好控制但仍不能达到治疗目标者。

3. 睡前血糖监测　适用于注射胰岛素的患者,特别是注射中的患者。

4. 夜间血糖监测　适用于胰岛素治疗已接近治疗目标而空腹血糖仍高者。

5. 其他　出现低血糖症状时应及时检测血糖;剧烈运动前宜监测血糖。

二、动态血糖监测

动态血糖监测(CGMS)是指通过葡萄糖感应器监测皮下组织间液的葡萄糖浓度而反映血糖水平的监测技术,可以提供连续、全面、可靠的全天血糖信息,了解血糖波动的趋势,发现不易被传统监测方法所探测的高血糖和低血糖。此系统在国内外已广泛应用。

动态血糖仪可以连续记录一千多个血糖值,并且可以回顾血糖情况,形成动态血糖图谱数据库。了解传统血糖监测方法难以发现的餐后高血糖、夜间低血糖、黎明现象、Somogyi 现象等。全面评估药物和胰岛素的疗效,提供一种用于糖尿病教育的可视化手段。

1. 操作方法　动态血糖监测系统通过在患者体内预先置入血糖感受芯片(借助注针器将感应器置入受检者腹部脐周皮下),开始记录患者日常生活的细节,包括用药、吃饭、运动等。动态血糖仪每 3 分钟记录一个平均血糖值,每天检测 480 个血糖值,一般佩戴 3d,72h 记录 1440 个血糖值,检测结束后将监测到的数据通过电脑处理形成连续性的血糖图谱式报告单。医师可根据检查结果,结合患者记录的生活细节,出具总结报告和治疗建议。报告中血糖情况以曲线图、饼图及表格等形式呈现,结合所标记的各种影响血糖变化的事件及时间。在确保数据准确性的前提下定量和定性地反映受试者血糖水平及血糖波动的特征。

2. 注意事项

(1)填写患者记录卡:记录饮食、锻炼、服药或用胰岛素时间和内容。

(2)CGMS 探头应储存在 2～10℃ 的冰箱内,否则会导致探头失效或严重影响血糖监测的准确性,安装前应提前 5 min 取出,以便恢复葡萄糖氧化酶的活性。

（3）安装 CGMS 要进行前一患者的数据清除，以便更清晰地观察每一位患者的血糖图，CGMS 使用碱性电池，40d 更换 1 次。如 CGMS 正安装于患者身上，必须在 5min 内更换好电池，否则会丢失正在监测的资料。CGMS 出现报警显示时要及时处理，仪器在输入新的血糖值后，才开始重新工作。

（4）避免大量出汗、浸水、淋雨、强电磁场和强烈撞击及皮肤瘙痒。

（5）在进行动态血糖监测的同时，每日至少 4 次的指尖血糖监测也是很必要的，并且应使用同一台血糖仪及同一批试纸。

三、胰岛素泵的应用

胰岛素泵治疗是采用人工智能控制的胰岛素输入装置，通过持续皮下输注胰岛素，模拟生理性胰岛素的分泌模式，从而控制高血糖的一种胰岛素治疗方法。胰岛素泵因其体积小，便于携带，操作简便，易学易用，剂量调节更精确和稳定，在糖尿病患者中得到越来越广泛地应用和推广。

（一）胰岛素泵的构成

1. 胰岛素泵　目前国内上市的品牌较多，有国外生产的 DANA 泵、Mini Med 泵（507,508,712 型）、H-TRON plus 泵智慧型，我国生产的圣唐泵（Ⅲ型简洁型）和福尼亚泵等。现以 Mini Med 泵 712 型举例说明，见图 3-11。

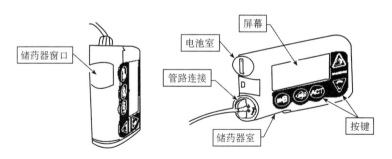

图 3-11　Mini Med 泵 712 型

2. 短效胰岛素或超短效胰岛素类似物　如诺和灵 R 笔芯、诺和锐 R、优泌灵 R 笔芯、优泌乐等。

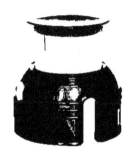

图 3-12　软针助针器

3. 助针器　见图 3-12。

4. 储药器和输注管路　见图 3-13。输液管前端可埋入患者的皮下。

（二）胰岛素泵的操作步骤

1. 洗手，戴口罩。

2. 选择置针部位（图 3-14）。一般选择腹部，此处胰岛素的吸收比较稳定，避开脐周 5cm 内区域、硬结、瘢痕处、毛发较多处、皮带下或其他容易被衣服摩擦诱发感染的部位。也可以选择上、下肢脂肪组织较厚,且不影响患者活动的部位。另外,置管部位避开监测血压部位,以免袖带反复充气影响胰岛素吸收。不要选择运动及锻炼伸拉的部位,避免运动时皮下软管刺破毛细血管引起出血,小血块堵塞皮下软管。

3. 向患者做好解释工作,取得配合。

4. 按无菌操作原则将储药器充液。将胰岛素提前 2～6h 置于室温(约 25℃)下,避免因胰岛素遇热产生气泡,造成剂量不准或阻塞输注装置。

5. 泵马达复位。

6. 安装储药器。

7. 泵充盈。

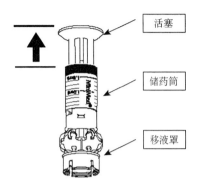

图 3-13 储药器

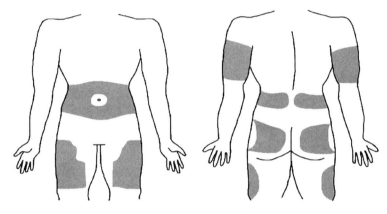

图 3-14 胰岛素注射部位

8. 清除泵内设置。

9. 遵医嘱设置基础率。

10. 置针,见图 3-15。患者取平卧位或坐位,选择脐部两侧为穿刺点。消毒皮肤,将软管置式插头放置于持针器上,左手捏紧皮肤,右手持针,按下开关,针头即快速刺入皮下,拔出针芯,用贴膜固定。

11. 激活胰岛素泵,观察运行情况。

(三)注意事项

1. 必须保持胰岛素泵处于良好备用状态,定期检测。

2. 胰岛素泵使用的胰岛素是短效胰岛素或超短效胰岛素类似物,不能使用中、长效鱼精蛋白锌胰岛素或超长效胰岛素类似物。同时胰岛素的浓度是 100U/ml,与人胰岛素笔芯的浓度相同,普通瓶装胰岛素的浓度是 40U/ml,不能用于胰岛素泵。

3. 安装胰岛素泵最好选择在患者需要注射餐前大剂量时,安装后马上输注大剂量胰岛素,可避免埋针时针尖刺破毛细血管引起出血,小血块堵塞皮下软管。

4. 置泵后妥善固定导管,防止管道的过度扭曲、折叠、脱出。长期带泵者 3～5d(冬天可延长 5～7d)更换一次注射部位及导管,更换时严格无菌操作,预防皮肤感染。新充注部位与原

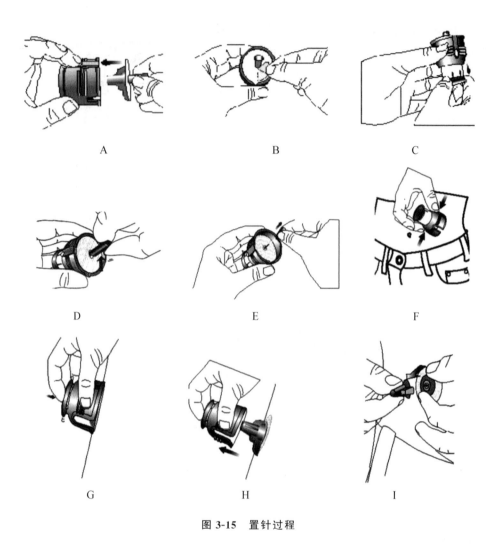

A B C

D E F

G H I

图 3-15 置针过程

充注部位应相隔 2～3cm 以上。充注软管皮下保留 3～5d 后,连同旧装置一起拔出丢弃。

5. 每日检查置管处皮肤情况,如有无红肿、水疱、硬结及贴膜过敏现象应立即更换贮药器、连接管及输注部位,注意轻轻将原穿刺点里面的组织液挤出,以 75％乙醇消毒后涂红霉素软膏加以保护。

6. 严密监测血糖。置泵后须严密监测末梢血糖,每日 7 次(三餐前、三餐后 2h、睡前),必要时可加测凌晨 3:00 血糖,为医师调整胰岛素用量提供依据,同时及时发现高血糖和低血糖,并遵医嘱做相应处理。

7. 置泵后避免剧烈运动,防止针头滑出。沐浴或游泳时可使用快速分离器处理胰岛素泵,但不应＞1 h,沐浴完毕应立即装上。高温和撞击可损坏胰岛素泵的电子设备,不应将泵置于气温高于 45℃或＜0℃ 的环境中,防止胰岛素失效。特殊检查时应注意避免将泵直接置于X 线下,如患者需行 CT、磁共振和其他放射性检查时,应使用快速分离器将泵取下,检查完后再接上。

8. 熟悉泵常见警报原因,掌握报警处理方法。

9. 心理护理及健康教育。带泵者经常担心胰岛素泵报警或发生故障,担心医疗费用及对工作、生活、自身形象的影响,往往会产生不良情绪,如焦虑、抑郁等。机体处于应激状态时肾上腺素、去甲肾上腺素分泌增加,抑制胰岛素的分泌致使胰岛素含量减少,不良情绪促发或加重糖尿病,糖尿病又加重不良情绪形成恶性循环,以致病情越来越重,对糖尿病患者的代谢控制及病情转归有消极影响。因此,护理人员要有计划地进行心理干预,并鼓励家属提供支持,对患者进行糖尿病知识教育、泵的教育及心理护理,使血糖控制稳定,减少并发症的发生,提高患者生活质量。

10. 胰岛素泵常见报警原因及解决方案,见表 3-9。

表 3-9 胰岛素泵常见报警原因及解决方案

屏幕显示	报警原因	解决方案
● ● ● MiniMed ● ● ● 12:00 更换电池超过时限 更换电池太慢 按ESC, ACT键清除	当胰岛素泵拆下电池的时间超过 5min 时,将出现该警报	重新设置日期和时间,检查基础率等设置,需要时重新设置
● ● ● MiniMed ● ● ● 8:35A 电池测试失败 输注停止 现在更换电池 使用 1AAA 碱性电池 按ESC, ACT键清除	如电池电压不足就会出现这条警报	必须更换电池,应该使在效期内的新电池,电池保存在室温,按屏幕上的提示操作
○ ○ ○ MiniMed ○ ○ ○ 10:09A 低量电池 请立即更换电池 用1AAA碱性电池 按ESC, ACT键消除	电池电量低	立即更换在效期内的保存适当的新电池,按屏幕上的提示操作
● ● ● MiniMed ● ● ● 04:42A 电池没电 电池寿命已尽 输注停止 现在更换电池 使用1AAA碱性电池 按ESC, ACT键消除	电源耗尽	立即更换电池,按屏幕上的提示操作,检查屏幕上显示的时间是否正确,不正确需重新设定
● ● ● MiniMed ● ● ● 10:05A 按键错误 按键 超过 3 分钟 按ESC,ACT键清除	持续按住一个按钮的时间超过 3min 时,就会出现这条警报	避免此类操作发生
● ● ● MiniMed ● ● ● 8:36A 检测设置 输注停止重新设置泵 按ESC, ACT键清除	设置故障	必须检查并重新设置胰岛素泵(包括日期与时间)

屏幕显示	报警原因	解决方案
●●● MiniMed ●●● 3:36P 　　注射器空 输注停止 更换注射器 按 ESC，ACT 键清除	储药器内无胰岛素	立即更换储药器
●●● MiniMed ●●● 4:36P 　　无注射器 输注停止 更换输注器 按 ESC，ACT 键清除	储药器插入不正确，或没有插入储药器	重新检查储药器安装情况
●●● MiniMed ●●● 8:35A 　大剂量输注停止 电池帽松动? 泵被跌过或被碰过? 测查大剂量历史 如需要请您重新设置大剂量 按 ESC，ACT 键清除	电池盖松开 胰岛素泵掉落或受到碰撞时 胰岛素泵受到静电冲击	如果胰岛素泵掉落，则目视检查是否损坏 查看大剂量历史，需要时重新设置剩余大剂量输注
●●● MiniMed ●●● 3:25P 　　最大量输注 超过 1 小时最大输注量 检测血糖 按 ESC，ACT 键清除	已经输注的胰岛素量超过了使用大剂量输注最大剂量和最大基础率计算出的基值时，就会出现这条警报	检查胰岛素泵，检测血糖，必要时重新设置
●●● MiniMed ●●● 11:17A 　　　无输注 输注停止 更换全套管路 检测血糖 请见用户手册 诊断与处理故障 按 ESC，ACT 键清除	胰岛素输注停止 当胰岛素泵检查到管路阻塞时就会出现这条警报	1. 检查血糖，必要时皮下注射胰岛素 2. 检查注射器内是否有胰岛素，输液管是否扭结 3. 如管路扭结，排除问题后，按 ESC 和 ACT 清除警报。屏幕将显示两个选项：恢复输注和马达复位，选择恢复 4. 如胰岛素用尽，则按动 ESC 和 ACT 清除警报，选择马达复位，更换注射器和输注管路 5. 排除了上述问题后反复报警，需进行分段检测
●●● MiniMed ●●● 12:05A 　　马达错误 输注停止 断开管路 按 ESC，ACT 键清除	马达复位过程中按动 ESC 键 充盈时暂停 胰岛素泵被摔或碰撞 管路连接问题 胰岛素泵被暴露在强磁场中	通过马达位移测试且为以下情况时，暂不需退回服务部检测 1. 取消报警，重新马达复位，不再出现"马达错误" 2. 能通过自检且"马达错误"报警在 30d 内未超过 1 次 3. 更换储药器及输注管路并正确连接，手动充盈后给 5U 定量充盈，未再出现"马达错误"报警 如不为以上情况，需退回服务部检测

（杜锦霞　王　芳　吴　英　史苏霞）

第九节　连续性肾替代治疗

连续性肾替代治疗(continuous renal replacement therapy,CRRT)是以连续而缓慢的血液流速和(或)透析液流速,通过弥散和(或)对流的方式,进行溶质交换及水分清除的血液净化治疗的总称。1977 年,Kramer 创造了连续性动静脉血液滤过(CAVH)技术,在急性肾衰竭的救治中得到推广应用,从此衍生出一系列 CRRT 技术,如连续性静脉－静脉血液滤过(CVVH),连续性动脉－静脉血液透析(CAVHD),连续性静脉－静脉血液透析(CVVHD),连续性动脉－静脉血液透析滤过(CAVHDF),连续性静脉－静脉血液透析滤过(CVVHDF),缓慢连续超滤(SCUF),连续性高通量透析(CHFD)、高通量血液滤过(HVHF),连续性血浆滤过吸附(CPFA)。近年来 CRRT 技术日趋成熟,这些治疗模式不仅用于肾衰竭,也常用于严重败血症、全身性炎症反应综合征、急性呼吸窘迫综合征、药物和毒物中毒、心力衰竭、肺水肿等病症,随着 CRRT 技术在临床上的广泛应用,改善了危重患者的预后,提高了肾功能恢复率及患者的生存率。

一、CRRT 机器

通常 CRRT 机都有 3 个泵,包括血泵、超滤泵和补液泵,有些新型机装有 4 个泵(多个补液泵),目前已问世新一代 CRRT 机,其结构和功能特点见表 3-10。

表 3-10　新型 CRRT 机的结构和功能特点

机器名称	泵数	血液流量 (Qb) (ml/min)	透析液流量 (Qd) (ml/min)	置换量 (L/h)	加热器	肝素泵	稀释部位	压力传感器	电子秤	治疗模式
Acquaris	4	0～450	0～165	10	有	有	前/后	4	2	SCUF/CVVH CVVFD/CVVHDF
BM25	3	30～500	0～150	16	否	否	前/后	2	2	SCUF/CVVH CVVFD/PEX
Diapact	3	10～500	5～400	25	有	否	前/后	4	1	SCUF/CVVH CVVHD/CVVHDF
Equa-Smart	2	5～400	0～150	10	有	有	前/后	3	3	SCUF/CVVH/PEX CVVHD/CVVHDF
2008H－2008k	3	0～500	0～300	Open	不限	有	否	容量控制	3	IHD－IHFD, SLED-SCUF- VHD
Multimat B	2	0～400	0～75	25	否	有	前/后	3	1	SCUF/CVVH CVVHD/CPFA
HF400	4	0～450	0～200	12	有	有	前/后	4	2	IHD-IHFD,PEX, SCUF/CVVH/CVVHFD CVVHD/CVVHDF

续表

机器名称	泵数	血液流量（Qb）（ml/min）	透析液流量（Qd）（ml/min）	置换量（L/h）	加热器	肝素泵	稀释部位	压力传感器	电子秤	治疗模式
Hygeia pius	4	0～500	0～65	4	有	有	前/后	4	容量控制	SCUF/CVVH/PEX CVVHD/CVVHDF
Performer	4	5～500	0～500	20	有	有	前/后	4	1	IHD-IHFD-IHF,PEX SCUF/CVVH/CVVHFD CVVHD/ CVVHDF/PAP
Prisma	4	0～180	0～40	5	有	有	前/后	4	3	SCUF/CVVH//TPE CVVHD/CVVHDF
Multifitrate	4	0～500	0～70	24	有	有	前/后	4	4	SCUF/CVVH/HF/PEX CVVHD/CVVHDF /CVVHFD
Prismeflel	5	0～450	0～133	8	有	有	前/后	5	4	SCUF/CVVH/CVVHD CVVHDF/TDE

二、CRRT 的原理及标准

1. **连续性动脉-静脉血液滤过（CAVH）** CAVH 是利用人体动静脉之间压力差作为体外循环的驱动压力,通过高通量透析膜的滤器超滤作用清除过多的水分,以对流的原理清除大、中、小分子溶质,CAVH 具有以下特点:①自限性,平均动脉压＞7.95～11.97kPa（60～90mmHg）时超滤就全自动减少;②持续性,24h 持续进行;③稳定性,对血流动力学影响小;④简便性,可在床旁直接进行。

2. **连续性静脉-静脉血液滤过（CVVH）** CVVH 清除溶质的原理与 CAVH 相同,不同之处是采用中心静脉留置单针双腔导管建立血管通路,应用泵驱动进行体外血液循环。CVVH 血流可达到 100～300ml/min,用后稀释法输入置换液时,尿素清除率可达到 36L/d,用前稀释法时,置换液应增加到 48～56 L/d。CVVH 已经逐步取代了 CAVH,成为标准的治疗模式,此外中心静脉留置导管可避免穿刺带来的各种并发症。

3. **连续性动脉-静脉及静脉-静脉血液透析（CAVHD 及 CVVHD）** CAVHD 及 CVVHD 溶质转运主要依赖于弥散及少量对流。当透析液流量为 15ml/min（此量少于血流量）时可使透析液中全部小分子溶质呈饱和状态,从而使血浆中溶质经过弥散机制清除,尿素清除率可从 CAVH 的 9.5ml/min 增加至 23ml/min。当透析液流量增加至 50 ml/min 左右时,则溶质的清除可进一步提高,但是在实际临床应用中透析液流量很少超过 30ml/min。CAVHD 应用低通量透析器,透析液逆向输入。

4. **连续性动-静脉及静脉血液透析滤过（CAVHDF 及 CVVHDF）** CAVHDF 是在 CAVH 的基础上发展起来的,加做透析以弥补 CAVH 对氮质清除不足的特点。CAVHDF 溶质转运机制已非单纯对流而是对流加弥散,不仅增加了小分子物质的清除率,而且还能有效清除中大分子物质,溶质清除率增加 40%。CVVHDF 是在 CVVH 的基础上发展起来的,溶质清除的原理与 CAVHDF 完全相同,不同之处是采用静脉－静脉建立血管通路,应用血泵驱动血液循环。长征医院采用的 CRRT 模式中,CVVHDF 占 95%。CAVHDF 及 CVVHDF 均应用高通量滤器,并补充置换液。

5. 缓慢连续性超滤(SCUF)　SCUF 主要以对流的方式清除溶质,不补充置换液,也不用透析液,对溶质清除不理想,不能保持肌酐在可以接受的水平,有时需要加用透析治疗。SCUF 分为两种类型:一种采用动脉-静脉建立血管通路,另一种采用深静脉留置单针双腔导管建立血管通路。目前临床主要用于水肿、严重心力衰竭患者,特别是心脏直视手术、创伤或大手术复苏后伴有细胞外液容量负荷者,早年 SCUF 采用低通量透析器,近年来人们也主张使用高通量滤器。

6. 连续性高流量透析(CHFD)　连续性高流量透析应用合成膜血滤器进行无置换液血液透析滤过,该系统包括连续性血液透析和一个透析液容量控制系统,用高通量血滤器,10L 碳酸氢盐透析液以 100 ml/min 的速度再循环,超滤过程由速度不同的两个泵所控制,第 1 个泵输送已加温的透析液,第 2 个泵调节透析液流出量和控制超滤,该系统既可控制超滤又可保证对流,与单纯血液透析相比能增加清除大分子物质,当透析 4h,透析液袋中尿素和肌酐浓度达到平衡后,应予以更换,尿素清除率可达到 60L/d,这样总体水清除率(Kt/V)≥1。如果连续进行高流量透析,每周尿素清除指数(Kt/V)也很容易达到 7～10。连续性动脉－静脉血液透析滤过(连续性静脉－静脉血液透析滤过)是对流及弥散最优化的结合,弥补中分子物质清除不足。

7. 高容量血液滤过(HVHF)　连续进行血液滤过,每天输入置换液超过 50L,则称为 HVHF,Van Bommel 等认为置换液量＞12L/d,患者血浆细胞因子水平、血流动力学和血气参数无变化;而＞50L/d,则可以降低血浆细胞因子和细胞抑制因子水平。国内应用 HVHF 治疗 MODS,证实 HVHF 能清除大量细胞因子,改善血流动力学参数,标准 HVHF 有两种方法:①标准 CVVH,超滤量维持在3～4L/h;②夜间标准 CVVH 维持,白天开始超滤 6L/h,超滤总量＞60L/d,一般要求高通量滤器,面积 1.6～2.2m^2,补充置换液。

8. 连续性血浆滤过吸附(CPFA)　1998 年,Tetta 等提出 CPFA,应用血浆吸附滤过器连续分离血浆,然后滤过的血浆进入包裹的碳或树脂吸附装置,净化治疗后的血液再经静脉通路返回体内,该装置选择性去除炎症介质、细胞因子、内毒素和活化的补体,减少低血压的发生率,最终降低病死率,临床上主要用于内毒素及炎症介质的清除,CPFA 也可以与 HF 或 HD 联合应用。

9. 日间 CRRT　CRRT 主要在日间进行,各种药物及营养液主要集中在日间输入;在日间清除过多水分,使患者夜间可获得足够休息,并减少人力消耗。

三、CRRT 的技术特点

随着 CRRT 技术在临床的广泛应用,临床试验研究证实了 CRRT 在抢救危重患者中的作用,充分显示了连续性肾脏替代治疗的特点。

1. 血流动力学稳定　CRRT 可以连续、缓慢、等渗地清除水和溶质,符合人体的正常生理,保持血流动力学的稳定性,尤其适用于 ICU 中血流动力学不稳定的急性肾衰竭及多器官功能衰竭患者。CRRT 优点是容量波动小,胶体渗透压变化程度小,基本无输液限制,能随时调整液体平衡,因而对血流动力学影响较小。

2. 溶质清除率高　溶质的清除量等于超滤液中该溶质的浓度乘以超滤液量,CRRT 治疗能使氮质血症控制在稳定水平,且尿毒症毒素浓度较低,与常规血液透析相比,CRRT 有更高的尿毒症毒素清除率,但置换液量必须加大,时间必须延长,频率必须增加。

3. 补充液体和胃肠外营养不受限制　营养状况是影响急性肾衰竭、多器官功能衰竭等危重患者预后的重要因素之一。CRRT 能根据患者营养需求补充大量液体,为营养支持治疗提供了保障。

4. 清除炎性介质和细胞因子　临床证明,连续性血液滤过还可在败血症和多器官功能衰竭治疗中清除肿瘤坏死因子(TNFa)、炎性介质(白细胞介素 1,白细胞介素 6,白细胞介素 8)等。

5. 有效控制酸碱、电解质平衡。

四、CRRT 技 术

(一)血管通路

CRRT 常采用的血管通路为临时性血管通路,常采用股静脉、颈内静脉、锁骨下静脉留置单针双腔导管。血流量可达到 250～350ml/min,再循环率为 20% 左右。既保证了稳定的血流量,又避免了动脉穿刺的危险性,但穿刺部位易发生感染、出血及血栓等并发症(应加强护理)。长征医院全部采用颈内静脉或股静脉留置单针双腔导管进行 CRRT 治疗。

(二)血滤器的选择

CRRT 治疗时采用具有生物相容性好、高通透性、吸附能力强的高分子合成膜的滤器是治疗成功的关键之一。聚丙烯腈膜(AN-69)和 PMMA 膜的结构对称,由水凝胶单位构成,具有很强的亲水性,全层都能与血液接触而具有吸附作用,AN-69 膜上的磺基带有大量电荷,对蛋白的吸附能力最强,特别适用于系统性炎症反应综合征的患者。HF1200、HF1400 滤器属合成膜,合成膜表面无羟基,膜孔大,对水的通透性高。F60、F80 滤器属聚砜膜,人体相容性好,水分清除率高,但结构呈非对称性,膜的血室有一层后约 $1\mu m$ 的隔离层,影响了物质的清除。Poly-17R、Poly-14S 滤器属聚酰胺膜,生物相容性好,装运系数和超滤系数均较大。滤器的选择应根据患者的病情、治疗目的和方法选用。

(三)置换液

目前,大多数国家尚无商品性置换液。置换液成分需要因人而定,置换液的电解质原则上应接近人体细胞的外液成分,根据需要调整钠和碱基成分,碱基常用碳酸氢盐和乳酸盐,但多器官功能衰竭者及败血症伴乳酸中毒合并肝功能障碍者,显然不宜用乳酸盐,大量输入醋酸盐会引起血流动力学不稳定,因此,近年来大多推荐用碳酸氢盐作为缓冲剂。

1. 置换液配方

(1)林格乳酸盐配方:含钠离子 135mmol/L,乳酸盐 25mmol/L,钙离子 1.5～3 mmol/L,并根据需要补充钙、镁、钾离子。

(2)Port 配方:第一组为等渗盐水 1000ml 加入 10% 氯化钙 10ml;第二组为等渗盐水

1000ml加入 50％硫酸镁 1.6ml；第三组为等渗盐水 1000ml；第四组为 5％葡萄糖注射液1000ml加入 5％碳酸氢钠 250ml，该配方钠浓度较高，是考虑到静脉营养液中钠浓度较低，必要时可将1000ml等渗盐水换成 0.45％氯化钠注射液，使钠降低 19mmol/L。

（3）Kapkan 配方：第一组为等渗盐水 1000ml 加入 10％氯化钙 20ml；第二组为 0.45％氯化钠注射液 1000ml 加入碳酸氢钠 50mmol/L 交替输入。

（4）长征医院配方：等渗盐水 1000ml 加入氯化钙 0.257g，氯化钠 0.59g，氯化镁0.152g，氯化钾 0.224g，乳酸钠 4.984g，葡萄糖 1.5g。

（5）联机(On-line)生产置换液，目前许多血液透析滤过的机器能够自动调配产生置换液，临床中采用 3L 静脉营养袋装配置换液制备时注意无菌操作，现配现用，长征医院 90％采用此种置换液。

2. 置换液输入方法　置换液输入途径有前、后稀释两种。前稀释使用置换液多，滤过溶质溶度相对较低，但滤器不易凝血，肝素用量小，出血发生率低。后稀释法节省置换液用量，血液和滤过液溶质溶度相同，但容易凝血，目前临床多采用前稀释法。

(四)抗凝技术

由于 CRRT 治疗的患者常为多脏器衰竭，凝血功能较差，出血并发症相当常见，合理选择抗凝药是治疗顺利进行的关键。

1. 全身肝素化抗凝法　此方法是 CRRT 中最常用的抗凝方法，首次剂量为 20U/kg，维持量为 5～15 U/(kg·h)或 500 U/h，大部分患者可获得满意的抗凝效果，优点是方便，过量可用鱼精蛋白迅速中和，缺点是出血发生率高、药代动力学多变、血小板减少等，该方法应定时监测患者凝血功能。

2. 低分子肝素法　低分子肝素是一类新型抗凝药，抗 $X\alpha$ 因子的作用强于抗 $II\alpha$ 因子。它具有较强的抗血栓作用，而抗凝血作用较弱，具有出血危险性小、生物利用度高及使用方便等优点，是一种理想的抗凝药，首剂静脉注射（抗 Xa 活性）15～20U/ kg，追加 7.5～10U/(kg· h)。低分子量肝素的缺点是用鱼精蛋白不能充分中和，监测手段较复杂。

3. 无肝素抗凝法　高危患者及合并有凝血机制障碍的患者可采用此方法，无肝素 CRRT时应采用生物相容性好的滤器。首先用含肝素 5000 U/L 的等渗盐水预冲滤器和体外循环通路，并循环 15～20min，上机时弃去预冲液。CRRT 过程中血流量保持 200～300ml/min，每15～30 分钟用 100～200ml 等渗盐水冲洗滤器，同时关闭血液通路，适当增加超滤去除额外冲洗液，前稀释补充置换液。

4. 小剂量肝素抗凝　动脉端(泵前)持续输入小剂量肝素。

5. 局部枸橼酸钠(RCA)抗凝　枸橼酸螯合血中钙离子生成难以降离的可溶性复合物枸橼酸钙，使血中钙离子减少，阻止凝血酶原转化为凝血酶，从而达到抗凝作用，由于枸橼酸钠有体外抗凝作用，故可应用于活动性出血患者及肝素引起的血小板减少症、变态反应及严重不良反应者。基本方法：①应用含钙透析液静脉输入，枸橼酸用输液泵从动脉端输入，钙盐用输液泵从外周静脉输入。②采用含钙透析液枸橼酸用输液泵从动脉端输入，但不补充钙，范围为4％～40％，但只要使血液进入透析器时枸橼酸浓度保持在 2.5～5mmol/L，即可获得满意的体外抗凝效果。钙盐的补充：使用含钙透析液时，透析器对钙的清除率为(75±5)ml/min(约7mg/min)，故需补钙，5％氯化钙用输液泵以 0.5ml/min 的速度(钙 7mg/min)从外周静脉输注。

五、CRRT 的适应证

目前,CRRT 技术不仅仅局限于急性肾衰竭(ARF)的治疗,其治疗范畴已扩大至整个危重病领域,成为危重肾病学的重要组成部分。

1. 肾疾病

(1)急性肾衰竭(ARF):①ARF 合并高钾血症、酸中毒、肺水肿;②ARF 合并心力衰竭;③ARF合并脑水肿;④ARF 合并高分解代谢;⑤ARF 合并 ARDS;⑥血流动力学不稳定;⑦心脏外科手术后;⑧心肌梗死;⑨脓毒症。

(2)慢性肾衰竭维持血液透析:①急性肺水肿;②血流动力学不稳定。

(3)少尿患者需要大量补液时。

(4)慢性液体潴留。

(5)酸碱和电解质紊乱。

2. 非肾疾病

(1)全身炎性反应综合征。

(2)多器官功能障碍综合征。

(3)急性呼吸窘迫综合征。

(4)挤压综合征。

(5)乳酸性酸中毒。

(6)急性坏死性胰腺炎。

(7)心肺旁路。

(8)慢性心力衰竭。

(9)肝性脑病。

(10)药物或毒物中毒。

六、CRRT 治疗的护理

1. CRRT 的护理支持模式　由于各医院 CRRT 的护理支持模式不一,所以护士所担负的责任及对各科护士的要求也不尽相同,然而无论采取何种模式,CRRT 技术不仅血透专业人员要掌握,其他各科 ICU 护士也应掌握,目前各医院开展 CRRT 的护理支持模式有 3 种:

(1)透析护士承担全部 CRRT 的护理工作。

(2)ICU 护士承担全部 CRRT 的护理工作。

(3)透析护士和 ICU 护士合作,共同承担 CRRT 的护理工作。长征医院采用第 3 种CRRT 护理支持模式。在临床工作中体会有以下几点:①抓住治疗时机十分重要;②透析护士在建立体外循环机器运转之后,应为专科护士提供简单培训;③透析护士虽然不做 24h 床旁监护,但需每 2 小时巡视 1 次且 24h 备班;④在院内开展 CRRT 医疗及护理方面的讲座和讨论,使各专科医护员对 CRRT 技术有比较深入的了解;⑤为了便于合作模式的开展,还必须明确职责,规定任务,统一标准。

2. 体外循环的护理监测　护士应熟练掌握各种 CRRT 机的性能及操作程序,准确设定各种参数,在建立体外循环后详细记录和反复校对机器各参数,每小时认真观察并记录机器所显示的各种参数。当机器报警时,应根据提示,及时查找原因,迅速有效地处理报警,保障机器正常运转。

(1)对机器报警及参数变化的处理:见表 3-11。

表 3-11　机器报警及参数变化的处理

报警	可能原因	护理方法
空气报警	(1)管路安装不妥,各连接处不紧密	(1)检查管路安装及各连接处
	(2)静脉壶液面过低,滤网漂浮	(2)调整液面或更换管路
	(3)静脉壶内有气泡或杂质	(3)用注射器抽去气泡或更换管路
	(4)血流量不足	(4)检查血管通路,监测血压
	(5)静脉壶表面不光洁	(5)用酒精擦拭静脉壶表面或更换管路
动脉压力报警	(1)血流量不足	(1)检查血管通路
	(2)动脉管受压、扭曲	(2)解除管路受压、扭曲状态
	(3)患者低血容量状态	(3)监测患者血压
滤器前压力报警	提示滤器阻力增大,滤器凝血	更换滤器
静脉压力高报警	(1)患者体位改变	(1)更换体位
	(2)静脉压监测点与回路管路之间的管道受压、扭曲	(2)解除管路受压、扭曲的状态
	(3)管路内有血凝块	(3)清除血凝块或更换管路
静脉压力低报警	(1)管路断开或有裂缝	(1)更换管路
	(2)滤器与静脉压监测点之间的管道受压、扭曲	(2)解除管路受压、扭曲的状态
	(3)血泵速度太慢或压力报警限太高	(3)改变泵速,调整压力报警限
	(4)压力传感器漏气、连接压力传感器的保护罩堵塞	(4)更换压力传感器
跨膜压报警	(1)滤器凝血	(1)更换滤器
	(2)滤液管扭曲或处于夹闭状态	(2)解除滤液管扭曲或夹闭状态
	(3)设置的超滤量过大	(3)设置合适的超滤量
	(4)血流量过低	(4)提高血流量
漏血报警	(1)滤器破膜	(1)更换滤器
	(2)废液壶光洁度不够,探测器污染,壶内废液未装满或超滤液浑浊	(2)用乙醇擦拭壶表面及探测器,将废液壶内液体装满或更换管路
	(3)假报警:黄疸或服用利福平等	(3)采用假的废液壶
平衡报警	(1)置换液/废液袋未正确悬挂、摇摆不定或破损引起漏液	(1)正确悬挂置换液/废液袋、检查是否漏液
	(2)置换液/废液袋体积过大触及机器周围部位	(2)检查是否触及机器周围部位
	(3)插入滤液袋的针头根部打折、扭曲	(3)解除连接滤液袋的管路打折、扭曲状态

(2)正规的技术操作过程:①确保血管通路通畅;②正确的肝素预冲技术;③正规熟练的操作;④合适的静脉壶(空气捕获器)血液平面;⑤及早发现滤器凝血征兆;⑥避免空气进入循环管路;⑦准确应用抗凝药。

3. CRRT 治疗中患者的监护　CRRT 所救活的患者病情多较重,并发症多,病情变化快且迅速,要求护士要有较强的责任心和较高的业务水平为患者提供安全、有效的 CRRT 治疗的保证。

(1)生命体征的监护。

（2）保持液体的出入平衡及配制合适的置换液。

（3）血电解质及血气的监测。

（4）观察有无出血倾向及预防。

（5）无菌操作预防感染。

（6）心理护理。

（陈　静）

第十节　创伤救护技术

创伤是各种致伤因素造成的人体组织损伤和功能障碍。创伤救护的及时、有效将十分有利于稳定病情，甚至保障生命。因此，创伤救护应从现场开始，运用各种创伤救护技术进行现场急救，有效去除正在威胁患者生命安全的因素，并增加其耐受运送途中"创伤"负担的能力。本节将介绍创伤救护的 5 个基本技术：通气、止血、包扎、固定和搬运。

一、通　气

气道阻塞是威胁生命的首要因素，因此要最先解决通气问题。各种原因都可能导致气道阻塞，如呕吐物、血液、异物等，可以按照产生原因、性质、客观条件局限性等灵活机动地选择最佳方法。以下我们将介绍几种方法。

1. **手指掏出法**　适用于口腔内气道阻塞。救护者用手指伸入口腔内将碎骨片、碎组织片、血凝块、泥土、分泌物等掏出，有条件时用吸引管吸净口腔内残留液体并止血，待气道通畅呼吸平稳后，将舌牵出固定或使用口腔通气管、鼻咽导管放入口腔后固定，将患者置于端坐前倾位、侧卧或俯卧位，便于咽喉部的引流，继续清除分泌物，疏通气道。

救护颅脑损伤深昏迷或伤后舌后坠者时，将患者取平卧位，救护者双手托起患者两侧下颌角，开放呼吸道，闻有呼吸异常声时，迅速用手指扳开上下颌，采用掏出法取出口内堵塞物，呼吸通畅后改俯卧位。

2. **口对口人工呼吸法**　这是人工呼吸中最简单、有效的方法，适用于所有呼吸、心搏骤停而尚未做气管内插管的患者和在暂时无急救设备的情况下使用。在患者肩部放一低枕，使颈部充分后伸，头部极度后仰。用手托起下颌以解除因舌后坠所造成的咽腔阻塞，一手使口唇张开，以减少两唇紧闭时阻碍气流出入。术者吸足一口气后，向患者口中吹入。为避免将空气吹入胃内，可将环状软骨用手指压向脊柱，以闭合食管入口。为不使气体从鼻孔逸出，应用另一手拇指、示指捏住其鼻翼。每吹入气体，以视胸廓向前扩张为止。吹气停止后，术者应注意患者胸廓是否复原，倾听呼气期中有无呼吸道梗阻的声音，并及时处理，然后再次吹气，14～16/min。呼吸、心搏停止者需同时进行胸外心脏按压。

临床及试验证实，在开始 2 次的吹气量宜稍大，以克服气管阻力，吹张萎陷的肺泡，随后施救者的吸气量和吹气量大于静息潮气量，能见到伤者胸廓抬起就达到通气目的。救护者因急性过度通气能使自身 $PaCO_2$ 降至 4.0kPa（30mmHg）以下，导致脑血管收缩和脑血流减少而出现头昏目眩、四肢乏力，不能持久操作。因此，气量不宜过大，吹出气流速度不宜过快，每次吹气时间 1~1.5s,避免吹气入胃,且不主张急速吹气,吹气只占呼吸周期的 1/3。

有口腔外伤如口唇撕裂或因其他原因而无法施行口对口人工呼吸者,可按住口唇,对准鼻孔吹气,此法称为口对鼻人工呼吸法。

除口对口、口对鼻人工呼吸法外,还有口对口咽管人工呼吸法。此法是使用口咽通气管插入咽部以防止舌后坠而阻闭咽部,然后进行口对口咽管人工呼吸或用两个口咽管连接起来,可以更加有效地进行人工呼吸。

3. 气管内插管呼吸法　气道阻塞的患者有条件时,清理口腔后,可行气管内插管,插入带气囊的气管导管。气囊充气能闭塞导管与气管间隙,可控制气体交换量和避免口腔分泌物沿管壁入肺引起误吸及便于使用呼吸器。

4. 环甲膜穿刺或切开术　适用于窒息患者情况特别紧急时。将患者仰卧,头后仰,充分挺出颈部,急救者位于患者右侧,左手拇指及示指固定伤员环状软骨,右手持粗针头 1~3 根或特制针刺入环甲膜,空气即可经针头出入,解除窒息。但此措施进入的氧难以维持正常机体氧需量,仍应尽快改用环甲膜切开置管,用吸痰管吸净气道内血液及分泌物,使气道完全通畅。置管时间以 24h 为宜,条件允许时应及时行正规气管切开术。

5. 气管切开术　此手术是彻底解除呼吸道梗阻和清除下呼吸道分泌物的一项救命性手术。一般应在医院进行,凡已做前几项通气术之一的伤员在团救护所均应仔细复诊,根据需要行正规气管切开术。

6. 简易呼吸器呼吸法　简易呼吸器是一种具有弹性呼吸球囊和附有呼吸活瓣的手挤压式人工呼吸器,简便轻巧,特别适用于现场抢救。每次挤压呼吸球囊可有 500~1000ml 气体入肺,有氧气接口,挤压后能自行恢复原气囊型,可接气管插管和气管造口管。挤压时速度应快,球囊自行恢复原型较慢。吸气与呼气时比值为 1∶2,一般挤压次数为 12~16/min。

7. 机械通气法　便携式机械通气机有多种型号,都配有轻型氧气筒,以电动或高压(344.75kPa)氧作动力并供氧。常用的属气道恒压、时间切换通气模式,有手控按钮控制瞬间的高压气流率,可接面罩、气管导管和气管造口管。在海湾战争中使用的机械通气机已进一步改进,体积小、重量轻,也无须手控,辅助通气可自动转换(A/C 型),可用此做间断正压通气(ZPPV),必要时加呼气末正压(PEEP)。由于自动呼吸机各有其不同特点,救护人员必须熟练掌握一种以上的呼吸机,使之发挥最大效果。

二、止　　血

出血是创伤的常见症状。血液由伤口流至体外者,为外出血;血液由破裂的血管流入软组织或体腔内,为内出血。不论内出血还是外出血,均须尽快止血。本节主要讲述外出血。动脉出血时,血液颜色鲜红,呈喷射状。静脉出血时,血液颜色暗红,血液涌出或缓慢流出。毛细血管出血时血液颜色可自鲜红过渡至暗红色,整个创面都浸血,呈点状或片状渗出,混有细小动脉和细小静脉,量较少,多可自愈。

(一)出血的临床表现

1. 局部表现　有可见的外出血比较容易发现,一般可根据衣服、鞋、袜的浸湿程度,血在地面聚集的情况和伤者全身情况来粗略判断出血量。

2. 全身表现 根据出血量、出血速度有不同表现。当出血量达到 20% 以上时,可出现头晕、面色苍白、口渴、脉细速、四肢厥冷、血压下降等症状、体征;当出血量达到总血量的 40% 时,可危及生命。

(二)止血器械和用品

止血可用的材料很多。在现场抢救中可用消毒敷料、绷带,甚至干净的毛巾、布料进行加压包扎止血。充气止血带、橡皮止血带是制式止血带,紧急情况下也可用绷带、布带等代替,但不可用绳索、电线或铁丝等物代替,防止引起肢体缺血坏死。止血钳等专用的止血器械是最可靠的止血方法,但应避免盲目钳夹。

(三)止血方法

1. 指压法 用手指压住动脉经过骨骼表面的部分,以达到阻断血流、暂时止血的目的。

(1)头面部出血:可压迫一侧面动脉(同侧下颌骨下缘、咬肌前缘)、颞浅动脉(同侧耳屏前方颧弓根部),以止同侧头面部出血。

(2)颈部出血:可压迫一侧颈总动脉(同侧气管外侧和胸锁乳突肌前缘中点之间),用力向后压,将其压向第 6 颈椎横突上,达到止血目的。注意绝对禁止同时压迫双侧颈总动脉,以免脑部缺血、缺氧而昏迷。

(3)上臂出血:根据出血部位不同可选择腋动脉或肱动脉压迫止血点。腋动脉压迫可从腋窝中点压向肱骨头,肱动脉压迫可从肱二头肌内侧沟中部将动脉向外压向肱骨干。

(4)下肢出血:根据出血部位不同,分别在大腿根部腹股沟中点稍下、腘窝及踝关节前后方压迫股动脉、腘动脉及胫前后动脉。

2. 加压包扎止血法 是最常用的止血方法,常用于四肢、头颈、躯干等。具体方法:用消毒的纱布、敷料或急救包,折成比伤口稍大将伤口覆盖,再用纱布、绷带做适当加压包扎,松紧度以能达到止血为宜,必要时可将手掌放在敷料上均匀加压,一般 20min 后即可止血,同时抬高患肢以避免静脉回流受阻而增加出血量。

3. 屈曲肢体加垫止血法 利用关节屈曲的压力,辅以衬垫物等压迫血管达到止血目的。即在肘(腘)窝垫以棉垫卷或绷带卷,将肘关节或膝关节尽力屈曲,借衬垫物压住动脉,并用绷带或三角巾将该肢体固定于屈曲位。可用于肘关节或膝关节远端肢体受伤出血。此法虽然能止血,但有一些不利因素:可能压迫血管、神经等组织;伤肢合并骨关节伤时则可能加重损伤;不利于搬运。故尽量不采用此法。

4. 填塞止血法 用无菌敷料填入伤口内,压住破裂的血管,外加大块敷料加压包扎。一般只用于大腿根部、腋窝、肩部等难以行一般加压包扎的较大出血、实质性脏器的广泛渗血,或继发感染出血、恶性溃疡出血、鼻出血等。填塞的敷料不能长久留于体内,一般在 3~5d 开始慢慢取出,过早可能发生再出血,过晚则易引起感染。

5. 止血带止血法 止血带一般只用于四肢大动脉出血或采用加压包扎后不能有效控制的大出血,因为使用不当会造成严重的出血或肢体缺血坏死。常用的两种为充气止血带和橡皮止血带。充气止血带由于有压力表指示压力,压力作用平均,效果较好。在紧急情况下也可用绷带、布带、三角巾等代替。止血带一定要用衬垫保护局部软组织。

6. 结扎止血法 直接封闭出血血管断端以阻断血流的方法。活动性出血于清创的同时应给予结扎止血。而大血管出血则按伤情和条件进行血管修补术、血管吻合术、血管移植术等处理。

7. 药物止血法　根据伤者的具体情况,采用各种止血药物和输入新鲜血液或各种凝血因子,以提高凝血作用。局部药物可采用明胶海绵、止血粉敷贴创面止血。

8. 充气式抗休克裤的运用(pneumatic antishock garment , PASG)　美国和我国都已把抗休克裤(antishock trousers,AST)用于越南战争,以提升低血压患者的血压。PASG 有助于腹部、盆腔和下肢出血的止血。

使用 PASG 的适应证有:① 转运时间在 15min 以上的休克患者;②需要用间接压迫方法以减少或控制腹部、盆腔和下肢出血者;③需要固定盆腔和下肢骨折的患者。

使用 PASG 的绝对禁忌证:肺水肿患者。使用 PASG 的相对禁忌证:①有呼吸困难的患者;②除必须要控制出血的妊娠患者外,低血压的妊娠患者不主张用腹部 PASG。如 PASG 的使用时间超过 2h ,充气压>5.33~8kPa(40~60mmHg),脱去 PASG 时常可见下肢筋膜间隙综合征。因此,在脱去 PASG 时要缓慢放气,并密切监测血压,如血压下降>0.667kPa(5mmHg 时,要停止放气,并给予进一步静脉液体治疗,以补足血管内间隙。对高度怀疑有严重腹内出血的患者,必须在麻醉后并立即要进行手术时,才能放松 PASG。

(四)注意事项

1. 指压止血法为简便而有效的急救措施,但不能持久,故同时应做伤口的加压包扎、钳夹或结扎止血。

2. 不能用绳索、电线或铁丝等物代替止血带。

3. 上止血带应注意部位准确、压力适宜、衬垫加好、标记明显及时间控制。

(1)上止血带是应急措施,过紧会压迫损伤神经或软组织,过松反而增加出血,过久(超过5h)会引起远端肌肉缺血性坏死,甚至危及生命。因此,止血带只有在必须时才能使用,并尽可能缩短使用时间。使用时应做明显标记并记录使用时间,紧急后送。

(2)止血带的标准压力,上肢为 33.3~40.0kPa,下肢为 40.0~66.7kPa,无压力表时观察伤部以刚好止住活动性出血为好。

(3)上止血带的位置应靠近伤口的最近端,不必强调"标准位置",上臂上止血带时,不可扎在中 1/3 处,以防损伤桡神经。

(4)在松解止血带之前,要先输液或输血,补充有效血容量,打开伤口前,准备好止血用器材,再松开止血带。如仍有出血,改用钳夹血管结扎止血。

(5)在没有制式止血带的情况下,应选用较宽的代替品,止血带越窄,越易造成神经和软组织的损伤。严禁用绳索和电线作为止血带。

(6)在使用止血带期间,应每隔 1 小时放松止血带 1 次。放松时可用指压法压迫动脉止血或用敷料加压包扎伤口止血,放松 1~2min,再在稍高的平面上扎止血带,不可在同一平面反复缚扎。

(7)放松止血带时不可过急、过快,防止机体突然血流增加,影响血液重新分布,引起血压下降。

(8)上止血带时间不能超过 5h(冬天时间可适当延长),因止血带远端缺血、缺氧,有大量组胺类毒素产生,突然松解止血带,毒素吸收,可发生"止血带休克"或急性肾衰竭。如使用止血带已超过5h,而肢体确有挽救希望,应做深筋膜切开,同时,观察肌肉血液循环。时间过长且远端肢体已有坏死征象时,应立即行截肢术。

4. 钳夹止血应避免盲目乱夹,以防损伤神经和正常的血管。

5. 若为大血管损伤,影响肢体存活和功能者应尽早做血管的修补、吻合、移植和再植等手术。

三、包　扎

包扎应就地取材,利用最便捷的方法,采用最快的速度,对伤口或伤肢进行包扎,起到局部加压、保护、固定和扶托作用,使患者舒适安全,减轻痛苦。常用材料有绷带、三角巾、毛巾、被单、丝巾、衣服等,还有一些特制材料如四头带、多头带、丁字带等。

(一)包扎的基本方法

1. 绷带基本包扎法　常用的方法有6种,根据部位形状的不同而采用相适应的方法。

(1)环形包扎法:是最基本、常用的方法。适用于包扎的开始和结束时或包扎粗细相等部位的小伤口,如颈、腕、胸、腹等处。绷带环形重叠缠绕,下圈必须覆盖上圈,结束时用胶布固定尾端或将带尾分成两头,打结固定。

(2)螺旋形包扎法:适用于包扎直径基本相同的部位,如上臂、躯干、大腿等。先将绷带缠绕数圈,然后将绷带以斜行方式,每圈覆盖住上一圈的1/3～1/2。

(3)螺旋反折包扎法:适用于包扎直径大小不等的部位,如前臂、小腿等。由细处向粗处缠,每缠绕一圈反折一次,每圈覆盖住上一圈的1/3～1/2,反折部位应相同,使之成一直线。

(4)蛇形包扎法:适用于维持敷料或固定夹板。要求与螺旋包扎法相似,但每圈互不覆盖。

(5)8字形包扎法:适用于包扎屈曲的关节,如踝关节。将绷带从伤处上端或下端开始,向另一端缠绕,再缠绕回到起始端,在组成关节的两端中互相交叉包扎重复做"8"字形旋转缠绕,每圈遮盖住上一圈的1/3～1/2。

(6)回返包扎法:适用于包扎有顶端的部位,如头部、断肢残端。第一圈在中央开始,来回反折,一直到该端全部包扎后,再做环形固定。

2. 三角巾包扎

(1)头顶部包扎法。①帽式包扎法:三角巾可折叠成带巾状作为悬吊带或做肢体创伤的伤部包扎;又可展开用于包扎躯干或四肢的大面积创伤,但在展开使用时敷料不易固定,易松动移位。②风帽式包扎法:将顶角打结放在额部,在底边中点也打结放在枕部,然后将底边两端拉紧向外反折,再绕向前面将下额部包住,最后绕到颈后在枕部打结。③面具式包扎法:将三角巾顶角打结套在下颌部,罩住面及头部拉到枕后,将底边两端拉紧交叉后到额部打结,在眼、鼻、口部开窗。④单侧面部(或眼部)包扎法:将三角巾对折两层或剪开用单层。一只手将顶角在健侧眉面上固定,另一只手将底边的一半经健侧耳上绕至头后部,用底角与顶角部,并绕颌下用底角与底边在耳上部打结。

(2)胸(背)部的包扎。将三角巾顶角放在伤侧肩部,使三角巾底边中央正位于伤部下侧,将底边两端围绕躯干在背后打结,再用顶角上小带将顶角与底边连结。

(3)腹部及臀部的包扎。①一般包扎法:将三角巾顶角放在腹股沟下方,取一底角绕大腿一周与顶角打结,然后将另一底角围绕腰部与底边打纽扣结。用此法也可包扎臀部创伤。②双侧臀部包扎法:多用蝴蝶巾式打结包扎,打结部放在腰骶部,将底边的各一端在腹部前打结后,另一端则各由大腿后方绕向前与其底边打纽扣结。

(4)肩部包扎法。沿三角巾顶角偏左或右的位置到底边中点将其折叠成燕尾状,称为燕尾巾。把燕尾巾夹角朝上,放在伤侧肩上。向后的一角略大并压住向前的一角,燕尾底边包绕上臂上部打结,然后将两燕尾角分别经胸、背拉到对侧腋下打结。

(5)全手、足包扎法。将手或足放在三角巾中央,指(趾)尖对顶角,底部位于腕处,将顶角提起反盖于全手或足背上,将左右两底角交叉压住顶角,绕回腕部,于掌侧或背部打结固定。

(二)注意事项

1. 根据伤口大小及位置选择合适的包扎材料和方法。

2. 包扎前伤口必须先盖上无菌敷料,避免直接触及伤口。

3. 包扎时适当添加衬垫物,防止局部皮肤受压,并注意保持肢体的功能位。

4. 包扎松紧适宜,注意露出肢体的末端,以便随时观察血液循环。

5. 特殊伤的处理

(1)颅脑伤:颅脑损伤脑组织膨出时,可用保鲜膜、软质的敷料盖住伤口,再用干净碗扣住脑组织,然后包扎固定,伤员取仰卧位,头偏向一侧,保持气道通畅。

(2)开放性气胸:应立即封闭伤口,防止空气继续进入胸腔,用不透气的保鲜膜、塑料袋等敷料盖住伤口,再垫上纱布、毛巾包扎,伤员取半卧位。

(3)异物插入:无论异物插入眼球还是插入身体其他部位,严禁将异物拔除,应将异物固定好,再进行包扎。

四、固　　定

主要针对的是骨折患者。骨折固定可防止骨折端移动,减轻患者的痛苦,并减少对血管、神经周围组织及重要脏器的损伤。常用材料有夹板,有铁丝夹板、木质夹板、塑料制品夹板和充气式夹板。紧急时可用树枝、木棒、竹竿等。

(一)方法

1. 自体固定法适用于下肢骨折,将伤肢固定于健肢,两足对齐,将伤肢拉直,注意用棉垫或其他软织物填塞于关节和两腿间的空隙,分段包扎固定。

2. 夹板固定法根据骨折部位、性质不同选择合适的夹板,通过绷带、棉垫、纱布或三角巾固定。

3. 特殊骨折固定法

(1)骨盆骨折:患者仰卧,在其两膝、两踝间放衬垫后在踝、膝、髋关节上各以绷带固定。

(2)脊柱骨折:将患者俯卧于硬板上,避免移动;必要时,将其用绷带固定。

(二)注意事项

1. 上夹板固定前,先检查并处理伤口,不可将外露的骨折端回纳伤口,以免感染。若有休克,及时抗休克治疗。

2. 夹板的长度适宜,必须超过骨折部位上下两个关节。

3. 夹板和皮肤不能直接接触,必须有衬垫,防止皮肤摩擦受损和固定不牢。

4. 固定松紧适宜,以免影响血液循环或固定不牢;固定时,一定要露出指(趾)端,以便随时观察。

五、搬 运

经现场必要的通气、止血、包扎和固定后,方能搬运和护送伤员。根据伤情的严重程度依次搬运重、中、轻患者。常用担架、椅子、门板、毯子、绳子等搬运工具。

(一)搬运方法

1. 徒手搬运 适用于转运途径较短、伤情较轻的患者。

(1)单人搬运法:①扶持法。适用于病情轻、可站立行走的患者。②抱持法。救护者站在患者一侧,一手托其背部,一手托其大腿,将其抱起,患者若有知觉,可让其一手抱住救护者颈部。③背负法。

(2)双人搬运法:①椅托法。甲乙两人相对而立,甲乙对单膝跪地,各以一手伸入患者大腿下互相握紧,另一手彼此交错支持患者背部。②拉车式。两名救护者,一名站在患者头部,双手通过腋下抱住患者,另一名站在患者两足间,抱住其双腿,两人步调一致慢慢抬起。③平抱或平抬法。两人并排,将患者平抱,也可一前一后、一左一右将患者平抬。

(3)三人搬运或多人搬运法:可以三人并排抱起患者。四人以上时可以面对而站抱起患者。

2. 担架搬运 一般救护者将患者水平托起,放入担架上。途中尽量保持担架水平与平衡。

(二)注意事项

1. 搬运途中,要随时观察患者的伤情变化。

2. 昏迷或有恶心、呕吐者,应采取侧卧或俯卧位,头转向一侧,以利于呼吸顺畅。

3. 对于脊柱损伤者,应先固定颈部,再用硬板搬运,保持脊柱伸直,坚持"圆柱"状搬运原则。

4. 对于骨盆损伤者,用大块包扎材料将骨盆做环形包扎后,仰卧于硬板或硬质担架上,膝部微屈,下面加垫。

5. 对于腹部内脏脱出者,可用大小适宜的碗扣住脱出部分,并用三角巾包扎固定,令其双腿屈曲,腹肌放松。严禁回纳脱出的内脏,以免引起感染。

6. 身体带有刺入物者,先包扎伤口并固定刺入物,应避免挤压、碰撞;外露刺入物应有专人负责保护,途中严禁震动,以防刺入物脱出或深入。

(周 立 陆 叶)

第十一节 各种置管的护理

随着现代医学的迅猛发展和需要,置管的作用领域在不断地拓宽,它在临床诊断、治疗和监测中起着至关重要的作用。如辅助通气生命的维持、引流减压、造影诊断、药物输入、生命体征监测、导管的止血和营养的支持。因此,置管护理是急救监护工作的重要内容之一。在应用过程中,给护理提出了新的规范。如置管后的固定、消毒,感染的预防和管道通畅的维护等。本章节着重介绍临床常用的外周中心静脉导管、尿管、胃管、气管插管、脑室引流管、气管切开、胸腔引流管的护理。

一、外周至中心静脉置管(PICC)

外周置入中心静脉导管(peripherally inserted central catheter,PICC)是一种从肘窝静脉导入其末端位于上腔静脉的深静脉导管。具有操作创伤小、插管快捷、保留时间长、并发症少的特点,近年来越来越多地被临床医护工作者所接受。

(一)适应证

1. 需要长期静脉治疗的患者。
2. 缺乏外周静脉通路的患者。
3. 有锁骨下或颈内静脉插管禁忌证的患者。
4. 需输注刺激性药物,如化疗药等的患者。
5. 需输注高渗性或黏稠性液体,如胃肠外营养(PN)的患者。
6. 需反复输血或血制品,或反复采血的患者。
7. 家庭病床的患者。
8. 早产儿或儿童。

(二)置管方法

1. 选择穿刺点　扎止血带,选择血管后松开。
2. 测量定位　患者平卧,上臂外展与躯干成90°。从预穿刺点沿静脉走向到右胸锁关节再向下至第3肋间隙。注意腋静脉的长度。
3. 建立无菌区　打开所有无菌物品,将1块治疗巾垫在患者手臂下。
4. 穿刺点的消毒　以穿刺点为中心消毒,先用乙醇消毒3遍,再用碘仿(伏)消毒3遍,上下直径20cm,两侧至臂缘。
5. 更换无菌手套　用无菌生理盐水冲洗手套上的滑石粉,再用无菌纱布擦干。
6. 无菌物品准备　将注射器、PICC导管、肝素帽、生理盐水、无菌透明敷料、输液贴等无菌物品准备于无菌区内。
7. 铺巾　暴露穿刺点铺孔巾,并根据需要铺治疗巾保证无菌区足够大。
8. 预冲　预冲导管,连接器和肝素帽,穿刺针。
9. 结扎止血带　让助手在消毒区外扎止血带,使静脉充盈。
10. 静脉穿刺　穿刺者一手固定皮肤,另一手以15°~30°进行穿刺,见回血,减少穿刺角度,推进1~2mm,保持钢针针芯位置,单独向前推进外查管鞘,避免由于推进钢针造成血管壁的损伤。
11. 撤出穿刺针针芯　松止血带,一手拇指固定插管鞘,示指和中指按压插管鞘末端处静脉,防止出血,另一手撤出针芯。
12. 自插管鞘处置入PICC　固定好插管鞘,将导管自插管鞘内缓慢、匀速地推进。至腋静脉时,患者向穿刺侧转头并低头以防止导管误入颈静脉。

13. 撤出插管鞘　插管至预定长度后,在鞘的末端处压迫止血并固定,然后撤出插管鞘。

14. 撤出支撑导丝　将导管与导丝的金属柄分离,轻压穿刺点上以保持导管的位置,缓慢将导丝撤出。

15. 修剪导管长度　保留体外 5cm 导管以便于安装连接器,以无菌剪刀剪断导管,注意不要剪出斜面和毛刺。

16. 安装连接器　先将减压套筒套到导管上,再将导管连接到连接器翼形部分的金属柄上,注意一定要推到底,导管不能起褶,将翼形部分的倒钩和减压套筒上的沟槽对齐,锁定两部分。

17. 抽回血和冲管　用注射器抽吸回血,然后用生理盐水 20ml 脉冲式冲管、正压封管,安装肝素帽。

18. 安装固定翼　清理干净穿刺点周围血迹,将导管出皮肤处逆血管方向盘绕一流畅的"S"弯,取出白色固定翼,将其固定在距穿刺点 1cm 的导管上,并用无菌胶布加以固定。

19. 导管固定　先固定 PICC 连接器,穿刺点置纱布,无菌透明贴膜加压粘贴。然后用胶布交叉固定连接器和肝素帽。

20. 确定位置　X 线检查确定导管尖端位置。

(三)日常维护

1. 冲注导管　洗手戴口罩后消毒肝素帽,以 20ml 以上注射器抽取足量生理盐水,脉冲方式冲入生理盐水,剩余最后 0.5～1ml 液体时,边推边撤注射器,防止血流返回导管。

2. 更换敷料贴　洗手戴口罩后,小心地拆除原有敷料并丢弃。自下而上地去除敷料,注意切忌将导管带出体外。更换敷料贴时应观察穿刺点有无发红、肿胀、渗血及渗液;导管有无移动、是否脱出或进入体内。操作者戴无菌手套,患者手臂下铺无菌治疗巾,先用乙醇消毒,再用安而碘消毒,体外导管呈"S"形固定,再贴好透明膜,胶布固定连接器和肝素帽。

3. 更换肝素帽　洗手戴口罩后,使用无菌技术打开肝素帽的包装,预冲肝素帽。轻柔地拆除原有胶布,取下旧的肝素帽。消毒导管接头的外壁,连接新的肝素帽,用 20ml 的生理盐水冲注导管,再用胶布交叉固定连接器和肝素帽。

(四)注意事项

1. 只有专业的医护人员才可以置入、维护和使用 PICC 导管。

2. 输液压力不能＞172.4kPa(25psi),应使用不＜10ml 的注射器推注液体。PICC 管不能用于行某些造影剂检查时连接高压注射泵推注造影剂。

3. 测量的长度应减去 2～5cm 较为安全。

4. 穿刺后 24h 上臂热敷有助于预防静脉炎。

5. 更换敷料贴时消毒顺序为先乙醇后安而碘消毒,其目的是先去脂后消毒。

二、超声引导下行 PICC 置管

超声引导下置入 PICC 技术,就是在超声探头的指引下进行静脉穿刺。超声能指导操作者对所要穿刺的静脉作出全面地评价,可以在显示屏上清楚地辨别动静脉、走行、血管流速,测量血管内径及深度,根据数据再选择适合的静脉进行穿刺。减少了穿刺针在组织间潜行对周围组织的损伤和机械性刺激,避免了过去解剖标记法的穿刺(盲穿)所带来的危险和并发症。

(一)适应证

肘部静脉差、肥胖或不充盈的血管,以及行常规方法 PICC 置管有困难或失败者。

(二)方法

1. 用物准备　消毒用的碘伏、乙醇,无菌手套、20ml 注射器、生理盐水、肝素钠、皮尺、PICC 穿刺包 1 个、超声引导系统 1 台、导针器 1 套(无菌探头保护套、导针器、无菌耦合剂)、2%利多卡因、标记水笔 1 支等。

2. 人员配备　超声技术人员 1 人、PICC 置管操作者 1 人、助手 1 人。

3. 环境　超声介入治疗室。

4. 操作过程

(1)患者取平卧位。

(2)扎止血带,用探头探查肘关节上横断面,最好选择贵要静脉为靶向血管,初步了解血管内径以及与置入导管外径匹配程度、皮下深度、走向和位置范围。在该位置作标记,松开止血带。

(3)测量预插管长度,消毒、穿无菌手术衣,建立无菌区。

(4)B 超探头涂无菌耦合剂并套无菌探头罩,移动探头将横断面静脉置于横标尺中央位置,根据深度选择不同导针器并将穿刺针放入其中,重复上述定位。

(5)左手固定探头,右手持针穿刺,B 超界面示针尖进入血管后撤掉 B 超及支撑架,沿穿刺针放入导丝 20～30cm 后撤掉前者。

(6)穿刺点处注射利多卡因局麻,用切割刀扩皮(深浅据患者皮下脂肪厚度确定)至刀片进入 2/3 左右。

(7)沿导丝送入导入鞘,撤导丝及导入鞘芯。

(8)将 PICC 沿导入鞘送入静脉,调整导管至所需长度。

(三)注意事项

1. 操作者要将器械物品置于便于取用的位置。

2. 选用合适的血管后,左手固定探头使血管的图像位于屏幕中间。

3. 穿刺过程手眼合一,目视屏幕图像引导手穿刺。

4. 穿刺成功后要稳住穿刺针。

5. 送导丝动作要轻柔,避免损伤血管内膜。

6. 用解剖刀扩皮时要注意刀刃从导丝外侧、与导丝平行方向进入皮下组织,避免切割导丝。

7. 沿导丝向前推送扩张器、插管鞘过程始终要用手指夹住导丝末端,防止导丝完全滑入血管。

超声引导下行 PICC 置管术,优点在于:①可以清晰观察前臂静脉走行、宽度、血流情况,有无解剖变异及其周围组织器官解剖位置。②超声实时引导下可清晰显示穿刺针的走行情况,可以直观地看到穿刺针进入血管腔,从而使得穿刺一次成功率有了明显提高。③置管完毕后,可用超声观察上腔静脉内导管情况,从而确定导管位置,避免了经 X 线检查所受的放射损伤。④此方法可辅助建立良好的静脉通路,减轻患者痛苦,保证化疗计划及静脉高营养的实施,预防化疗药物对外周浅静脉的损伤,并且具有穿刺成功率高、损伤少、安全等优点。

(丁小萍)

三、植入式输液港(HEALTHPORT)输液护理

植入式输液港是一种埋藏于皮下的输注装置,它可以被专门用来进行持续输注或"单次注射"给药,它还可以被用来抽取静脉血样。该装置可以在治疗过程中让病人感到更加舒适,尤其适用于能够走动的肿瘤病人,以及家庭给药治疗,它在一定程度上可以提高患者的生活质量。

(一)适应证

1. 需要长期输液的患者。

2. PICC 置管有禁忌的患者。

3. 有 PICC 置管指征的患者。

4. 需要长期反复输注血液制品的患者。

5. 需要长期输注刺激性药物,如化疗药物、抗生素。

6. 家庭病床的患者。

(二)植入式输液港(HEALTHPORT)置管方法

注入给药盒的药物(抗肿瘤药物或高渗溶液),通过经皮穿刺的导管进入较大口径的血管,如上腔静脉,营养液也可以通过该途径进入血液循环。静脉内安置导管以及皮下埋植给药盒一般在医院进行,仅需根据不同的手术方式而采取相应的局部麻醉。该装置的静脉通道是在一套合适的导入器引导下通过皮肤的穿刺孔进入锁骨下静脉或颈静脉而建立的,它的末端介于上腔静脉与右心房之间,该部位的血流丰富,更有利于集中输注药物的治疗作用。

埋植给药盒的最佳位置是在一处既不干扰病人的正常活动又可避免张力和扭曲力,但是又需要有骨骼结构支持的区域,因为在张力和扭曲力较高的区域容易影响或损坏给药盒。在植入过程中,导管可通过皮下通道将给药盒与静脉相连,使静脉通道更加稳定。一般将给药盒埋植在胸部的前上方的皮下,最好是在左或右侧的锁骨下区域,用不可吸收丝线将其缝合在肌筋膜上。

(三)植入式输液港使用方法

1. 穿刺针的选择 穿刺给药盒必须使用无芯针,无芯针穿刺入给药盒避免了硅颗粒的沉积,还可保证经多次穿刺后仍能保持其完整性。一定不能使用标准类型的皮下穿刺针。

2. 使用方法 在未检查整套植入式输液装置、给药盒和导管的完整性之前切勿进行注射输液。如果未进行安全性检查就使用该装置,病人就有可能因注射药物的渗漏或导管内栓塞的形成而遭受严重的损害。

(1)材料:无菌手套、10~20ml 注射器、无芯针、生理盐水、5ml 肝素溶液(100U/ml)、包扎用的无菌纱布、清除油脂的溶液(例如:丙酮、乙醚或乙醇)、消毒剂(例如:70%乙醇、碘酒、聚维酮碘,2%~4%葡萄糖酸氯己定)、用于长期注射的带有夹具的延长管、注射液。

(2)使用前测试:请病人仰面躺下。①仔细观察给药盒之上的皮肤外观,当发现皮肤出现

局部红斑、水肿、皮下浸润、血清堆积,溃疡形成或可能的皮肤感染时,要及时处理。②询问病人在上次注射输液后是否感到胸部疼痛,反常的心悸或胸部憋闷,如果病人的答案是肯定的,必须进行X线透视检查重新评估整个装置的位置。

(3)注射部位的准备:①带上无菌手套,触摸被埋植于皮下的置入式输液港给药盒位置,以准确定位给药盒的自封膜。②继续戴无菌手套在需要清洁的皮肤上作圆周运动,从圆心开始一圈圈地向外旋转移动,直至距埋植注药小室上方皮肤10cm的部位,同一块纱布不要在同一部位接触两次。③这项操作必须要重复3次以上。④采用同样的方法,用浸透消毒液的纱布消毒注射部位的皮肤。⑤至少要重复消毒3次。⑥让消毒区域的皮肤自然干燥,并始终采取上面介绍的离心圆周运动的方式,用无菌纱布擦去尚未干燥的消毒液。

(4)穿刺:①在穿刺过程中,仅能使用无芯针,而不能使用其他的穿刺针具。②在注射部位清洁、消毒等准备完成之后,再次确定埋植皮下的给药盒,并用示指和拇指将其固定住。③确定自封膜上的皮肤区域。④选择合适长度的无芯针,既可使针头接触到给药盒的底部,又尽可能的使皮肤少受到牵拉。如果皮肤受到轻微的牵拉,可用无菌纱布放置在无芯针下面以增加其稳定性 。⑤根据注射液体的黏稠性,选择合适直径的无芯针。如果选择的无芯针太短或不正确的注射方式,就有可能导致无芯针被部分堵塞,从而使注射变得困难和不完全。若使用的针具口径太大,就使给药盒能承受的最大穿刺次数减少。⑥缓慢垂直地插入无芯针,使针尖不接触到由金属钛构成的给药盒底部。无芯针插入后,请不要摇晃或倾斜。每次用无芯针穿刺时,请稍微更换注射的部位,能延长给药盒和其上皮肤的穿刺寿命。

(5)注射过程:在注射各种治疗药物之前要确保治疗药物之间不会发生不相容。如果药物之间可能会发生不相容反应,请单独注射每种药物,每次注射前后用20ml生理盐水冲洗整套装置,然后才可以注射另一种药物。

①利用回抽看到血液回流表明装置是否工作良好,针头穿刺部位是否正确。除去注射器的针头,注射20ml生理盐水。

②使用第2个注射器吸取10ml生理盐水来冲洗整套设备。在注射的过程中要仔细地检查给药盒周围的软组织是否有肿胀,确保病人没有烧灼样感觉或疼痛。在注射完之后,病人不应感到任何疼痛。如果发生上述症状之一的情况,要首先考虑是否皮下口袋或导管的前端发生渗漏,并且马上终止注射。

③根据规范的操作规程,断开该装置与注射器的连接,并将之与输注装置相连,采用这样操作主要是防止空气栓塞和血液外漏。

④当穿刺针连接有外延设备以作长期注射时,要使用无菌粘带将无芯针固定好,保持其针尖始终抵在给药盒的底部。用无菌纱布或半透贴膜保护好露出皮肤外的所有装置。

⑤注射药物。

⑥根据"清洁和肝素化"的操作,用5ml生理盐水冲洗并采集用肝素封管。

⑦当注射最后的0.5ml肝素封管时要延长管中保持一定的正压。但注射器上连有无芯针,在注射量有0.5ml肝素时要使接头保持一定压力,这样就可以防止血液回流入导管。

(6)替换穿刺针:在需要重复注射的部位针具及其延长管可在原穿刺部位保持5～7d。很重要的一点就是注射部位的皮肤在两次注射之间不可能完全恢复。

如果针头需要留在原位,则需要考虑一下的预防措施:①在穿刺之前要自己做好皮肤准备。②如果敷料被浸湿,弄脏或松脱时,需要替换针具。③在注射之前要清洁和消毒针头周围的皮肤,重新覆盖无菌纱布而不移动针头。④在进针的部位滴上一滴聚威酮碘。⑤在无芯针的延长管上用胶布做一个环,并将此环粘在皮肤上,以避免针头受到猛烈牵强或张力。⑥每次输液都要更换敷料,这样就可以在两次输液之间最大限度的保护注射部位。

(四)注意事项

1. 压迫进针部位数分钟以防止血肿的形成。

2. 清除消毒剂在皮肤上的残留痕迹。

3. 在进针部位涂抹抗生素软膏,并用无菌敷料覆盖24h。

4. 注射或输液之后仔细检查进针部位有无感染或液体渗漏迹象。

5. 为了使该装置能保持良好的工作状态,每次注射之后应该清洁该装置。可用肝素溶剂或(0.9%氯化钠溶液)来清洁。

6. 当抽血或输入血液制品之后有清洁该装置时,必须保持患者处于仰卧位,该体位有助于清洁给药盒。

7. 清洁时要始终保持管道内部处于正压状态以防止血液回流。

8. 在注射完高密度的液体(例如:油脂或葡萄糖乳液)之后,清洁导管时,要采用间歇正压冲洗法("脉冲"的方法,即冲一下停一下,反复多次),这样可以添加液体的湍流和清洁的效果。当该设备与静脉连接时,则每次注射后必须肝素化,或没有输液时也必须每4周肝素化1次。但与动脉相连时,则每注射肝素化1次或没有输液时,每周必须肝素化1次。

(李 歆 王利维)

四、导 尿 管

1. 适应证

(1)为尿潴留患者放出尿液,以减轻痛苦。

(2)协助临床诊断,如做尿细菌培养,测量膀胱容量、压力、膀胱造影等。

(3)为膀胱肿瘤的患者进行膀胱腔内化疗。

(4)抢救危重、休克患者时正确记录尿量,测尿比重,以观察病情等。

(5)盆腔内器官手术前引流尿液,排空膀胱,避免术中误伤。

(6)某些泌尿系统疾病手术后留置导尿管,便于持续引流和冲洗,以减少手术切口的张力,有利于愈合。

(7)昏迷、截瘫或会阴部有伤口者保留导尿管以保持会阴部清洁。

2. 操作流程 解释说明→清洗会阴→摆放体位→消毒会阴→铺治疗巾→再次消毒会阴→插入尿管→留取尿液→固定尿管。

3. 注意事项

(1)整个导尿过程中必须严格执行无菌规程。

(2)注意保护患者的隐私。

(3)女患者导尿管若误入阴道时,应重新更换导尿管。

（4）导尿管粗细选择适宜,并且动作轻柔,防止损伤尿道黏膜。

（5）对膀胱高度膨胀且又极度虚弱的患者,第 1 次放尿不宜超过 1000ml。

（6）患者留置导尿管时,应做好健康宣教,让患者和家属认识到泌尿道感染的重要性。

（7）保持引流通畅,避免受压、扭曲、堵塞。

（8）防止逆行感染,每日会阴护理、每日更换尿袋、每周更换导尿管。

（9）鼓励患者多饮水,协助更换卧位。

（10）训练膀胱反射功能,若患者离床活动时,妥善安置好导尿管和集尿袋。

五、胃　　管

1. 适应证

（1）需鼻饲者:如昏迷、口腔疾病,某些术后或肿瘤,食管狭窄者、拒绝进食者、早产儿和病情危重的婴幼儿。

（2）胃肠减压者:如急性腹膜炎、急性胰腺炎、胆道疾病急性期、急性胃扩张、幽门梗阻。

（3）需洗胃者:如解毒、减轻胃黏膜水肿、手术或某些检查前的准备。

2. 操作流程　解释说明→选择导管→插管→确定胃管位置→根据目的实施相应的操作（如鼻饲、胃肠减压、洗胃）。

3. 注意事项

（1）操作前护患双方沟通。

（2）根据病情、年龄选择合适的胃管,插管深度适宜,操作动作轻柔。

（3）插管中发生咳嗽、呼吸困难、发绀等症状应立即拔除,休息后再插。

（4）确定胃管的正确位置:①抽吸法;②听诊法;③逸气法。

（5）鼻饲者用药时,须将药物碾碎溶解后注入。每次鼻饲量不超过 200ml,间隔时间不少于 2h。

（6）长期鼻饲者,应每天进行口腔护理,胃管每周更换。

（7）胃肠减压者,注意观察胃肠引流液的色、质、量等。

（8）胃肠减压期间注意患者的口腔护理,胃管不畅时,用生理盐水冲洗,量出为入,逐步冲洗直至通畅。注意食管、胃部手术后要在医师指导下进行,少量、低负压,以防发生吻合口瘘或出血。

（9）电动吸引洗胃时,压力不宜过大,应保持在 13.3kPa 左右。

（10）洗胃时应确定胃管在胃内后方可进行操作,当中毒物质不明时应将吸出物送验。

（11）洗胃时一次液量不可超过 500ml,洗胃过程中应密切观察患者的面色、脉搏、呼吸和血压的变化。

（12）消化道溃疡、食管阻塞、食管静脉曲张、胃癌等一般不洗胃,昏迷患者洗胃宜谨慎。

六、脑室引流的护理

脑室持续引流术是经颅骨钻孔行脑室穿刺或在开颅手术中,将带有数个侧孔的引流管前端置于脑室内,末端外接一脑室引流瓶,将脑脊液引流出体外的一项技术。

(一)适应证

放置脑室引流管的适应证是各种原因引起的颅内压增高,它是颅内高压引起脑疝时的紧急处理方法。

(二)护理

1. **置管准备** 根据不同的穿刺部位给予剃眉或剃发,反复清洗消毒局部。为患者取平卧位,要求患者保持安静。为意识清醒的患者做好术前解释工作,以取得患者的配合。对意识不清、躁动者应以约束带固定或用药物镇静,防止置管时发生意外。

2. **颅内感染的预防** 保持引流装置密闭无菌应在严格无菌条件下行脑室引流术。整个引流装置及管道需严格保持无菌,橡皮管和玻璃管衔接紧密,并用消毒纱布包裹。不能在引流管上任意穿刺,以免造成脑脊液的渗漏及细菌感染。每天更换脑室引流袋或引流瓶1次,更换时注意无菌操作,严禁提拎,以防脑脊液倒流入颅内而引起逆行感染。每周进行脑脊液培养1次,根据结果选用有效的抗生素。保持引流穿刺点敷料干燥清洁,定时更换。

3. **保持引流管通畅** 引流管道要保持通畅,切不可将其折曲或压于患者头下。若发现脑脊液滴液不畅、患者主诉头痛加重或意识模糊,应及时汇报医生。若发现引流穿刺点敷料潮湿,应查明原因,检查引流管是否堵塞或滑出,并及时处理。

(1)密切观察引流是否通畅。①肉眼观察:在引流通畅状况下,脑室引流调节瓶内玻璃管中的液面可随患者的心搏与呼吸上下波动。波动不明显时,可嘱患者咳嗽或按压双侧颈静脉,使颅内压力暂时增高,液面即可上升,解除压迫后液面随即下降,证明引流通畅。②仪器监测:脑室引流连接颅内压力的波形和参数。正常的波形是在一个心动周期内由3个脉搏波组成,波幅为 $0.40\sim0.67kPa(3\sim5mmHg)$,并随心跳和呼吸上下波动,若波形近于直线,证明引流管腔已阻,应寻找原因并及时处理。

(2)详细观察引流液的量、颜色及引流速度。正常脑脊液的分泌量为 $0.3ml/min$,$400\sim500ml/24h$。在颅内有继发感染、出血及脑脊液吸收功能下降或循环受阻时,其分泌量将相对增加。必须将24h的引流液量记录于病历中。引流液颜色及流速的观察:正常脑脊液是无色、清亮、透明的。若脑室内出血或正常脑室手术后,脑室引流液可呈血性,但此颜色应逐渐由深变淡,直至清亮。若引流液的血性程度突然增高,且引流速度明显加快,可能为脑室内再出血。此刻,在保持引流通畅的同时,应尽早行 CT 检查以查清病因;另外,应密切观察脑脊液有无浑浊、沉淀物,定时送常规检查。如患者出现体温升高、头痛、呕吐及脑膜刺激等颅内感染征象时,应做脑脊液细菌培养与药物敏感试验,给予抗生素治疗。

(3)适当控制脑脊液流速。调节引流瓶悬挂的高度可控制脑脊液的流速,防止颅内压力的过高或过低,保持其适当的压力范围。①脑室引流调节瓶悬挂的高度通常应为引流瓶内中心玻璃管顶点高于脑室穿刺点 $15\sim20cm$。②根据患者颅内压监测数值随时调节引流瓶的高度,经过脑室持续引流使颅内压逐渐下降到正常水平。以防因颅内压骤降而发生小脑幕切迹疝或脑内出血。③更换引流瓶和引流调节瓶高度时应避免引流瓶大幅度升降,以防引起颅内压的较大波动。④控制 24h 引流量 $>200ml$。

(4)脑室持续引流中的故障及处理。①引流管曲折:护士应随时检查并保持引流管的正确位置,尤其是在协助患者翻身或进行各项操作后,均应仔细检查,若有曲折要及时予以纠正。

②引流管阻塞:若引流管腔被血凝块或沉淀物阻塞,应用双手顺行捏挤引流管直至通畅,不可逆行捏挤,亦不能用生理盐水等液体逆行冲洗,以免发生逆行性颅内感染。③引流管脱出:防止引流管脱出是保证脑室引流成功的关键,为此,应做好以下护理工作。a. 对清醒患者,应向其进行解释与指导以取得主动合作。b. 对意识障碍者,可用布制约束带在其胸或四肢上适当加以约束。c. 引流管穿出头皮处要用缝线固定 1～2 针且松紧适宜,局部覆盖的敷料也应以胶布牢靠固定;尤其是脑室引流管的细管部分一定要盘旋一圈固定于头部后再连接引流瓶。d. 各连接管应稍长,以利患者头部的活动。e. 切勿将引流管固定在床上,以免头部转动时将引流管拔除。若连接管接头处脱开,应及时夹闭引流管上端,在无菌操作下迅速更换一套脑室引流装置。

(5)脑室引流管的拔除。拔管指征:①患者意识好转,自觉头痛减轻;②颅内压<1.96kPa(200mmH$_2$O);③原血性脑脊液的颜色变淡,或原脓性脑脊液的颜色已转为清亮,白细胞<20×10^6/L;④脑脊液细菌培养证实无菌生长;⑤置管时间已超过第 7 天,如需继续引流则重新更换部位。拔管步骤:拔管前应做适应性试验,先将脑室引流调节瓶抬高,使瓶中玻璃管内的液平面高于脑室穿刺点 3.92kPa(400mmH$_2$O),或使脑室引流管与监护仪连接,以控制脑脊液流出。观察 24h 后,患者无不适感亦无脑脊液流出,即可夹闭脑室引流管。然后继续观察24h,若患者仍无不适感时,即可拔除引流管。脑室引流管拔除后,应缝合头皮切口,防止发生脑脊液漏,促使穿刺处头皮愈合。

七、胸腔引流管的护理

胸腔引流管是通过穿刺或在手术时置入胸腔的,它的作用是减压和引流,排出胸膜腔内的积气、积液,恢复胸腔内负压,以利肺扩张,同时还有利于早期发现胸腔手术后大出血及心脏压塞等。

(一)适应证及放置位置

胸腔引流应用于各种损伤性或自发性气胸、血胸以及各种心胸手术后。胸腔积液的引流管置于胸后部腋中线和腋后线、第 6～8 肋的间隙,气胸减压的引流管置于胸前锁骨中线第 2 肋间,引流脓液的引流管置于脓腔的最低点。

(二)护理

1. 患者全麻清醒后半卧位,有利于引流及呼吸　镇痛、协助拍背叩痰。

2. 保持胸腔引流装置的无菌和密闭　胸腔引流全套水封瓶装置应无菌、密闭、各衔接口衔接良好。不管是一次性胸腔引流器还是双瓶法装置,都必须注意不能接错管道,接患者胸导管的长管应始终保持在水封瓶液面下,防止空气进入胸腔。

3. 维持一定的负压　胸瓶内的负压是靠调压管浸入水面的长度来维持的,须及时添加调节瓶内的水,保持调压管在水面下的长度,维持有效的负压吸引。自发性气胸时胸腔引流的水封瓶一般不接负压吸引,而是通过鼓励患者做深吸气和咳嗽动作来排出胸腔内气体,靠水柱的重力维持胸腔较低的负压,以利于漏气的肺泡愈合。

4. 妥善固定胸腔引流管　定时检查与挤压,防止脱落、扭曲与堵塞,搬运患者和换瓶时要用 2 把大止血钳夹住,防止液体和空气倒流入胸腔,防止逆流引起感染。固定管子时要留有一定长度,给患者活动余地。水封瓶液面应低于胸腔 60cm 左右。患者尽可能取半卧位,以利引流。引流管不宜过长,避免扭曲、打折、受压而影响引流。

5. 观察和记录胸腔引流液的量和色 护理人员应根据患者病情需要,密切观察引流液的量、颜色、性状等,并准确记录,一般第 1 个 24h 的引流量不超过 500ml。以后逐渐减少,且颜色变淡。如有活动性出血,引流液呈鲜红色,量每小时>100~200ml,连续 3h 以上,患者烦躁不安,血压下降,提示有出血,应立即报告医师,及时处理。引流液过多时应仔细测量、记录,反复甚至持续挤压胸管,引流液呈暗红色且渗血缓慢,可能为静脉系统渗血;引流液为鲜红色,不断从引流管涌出,引流管发热,并随血压增高而出血加重,可能为小动脉出血,应尽早开胸止血。

6. 保持引流通畅

(1)使患者取半卧位,床头抬高 30°,以利引流。

(2)挤压引流管,每 30~60 分钟 1 次,以防纤维血块堵管。

(3)鼓励患者咳嗽,以利肺复张。

(4)有条件者应用持续低负压吸引,负压设置在 0.78~0.98 kPa(8~10cmH$_2$O)。水封瓶的水柱会随呼吸上下波动,没有波动时应及时检查管道通畅情况。

7. 拔管护理 胸引管一般安置 48~72h,24h 内引流液少于 100ml,瓶内无气体逸出。患者无呼吸困难、胸闷等,听诊肺呼吸音清晰,胸部 X 线片证实肺膨胀良好,即可拔管。对于脓胸患者,应在脓液引流量<15ml/d 时再拔管。护理人员要做好拔管时的配合工作。拔管时嘱患者尽量深吸气并屏住,快速拔出导管,用准备好的垫有凡士林油纱布的敷料堵住、覆盖创口,拔管后 24 h 内注意观察患者的呼吸情况,是否有气胸或皮下气肿,观察插管局部有无渗血、渗液和漏气,并及时做好处理。

八、气管内插管的护理

气管内插管术是建立人工气道、改善呼吸功能的一种技术。根据患者病情和治疗需要分为经口插管和经鼻插管两种。气管内插管术在外科手术中用于控制麻醉深度和维持人工呼吸,对呼吸衰竭患者则可利用气管内插管进行正压呼吸并可经插管吸引气道分泌物、改善通气功能。因此,气管内插管术是临床麻醉、危重患者抢救和复苏中必须掌握的技术。

(一)适应证

经口气管内插管适用于以下情况:上呼吸道梗阻需迅速建立人工气道者;麻醉时需要维持人工呼吸者;各种呼吸衰竭、危重患者抢救和复苏时;需利用气管内插管吸痰者;需要进行人工辅助呼吸、改善通气功能的患者。

(二)护理

1. 插管前 准备经口或经鼻插管前应充分给氧,并准备好插管需要的各种器械和吸引器。为清醒患者插管时应做好解释工作,遵照医嘱使用镇静药,减轻患者插管时的痛苦,防止躁动,减少物理损伤。

2. 妥善固定 插管期间必须妥善固定插管,防止移位和滑出。可用胶布固定,必要时用两道带子系紧管道后绕于耳颈后妥善固定。固定时不宜过紧,以防止管腔变形。对经口气管插管者,固定时要用硬牙垫,以免管子弯折。每班应测量、记录气管插管与门齿或鼻尖的距离,并做好交班。对于烦躁不配合者,应予固定双手,防止患者自行拔除插管,对于神志清楚且不耐受插管者,应向患者解释插管的目的,并安慰患者。

3. **防止漏气**　人工辅助通气需给气囊充气,气囊充气的压力应适当,过高的压力可阻断气管黏膜的血流,引起缺血、溃疡,甚至引起日后气管狭窄。目前临床普遍使用低压气囊,气囊注气至达到鼻尖硬度即可,一般 3～5ml,每隔 24 小时将气囊放气 1 次。

4. **保持气道通畅**　按需吸痰,保持气道通畅。一般情况下每 2 小时吸 1 次,两肺有痰鸣音时应缩短间隔时间,有痰时必须立即吸痰。吸痰前先充分吸氧,吸痰时注意无菌操作,动作宜轻柔、迅速。每次吸痰时间不得长于 15 s。为达到稀释痰液、湿化呼吸道的作用,可在吸痰时和吸痰后注入少许加入了抗生素和化痰药的生理盐水。吸痰同时应及时吸除口腔内分泌物,防止误吸。

5. **加强湿化**

(1)使用呼吸机患者采用的湿化方法:目前许多呼吸机都采用加热湿化、喷雾湿化或超声湿化等装置,极为有效,雾滴直径为 2～4μm 比较合适,这种雾滴几乎像气体一样,具有较高的穿透性,能达到小气道,在支气管及呼吸道末端的沉降率达 80%～90%,可充分达到湿化的目的。

(2)未使用呼吸机患者采用的湿化方法:每日湿化液量,需要 24h 内滴入 200ml 以上,这就意味着每小时需要滴 3～9ml 的水。方法:持续性滴注:每分钟 4～8 滴;间断气道内注射:每小时 3～9ml(吸气时注入);气道冲洗的湿化液:生理盐水、有效抗生素、糜蛋白酶、支气管扩张药、地塞米松等。

6. **防止喉头水肿的发生**　对留置时间 72 h 以上者或小儿,应尽量改用经鼻气管内插管,这可减轻插管对声门的压迫。患者的头应稍向后仰,以减轻插管对咽后壁的压迫,但头颈不能弯曲或过度后伸。应充分镇静,尤其对小儿或烦躁的患者,可防止患者头颈部自由摆动及由此引发的喉头水肿。插管期间应固定好双上肢,并加强监护,以防患者自行拔管引发重度喉头水肿或缺氧。在拔管之前,应推注地塞米松 5mg,拔管后行雾化吸入。

7. **做好心理护理**　插管后患者当即失声,故应该做好心理安慰,通过手势或纸笔与患者进行交流,了解患者需要。

8. **拔管护理**　气管插管一般只留置 3d,最长可达 5d,如还需治疗则应改行气管切开。原发病治愈或插管不需保存时,应适时拔管。拔管程序如下:①备好吸氧装置;②吸尽口腔、鼻腔内的分泌物,防止拔管时误吸;③气管内充分吸痰;④提高吸入氧浓度 4～6 L/min;⑤解除固定气管插管的带或胶布;⑥置吸痰管达气管插管最深处,气囊排气、边拔管、边吸痰,同时鼓励患者咳痰;⑦拔管后立即给予面罩吸氧或高流量鼻导管给氧;⑧严密观察生命体征及口唇、面色,监测血氧饱和度,并做好记录。

9. **拔管后的护理**　拔管后的护理非常重要。小儿拔管后应垫肩,开放气道,防止喉头水肿致缺氧。观察有无鼻翼扇动、呼吸急促、唇甲发绀、心率加快等缺氧及呼吸困难的表现,拔管 30min 后复查血气。嘱患者安静休息,避免多说话。观察患者有无声音嘶哑、饮水呛咳、吸气性呼吸困难等。如呛咳严重或有误吸现象,要立即禁食,改为鼻饲或静脉营养。对严重喉头水肿、激素治疗无效者,应进行紧急气管插管,改善呼吸后再行气管切开术。拔管后早期呼吸道护理对预防呼吸道并发症有重要意义。应鼓励和协助患者咳嗽排痰、定时变换体位、叩背、雾化吸入、做深吸气,必要时予鼻导管吸痰。

九、气管切开的护理

气管切开在抢救危重患者中有重要意义。气管切开后,不仅立即解除了呼吸危机,而且还能长期用呼吸机支持呼吸。气管切开后,避免了上呼吸道的机械梗阻,从而显著地降低了呼吸道阻力,增加了肺泡通气量。

(一)适应证

1. 喉或喉以上呼吸道梗阻者,如喉、颈部及颌面部手术的患者。

2. 呼吸功能不全的危重患者,特别是严重的进行性阻塞性呼吸困难而病因难以解除、需要用长时间呼吸机辅助呼吸者。

3. 气管插管留置时间>72 h,仍需要呼吸机支持者。

4. 痰多而不能有效排痰且出现缺氧症状,短期内无法纠正者。

5. 极度消瘦、恶病质状态、呼吸肌无力者。

(二)护理

1. 切开前的准备　气管切开前应向患者及其家属做好解释工作,取得患者配合,备好气管切开包、氧气、吸引器、吸痰管及急救药瓶,选择好合适的气管套管,以及另一副同号气管套管,负压吸引器和充足的光源。

2. 体位　保持颈部伸展位,保证气管套管在气管内的居中位置,防止套管移位、闭塞或脱出而造成窒息。

3. 妥善固定　用纱带固定好外套管或气管套管,套管带子在颈部的松紧以能容纳一指为宜,防止套管脱出。气管切开的当日不宜过多变换体位,以防套管脱出,同时要注意观察有无出血、皮下气肿等并发症。以后变换体位时随时注意患者呼吸和气管通气情况。

4. 预防感染　气管切开时,预防感染的注意如下几点。

(1)定时进行空气清洁消毒。

(2)气管切开处及其周围皮肤应用1%碘伏涂擦,并更换无菌敷料,每班进行1次或至少每天2次,分泌物多时应随时消毒并更换敷料,保持敷料清洁干燥。

(3)用金属气管套管时,每天清洗内套管4~6次,并进行消毒处理。不接呼吸机时,可用单层纱布覆盖气管口,以湿化气体并防止灰尘吸入。每3~7天更换外套管1次,一次性气管套管则应每7~10天更换1次。术后第1周内不宜更换外管,以免因气管前软组织尚未形成漏道,使插管困难而造成意外。

(4)使用一次性吸痰导管和一次性手套,以减少交叉感染。

(5)清洁口腔,每天4次,防止口腔溃疡和感染。

(6)怀疑感染发生时,应做痰培养和药敏试验。

5. 定时吸痰　给气管切开患者吸痰的要点如下。

(1)吸痰时动作要轻、稳、准、快,一次吸痰时间不宜超过15s,以免发生低氧血症。

(2)为防止吸痰时造成的低氧血症,可以在吸痰前后,给予100%氧吸入1~2min。

(3)吸痰时注意患者心率、血压和氧饱和度等参数的变化,观察痰液的性状、颜色和量,判断痰液黏度。

(4)监护室护士应定时进行肺部听诊和叩诊,以判断吸痰时机,及时吸痰。可向气管内注入灭菌生理盐水加糜蛋白酶及庆大霉素的稀释液 3～5ml。需要重复吸痰时,在两次吸痰之间要充分给氧,并监测血压、心率及氧饱和度等。如发现患者心率增快后突然变慢,应立即停止吸痰,充分给氧。

(5)吸痰时可鼓励患者配合咳嗽,以便将分泌物吸出。吸痰后立即听呼吸音,以判断吸痰效果。

(6)持续监测血氧饱和度。血氧饱和度的变化既能提醒吸痰,又能减少盲目操作,避免因刺激过多而对气管黏膜造成损伤,同时可适当调整氧流量。

(7)每 2 小时为患者翻身、叩背 1 次,翻身时注意防止气管套管脱出。

6. 保持气道湿化 呼吸道湿化有利于稀释痰液,使痰液能及时排出,保持呼吸道通畅。因此,应保持呼吸机湿化器内有适量的蒸馏水,同时注意湿化温度,一般保持在 34～36℃。不用呼吸机的患者一般常用生理盐水每隔 2 小时交替沿气管套管壁滴入 3～5ml,也可使用雾化吸入的方法进行气道湿化。

7. 预防气管黏膜损伤 吸痰时动作轻柔,防止气管黏膜损伤。用呼吸机时应使气囊充气,气囊每 4～6 小时放松 1 次。

8. 预防误吸引发肺部感染 经口摄食的患者如有误吸,会引发肺部感染或使原有的肺部感染加重,甚至难以控制。对这种患者,应停止经口进食而改行鼻饲,以后逐步锻炼吞咽功能。

9. 拔管前的功能锻炼 拔管前应通过逐步换细管和堵管以锻炼患者呼吸功能。堵管全程必须进行生命体征和血氧饱和度的监测,以防发生意外。如果患者脱机后呼吸功能已经恢复,有足够的咳嗽力量,也可采用不堵管直接拔管的方法,拔管后继续观察呼吸情况 24～48 h。

(俞美定 丁小萍)

第十二节 输液管理系统的应用

输液管理系统一般由输液泵、注射泵和监护工作站组成,通过网络技术、计算机控制和数据库信息管理等手段实现对患者输液过程进行动态监护和集中管理,实现输液的集中监控、量化管理是输液管理及临床护理模式上的一次变革,提升了现代化医院的信息化管理水平。

一、输液工作站

1. 操作意义

(1)高精度的流速控制。

(2)压力管理,可实时监测管路中突然的压力上升与下降。

(3)具有事件记录功能。

(4)完善的报警功能:具备注射器机械故障报警、输注过程中的压力故障和容量故障报警、电力控制故障报警。

(5)单个注射泵可组合在工作站中使用,也可拆卸独立使用。

输液工作站模块,见图 3-16。

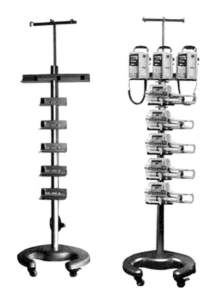

图 3-16　输液工作站模块

2. 操作方法
(1)检查仪器各部件的电源线、数据线和输液管路是否连接正常。
(2)按下电源开关接通电源。
(3)连接好患者。
(4)连接每位患者与泵相匹配。
(5)根据患者病情设参数。
3. 操作注意事项
(1)注意安全性,做好输注管路与仪器的匹配工作。
(2)及时处理报警。
(3)及时观察患者注射部位皮肤。

(邵小平　彭　飞　李　娜)

二、输液泵的使用

1. 目的
(1)保证药物持续输入。
(2)准确控制输液速度,保证药物匀速、均匀、精确、安全进入患者体内发挥作用。
(3)严格控制输入液体量,维持水电解质平衡。
(4)提高输液治疗的安全性、精确性、可靠性。
2. 适用范围　适用于输入较大量需严格控制速度和剂量的药物。
3. 用物准备　输液泵、配套的输液泵管、输液架、电源、治疗盘、按医嘱备的液体、输液用物等。

4．评估

(1)到患者床边,做好解释、核对、取得合作。要告知患者使用输液泵的目的,输入药物的名称、输液速度;告知患者及家属不要随意搬动或调节输液泵;告知患者有不适感觉或者机器报警时及时通知医护人员。

(2)评估输液处局部皮肤及血管情况:查看准备输液处局部皮肤有无红肿、破溃、硬结、瘢痕以及所选血管是否弹性良好、粗、直,有无静脉炎、静脉窦等。

(3)检查输液泵的仪器状态。

5．操作步骤

(1)洗手、戴口罩。

(2)遵医嘱配制液体,认真核对(经两人核对)。

(3)备齐输液用物于治疗车上至患者床旁,严格查对,再次向患者解释,取得合作;协助患者取舒适安全体位。

(4)将输液泵置于输液架适当位置,旋钮固定。接通输液泵电源,打开开关。

(5)按常规静脉输液方法排气,打开输液泵门,将输液泵管软管部分嵌入输液泵槽内(确保泵管内无气泡以防输液泵报警,并确保莫菲滴管呈垂直状态,以准确检测输注液体的滴注情况),关闭泵门,注意不要压迫管道。

(6)分别设置输液总量(ml)、输液速度(ml/h)(输液泵滴速(ml/h)＝输液总量(ml)÷输液时间(h)。

(7)按压快速输入键排空管道内空气,按静脉输液原则进行静脉穿刺。按"启动"/("Start")键。液体即按设置的滴速匀速泵入。观察输液泵工作状态是否正常,记录泵入药物明称、剂量及泵速度等。

(8)如泵运转过程中需调整滴数:应按停止键,重新设置泵入速度,再按开始键即可。

(9)输液结束,按"停止"/("Stop")键,拔除输液针头,安置患者于舒适部位,关闭电源开关,取回用物,一次性用物按规定分类处理。将输液泵擦拭干净,充电备用,妥善保管。

6．注意事项

(1)根据输液泵类型选择相应的输液泵管,彻底排净输液泵管内的空气。

(2)正确设定输液速度及其他必需参数,防止设定错误延误治疗;更换液体时应重新设置输液程序。

(3)输液期间注意观察病情变化及用药效果;穿刺部位有无肿胀、渗出;滴注是否通畅;防止发生液体外渗,出现外渗时及时给予相应处理。

(4)启动泵之前检查管路安装是否合适,有无扭曲、接口有无松动及渗漏等情况。

(5)输液泵使用中,一般不能打开输液泵门,如确实需要打开,务必先将输液泵管调节夹夹闭,严防药液失控。

(6)输注较黏稠药液时,会增加输液泵报警概率,应及时观察,准确判断并消除报警。

(7)交流电压、设定容量等应符合输液泵的电源要求。使用适宜环境温度为 15～40℃,以保证机器正常准确运行。

(8)随时查看输液泵的工作状态,是否正常运行,有无报警,如有报警应及时处理,如阻塞、气泡、断电、走空等。及时排除报警故障,防止液体输入失控。

（9）输液泵报警与处理要点，如表 3-12 所示。

表 3-12　输液泵报警与处理要点

报警项目	仪器工作状态	常见原因	处理要点
气泡报警（air in line）	仪器停止工作显示"Air in Line"	（1）管路中有气泡 （2）溶液瓶或袋内液体已空	打开输液泵门，取出泵管，排出气泡或更换液体，重新启动 Start 键，输液泵即可工作
堵塞报警（occlusion）	仪器停止工作显示"Occlusion"	（1）液体流动控制夹未打开 （2）管路扭曲、受压 （3）针头或管路堵塞	打开液体流动控制夹检查输液管路位置并保持其正常状态 清除堵塞物或更换针头或输液管
泵仓门报警（door open）	仪器停止工作显示"Door Open"	输液管放置不正确	按要求重新放置输液管
电池低电压报警（low battery）	（1）仪器不停止工作，但提示电池低压 （2）仪器停止工作	电池端电压降低 电池充电无效	持续充电时间达 16h 更换同类型电池
输液完成报警（infusion complete）	仪器自动转为 KVO 方式工作	设置的参数输完	须要进行下一步操作
故障代码报警	仪器显示编码代号且不能工作	（1）仪器内电路故障 （2）记忆电池损坏	请有关工程技术人员或代理商协助解决

三、注射泵的使用

1. 目的　保证少量液体和药物精确、恒量、恒速、持续的泵入体内，达到剂量准确、定时、定量、给药均匀的作用。

2. 适用范围　适用于输入小量需严格控制输注速度和剂量的药物，如硝酸甘油、硝普钠、多巴胺等。常用于 ICU、CCU、儿科、胸心外科等重症患者的治疗。

3. 用物准备　微量注射泵、专用注射器、专用延长管、电源、无菌注射盘、按医嘱备的药液、输液用物等。

4. 评估

（1）到患者床边，核对、做好解释、取得合作。要告知患者使用注射泵的目的，输入药物的名称、输液速度；告知患者及家属不要随意搬动或调节注射泵；告知患者有不适感觉或者机器报警时及时通知医护人员。

（2）评估穿刺处局部皮肤及血管情况：即穿刺处局部皮肤有无红肿、破溃、硬结、瘢痕，以及所选血管是否弹性良好、粗、直、有无静脉炎、静脉窦等。

（3）检查注射泵的仪器状态。

5. 操作步骤

（1）洗手、戴口罩。

（2）遵医嘱配制好需泵入的液体认真核对（经两人核对）。

（3）备齐用物于治疗车上至患者床旁，严格查对，再次向患者解释，取得合作，协助患者取舒适安全体位。

（4）将微量泵固定于专用架上，接通电源，打开电源开关。取注射器连接延长管，正确排气,打开注射器夹,将装有溶液的注射器刻度向外放入微量泵注射器安全支架上,推动滑座至可注射状态。

(5)遵医嘱设置正确的输入速度。

$$每小时输入量(ml) = \frac{剂量[mg/(kg \cdot min)] \times 60(min) \times 体重(kg)}{浓度(mg/ml)}$$

(6)按静脉输液原则进行静脉穿刺。按"开始"/"Start"键,看到微量泵正常运转的标识后,再次检查导管内有无气泡,检查无异常后,将微量泵延长管连接于静脉穿刺针上,药液即按设置的速度匀速输入。观察微量泵工作状态是否正常,记录输入药物名称、剂量及输入速度。

(7)观察病情变化,询问患者反应。

(8)如泵运转过程中需调整输入速度:应按"停止"("Stop")键。重新设置输入速度。再按"开始"("Start")键即可。

(9)如医嘱停止输入药物:应按"停止"("Stop")键。拔出输液针头,协助患者取舒适体位,再关闭电源开关,取回物品,一次性用物按规定分类处理。将微量注射泵擦拭干净,充电备用,妥善保管。

6. 注意事项

(1)根据泵入液量选择适宜的注射器。

(2)确保输液管道在位、通畅,无气泡。

(3)正确设定输液速度及其他必需参数,防止设定错误延误治疗。使用时将药物参数[$\mu g/(kg \cdot min)$]准确换算成泵的固定输入参数(ml/h),然后调整在泵内显示器上。

(4)用药期间注意观察病情变化及用药效果;穿刺部位皮肤有无肿胀、渗出;防止发生液体外渗,出现外渗时及时给予相应处理。

(5)注射器内的药物即将输完前应提前备好药物以便及时更换,保证使用药物的连续性。

(6)使用硝普钠等避光药物时,应用避光纸遮盖注射器,并使用避光延长管,以保证药物的效价。

(7)使用过程中要及时清洁注射泵表面污垢、残液,防止腐蚀机器,并由专人保管。

(8)随时查看注射泵的工作状态,是否正常运行。如有报警,及时排除报警故障,防止液体注入失控。

(9)常见微量注射泵的报警原因及处理方法,见表3-13。

表 3-13 微量注射泵常见报警原因及处理方法

报警项目	仪器工作状态	常见原因	处理要点
堵塞报警	仪器停止工作	(1)管路扭曲、受压 (2)针头或管路堵塞	检查输液管路位置并保持其正常状态 清除堵塞物或更换针头或延长管
电池低电压报警	仪器停止工作	电池端电压降低 电池充电无效	正确、及时充电 更换同类型电池
输液完成报警	仪器停止工作	设置的参数输完	完毕后进行下一步操作

(尤秀丽　张　颖)

参 考 文 献

布朗瓦尔德.1999.心脏病学(英文)5 版.北京:科学出版社

陈灏珠.2005.实用内科学.北京:人民卫生出版社

陈维英.1997.基础护理学.南京:江苏科学技术出版社

丁小萍,夏彩莲.2006.外周至中心静脉导管在血液病患者中的应用.中华护理杂志,41(5):415

姜安丽,石琴.1999.新编护理学基础.北京:高等教育出版社

黎磊石,季大玺.2004.连续性血液净化.南京:东南大学出版社

李春盛,杨铁成.2006.2005 美国心脏学会心肺复苏与心血管急救指南(一).中华急诊医学杂志,15(3):278-280

李树贞.2000.现代护理学.北京:人民军医出版社

林惠凤.实用血液 2005.净化护理.上海:科学技术出版社

毛宝龄,钱桂生.2005.呼吸衰竭.上海:科学技术出版社

梅长林,叶朝阳,赵学智.2003.实用透析手册.北京:人民卫生出版社

沈洪,杜捷夫.2001.国际心肺复苏和心血管急救指南 2000.中国危重病急救医学,13(6):377-383

唐维新.2004.实用临床护理"三基".南京:东南大学出版社

陶红.2003.急救护理学.上海:第二军医大学出版社

王保国.1998.实用呼吸机治疗学.北京:人民卫生出版社

王志红.2004.危重症护理学.北京:人民军医出版社

王质刚.2006.血液净化设备工程与临床.北京:人民军医出版社

席淑华.2005.实用急诊护理.上海:科学技术出版社

邢红,贾云.2005.外周中心静脉导管的临床护理常规.上海:上海交通大学出版社

杨志寅.2003.危重病手册.上海:科学技术出版社

张伟英.2005.实用重症监护护理.上海:上海科学技术出版社

中国人民解放军总后勤部卫生部.2001.专科护理技术操作培训教材.北京:解放军出版社

仲剑平.1998.医疗护理技术操作常规.4 版.北京:人民军医出版社

周秀华.2001.急救护理学.北京:人民卫生出版社

周秀华.2000.内外科护理学.北京:科学技术出版社

朱佩芳.2000.创伤的院前救治.中华创伤杂志,16(11):703-704

W.B.Saunders.1997.Heart Disease:A Textbook of Cardiovascular Medicine,Fifth Edition

第**4**章

急救药物的备用

第一节　呼吸兴奋药

尼可刹米 Nikethamide

【别名】　可拉明。

【药理】　直接兴奋延髓呼吸中枢,使呼吸加深加快,也可通过刺激颈动脉窦和主动脉体的化学感受器,反射性地兴奋呼吸中枢,并提高呼吸中枢对二氧化碳的敏感性。其作用时间短暂,仅维持 5～10min。

【适应证】　中枢性呼吸功能不全、各种继发性呼吸抑制、慢性阻塞性肺疾病伴高碳酸血症。对肺心病引起的呼吸衰竭有效。还可用于阿片类药物中毒的解救,但对巴比妥类中毒疗效较差。

【常用制剂】　注射剂。

【规格】　1ml:0.25g; 1.5ml:0.375g; 2ml:0.5g。

【用法用量】　皮下、肌内注射或静脉注射:成人每次 0.25～0.5g;极量:每次 1.25g。

【观察要点】

1. 禁用于小儿高热而无呼吸衰竭者。

2. 不良反应:可引起多汗、恶心、呕吐、面部潮红、皮疹等。大剂量可引起血压增高、心悸、脉搏加快、心律失常、震颤及肌肉僵直。

3. 用药时须配合人工呼吸和给氧措施。

4. 出现血压升高、震颤及肌肉僵直时,应及时停药以防惊厥。

5. 过量可引起癫痫样惊厥,随之出现昏迷。惊厥发作可静脉注射苯二氮䓬类药或小剂量硫喷妥钠控制。

6. 本品不可与鞣酸、有机碱盐类及各种金属盐类配伍,否则可产生沉淀。

洛贝林 Lobeline

【别名】　山梗菜碱。

【药理】　刺激颈动脉窦和主动脉体的化学感受器,反射性地兴奋呼吸中枢而使呼吸加快,但对呼吸中枢无直接的兴奋作用。作用时间短，一般为 20min。

【适应证】 用于各种原因引起的呼吸抑制。

【常用制剂】 注射剂。

【规格】 1ml:3mg；1ml:10mg。

【用法用量】 成人肌内或皮下注射:每次 3～10mg；极量为每次 20mg，每日 50mg。静脉注射:每次 3mg，必要时每 30 分钟重复 1 次，极量为每次 6mg，每日 20mg。

【观察要点】

1. 不良反应:可有恶心、呕吐、头痛、心悸等。大剂量注射时可导致心动过缓，更大剂量可出现心动过速、传导阻滞、呼吸抑制、惊厥。

2. 过量引起大汗、心动过速、低血压、低体温、呼吸抑制等，应注意观察有无过量反应，并及时调整剂量。

3. 静脉注射须缓慢。

4. 本品忌与铅、银等盐类药物配伍，也不要与碘和鞣酸配伍，与碱性药物配伍可产生沉淀。

第二节　抗休克药

肾上腺素 Adrenaline

【别名】 副肾素。

【药理】 为 α、β 受体激动药。①心脏:激动心脏的 β_1 受体，使心肌收缩力加强，心率加快，传导加速，心排血量增加，并扩张冠状动脉，增加心肌血液供应。②血管和血压:由于能兴奋 α、β 受体，故对血管有双重作用，使皮肤、黏膜及内脏血管收缩，同时引起冠状血管和骨骼肌血管扩张。治疗量或慢速静脉滴注时，收缩压上升，舒张压不变或下降；较大剂量或快速静滴时收缩压和舒张压均升高。③支气管平滑肌:兴奋支气管平滑肌的 β_2 受体，使支气管扩张。④代谢:促进糖原及脂肪分解，升高血糖，增加机体代谢，组织耗氧量显著增加。

【适应证】 心搏骤停、过敏性休克、支气管哮喘等的抢救治疗。

【常用制剂】 注射剂。

【规格】 0.5ml:0.5mg；1ml:1mg。

【用法用量】 ①心搏骤停:0.25～0.5mg 以生理盐水 10ml 稀释后静脉注射；②抗过敏:皮下或肌内注射 0.2～0.5mg，必要时可每隔 10～15 分钟重复给药 1 次，用量可逐渐增加至 1mg；③过敏性休克:0.1～0.5mg 缓慢静脉注射(用生理盐水稀释至 10ml)，如疗效不好，用 4～8mg 溶于 5% 葡萄糖注射液 500～1000ml 静脉滴注；④支气管哮喘:0.25～0.5mg，静脉注射，3～5min 见效，疗效维持 1h，必要时可重复注射 1 次。

【观察要点】

1. 禁用于器质性心脏病、高血压、冠状动脉粥样硬化、甲状腺功能亢进及糖尿病等。

2. 不良反应:有心悸、头痛、激动不安等。剂量过大或给药过快可引起心律失常和血压剧增致脑出血，故应严格控制剂量和速度。

3. 应密切观察血压、心率与心律变化,多次使用时还必须监测血糖变化。

4. 皮下或肌内注射时要更换注射部位,以免引起组织坏死。

5. 用 1mg/ml 浓度的注射液行心内或静脉注射前必须稀释,并缓慢给药。

6. 遇氧化物、碱类、光线及热均可分解变色,变色后不宜使用。

盐酸多巴酚丁胺 Dobutamine Hydrochloride

【别名】　多丁胺。

【商品名】　独步催。

【药理】　本药为选择性心脏 β_1-肾上腺素受体激动药,口服无效,静脉注射后 10min 作用达高峰,持续数分钟。

【适应证】　用于器质性心脏病心肌收缩力下降时引起的心力衰竭、心脏外科手术后所致低心排血量综合征的短期支持治疗。

【常用制剂】　注射剂。

【规格】　2ml:20mg；5ml:250mg。

【用法用量】　将本药 250mg 加入 5％葡萄糖注射液或 0.9％氯化钠注射液中稀释后静脉滴注。

【观察要点】

1. 禁用于对本药过敏者、梗阻性肥厚型心肌病患者；慎用于心房颤动、室性心律失常、高血压等患者。

2. 本药药液浓度不应超过 5mg/ml,滴注速度过快或剂量过大时可诱发室性心律失常,引起猝死,在使用中应监测生命体征。

3. 本药不得使用生理盐水进行初溶,配制好的静脉输注液必须在 24h 内使用。

4. 本药不能与碳酸氢钠等碱性溶液配伍,也不能与其他含有焦亚硫酸钠的制剂或稀释剂合用。

间羟胺 Metaraminol

【别名】　阿拉明。

【药理】　为 α_1 和 α_2 受体,对心脏 β_1 受体也有较弱的激动作用,升压作用比去甲肾上腺素弱,但缓慢而持久；对肾血管的收缩作用较弱,不易引起急性肾衰竭。

【适应证】　各种原因引起的休克、低血压。

【常用制剂】　注射剂。

【规格】　1ml:10mg；5ml:50mg。

【用法用量】　皮下或肌内注射:每次 2～10mg；静脉注射:初量用 0.5～5mg 静脉注射,继而静脉滴注；静脉滴注:15～100mg 加入液体内,调节滴速以维持理想的血压,极量为 1 次 100mg(0.3～0.4mg/min)。

【观察要点】

1. 慎用于甲状腺功能亢进、高血压、充血性心力衰竭、糖尿病等患者。

2. 静脉给药时宜选用较粗大的静脉,使用过程中应观察药液有无外渗,如有外渗需用酚妥拉明局部处理。

3. 肌内或皮下注射时应避免血液循环不佳部位。

4. 短期连续使用可产生快速耐受性,使用时应密切观察病情变化,根据患者的病情及时调整浓度和剂量。

5. 应注意观察患者有无过量症状:如严重高血压、严重心律失常、震颤、心悸和胸部压迫感等,一旦出现应立即停用,血压过高者可用 5～10mg 酚妥拉明静脉注射。

6. 停药时应逐渐减量,若骤然停药,可再度出现低血压。

7. 不宜与碱性药物配伍。

多巴胺 Dopamine

【别名】 3-羟酪胺、儿茶酚乙胺。

【商品名】 诱托平。

【药理】 具有兴奋 α、β 和多巴胺受体的作用。少量时[0.5～2μg/(kg・min)]主要作用于多巴胺受体,扩张肾及肠系膜血管;中等剂量[2～10μg/(kg・min)]直接激动 $β_1$ 受体,增强心肌收缩力,增加每搏量;大剂量时[10μg/(kg・min)]激动 α 受体,导致外周血管阻力增加,使收缩压及舒张压均升高。

【适应证】 用于各种类型休克,特别是伴有心肌收缩力减弱及尿量减少者尤为适合;急性肾衰竭(与利尿药合用)。

【常用制剂】 注射剂。

【规格】 2ml:20mg。

【用法用量】 静脉滴注:20～40mg 加入 5%～10% 葡萄糖注射液中静脉滴注,根据病情调整浓度和剂量。

【观察要点】

1. 禁用于嗜铬细胞瘤患者。

2. 不良反应:静脉滴注过快及用量过大可引起心动过速、心律失常和肾血管收缩致肾功能损伤,静脉滴注时应监测血压、心排血量、心电图、心率及尿量等。

3. 应选用粗大、弹性好的静脉注射或静脉滴注,避免药液外渗,一旦外渗用酚妥拉明局部处理。

4. 突然停药可产生严重低血压,因此应逐渐递减直至完全停药。

5. 不宜与碱性药物配伍。

第三节 抗心律失常药

去乙酰毛花苷 Deslanoside

【别名】 西地兰。

【药理】 快速强心苷类药物,主要有加强心肌收缩力、减慢心率的作用。

【适应证】　急性心功能不全或慢性心功能不全急性加重,心房颤动、扑动及阵发性室上性心动过速。

【常用制剂】　注射剂。

【规格】　1ml:0.2mg;2ml:0.4mg。

【用法用量】　静脉注射:全效量 1～1.6mg,首剂 0.4～0.6mg,以后每 2～4 小时再给 0.2～0.4mg。

【观察要点】

1. 禁用于洋地黄中毒、室性心动过速、心室颤动、梗阻性肥厚型心肌病、二至三度房室传导阻滞等患者。

2. 不良反应:恶心、呕吐、食欲缺乏、头痛、房室传导阻滞、黄视等。

3. 在用药前后或用药期间应注意观察心电图、血压、心率、心律等变化,定期检测电解质。

4. 静注前需稀释,缓慢静注时间不少于 5min。

地高辛 Digoxin

【别名】　狄戈辛。

【药理】　为中效强心苷,药理作用同去乙酰毛花苷。

【适应证】　各种急性和慢性心功能不全、室上性心动过速,心房颤动、心房扑动。

【常用制剂】　片剂、注射剂。

【规格】　片剂:每片 0.25mg;注射剂:2ml:0.5mg。

【用法用量】　口服:①快速洋地黄化,每 6～8 小时给药 0.25mg,每日总量 0.75～1.25mg;②缓慢洋地黄化,每次 0.125～0.5mg,1/d,共 7d;③维持量,每次 0.125～0.5mg,1/d。静脉注射:洋地黄化每次 0.25～0.5mg,用 5% 葡萄糖注射液稀释后缓慢注射,0.25mg 每隔 4～6 小时按需注射,每日总量不超过 1mg。

【观察要点】

1. 禁用于对任何强心苷制剂中毒、室性心动过速、心室颤动、梗阻性肥厚型心肌病、预激综合征伴心房颤动或扑动者。

2. 不良反应:恶心、呕吐、食欲缺乏、头痛、房室传导阻滞、黄视等。

3. 在用药前后或用药期间应注意观察心电图、血压、心率、心律等变化,定期检测电解质,尤其是老年患者和肾功能不良者。

4. 本药稀释后应立即使用,缓慢静注,时间不少于 5min。

5. 不宜与酸、碱类药物配伍;禁与钙注射剂合用。

利多卡因 Lidocaine

【别名】　赛罗卡因。

【药理】　抑制 Na^+ 内流,促进 K^+ 外流,降低心肌细胞自律性,相对延长有效不应期,改变病变区传导速度。

【适应证】　治疗和预防室性心律失常,是急性心肌梗死致室性心律失常的首选药。

【常用制剂】 注射剂。

【规格】 5ml:50mg;5ml:100mg;10ml:200mg;20ml:400mg。

【用法用量】 静脉注射:每次 50～100mg,见效后 1～4mg/min,静脉滴注维持;极量:静脉注射 300mg/h,维持量 4mg/min。

【观察要点】

1. 禁用于对本药过敏、有癫痫大发作、严重室内及房室传导阻滞患者。

2. 不良反应:头痛、兴奋、眩晕等,严重者可出现感觉异常、视物模糊、定向障碍、抽搐、惊厥等。

3. 使用时应密切观察患者神志、血压、心电图等变化,尤其是原有心动过缓、心力衰竭及肝功能不良者。

4. 静脉用药每次不宜超过 100mg,注射速度宜慢。

维拉帕米 Verapamil

【别名】 异搏定、异搏停。

【商品名】 戊宁。

【药理】 本药为钙离子拮抗药,可降低窦房结和房室结自律性,使心肌细胞收缩减弱、心肌氧耗减少。并可松弛血管平滑肌,使动脉压下降、心室后负荷降低。

【适应证】 对阵发性室上性心动过速最有效;对房室交界区心动过速疗效也很好;还可用于心房颤动、心房扑动、肥厚型心肌病、高血压、心绞痛。

【常用制剂】 注射剂、片剂。

【规格】 片剂:40mg,80mg,120mg;注射剂:2ml:5mg。

【用法用量】 口服:每次 40～80mg,3～4/d,极量 480mg/d。静脉注射:开始用 5mg(或按体重 0.075～0.15mg/kg),如无效则于 10～30min 再注射 1 次。静脉滴注:每小时 5～10mg 加入液体中静脉滴注,极量 50～100mg/d。

【观察要点】

1. 禁用于洋地黄中毒、心源性休克、充血性心力衰竭、严重房室传导阻滞患者。

2. 不良反应:口服可有恶心、呕吐、便秘、心悸等,静脉注射可致低血压、心动过缓、房室传导阻滞等。

3. 静脉注射速度不宜过快,静脉推注时间为 2～3min(老年患者应 3～4min),否则可使心搏骤停。在静脉注射时应备有急救设备和药品,严密监测心率、心律和血压的变化。

阿托品 Atropine

【药理】 为 M 胆碱受体阻断药,能解除平滑肌痉挛(包括解除血管痉挛,改善微循环);抑制腺体分泌;解除迷走神经对心脏的抑制。

【适应证】 缓慢型心律失常、感染性休克、麻醉前用药、有机磷农药中毒、内脏绞痛、扩瞳验光。

【常用制剂】 注射剂、片剂。

【规格】　片剂:0.3mg;注射剂:1ml:0.5mg,1ml:5mg,2ml:10mg。

【用法用量】　口服:每次 0.3～0.5mg,3/d,极量为每次 1mg,3mg/d。肌内注射或皮下注射:每次 0.3～0.5mg,0.5～3mg/d,极量为每次 2mg。静脉注射:①抗心律失常,每次 0.5～1mg,每 1～2 小时给药 1 次,极量为 2mg;②抗感染性休克,每次 1～2mg,用 50% 葡萄糖注射液稀释后于 5～10min 静脉注射,每 15～30 分钟重复 1 次,收缩压在 75mmHg 以上时可逐渐减量至停药。

【观察要点】

1. 禁用于休克伴有心动过速或高热者、充血性心力衰竭、幽门梗阻、青光眼、前列腺肥大患者。

2. 不良反应:口干、心率加快、视物模糊、皮肤干燥、排尿困难等,过量可出现呼吸加快、加深、谵妄、惊厥等中枢兴奋现象,重则转为抑制、昏迷、呼吸麻痹。

3. 静脉注射速度宜慢,密切观察神志、呼吸、心率等变化。

4. 使用时应注意观察抗 M-胆碱样不良反应,尤其是老年患者,一旦出现排尿困难、便秘,应立即停药。

5. 服药期间避免饮酒。

6. 本药中毒禁用硫酸镁导泻。

第四节　　血管扩张药

酚妥拉明 Phentolamine

【商品名】　立其丁。

【药理】　为 α 受体阻滞药,可使血管扩张而降低周围血管阻力,降低心脏后负荷。

【适应证】　嗜铬细胞瘤、左侧心力衰竭、感染性休克、血管痉挛性疾病,局部注射可防止去甲肾上腺素等静脉给药外渗引起的皮肤坏死。

【常用制剂】　注射剂。

【规格】　1ml:5mg;1ml:10mg。

【用法用量】　心力衰竭:静脉滴注 0.17～0.4mg/min;抗休克:静脉滴注 0.3mg/min。

【观察要点】

1. 禁用于对本品过敏、严重动脉粥样硬化、肾功能不全、低血压患者。

2. 不良反应:直立性低血压、心动过速或心律失常、头痛、眩晕、鼻塞、皮肤瘙痒、恶心、呕吐等。

3. 密切观察患者血压及心律变化,发现异常,及时与医师联系。

4. 药物过量致低血压时可静脉滴注去甲肾上腺素,但不宜用肾上腺素,以免血压进一步降低。

5. 本药与铁剂有配伍禁忌。

硝酸甘油 Nitroglycerin

【别名】　三硝酸甘油酯。

【商品名】　保欣宁、疗痛脉、贴保宁。

【药理】 本药属于有机硝酸盐类抗心绞痛药,与其他有机硝酸盐类药有类似作用,主要通过释放氧化氮(NO)刺激鸟苷酸环化酶,使 cGMP 增加而致血管扩张。

【适应证】 主要用于各种类型心绞痛的防治、充血性心力衰竭的治疗。

【常用制剂】 注射剂、片剂、贴剂。

【规格】 片剂:0.3mg,0.5mg,0.6mg;注射剂:1ml:5mg,1ml:10mg;贴剂:5mg,10mg,15mg。

【用法用量】 舌下给药:每次 0.25～0.5mg,极量为 2mg;贴剂:贴于左胸前皮肤,每日 1 片;静脉滴注:每次 5～10mg 加入葡萄糖注射液中以 5～10μg/min 的速度静脉滴注。

【观察要点】

1. 禁用于对有机硝酸盐过敏、严重贫血、低血压、颅内压升高、青光眼以及不适合舌下含化患者。

2. 不良反应:直立性低血压、反射性心动过速、高铁血红蛋白、头痛、视物模糊、恶心、呕吐等。

3. 本药口服生物利用度低,除缓释片外,不可吞服。

4. 应使用输液泵精确调节滴速,并密切观察患者血压及心率变化。

5. 心绞痛发作频繁者,可在排便或劳累前 5～10min 预防性含服;用于缓解心绞痛发作时,如 15min 内含服 3 次仍无效者应立即就诊。

6. 为避免耐受,应从小剂量开始给药;大量或长期使用后需停药时应逐渐减量,以免诱发心绞痛。

7. 使用本药时应避免饮酒。

8. 片剂应放在棕色瓶内避光保存。

硝酸异山梨酯 Isosorbide Dinitrate

【别名】 消心痛、异舒吉。

【商品名】 异舒吉、安其仑、宁托体、心痛治。

【药理】 本药为速效、长效硝酸酯类抗心绞痛药,其作用机制与硝酸甘油相同。

【适应证】 主要用于治疗和预防各种类型心绞痛,也可用于洋地黄苷或利尿药治疗效果不满意的充血性心力衰竭。

【常用制剂】 注射剂、喷雾剂、片剂。

【规格】 片剂 5mg,10mg;注射剂:5ml:5mg,10ml:10mg;喷雾剂:1.25mg/喷,250mg/瓶。

【用法用量】 含服:每次 5mg;口服:每次 5～10mg,2～3/d;静脉滴注:2～10mg/h;喷雾给药:向口腔内喷入 3～4 次,即可达到治疗量 2.5mg,每次喷药间隔 30s。

【观察要点】

1. 禁用于对硝酸酯类过敏、青光眼、严重贫血、低血压、颅内压升高患者。

2. 直立性低血压、反射性心动过速、头痛、视物模糊、恶心、呕吐等。

3. 乙醇可加重本药的不良反应,服药期间应避免饮酒。

4. 长期服药可产生耐药性,停药 1 周左右才能恢复疗效。

5. 大量或长期使用后需停药时,应逐渐减量,以防撤药时心绞痛发作。

6. 应注意观察药物的不良反应,尤其是老年患者,一旦出现直立性低血压时,应抬高两腿以利静脉回流,如仍不能纠正,加用 α 受体激动药。

第五节　平　喘　药

氨茶碱 Aminophylline

【商品名】　安释定。

【药理】　为茶碱与乙二胺的复合物。具有松弛支气管平滑肌、增加心排血量、增加肾小球滤过率和肾血流量作用。

【适应证】　用于支气管哮喘、喘息型支气管炎、阻塞型肺气肿、恶性心功能不全和心源性哮喘。

【常用制剂】　注射剂、片剂。

【规格】　片剂:0.1g,0.2g;注射剂:10ml:0.25g。

【用法用量】　口服:0.1~0.2g,3/d,极量为1次0.5g,每日1g;静脉注射:每次0.25~0.5g,每日0.5~1g,用5%葡萄糖注射液稀释至20~40ml,注射时间不得少于10min;静脉滴注:每次0.25~0.5g,每日0.5~1g,用5%~10%葡萄糖注射液稀释后缓慢滴注,极量为每次0.5g,每日1g。

【观察要点】

1. 禁用于对乙二胺或茶碱过敏、急性心肌梗死伴血压显著降低者。

2. 不良反应:恶心、胃部不适、呕吐、头痛、烦躁、失眠等。

3. 静脉注射速度宜慢,当注射速度过快或茶碱血药浓度 $>20\mu g/ml$ 时,可出现心律失常、肌肉颤动或癫痫等不良反应。

4. 本药宜单独应用,不宜与其他药物配伍。

异丙肾上腺素 Isoprenaline

【别名】　异丙肾。

【商品名】　喘息定。

【药理】　非选择性激动 β_1 和 β_2 受体,对 α 受体几乎无作用。作用于心脏 β_1 受体,使心脏收缩力增强,心率加快,心排血量和心肌耗氧量增加;作用于血管平滑肌 β_2 受体,使血管外周阻力降低,导致收缩压升高,舒张压降低;作用于支气管平滑肌 β_2 受体,使平滑肌松弛。

【适应证】　支气管哮喘、房室传导阻滞、心脏骤停、心源性及感染性休克。

【常用制剂】　片剂、气雾剂、注射剂。

【规格】　注射剂:2ml:1mg;气雾剂:0.25%;片剂:10mg。

【用法用量】　静脉滴注:0.5~1mg缓慢滴注;气雾吸入:每次0.1~0.4mg,极量为每次0.4mg,每日2.4mg,重复使用的间隔时间不应少于2h;舌下含化:每次10~15mg,3/d,极量为每次20mg,每日60mg。

【观察要点】

1. 禁用于冠心病、心绞痛、心肌梗死、嗜铬细胞瘤及甲状腺功能亢进患者。

2. 不良反应:心悸、头痛、恶心、心率增快、颤震、多汗及乏力等。

3. 密切观察心电图、血压及脉搏变化,当成人心率>120/min、小儿心率>140/min 时应及时报告医师。

4. 本药禁忌与钾盐(如氯化钾)、洋地黄类药物合用;在使用本药时应监测血钾浓度。

5. 舌下含服时宜将药片嚼碎,含于舌下;舌下含服或吸入本药可使唾液或痰液变红,用后应漱口。

6. 气雾吸入时应限制吸入的次数和吸入量,在 12h 内已喷药 3～5 次而疗效不明显时应换药。

7. 本药遇酸、碱易被破坏,忌与氧化物和碱性物质配伍。

第六节 脱水利尿药

呋塞米 Furosemide

【别名】 速尿。

【药理】 抑制髓襻升支粗段的 Na^+-K^+-$2Cl^-$ 同向转运系统,减少氯化物和水的重吸收;扩张小血管,减轻心脏负荷,降低肾血管阻力,增加肾血流量。

【适应证】 水肿性疾病、高血压、预防急性肾衰竭、高钾血症及高钙血症、急性药物中毒。

【常用制剂】 注射剂、片剂。

【规格】 片剂:20mg;注射剂:2ml:20mg。

【用法用量】 口服:每次 20～40mg,1/d;肌内注射或静脉注射:每次 20～40mg,1～3/d;静脉滴注:200～400mg 稀释后静脉滴注,速度不超过 4mg/min。

【观察要点】

1. 禁用于孕妇及对磺胺类药和噻嗪类利尿药过敏者。

2. 不良反应:水及电解质紊乱、恶心、呕吐、腹痛、腹泻、耳鸣、听力障碍等。

3. 常规剂量静脉注射时间应超过 1～2min,大剂量静脉注射时不超过 4mg/min。

4. 应定期检测电解质,并注意观察有无乏力、呕吐等低血钾表现。

5. 本药可致血糖升高、尿糖阳性,对糖尿病患者更应注意观察血糖变化。

甘露醇 Mannitol

【药理】 本药为单糖,在体内不被代谢,经肾小球滤过后在肾小管内很少被重吸收,从而起到渗透利尿作用。

【适应证】 脑水肿、青光眼、预防各种原因引起的急性肾小管坏死、药物过量或毒物中毒、术前肠道准备。

【常用制剂】 注射剂。

【规格】 250ml:50g。

【用法用量】 口服:术前 4～8h 将 10% 溶液 1000ml 于 30min 内服完;静脉滴注:1～

2g/kg。

【观察要点】

1. 禁用于尿闭、严重失水、颅内活动性出血、急性肺水肿或严重肺淤血患者。

2. 不良反应:水及电解质紊乱、寒战、发热、头晕、口渴、血栓性静脉炎等。

3. 使用前应仔细检查液体,如有结晶,可置热水中或用力振荡待结晶完全溶解后再使用。

4. 为保证疗效,静脉滴注速度为 10ml/min。

5. 应注意观察注射部位,防止药液外渗,以免引起组织坏死。

6. 应定期检测血压、电解质、肾功能,并注意观察药物不良反应。

7. 不宜与其他药物混合应用。

甘油果糖 Glycerol and Fructose

【商品名】 布瑞得。

【药理】 本药组成成分为甘油、果糖和氯化钠,为高渗性脱水药。

【适应证】 主要用于各种原因所致的颅内压增高患者,尤其适用于肾功能有损害而不能使用甘露醇的患者。

【常用制剂】 注射剂。

【规格】 250ml,500ml。

【用法用量】 每次 250～500ml,1～2/d,静脉滴注。

【观察要点】

1. 禁用于遗传性果糖不耐受症患者、尿闭者、高钠血症患者和心功能不全等患者。

2. 本药应静脉给药,使用时勿漏出血管,同时应根据治疗目的调节滴速。一般用法:250ml 需滴注 1～1.5h;减小脑容积:每次 500ml,30min 内滴完;降低眼压和减小眼容积:每次250～500ml,45～90min 滴完。

3. 使用本药时应注意患者食盐摄入量,长期应用时应防止水、电解质紊乱。

第七节　激素类药

地塞米松 Dexamethasone

【别名】 氟美松。

【药理】 本药是人工合成的长效糖皮质激素,抗炎、抗毒和抗过敏作用比泼尼松更为显著,而水钠潴留和促进排钾作用较轻微。

【适应证】 各种炎症性疾病、严重的支气管哮喘、自身免疫性疾病和血液系统疾病等。

【常用制剂】 注射剂、片剂。

【规格】 片剂:0.75mg;注射剂:1ml:5mg。

【用法用量】 口服:每次 0.75～3mg,每日 2～4 次,维持量约每日 0.75mg;肌内注射或静脉注射:每次 5～10mg。

【观察要点】

1. 禁用于对肾上腺皮质激素类药物过敏者,严重的精神病史,活动性胃,十二指肠溃疡,全身性真菌感染、活动性肺结核和未能用抗菌药物控制的病毒、细菌和真菌感染等疾病。

2. 不良反应:较大量使用可引起尿糖、消化道出血、骨质疏松、诱发精神症状等。

3. 停药时应逐渐减量,不宜骤停,以免复发或出现肾上腺皮质功能不足症状。

4. 长期使用可发生失钾、缺钙、负氮平衡和肾上腺皮质功能抑制,应补充钾和钙,给予高蛋白、低糖饮食。

5. 定期检查电解质和血糖变化,给予胃黏膜保护药,注意观察患者的不良反应。

甲泼尼龙 Methylprednisolone

【别名】 甲基强的松龙。

【商品名】 美卓乐。

【药理】 本药为人工合成的中效糖皮质激素,是治疗炎症和变态反应的优选药。

【适应证】 风湿性疾病、过敏反应、血液系统疾病和器官移植等。

【常用制剂】 注射剂。

【规格】 1ml:20mg,1ml:40mg。

【用法用量】 静脉滴注或注射:每次 40mg,最大剂量可按体重 30mg/kg,必要时每隔 4 小时重复用药。

【观察要点】

1. 大剂量静脉输注时速度不应过快,宜控制在 10～20min。

2. 注射液在紫外线和荧光下易分解破坏,应避光保存。

3. 本药应与其他药物分开使用。

4. 其余观察要点同地塞米松。

第八节　止　血　药

酚磺乙胺 Etamsylate

【别名】 止血敏

【药理】 降低毛细血管通透性,使血管收缩、出血时间缩短;增加血小板聚集和黏附性,促使凝血活性物质释放,缩短凝血时间。

【适应证】 用于防治手术前后的出血及止血,各种血管因素引起的出血。

【常用制剂】 注射剂、片剂。

【规格】 片剂:0.25g,0.5g;注射剂:2ml:0.25g,5ml:0.5g,5ml:1g。

【用法用量】 口服:每次 0.5～1.0g,3/d;肌内或静脉注射:每次 0.25～0.5g,每日总量 0.5～1.5g;静脉滴注:每次 0.25～0.75g,每日 2～3 次。

【观察要点】

1. 高分子血容量扩张药应在本药之后使用。

2. 与其他类型止血药合用,可增强其止血效果。

3. 本药最好单独注射,不宜与其他药物配伍。

蛇凝血素酶 Hemocoagulase

【商品名】　立止血。

【药理】　本药具有类凝血激酶样作用。

【适应证】　治疗和防止多种原因引起的出血。

【常用制剂】　注射剂。

【规格】　1000U。

【用法用量】　肌内注射或皮下注射:每次 1000U～2000U;静脉注射:每次 2000U,每日总量不超过 8000U。

【观察要点】

1. 禁用于有血栓或栓塞史者及 DIC 导致的出血。

2. 甄别出血的原因,如凝血因子缺乏引起出血,宜补充所缺凝血因子后再用本药;在原发性纤溶系统亢进的情况下,宜与抗纤溶酶药物合用;治疗新生儿出血,宜与维生素 K 合用。

3. 用药期间注意观察患者出凝血时间的变化。

凝血酶 Thrombin

【别名】　凝血素。

【商品名】　Thrombinar、Thrombostat。

【药理】　速效的局部止血药。由牛、猪、兔血提取凝血酶原,能促使血浆中的可溶性纤维蛋白原转变成不溶的纤维蛋白。

【适应证】　上消化道出血、小血管或毛细血管渗血的局部止血。

【常用制剂】　无菌冻干粉末。

【规格】　每支 500U、1000U、2000U。

【用法用量】　上消化道出血:将本药用温开水(不超过 37℃)溶解成 10～100U/ml 的溶液口服;局部止血:将本药溶解为 50～200U/ml 的溶液喷于创面。

【观察要点】

1. 禁用于对本药过敏者。

2. 本药误入血管可致血管内凝血而危及生命,故严禁注射。

3. 用于创面止血时宜先清洁创面,并且药物应直接与创面接触,才能起止血作用。

4. 本药在使用时用生理盐水新鲜配制,避免加温。

5. 用本药溶液温水送服治疗消化道出血时,事先必须充分中和胃酸,pH>5 时才能起效。

6. 不可与酸、碱及重金属配伍。

7. 本药宜冷藏。

第九节　镇痛、镇静、抗惊厥药

盐酸吗啡 Morphine Hydrochloride

【药理】　为阿片受体激动药。①中枢神经系统:有强大的镇痛作用,在镇痛同时有明显镇静作用,可产生欣快感;可抑制呼吸中枢,降低呼吸中枢对二氧化碳的敏感性;可抑制咳嗽中枢,产生镇咳作用。②心血管系统:可促进内源性组胺释放而使外周血管扩张、血压下降,可使脑血管扩张,颅内压增高。③消化道:有止泻和便秘作用。

【适应证】　用于使用其他镇痛药无效的急性剧痛、心肌梗死而血压尚正常者、心源性哮喘和麻醉、手术前用药。

【常用制剂】　注射液、缓解片或控释片、片剂。

【规格】　片剂:5mg,10mg;缓释片和控释片:10mg,30mg,60mg;注射液:0.5mg:5mg;1mg:10mg。

【用法用量】　口服:常用量每次 5~15mg,极量为每次:30mg,100mg/d;缓释片和控释片:10mg/12h 或 20mg/12h;皮下注射:常用量每次 5~15mg,极量为每次:20mg,60mg/d。

【观察要点】

1. 禁用于颅内高压或颅脑损伤、支气管哮喘、中毒性腹泻患者和分娩镇痛等。

2. 不良反应:恶心、呕吐、顽固性便秘、腹部不适和排尿困难等。

3. 观察患者神志、呼吸、瞳孔、血压、心率等变化。

4. 本药连用 3~5d 即产生耐受性,1 周以上可成瘾,故不宜长期使用(三阶梯镇痛除外)。

5. 本药缓释片和控释片服用时必须整片吞服,不可嚼碎。

6. 本药急性中毒的主要症状为昏迷、呼吸深度抑制、瞳孔极度缩小等,中毒急救可用纳洛酮或烯丙吗啡拮抗。

盐酸哌替啶 Pethidine Hydrochloride

【别名】　杜冷丁。

【药理】　镇痛作用约为吗啡的 1/10~1/8,持续 2~4h,有镇静、呼吸抑制作用,无吗啡镇咳作用。

【适应证】　用于各种剧痛,如创伤、烧伤、手术后疼痛、内脏绞痛(与阿托品配伍应用)、分娩疼痛等。

【常用制剂】　注射液、片剂。

【规格】　片剂:25mg,50mg;注射液:1ml:50mg,2ml:100mg。

【用法用量】　口服:常用量一次 50~100mg,极量为每次 150mg,600mg/d;肌内注射:常用量一次 25~100mg,极量为每次 150mg,600mg/d。

【观察要点】

1. 禁用于分娩前 4~6h 的产妇、急性呼吸抑制、支气管哮喘、颅脑损伤等患者。

2. 不良反应:恶心、呕吐、心动过速、直立性低血压、排尿困难等。

3. 应观察呼吸、血压等变化,用于分娩镇痛时须监护本药对新生儿的抑制呼吸作用。

4. 本药通常连续使用不能超过 10d,否则会很快产生耐受。

5. 使用本药期间禁饮酒,否则可导致严重的嗜睡。

6. 本药过量中毒时可出现皮肤潮湿冰冷、脉缓、血压下降、呼吸减慢等,可用纳洛酮或烯丙吗啡拮抗。

地西泮 Diazepam

【别名】 安定。

【药理】 长效苯二氮䓬类药物。有镇静催眠、抗焦虑、抗惊厥及抗癫痫和中枢性肌肉松弛作用。药动学特点:口服吸收快,肌内注射吸收慢而不规则,亦不完全,急需发挥疗效时应口服给药或静脉注射。

【适应证】 失眠症、焦虑症、癫痫、肌肉痉挛和麻醉前给药。

【常用制剂】 注射剂、片剂。

【规格】 片剂:2.5mg,5mg;注射剂:2ml:10mg。

【用法用量】 ①抗焦虑:每次 2.5～10mg,2～4/d。②催眠:每次 5～10mg,睡前服。③癫痫持续状态及惊厥:静脉注射每次 2.5～10mg 或 0.1～0.2mg/kg。

【观察要点】

1. 禁用于对本药过敏、急性闭角性青光眼、重症肌无力患者和 30d 以下婴儿。

2. 不良反应:嗜睡、头晕乏力、排尿困难、肝功能受损和成瘾等。

3. 静脉注射速度宜慢,应卧床观察 3h 以上。静脉推注速度过快可导致呼吸暂停、低血压、心动过缓或心跳停止。

4. 本药误入动脉,可引起动脉痉挛,导致坏疽。

5. 避免长期大量使用而成瘾,长期使用本药,停药前应逐渐减量。

6. 对老年患者应注意有无尿潴留、便秘、共济失调和震颤等不良反应,并做好防跌倒、防坠床等安全工作。

7. 乙醇可增强本药的中枢抑制作用,服药期间应告诉患者避免饮酒。

苯巴比妥 Phenobarbital

【别名】 鲁米那。

【商品名】 迦地那。

【药理】 为长效巴比妥类药,具有镇静、催眠、抗惊厥和抗癫痫作用。

【适应证】 用于镇静、催眠、抗惊厥、癫痫、麻醉前给药和高胆红素血症。

【常用制剂】 注射剂、片剂。

【规格】 片剂:15mg,30mg,100mg;注射剂:50mg,100mg,200mg。

【用法用量】 口服给药,①催眠:30～100mg/d,睡前顿服。②镇静:每次 15～30mg,2～3/d。③抗惊厥:90～180mg,晚上顿服;或每次 30～60mg,3/d,肌内注射。①催眠:每次

100mg。②抗惊痫：每次 100～200mg，必要时重复，24h 内总量可达 400mg。③抗癫痫：每次 100mg，每 6 小时 1 次，24h 内不超过 500mg。静脉注射用于癫痫持续状态：200～300mg，必要时每 6 小时重复 1 次，缓慢静脉注射。极量为每次 250mg，每日 500mg，静脉注射。

【观察要点】

1. 禁用于对巴比妥类药物过敏、卟啉病、严重肝肾功能不全、严重肺功能不全、支气管哮喘和呼吸抑制的患者。

2. 不良反应：头晕、嗜睡、乏力等，久用可产生耐受性及依赖性。

3. 长期用药患者停药时应逐渐减量，以免诱发癫痫。

4. 静脉注射速度宜慢，每分钟不应超过 60mg，注射速度过快可导致严重呼吸抑制。

5. 静脉注射应选择较粗的静脉，应避免药物外渗或注入动脉内；肌内注射时应选用大肌肉深部注射，每次注射量不应>5ml。

6. 对于本药中毒者禁用硫酸镁导泻。

7. 乙醇可增强中枢的抑制作用，应告诉患者用药期间避免饮酒。

第十节　解　毒　药

碘解磷定 Pralidoxime Iodide

【别名】　解磷定。

【商品名】　哌姆、PAM、Protopam、Iodide。

【药理】　本药可明显改善有机磷酸酯类所引起的烟碱样症状，但对毒蕈碱样症状作用较弱。另外，本药对被有机磷酸酯类抑制超过 36h，已老化的胆碱酯酶的解毒作用效果甚差。

【适应证】　治疗有机磷毒物中毒。但单独应用疗效差，应与抗胆碱药联合应用。

【常用制剂】　注射剂。

【规格】　10ml：0.4g，20ml：0.5g。

【用法用量】　轻度中毒：首次剂量 0.4～0.8g；中度中毒：首次剂量 0.8～1.6g；重度中毒：首次剂量 1.6～2.4g。根据病情可继续给药。

【观察要点】

1. 禁用于对碘过敏患者。

2. 不良反应：恶心、呕吐、心率加快、心电图出现暂时性 S-T 段降低和 QT 间期延长等。

3. 本药给药途径以静脉注射为主，不宜静脉滴注，特别是首次给药忌用静脉滴注。

4. 注射速度过快可引起血压波动、呼吸抑制等，用葡萄糖注射液或生理盐水 20～40ml 稀释后于 10～15min 缓慢注射。本药对血管刺激性较强，注射时漏至皮下可致剧痛和周围皮肤发麻。

5. 本药粉针剂较难溶解，可加温（40～50℃）。

6. 本药在碱性溶液中易水解为氰化物，故禁与碱性药物配伍。

氟马西尼 Flumazenil

【别名】 安易醒、脑易醒。

【商品名】 Anexate。

【药理】 可逆转苯二氮䓬类药物的中枢镇静作用。

【适应证】 治疗苯二氮䓬类药物中毒。

【常用制剂】 注射剂。

【规格】 5ml:0.5mg,10ml:1mg。

【用法用量】 苯二氮䓬类药物中毒急救:初始剂量为0.3mg,如未清醒可重复注射。

【观察要点】

1. 禁用于对本药及安定类药物过敏者、应用苯二氮䓬类药控制癫痫持续状态、严重抗抑郁药中毒和妊娠早期等患者。

2. 用本药解救苯二氮䓬类药物过量中毒时,应注意观察患者呼吸、血压、脉搏等生命体征。

3. 注射本药时速度宜慢。

(张美英)

参 考 文 献

国家药典委员会.2005.中华人民共和国药典临床用药须知(2005年版化学药和生物制品卷).北京:人民卫生出版社

王永铭,李端.2004.临床药理学.3版.上海:复旦大学出版社

徐叔云.2005.临床药理学.3版.北京:人民卫生出版社

药物临床信息参考.2005.成都:四川科学技术出版社

第5章

危重患者护理文书

护理文书作为患者病案的不可或缺的组成部分,包括收集信息资料及数据,如生理、心理、社会和既往健康史等,是确定治疗与护理需求的依据,有利于对病人当前和持续治疗及护理的需求做出决策;也是确定高风险人群的根本,可根据评估,识别存在的风险,加强防范,并为制订准确的医疗护理计划提供可靠的依据。而危重患者护理文书,不仅利于正确判断病情,制订针对性护理方案,而且能确保质量持续改进及护理安全。

第一节 危重患者护理评估

危重患者护理评估是护士运用医学基本理论、基本知识和基本技能,对病人进行细致观察与交流以及系统检查,全面收集各方面资料,进行综合分析,找出机体正常或异常征象、护理需求、高风险人群等,是一个连续、动态的过程,贯穿于病人住院全过程。危重患者护理评估分为入院评估及高危风险因素评估两部分,其中,常见的高危风险因素评估有血栓危险因素评估、导管危险因素评估及医院获得性肺炎风险评估等。

一、危重患者护理评估要求

1. 危重患者初始护理评估应由责任护士在本班内完成,遇急症手术、抢救等特殊情况不能及时评估时,须由下一班护士在患者入院 24h 内完成。

2. 实习护士、试用期护士、进修护士等非本机构注册护理人员必须在本机构注册护理的指导下进行入院护理评估,签名后由指导护士复签。

3. 护士长检查和签字应在 72h 内完成。

4. 危重患者护理评估填写要求无漏项,评估后有" □ "处在方框内打"√"表示,在列项中未能涵盖的内容请在"其他"栏内使用专业术语注明。

5. 责任护士应在患者住院期间给予及时的再评估:在急性期、病情变化、诊断变化、诊疗计划调整及落实、评价治疗与护理有效性等各时段内进行即时再评估,以利于判断病人对治疗护理反应及制订继续治疗护理或出院计划。根据再评估的结果,调整并落实护理计划。

二、危重患者护理评估内容

(一)入院评估

入院患者护理评估是指护士对患者入院时基本护理信息收集后的记录,具体表单,见表5-1。评估内容如下。

1. 入院患者护理评估应由护士在本班内完成,遇急症手术、抢救等特殊情况不能及时评估时,须由下一班护士在患者入院24h内完成。

2. 实习护士、试用期护士、进修护士等非本机构注册护理人员必须在本机构注册护理的指导下进行入院评估,签名后由指导护士复签。

3. 护士长检查和签字应在72h内完成。

4. 入院患者护理评估填写要求无漏项,评估后应在所选项目后打"√"表示。

5. 有过敏患者,应详细填写过敏的药物或食物名称。

6. 有既往病史者,应写明过去所患疾病的医疗诊断。

7. 饮食异常者,应注明吞咽困难、咀嚼困难、鼻饲等。有特殊嗜好者应注明,如烟、酒、喜酸、喜辣等。

8. 使用促睡眠药物时,应详细写明药名、剂量。

9. 留置各种引流管者,应注明管道名称、部位、通畅情况。

10. 皮肤有破损或压疮时,应注明部位,详细情况记入护理记录。

11. 视力、听力有障碍应具体描述。

12. 表中未涉及但对患者护理有需要的评估内容如专科护理情况、特殊需求等,应在备注其他栏内加以描述。

表 5-1　ICU 患者入院护理评估记录单

科室_____病区_____床号_____住院号_____

一般资料

姓名_____性别_____年龄_____文化程度_____宗教_____

入院时间_____入院方式:步行、扶行、轮椅、平车、其他_____

入院诊断_____

过敏史_____既往史_____

联系人_____电话_____

护理体检

体温_____℃　脉搏_____/min　呼吸_____/min　血压_____mmHg　体重_____kg　身高_____cm

神志:清楚、谵妄、意识模糊、浅昏迷、深昏迷,其他_____

语言沟通:正常、失语、含糊不清、手势语,其他_____

营养:良好、中等、消瘦、恶病质　活动:正常、全瘫、截瘫、偏瘫

吞咽:正常、困难　口腔黏膜:正常、溃疡、白斑、出血点、其他_____

义齿:无、上____下____、固定、松动　牙龈:正常、红肿、出血

视力:正常、远视、近视、失明、其他_____听力:正常、弱听、失聪、助听器

皮肤水肿:无、全身,其他_____非凹陷形_____凹陷形_____

皮肤弹性:正常、松、紧、发光　皮肤温度:热、温暖、凉、冷、干、湿冷、大汗

皮肤颜色:正常、苍白、发绀、潮红、黄疸、斑点、部位_____

皮肤溃疡:无,有_____　引流管:无,有(类型、引流液颜色性状)_____

生活状况

膳食类型_____禁忌_____偏好_____治疗饮食_____

食欲:正常、增加、亢进、下降、厌食

睡眠:正常、不稳、失眠、服镇静药

大便:正常、便秘、腹泻、失禁、造口(部位)_____

小便:正常、尿潴留、尿频、失禁、留置导尿、使用外收集器

自理能力:协助、完全依赖,其他_____　嗜好:无、酒_____g/d、烟_____支/d

安全需要:床档、约束带,其他_____

社会-心理评估

情绪状态:镇静、悲哀、易激动、焦虑、恐惧,其他_____

对疾病认识:完全、部分、不认识、未被告知

费用支付:自费、医保、公费,其他_____

其　他

资料来源_____,与患者关系_____

总护士长_____护士长_____评估护士_____时间_____

(二)高危风险因素评估

1. 跌倒/坠床危险因素评估　适用于所有新入或属于高危人群的住院患者。高危人群界定如下:直立性低血压、使用助行器、无方向感、年龄≤6岁、≥70岁、孕妇、行动不便、残疾、智力障碍者、过去1年或住院曾发生跌倒,跌倒/坠床危险因素评估评分≥6分均为跌倒/坠床高危患者。评估要求:①责任护士应于8h内完成新入患者跌倒/坠床风险评估,手术后、病重、病危及用药变化时再次评估;②评估分值≥6分或属于高危患者,需实施相应的护理措施;③护士根据患者实际情况认真评估,并根据评估结果及时调整相应的护理措施。具体表单,见表5-2。

表5-2　跌倒/坠床危险因素评估

日期时间	有跌倒危险因素																	评估总分	护理措施	签名
	意识障碍	癫痫	无方向感	直立性低血压	年龄≥70岁	使用镇静药	使用降压药	使用降糖药	使用利尿药	使用泻药	过去1年或住院发生跌倒或坠床	使用助行器	步行不稳或平衡感差	吸毒或酗酒	视觉退化	听觉退化	主诉眩晕或有虚弱感	尿频	腹泻			

高危患者界定:①每项内容为1分,累计得分≥6分为高危患者;②直立性低血压、使用助行器、无方向感、年龄≤6岁、≥70岁、孕妇、行动不便、残疾、智力障碍者、过去1年或住院曾发生跌倒,均为高危患者。护理措施:①告知、签字;②宣教;③24h专人陪护;④安全警告;⑤架床栏;⑥着防滑鞋;⑦班班交班;⑧随访监控

2. 压疮危险因素评估　适用于所有新入或带入压疮的住院患者,每周一评估。评估要求:①责任护士应于 8h 内完成新入患者压疮风险评估,手术后、病重、病危时再次评估;②评估分值≤25 分或带入压疮的高危患者,需实施相应的护理措施,给予三级高危随访监控;③护士根据患者实际情况认真评估,并根据评估结果及时调整相应的护理措施。具体表单,见表 5-3。

表 5-3　压疮危险因素评估

分数	4分	3分	2分	1分
合作及活动意愿	□ 充足	□ 很少	□ 部分	□ 没有
年龄	□ <10	□ 10(含)～30	□ 30(含)～60	□ ≥60
皮肤情况	□ 正常	□ 有鳞屑,干燥	□ 湿润　□ 水疱	□ 伤口　□ 压疮
附加病症	□ 没有	□ 免疫力下降,发热,糖尿病	□ 多发性硬化,肥胖	□ 动脉闭塞性疾病
身体状况	□ 良好	□ 一般	□ 不好	□ 极差
精神状况	□ 思维清晰	□ 漠不关心,无动于衷	□ 精神混乱	□ 痴呆
活动能力	□ 无需帮助可以行走	□ 帮助下可以走动	□ 坐轮椅	□ 卧床
灵活程度	□ 行动自如	□ 轻微受限	□ 非常受限	□ 完全受限
失禁情况	□ 无失禁/留置导尿	□ 偶有失禁	□ 经常失禁	□ 完全大小便失禁

危险因素总分 36 分,评分≤25 分高危病人,需填写《高危监控随访记录单》;□ 低风险(25～24),□ 中度风险(23～19),□ 高风险(18～14),□ 风险极高(13～9);压疮危险筛查项目("附加病症"可多选,以得分最低项计入总分)

3. 血栓危险因素评估　适用于所有内科患者外科手术后 6h 内,以及患者病情发生变化时。评估方法及要求如下。

(1)经"第一步"的"临床基本因素"评估评分≥5 分患者,直接进入"第三步",在"超高危"栏相应的栏内,选择预防方法及措施,并用编号填写,实施三级随访监控。

(2)经"第一步"的"临床基本危险因素"评估评分<5 分患者,则进入"第二步"的"患者相关危险因素"评估,总危险因素评分≥5 分者,在"第三步"的"超高危"栏相应的栏内,选择的预防方法及措施,并用编号填写,实施三级随访监控;总危险因素评分<5 分者,在"第三步"相应栏内,选择的预防方法及措施,并用编号填写。

(3)"血栓危险因素评估"为超高危的患者,请医师开启观察末梢循环的医嘱,每班填写"末梢循环观察记录单"。

(4)"血栓危险因素评估"必须由医院注册护士评估并填写,实习护生、进修护士、护理研究生等评估填写时须由注册护士审核并签名。具体见表 5-4。

表 5-4 血栓危险因素评估表(内/外科)

评估时间:_____内科:入院 12h 内; 外科:手术后 6h 内

科室_____ 姓名_____ 床号_____ 年龄_____ 性别_____ 住院号_____ 诊断_____

住院类别: □择期　　□急诊　　手术名称_____

第一步:临床基本危险因素评分　请只选择下列一项作为基本危险因素评分

	1分	2分	3分	5分										评分
日期/时间	外科小手术	外科大手术>45min	腹腔镜手术>45min	患者卧床时间>72h	下肢石膏固定	中心静脉通路(PICC、CVC、血透置管)	外科大手术伴心肌梗死	外科大手术伴严重心力衰竭	外科大手术伴严重的脓毒症/感染	有其他危险因素的内科患者	择期下肢关节置换手术	髋、骨盆或腿骨折	脑卒中	多发创伤	急性脊髓损伤(瘫痪)	如果评分≥5分,直接进入第三步

第二步:患者相关危险因素　累计下列所选各项作为附加危险因素评分

	临床						高凝状态(血栓形成倾向)										评分
	1分				2分	3分	遗传因素(每项3分)					获得性因素(每项3分)					
日期/时间	年龄41至60岁	以前动过外科大手术	妊娠或产后1个月内	静脉曲张/肥胖	口服避孕药或激素替代疗法/肠炎	年龄≥60岁	恶性肿瘤	有DVT或PE病史	抗Leiden因子V或活化蛋白	抗凝血因子Ⅲ缺乏	蛋白C或S缺乏	血纤维蛋白原异常	凝血素20210A	半胱氨酸异常	狼疮抗凝血药	抗磷脂抗体	骨髓及外骨髓增殖紊乱	血纤维蛋白溶解原及血纤维蛋白溶酶异常	肝素引起的血小板减少症	高黏综合征	半胱氨酸异常	

第三步:总评分及各项危险因素预防方法选择

	总评分	低危1分	中危2分	高危3~4分	超高危≥5分	签名
日期/时间	基本危险因素评分加相关危险因素评分	无需特别措施,尽早活动	①告知;②宣教(戒烟、增加活动量等);③梯度压力袜或充气压力泵;④低剂量肝素(q12h);⑤低分子肝素	①告知;②宣教(戒烟、增加活动量等);③梯度压力袜或充气压力泵;④低剂量肝素(q12h);⑤低分子肝素	①告知;②宣教(戒烟、增加活动量等);③高危随访监控;④观察肢体循环及全身情况;⑤梯度压力袜或充气压力泵等;⑥低剂量肝素或低分子肝素;⑦调整肝素剂量或低分子肝素;⑧口服抗凝血药	

"有其他危险因素的内科患者",包括的病种有急性心肌梗死、充血性心力衰竭(1个月内)、心脏起搏器术后、严重肾衰竭、糖尿病、系统性红斑狼疮、炎性风湿病、真性红细胞增多症患者

4. **导管危险因素评估** 适用于新留置/拔除Ⅰ类、Ⅱ类导管的患者,每周评估1次。Ⅰ类、Ⅱ类导管的界定是:Ⅰ类导管指气管切开、气管插管、胸管、头部引流管等;Ⅱ类导管指引流管(胸腔引流管、T形管、Y形管、负压引流)、胃管、深静脉置管、导尿管、PICC置管等。评估要求如下。

(1)上述患者在手术后或常规置管后由护士在本班完成导管风险评估,拔除置管时再次评估,以后每周评估1次。

(2)评估分值≥8,或者留置Ⅰ类导管,即为高危,需实施相应的护理措施,给予三级高危随访监控,责任护士每班随访监控1次,及时记录于"高危随访监控记录单",护士长每2~3天监控责任护士评估结果与护理措施是否正确,并给予护理指导,总护士长每周监控。

(3)"导管危险因素评估"必须由具有医院注册资格的护士评估并填写,进修、实习生填写时必须由注册护士审核并签字。

(4)护士根据患者实际情况认真评估,避免影响评估结果。

(5)护士根据评估的结果调整相应的护理措施。具体见表5-5。

5. **医院获得性肺炎风险评估** 医院获得性肺炎(HAP),简称医院内肺炎(nosocomical-pneumonia,NP),是指患者入院时不存在、也不处感染潜伏期,而于入院(≥48h)后在医院内发的肺炎,包括在医院内获得感染而于出院后48h内发病的肺炎。

表 5-5　导管危险因素评估表

日期/时间	I类导管	II类导管	意识障碍		活动能力		护理操作			症状			精神状态		排泄	总评分	护理措施	签名
			躁动	嗜睡/昏迷	自如	协助/依赖	吸痰	搬运	其他	呛咳	呃逆	其他	恐惧	焦虑	失禁			
			5	3/3	1	2/2	2	2	1	2	2	1	1	1	2			

(1) I 类导管：①气管切开；②气管插管；③胸管；④头部引流管。II 类导管：①引流管(胸腔引流管、T 形管、Y 形管、负压引流)；②胃管；③深静脉置管；④导尿管；⑤PICC 置管；⑥其他

(2) 护理措施：①告知签字；②宣教；③24h 专人陪护；④安全警示；⑤使用约束带；⑥加强导管固定；⑦班班交班；⑧随访监控

医院获得性肺炎风险评估适用范围：所有进入监护室的患者，包括 SICU、EICU、CSICU、CCU 及各专科监护室患者；昏迷患者；心脏手术患者；肺癌、食道癌手术患者；消化道恶性肿瘤手术患者；膀胱癌根治术患者；子痫前期、妊娠合并高血压患者；妇科恶性肿瘤手术患者；关节置换患者；截瘫、骨恶性肿瘤手术患者；肾移植患者等。评估要求如下。

(1) 上述患者在入院时或手术后由护士在本班完成风险评估，手术后、病重、病危时再次评估，以后每周评估 1 次，病情变化及时再评估。

(2) 评估分值≥1 分即需实施相应的护理措施；≥5 分为高危患者，护理记录单记录护理措施并报告医师；≥10 分为超高危，给予三级高危随访监控，责任护士每 2～3 天随访监控 1 次，及时记录于"高危随访监控记录单"，护士长即时监控责任护士评估结果与护理措施是否正确，并给予护理指导，总护士长每周监控。

(3) "医院获得性肺炎风险评估表"必须有医院注册护士评估并填写，进修、实习生填写时必须由注册护士审核并签字。

(4) 护士根据患者实际情况认真评估，避免影响评估结果。

(5) 护士根据评估的结果制订护理计划，并落实相应的护理措施。具体见表 5-6。

表 5-6　医院获得性肺炎风险因素评估表

病区＿＿＿＿＿姓名＿＿＿＿＿床号＿＿＿＿＿住院号＿＿＿＿＿

日期/时间	一般情况							特殊疾病										手术或治疗				总分	护理措施	签名
	年龄≥65岁	吸烟史	入院ICU≥2d	住院时间≥2周	卧床时间≥1周	吞咽障碍	昏迷或颅脑创伤	全肠外营养	实验室指标※	COPD	恶性肿瘤	糖尿病	心力衰竭	呼吸道插管或气道切开	留置胃管≥2d	动静脉插管	颅胸腹部全身麻醉手术	免疫抑制药或抑制酸药	糖皮质激素≥3d	放化疗药物	抗生素联合用药			
	1	1	1	1	3	2	1	1	各1	2	1	1	1	10	1	1	2	2	1	1	2			

（1）护理措施：①告知；②签字；③高危随访监控；④半卧位；⑤翻身拍背；⑥口腔护理；⑦气道湿化；⑧营养支持；⑨保护性隔离

（2）※实验室指标：①血清白蛋白＜40g/L；②血红蛋白：男性＜130g/L，女性＜115g/L；③血白细胞＜$3.5×10^9$/L 或＞$9.5×10^9$/L

第二节　危重患者护理记录

护理记录是护士针对护理对象所进行的一系列护理活动的真实反映。而危重患者护理记录是指护士根据医嘱和病情对危重患者住院期间护理过程的客观记录，它适用于抢救、危重、大手术及必须严密观察病情的住院患者。《医疗事故处理条例》及其配套文件明确了护理记录是复印病历的重要部分，也对危重护理记录的书写提出了更高的要求。

一、危重患者护理记录内容

危重患者护理记录适用患者范围，包括病危、病重、抢救、重大手术后、特级护理的病人。记录内容要求：护士应根据医嘱和病情对危重患者住院期间的护理过程进行客观记录，记录内容包括患者姓名、病区、科室、床号、住院号、页码、日期和时间、体温、脉搏、呼吸、血压、心率、血氧饱和度、意识、吸氧、吸痰、雾化、饮食、管路、护理指导、生活指导、皮肤、出入液量、病情观察、护理措施及效果、护士签名等，记录时间具体到分钟。具体见表 5-7。

表 5-7 危重护理记录单

姓名：   年龄：   病区：   床号：   ID号：   住院号：

年		体温	脉搏	呼吸	血压	心率	血氧	吸氧 L/min	吸痰	雾化	饮食	管路	护理指导	生活护理	皮肤	摄入			排出		病情观察及措施
日期	时间															名称	途径	量	名称	量	

(1)意识(√表示清醒)：①嗜睡；②模糊；③昏睡；④谵妄；⑤浅昏迷；⑥深昏迷

(2)护理指导：①入院介绍；②饮食；③药物；④特殊检查；⑤术前指导；⑥术后指导；⑦康复指导；⑧出院指导

(3)饮食(√表示普食)：①流质；②半流质；③禁食；④高蛋白；⑤低蛋白；⑥低脂肪；⑦无盐；⑧低盐；⑨要素饮食；⑩糖尿病饮食

(4)管路：①气管插管；②胸管；③头部引流管；④引流管(胸腔、T形管、Y形管、负压引流)；⑤胃管；⑥深静脉置管；⑦导尿管；⑧PICC；⑨其他

(5)生活护理：①口腔护理；②会阴护理；③床上擦浴；④卧位护理；⑤洗头

(6)皮肤：①压疮；②出血点；③破损；④水肿；⑤瘀斑；⑥过敏

二、危重患者护理记录书写要求

1. "首次护理记录""术后护理记录"及"转运护理记录"均应单行居中填写,另起一行记录具体内容。

2. 起始页应描述患者的简要病情,如外科手术患者的麻醉方式、手术名称、术中简况、术后病情、切口引流等情况,或内科呼吸衰竭、心力衰竭等患者本次入住监护室的原因。以后记录患者的特殊主诉、特殊症状和体征、特殊治疗、护理措施及其效果。

3. 病危患者每小时、病重患者 2~4h 必须客观记录生命体征(有医嘱按医嘱频次记录)、病情观察和护理措施,有病情变化随时记录。对于特殊危重患者,如住院时间较长而病情较稳定的植物人,在不影响患者病情观察及客观记录的前提下,护士长可根据专科疾病及护理情况确定记录频次。

4. 患者发生病情变化随时记录,正确执行医嘱,及时评价治疗效果。

5. 患者在住院期间进行输血治疗时,应记录血液的种类、血量,输血开始时、15min、每小时、输血结束时均需要输注过程有无不良反应并记录。

6. 手术患者应认真做好术前评估及术前准备情况,并及时记录术后护理措施的康复指导。

7. 使用呼吸机患者的呼吸每小时记录 1 次,自主呼吸记录于"生命体征"栏内,呼吸机辅助的呼吸频率,每班记录交班小结中。重新设定呼吸机参数,应及时记录。

8. 吸氧患者氧流量的记录:在开启医嘱及停用医嘱时均需记录,因病情需要重新调节氧流量时应随时记录。

9. 吸痰、雾化记录为具体的次数。

10. 饮食、管路、护理指导、生活护理、皮肤录入相应的数字编号。

11. 临床常用导管的观察记录应遵医嘱或按专科护理常规执行。导管危险因素评估为高危者,在告知患者及家属的同时须记录,注明安全防范措施,并请家属在《高危监控随访记录单》签字。护士在观察中如发现导管有异常情况时,应随时记录。病情稳定需拔管时应做记录。

12. 压疮危险因素评估高危及带入压疮、跌倒/坠床危险因素评估高危者、血栓评估危险因素评估为超高危者,在告知患者及家属的同时须记录,注明安全防范措施,并请家属在《高危监控随访记录单》签字。

13. 心电监护的记录:每小时监测记录 1 次心律、心率、呼吸、血压、血氧饱和度等,并在病情及措施栏内记录异常心律,有病情变化随时记录。当心率和脉率不一致时(如心房颤动),每小时监测记录 1 次心率、脉率。

14. 每 8 小时小结、每 24 小时的总结,交班者和接班者应在交接班时双签名。

15. 出入量、24h 尿量记录遵医嘱执行。注意事项:①出入量每班小结,并于夜班进行 24h 总结,但要扣除余量。总结出入量时"摄入"中的输血、人血白蛋白、10% 氯化钾及"排出"中的尿、粪、呕吐物等应分类总结(无特殊病情需要且病人大便成形时可直接记录次数,其余记录成毫升数)。入量、出量后面不写"ml"或"cc",除口服用药外,其他均应注明药物的用法,如肌内注射、静脉滴注、胃管内注入等。②如已记录的一组液体因故未输完需停用时,在"病情观察及措施"栏内注明"遵医嘱××组液体停用,余量××ml",统计出入量时手工减除余量。③因病情变化给予的治疗及护理,应及时记录治疗及护理措施落实的效果(如患者睡眠差,给予地西泮片口服,观察并记录睡眠情况;如高热患者,给予物理降温或药物降温,观察并记录体温变化)。

16. 有青霉素阳性主诉(皮试阳性、主诉阳性)患者,应记录在首次护理记录单中。

17. 护士长应及时检查护理记录情况,满页打印后签名,如有修改注明修改日期,保持原记录清楚、可辨。

18. 由"危重护理记录"转为"一般护理记录"时,应遵医嘱且做病情说明,页码续写。

19.《危重护理记录单》应妥善保管、随病历存档。

(邵小平　俞荷花　茅艇华)

第 6 章

常用急诊检验项目及标本采集

第一节　急诊尿粪检查

分类	检验项目	采集要求	正常参考值	临床意义	备　注
尿液	尿量	留取晨尿,及时送检,尿标本必须新鲜	成人:1000～2000ml/24h 或 1ml/(h·kg) 小儿:3～4ml/(h·kg)	(1)多尿(平均 24h 尿量＞3000ml):糖尿病、尿崩症、慢性肾炎、肾功能不全、神经性多尿等 (2)少尿(平均 24h 尿量＜500ml):严重脱水、休克、严重烧伤、肾炎、心功能不全、尿毒症肾功能衰竭、肝硬化腹水等	大量饮水或大量服用有利尿作用的食物可使尿量增多,摄入水量过少或出汗过多可使尿量减少
	尿色		黄色或淡黄色	(1)无色:见于尿崩症、糖尿病、肾硬化 (2)乳白色:见于乳糜尿、脓尿、细菌尿 (3)红色、红褐色:见于血尿、血红蛋白尿、肌红蛋白尿,也可见于服用食物染料色素或酚红等药物 (4)深黄色、橙色:尿浓缩或肝细胞性黄疸、阻塞性黄疸 (5)暗红色、近黑色:高铁血红蛋白尿、肌红蛋白尿、血尿、血红蛋白尿	饮水多少、食物、药物、运动、出汗等均会影响尿色

分类	检验项目	采集要求	正常参考值	临床意义	备　注
尿液	尿 pH		5.0～7.0	(1)尿 pH 降低:见于呼吸性或代谢性酸中毒、糖尿病酮症酸中毒、痛风、尿酸盐或胱氨酸结石、尿路结核、肾炎、失钾性代谢性碱中毒、严重腹泻及饥饿状态等 (2)尿 pH 增高:见于呼吸性或代谢性碱中毒、频繁呕吐或胃液抽吸、感染性膀胱炎、肾盂肾炎、草酸盐或磷酸盐或碳酸盐结石、肾小管酸性中毒、Fanconi 综合征、Milkman 综合征,也可见于食用过量蔬菜和高钾食物	标本放置时间过久、饮食、运动、应急、大汗、饥饿等会影响尿 pH
	透明度		清晰、透明	(1)浑浊:脓尿、血尿、无机盐结晶尿 (2)乳糜样:乳糜尿	
	尿气味		新鲜尿有芳香味	化脓性感染如膀胱炎,细菌分解尿素生成氨,有难闻的尿臭;糖尿病酮症酸中毒,尿有烂苹果味;膀胱直肠瘘有粪臭味;恶性膀胱肿瘤时尿有恶臭;急性肾功能衰竭伴肾小管坏死者尿液缺乏气味	进食某些食物如葱、蒜等可使尿液有各自的特殊的气味
	尿比重		成人:1.015～1.025 新生儿:1.002～1.004	(1)增高:表示尿液浓缩,见于急性肾炎、糖尿病、高热、脱水、心功能不全等 (2)降低:表示肾浓缩功能减退,见于慢性肾功能不全、慢性肾炎、尿崩症等	变动较大,应根据多次测定结果作出判断

分类	检验项目	采集要求	正常参考值	临床意义	备注
尿液	尿蛋白		定性:阴性 定量:<100mg/L 或<120mg/24h	病理性尿蛋白。①肾小球性尿蛋白:常见于急、慢性肾小球肾炎,狼疮性肾炎;②肾小管性蛋白尿:常见于活动性肾盂肾炎等;③混合性蛋白尿:肾病变同时累及肾小球和肾小管而产生的蛋白尿;④组织性蛋白尿:由于肾小管分泌蛋白过多或肾组织破坏分解所引起;⑤溢出性蛋白尿:见于骨髓瘤、重链病、轻链病等	一时的高热、严寒、剧烈运动以及妊娠等可引起生理性蛋白尿
	尿葡萄糖		阴性	阳性见于糖尿病、肾性糖尿病、甲状腺功能亢进等	短时间内食用大量的糖、情绪激动、妊娠中末期等可出现一过性尿糖
	尿酮体		阴性	阳性见于糖尿病、妊娠剧吐、甲状腺功能亢进、长期饥饿、营养不良、寒冷及剧烈运动后紧张状态等	
	尿含铁血黄素		阴性	阳性见于慢性血管内溶血,如阵发性睡眠性血红蛋白尿和其他血管内溶血	
	尿胆红素		阴性	阳性见于溶血性黄疸、阻塞性黄疸、肝细胞性黄疸	
	尿胆原		阴性或1:20稀释后阴性	(1)阳性:主要见于肝细胞性黄疸和溶血性黄疸,如病毒性肝炎、肝硬化、溶血性贫血、充血性心力衰竭,也见于顽固性便秘、肠梗阻、发热等 (2)阴性:除正常人外,还见于阻塞性黄疸	
	尿亚硝酸盐		阴性	阳性见于大肠埃希菌等肠杆菌科菌引起的泌尿系感染	

分类	检验项目	采集要求	正常参考值	临床意义	备　注
尿液	尿隐血		阴性	阳性见于：①红细胞直接损伤。严重烧伤等。②动物所致溶血。蛇毒、蜂毒、蜘蛛毒等。③微血管性溶血性贫血。DIC 等。④服用氧化剂类药物。阿司匹林、磺胺等。⑤免疫介导。血型不合的溶血性输血反应、血栓性血小板紫癜、阵发性睡眠性血红蛋白尿等。⑥感染。疟疾、斑疹伤寒等。⑦所有引起血尿的病因均可出现尿隐血阳性。急慢性肾盂肾炎、急性膀胱炎、泌尿道外伤、肾结石等	尿中出现血红蛋白是血管内溶血的证据之一
	乳糜定性		阴性	丝虫病或腹内结核、肿瘤等引起的淋巴管阻塞，使尿路淋巴管破裂而形成乳糜尿，其他如胸腹部手术或创伤、先天淋巴管畸形及肾盂肾炎等也可引起乳糜尿	如果乳糜尿含有较多的血液称乳糜血尿，如果合并泌尿系感染时可出现乳糜脓尿
	尿本周蛋白(BJP)		阴性	阳性多见于骨髓瘤和巨球蛋白血症，也可见于肾淀粉样变、慢性肾盂肾炎、慢性肾炎、慢性肾衰竭、肾小管坏死、慢性淋巴细胞白血病、急性粒细胞或单核细胞白血病、绿色瘤、恶性淋巴瘤、骨肉瘤、骨转移性肿瘤、红细胞增多症、特发性 BJP 尿、前列腺炎、非活动性肺结核等	
	尿白细胞		阴性	阳性可提示泌尿系统有化脓性炎症，如肾盂肾炎、尿道炎或膀胱炎等；肾移植术后 1 周内尿中可出现较多的中性粒细胞，引起白细胞阳性，随后逐渐减少而恢复正常	

分类	检验项目	采集要求	正常参考值	临床意义	备 注
尿液	尿沉渣白细胞	用竹签挑取拇指大小的粪便到标本盒内,尽量取有血或黏液的部分送检。如为稀便应用尿杯留取	男性:0<5个/HP 女性、儿童:0~5个/HP	泌尿系统有化脓性炎症、肾移植术后1周内、发热期和剧烈运动后可见白细胞增多	如超过5个/HP即为增多,称为镜下脓尿
	尿沉渣管型		偶见透明管型(0~1个/HP)	颗粒管型:反映肾单位有淤滞现象 红细胞管型:反映肾小管疾病和实质出血 白细胞管型:反映化脓性炎症 脂肪管型:见于慢性肾炎肾病型、类脂性肾病 肾衰竭管型:见于慢性肾功能不全预后不良 蜡样管型:见于慢性肾小球肾炎晚期、肾淀粉样变	正常人清晨浓缩尿或剧烈运动后可见透明管型
	尿hCG测定		阴性	阳性:早孕	
	尿肌酐		男:8.8~17.6mmol/L 女:7.04~15.84 mmol/L 儿童:8.8~13.2 mmol/L	(1)增高。①内分泌代谢性疾病:肢端肥大症、糖尿病、甲状腺功能减退;②消耗性疾病:伤寒、破伤风、斑疹伤寒等 (2)减低。见于碱中毒、肾功能衰竭、严重进行性肌萎缩、进行性肌营养不良、贫血、瘫痪、进行性肾病、白血病活动期、硬皮病、甲状腺功能亢进等	
	尿淀粉酶		100~1200U/L	(1)增高。见于急性胰腺炎、胰头癌、胰腺外伤、胆管阻塞、上消化道溃疡穿孔、流行性腮腺炎等 (2)减低。见于重症肝炎、肝硬化、糖尿病、烧伤等	尿淀粉酶的测定主要用于急性胰腺炎的诊断和急腹症的鉴别诊断
粪	颜色		成人:黄色或棕黄色 婴儿:金黄色或黄绿色	淡黄:乳儿便、服用大黄等时 绿色:婴幼儿腹泻、服用甘汞时 灰色:胆道梗阻、服用钡剂时 果酱色:阿米巴痢疾 红色:下消化道出血 黑色(柏油样):上消化道出血及服药用炭、次氧化铋、铁剂时	

分类	检验项目	采集要求	正常参考值	临床意义	备　注
粪	性状		软便(成形)	黏液便:肠炎、痢疾、急性血吸虫病、结肠癌等 酱色黏液便:阿米巴痢疾 脓血便:细菌性痢疾 鲜血便:直肠、肛门出血 水样便:消化不良、急性肠炎等 米汤样便:霍乱等 蛋花样便:婴儿消化不良	
	显微镜检验		红细胞:无 白细胞:偶见 上皮细胞:0~少量/HP 结晶:可有少量多种 寄生虫卵:无致病性虫卵 细菌:较多,多数为正常菌群 真菌:少量	红细胞增多:肠炎出血时、痢疾、结肠肿瘤、息肉等 白细胞增多:常见于肠道炎症,如细菌性痢疾、过敏性肠炎、溃疡性结肠炎等 上皮细胞增多:是肠壁炎症的特征,如结肠炎、假膜性肠炎等 结晶:正常粪便中可有磷酸盐、草酸盐、碳酸钙等少量结晶,一般无临床意义 真菌:大量使用抗生素后引起的二重感染;容器污染或粪便采集后在室温中放置过久而污染 寄生虫卵:肠道及胆道寄生虫病人可见相应虫卵、虫体,阿米巴痢疾可见相应的原虫、包囊,滴虫性肠炎可见滴虫	
	隐血试验		阴性	阳性:消化道出血时,如肠结核、伤寒、钩虫病、消化道溃疡等消化道恶性肿瘤,如胃癌、结肠癌等	

第二节　急诊生化及血液检查

分类	检验项目	采集要求	正常参考值	临床意义	备　注
血常规	白细胞计数（WBC）	严格使用 EDTA－K_2 抗凝静脉血,不能用枸橼酸钠或肝素抗凝,抽血后立即轻轻颠倒摇匀,防止血小板黏附和聚集,切勿用力震荡,防止产生气泡及造成标本溶血。血标本在室温贮存不得超过 6h 静脉血 1～2ml	成人:（4.0～10.0)×10^9/L 儿童:（5.0～12.0)×10^9/L 新生儿:（15.0～22.0)×10^9/L 婴儿:（10.0～20.0)×10^9/L	(1)增高。①各种化脓性细菌感染:中耳炎、阑尾炎、扁桃体炎等;②全身感染:肺炎、败血症等;③中毒:尿毒症、汞中毒、铅中毒、糖尿病酸中毒等;④急性溶血、手术后;⑤粒细胞白血病、恶性肿瘤等 (2)减少。①病毒感染:重症肝炎、流行性感冒等;②化疗或放疗后;③某些血液病:再生障碍性贫血、白细胞减少性白血病、粒细胞缺乏等;④某些传染病:伤寒、疟疾等;⑤自身免疫性疾病及脾功能亢进等	新生儿、剧烈运动、疼痛和情绪影响、妊娠和分娩、进食后、饮酒和吸烟等可出现生理性变化
	中性粒细胞（N）		成人:0.5～0.7 儿童:0.3～0.65	(1)增高:常伴有白细胞总数的增高和淋巴细胞相对值的减低。①急性感染:尤其为化脓性球菌感染最甚。②严重组织损伤:见于大手术、大面积烧伤、心肌梗死、重度创伤和急性溶血反应。③急性大出血:脾破裂、宫外孕、输卵管破裂等内出血可致中性粒细胞迅速增高。④中毒:见于有机磷农药、安眠药等急性药物中毒和糖尿病酮症酸中毒、尿毒症等代谢性中毒。⑤白血病和恶性肿瘤:见于急慢性粒细胞性白血病,肝癌、胃癌等恶性肿瘤晚期	(1)新生儿、体力劳动、妇女妊娠、女性黄体期、吸烟、晚上等情况中性粒细胞数偏高;儿童、女性月经期及绝经期偏低

分类	检验项目	采集要求	正常参考值	临床意义	备　注
血常规	中性粒细胞(N)			(2)减低:常伴有白细胞总数减低和淋巴细胞相对值增高。①某些传染病:伤寒、副伤寒、流感、病毒性肝炎和疟疾等。②某些血液病:再生障碍性贫血、粒细胞缺乏症和非白血性急性白血病等。③理化损害:铅、汞、苯等慢性中毒。④脾功能亢进:见于门脉性肝硬化等。⑤自身免疫性疾病:系统性红斑狼疮等	(2)其变化不仅与病原微生物的种类有关,而且受疾病严重程度和机体反应性的影响
	嗜碱性粒细胞(B)		0～0.01(0～1%)	(1)增高:见于慢性白血病、某些金属中毒、溃疡性结肠炎、甲状腺功能低下等 (2)减少:见于速发性变态反应、应激反应、失血性休克、传染病急性期、甲状腺功能亢进等	吸烟、妊娠、月经期、晚间偏高;绝经期、排卵、黄体期、晨起偏低
	嗜酸性粒细胞(E)		0.005～0.05	(1)增高:见于变态反应性疾病,如血管神经性水肿、支气管哮喘等;各种寄生虫病;某些皮肤病,如剥脱性皮炎、湿疹等;某些血液病,如慢性粒细胞白血病、淋巴网状细胞肉瘤等;肾移植后发生排异反应、鼻咽癌、肺癌、肾上腺皮质功能减退、皮肌炎等 (2)减低:见于伤寒、副伤寒的早期;烧伤、大手术等引起的应激状态;应用肾上腺皮质激素或促肾上腺皮质激素时	正常人的嗜酸粒细胞昼低夜高,上午波动较大,下午比较稳定。劳动、受寒、饥饿和精神刺激可使其减低

分类	检验项目	采集要求	正常参考值	临床意义	备注
血常规	淋巴细胞(L)		成人:0.2~0.4 儿童:0.3~0.56	(1)增高:见于某些传染病,如水痘、麻疹、流行性腮腺炎、百日咳、结核病、传染性单核细胞增多症、传染性淋巴细胞增多症等;某些血液病,如淋巴细胞白血病;传染病恢复期;器官移植排异反应期 (2)减低:免疫缺陷病及长期化疗;接触放射线及应用肾上腺皮质激素后;淋巴细胞减少症;传染病急性期等	整个婴儿期淋巴细胞均较高,2-3岁后开始下降
	单核细胞(M)		成人:0.03~0.08 儿童:0.02~0.08	(1)增高:见于某些血液病,如单核细胞白血病、恶性淋巴瘤;某些感染,如亚急性细菌性心内膜炎、活动性肺结核、寄生虫病;甲状腺功能亢进;病毒、立克次体感染等 (2)减低:急慢性淋巴细胞白血病骨髓功能不全等	女性月经周期卵泡期偏高,妊娠及高海拔居民偏低。氯丙嗪、氨苄西林可引起单核细胞增加
	红细胞计数(RBC)		成人男性:$(4.0\sim5.5)\times10^{12}/L$ 成人女性:$(3.5\sim5.0)\times10^{12}/L$ 新生儿:$(6.0\sim7.0)\times10^{12}/L$ 儿童:$(4.2\sim5.2)\times10^{12}/L$ 婴儿:$(5.2\sim7.0)\times10^{12}/L$	(1)增高:①相对增多,因脱水血液浓缩所致,常见于剧烈呕吐、严重腹泻、大面积烧伤、大量出汗、多尿和水的摄入量明显不足患者。②绝对增高,见于严重的慢性心肺疾病患者。③真性红细胞增多症 (2)减少:见于各种贫血	新生儿、高山居民、登山运动员等可高于正常;婴幼儿、妊娠中后期及某些老年人可出现生理性贫血
	血红蛋白(Hb)		成人男性:120~160g/L 成人女性:110~150g/L 新生儿:180~190 g/L	临床意义同RBC	

分类	检验项目	采集要求	正常参考值	临床意义	备 注
血常规	血细胞比容(HCT)		男:0.40~0.52 女:0.35~0.47	(1)增高:①见于真性红细胞增多症、轻度甲状腺功能亢进;②慢性充血性心力衰竭、先天性或后天获得性心脏病缺氧时;③严重烧伤或脱水时,由于体液大量丧失,血液浓缩而使 HCT 相应增高 (2)降低:见于贫血患者	
	平均红细胞体积(MCV)		80~100fL	(1)增高:溶血性贫血、巨幼细胞性贫血、再生障碍性贫血 (2)降低:严重缺铁性贫血、铁粒幼细胞性贫血、珠蛋白生成障碍性贫血	
	平均红细胞血红蛋白含量(MCH)		26~32pg		
	平均红细胞血红蛋白浓度(MCHC)		320~360g/L		
	红细胞体积分布宽度(RDW)		0.11~0.155	增高多见于缺铁性贫血及营养不良性贫血	
	网织红细胞计数(RET)		儿童和成人:0.005~0.015 绝对值(22~84)×10⁹/L 新生儿:0.03~0.06	(1)增高:提示骨髓造血功能旺盛,见于各种增生性贫血、急性失血、急性溶血、铅或汞等金属中毒时 (2)降低:提示骨髓造血功能低下,见于再生障碍性贫血、溶血性贫血再生危机时	绝对值 < 15 × 10⁹/L 为再生障碍性贫血的诊断标准之一
	血小板计数(PLT)		(100~300)×10⁹/L	(1)增高。①持续性增高:血小板增多症;继发性增多:慢性粒细胞性白血病、真性红细胞增多症。②一过性增多:急性化脓性感染、急性大出血、急性溶血。③脾切除术后 (2)降低。①血小板生成减少:急性白血病、再障等;②血小板破坏过多:ITP、脾功能亢进、SLE 等;③血小板消耗过多:DIC、血栓性血小板减少性紫癜等	正常人每天 PLT 有 6%～10% 的波动,一般晨间、春季、平原居民较低,午后、冬季、高原居民较高;女性比男性略高,但月经前和分娩后 1～2d 可降低;剧烈运动和饱餐后可升高,急性酒精中毒时可降低

分类	检验项目	采集要求	正常参考值	临床意义	备注
血常规	血小板比积(PCT)		男:0.00108~0.00272 女:0.00114~0.00282	(1)增高:见于骨髓纤维化、脾切除、慢性粒细胞性白血病等 (2)减低:见于化疗后、再生障碍性贫血、血小板减少症等	
	疟原虫	应在患者发热前后采血为宜	阴性	查出疟原虫病原体即可确诊疟疾	一次阴性不能排除,对高度可疑者应多次复查
血流变	红细胞沉降率(ESR)	使用枸橼酸盐抗凝,严格防止凝血,试管要垂直放置 静脉血1.6ml(血液与抗凝药比例为4:1)	男:0~15mm/h 女:0~20mm/h	(1)增快:急性感染;大手术创伤;结核病、结缔组织病、风湿性疾病;心肌梗死;贫血;高球蛋白血症等 (2)减慢:见于红细胞明显增多及纤维蛋白原含量减低时,如DIC晚期等	新生儿因纤维蛋白原低血沉减慢;12岁以下儿童、妇女月经期和妊娠3个月后、老年人血沉可加快
凝血	血浆凝血酶原时间(PT)	使用枸橼酸钠抗凝,采血时尽量一针见血,且止血带不应扎得过紧,采血后将血沿管壁缓缓注入试管并立即与抗凝药混合,尽快送检 采用硅化或塑料注射器抽血 静脉血1.8ml(血液与抗凝药的比例为9:1)	11~15s,新生儿延长2~3s,凝血酶原比值为1±0.05	(1)延长:先天性凝血因子和获得性凝血因子缺乏 (2)缩短:DIC早期(高凝状态)、口服避孕药、血栓性疾病	
	凝血酶时间(TT)		16~18s	(1)延长:血中存在肝素或类似肝素的抗凝物质、低(无)纤维蛋白原血症、纤维蛋白原降解物质增多、DIC等 (2)缩短:钙离子存在、pH呈酸性、异常纤维蛋白血症和巨球蛋白血症等	凝血酶时间测定也可作为溶栓和抗凝治疗的一个检测指标,尤其在肝素治疗时
	血浆纤维蛋白原(FIB)		2~4g/L	(1)增高:见于急性感染引起的炎症反应、恶性肿瘤、尿毒症、肾病综合征、心肌梗死等 (2)减低:DIC、先天性纤维蛋白原缺乏症、纤维蛋白溶解亢进、肝损伤、新生儿及早产儿等	

分类	检验项目	采集要求	正常参考值	临床意义	备　注
凝血	活化部分凝血活酶时间测定（APTT）		32～43s	（1）延长 10s 以上：见于凝血因子 Ⅷ、Ⅺ、Ⅻ 缺乏症；凝血酶原、纤维蛋白原及因子 Ⅴ、Ⅹ 缺乏或血循环中有抗凝物质存在；肝病、DIC、输入大量库存血等 （2）缩短：DIC 高凝期、血栓性疾病等	APTT 是目前广泛应用的肝素治疗监护指标，一般在肝素治疗期间，APTT 维持在正常对照的 1.5～3.0 倍
肝功能	总胆红素（TBIL）	采血前应禁食 12～14h，24h 内不饮酒和避免服用有关药物，标本应避免溶血 静脉血 3～4ml	成人：3.4～17.1 μmol/L	增高见于各种原因引起的黄疸	
	直接胆红素（DBIL）		0.6～0.8μmol/L	增高见于阻塞性黄疸、肝细胞性黄疸	
	间接胆红素（IBIL）		1.7～10.2μmol/L	增高见于溶血性黄疸、干细胞性黄疸	
	总蛋白（TP）		双缩脲法：60～80g/L	（1）增高：见于呕吐、腹泻等引起的脱水和血液浓缩，多发性骨髓瘤，网状上皮系统增生，慢性肾上腺皮质功能减退 （2）减低：血浆中水分增加，血浆被稀释；营养不良；消耗性疾病；肝功能损害致合成障碍；烧伤等致蛋白严重丢失	长期卧床者 TP 可降低，使用抗癫痫药、吡嗪酰胺、利福平、避孕药等可使 TP 偏低
	清蛋白（ALB）		溴甲酚绿法 35～55 g/L	（1）增高：见于脱水和血液浓缩 （2）降低：同 TP 降低原因	
	球蛋白（GLB）		20～30 g/L	（1）增高：见于水分丢失导致血液浓缩；炎症或感染；风湿热等自身免疫性疾病；多发性骨髓瘤、白血病等 （2）减低：见于应用肾上腺皮质激素或免疫抑制药后，先天性丙种球蛋白缺乏症，肾上腺皮质功能亢进等	
	清蛋白/球蛋白（A/G）		1.5～2.5∶1（A/G＜ 1.0 为倒置）	慢性活动性肝炎、肝硬化等可使比值降低	

分类	检验项目	采集要求	正常参考值	临床意义	备注
肝功能	门冬氨酸氨基转氨酶(AST)		<40U/L	增高见于急性心肌梗死、急性肝炎、药物中毒性肝细胞坏死、慢性肝炎、肝硬化、肝硬化活动期、心肌炎、皮肌炎、肾炎、胆道疾病、急性胰腺炎、胆道梗阻、肝癌等	
	丙氨酸氨基转氨酶(ALT)		5～40U/L	增高见于肝胆疾病,如病毒性肝炎、肝硬化活动期、肝癌、中毒性肝炎、胆管炎、胆囊炎等;心血管疾病,如心肌梗死、心肌炎、心力衰竭时肝淤血、脑出血等;骨骼疾病;药物如氯丙嗪、异烟肼、奎宁、水杨酸制剂、抗癌药、四氯化碳、乙醇、铅、汞等	
	AST/ALT		说明:在AST与ALT均异常的情况下,AST/ALT比值对肝病诊断有一定的意义	(1)AST/ALT<1,见于急性病毒性肝炎 (2)AST/ALT>1,见于肝硬化、肝癌、重症肝炎、肝坏死 (3)AST/ALT>3,见于原发性肝癌	
	碱性磷酸酶(ALP)		成人:39～180 U/L 儿童:40～380 U/L	(1)增高:见于肝胆疾病,如阻塞性黄疸、急性或慢性黄疸型肝炎、肝癌等;骨骼疾病,如骨转移癌、骨折修复愈合期等 (2)减低:见于心脏外科术后、低镁血症、蛋白质热能营养不良等	
	L-γ-谷氨酰转肽酶(GGT)		0～40U/L	增高见于原发性肝癌、胰腺癌和泛特氏壶腹癌、胆道梗阻、嗜酒或长期接受某些药物如苯巴比妥、避孕药等	
	总胆汁酸(TBA)		0～10μmol/L	增高见于肝胆疾病如急慢性肝炎、肝硬化、酒精肝、胆汁淤积、阻塞性黄疸、原发性肝癌等	
	血清胆碱酯酶(ChE)		比色法:130～310U/L	严重肝病、有机磷中毒时其活性降低	

分类	检验项目	采集要求	正常参考值	临床意义	备　注
肝功能	血氨	血氨在标本中极不稳定,抽血后一定用冰块存放,液状石蜡封口	$11\sim35\mu mol/L$	增高可见于严重肝疾病、肝性脑病、上消化道出血、肝肿瘤、有机磷中毒、尿毒症等	进食高蛋白或运动后可见血氨生理性增高,且静脉血高于动脉血
电解质	钾(K^+)	标本应避免溶血静脉血 $3\sim4ml$	$3.5\sim5.5\ mmol/L$	(1)增高:见于肾上腺皮质功能减退、肾功能衰竭、休克、组织挤压伤、组织低氧、病理或人为因素造成溶血、口服或注射含钾液过多等 (2)减低:见于钾进食不足、严重腹泻、呕吐、肾衰竭多尿期、肾上腺皮质功能亢进、服用利尿药等	
	钠(Na^+)		$135\sim145\ mmol/L$	(1)增高:见于心力衰竭、肝硬化、肾病引起的储钠性水肿,肾上腺皮质功能亢进、严重脱水、钠进量过多、中枢性尿崩症等 (2)减低:见于腹泻、呕吐等引起的消化道丢失,严重肾盂肾炎、肾小管严重损害引起的尿路丢失,大量出汗、大面积烧伤引起的皮肤丢失,肾上腺皮质功能不全、糖尿病、应用利尿药等	
	氯化物(Cl^-)		$95\sim105\ mmol/L$	(1)增高:见于高钠血症的脱水、高血氯性代谢酸中毒、过量输入生理盐水、肾后因素引起的排尿障碍等 (2)减低:见于严重呕吐、腹泻、胃肠道疾病、严重肾小管损害、肾上腺皮质功能不全、糖尿病、应用利尿药、低盐饮食等	

分类	检验项目	采集要求	正常参考值	临床意义	备注
电解质	钙(Ca^{2+})		$2.20\sim2.70$ mmol/L	(1)增高:见于甲状旁腺功能亢进、多发性骨髓瘤、结节病、维生素D过多症等 (2)减低:见于甲状旁腺功能减退、婴儿手足抽搐症、佝偻病、软骨病、严重肝病、慢性肾功能不全、维生素D缺乏症等	
	无机磷(P)		成人:$0.96\sim1.62$ mmol/L 儿童:$1.45\sim2.10$ mmol/L	(1)增高:见于甲状旁腺功能减退症、慢性肾炎、维生素D过多症、多发性骨髓瘤、骨质疏松及骨折愈合期等 (2)减低:见于甲状旁腺功能亢进症、佝偻病、软骨病、肾小管病变等	
肾功能	尿素氮(BUN)	标本应避免溶血 静脉血3~4ml	$1.78\sim7.14$ mmol/L	(1)增高:见于各种原因引起脱水、心力衰竭的肾前性病理性增高,各种肾疾病所致肾功能不全或衰竭,各种原因引起的尿路梗阻的肾后性病理性增高 (2)减低:见于严重肝病、肝坏死、蛋白质营养不良等	高蛋白饮食、妊娠时尿素氮可增高
	肌酐(Cr)		成人男性:$53\sim106$ μmol/L 成人女性:$44\sim97$ μmol/L 小儿:$27\sim62$ μmol/L	(1)增高:见于各种原因引起的肾实质损害、尿路梗阻、充血性心力衰竭、休克等 (2)减低:见于肌萎缩、恶病质、尿崩症等	
	尿酸(UA)		男性:$150\sim420\mu$mol/L 女性:$90\sim357\mu$mol/L	(1)增高:见于痛风、急慢性肾脏疾病、肾功能减退、子痫、中毒性肝病等 (2)减低:见于肝细胞病变、恶性贫血、遗传性黄嘌呤尿症等	

分类	检验项目	采集要求	正常参考值	临床意义	备　注
肾功能	葡萄糖(GLU)		3.6～6.1 mmol/L	(1)增高:生理性增高见于餐后1～2h、情绪紧张肾上腺分泌增加时。病理性增高见于内分泌功能障碍引起的糖尿病、脱水引起的高血糖等 (2)减低:生理性减低见于饥饿、运动等;病理性降低见于胰腺癌、注射或口服过量胰岛素或降血糖药物、严重肝病、酒精中毒、甲状腺功能减退、长期营养不良等	血糖浓度检测主要用于糖尿病的诊断、昏迷鉴别诊断及糖代谢的研究
	乳酸		动脉血:0.5～1.6mmol/L 静脉血:0.5～2.0mmol/L	增高可见于休克、心力衰竭等引起的低氧血症、糖尿病、肝疾病、恶性肿瘤、酒精中毒、维生素B_1缺乏等	主要用于对疾病的严重程度及预后判断,也可用于代谢性酸中毒的鉴别诊断

第三节　急诊血气分析

分类	检验项目	采集要求	正常参考值	临床意义	备　注
血气分析	酸碱度(pH)	标本采集过程中应注意无菌,严格隔绝空气,最好使用玻璃注射器 标本采集前必须用抗凝药湿润注射器内壁,常使用肝素作抗凝药	7.35～7.45	动脉血 pH 是酸碱平衡测定中最重要的指标,它反映体内呼吸和代谢因素综合作用的结果。pH<7.35 即表明有酸血症,或称酸中毒,且已失代偿。pH>7.45 即表明有碱血症,或称碱中毒,也已失代偿	单凭 pH 不能区分是代谢性还是呼吸性酸碱失衡

续表

分类	检验项目	采集要求	正常参考值	临床意义	备 注
血气分析	二氧化碳分压（$PaCO_2$）	血标本采集混匀后应立即送检，因血液中含有可呼吸的活性细胞，即使与空气隔绝仍在进行代谢如果不能及时送检，应将标本存放在0～4℃冰箱中，但存放不应超过30min。1～2ml动脉血	4.65～6.0kPa（35～45 mmHg）	$PaCO_2$是判断呼吸性酸碱失衡的重要指标，代表溶解于血浆中CO_2的量，它反映肺泡通气的效果。＞45mmHg，表示通气不足，有CO_2潴留；＜35mmHg，表示通气过度，CO_2排出过多	
	氧分压（PaO_2）		9.97～13.3kPa（75～100 mmHg）	PaO_2是决定血氧饱和度的重要因素，反映血氧合状态较敏感。PaO_2降低见于通气血流比例失调、肺泡氧分压降低、血红蛋白携氧能力降低、心血管畸形或循环障碍；PaO_2增高见于换气过度或吸入氧浓度增高	轻度缺氧时：PaO_2 6.6～9.3 kPa；中度缺氧时：PaO_2 4.6～6.6 kPa 重度缺氧时：PaO_2＜4.6kPa
	碳酸氢根（HCO_3^-）		21～26 mmol/L	呼吸性酸中毒或代谢性碱中毒时HCO_3^-增高；呼吸性碱中毒或代谢性酸中毒时HCO_3^-减低	
	碱剩余（BE）		−3～+3 mmol/L	反映总的缓冲碱的变化。BE＞+3mmol/L为代谢性碱中毒，＜−3mmol/L为代谢性酸中毒	
	缓冲碱（BB）		45～55 mmol/L	反映代谢性酸碱平衡的重要指标	
	二氧化碳结合力（CO_2 CP）		22～29 mmol/L	代谢性碱中毒或呼吸性碱中毒时CO_2 CP增高；代谢性酸中毒或呼吸性酸中毒时CO_2 CP减低	
	二氧化碳总量（TCO_2）		23～28 mmol/L	代谢性碱中毒或呼吸性酸中毒时TCO_2增高；代谢性酸中毒或呼吸性碱中毒时TCO_2减低	

续表

分类	检验项目	采集要求	正常参考值	临床意义	备注
血气分析	标准或实际碳酸氢盐(SB,AB)		AB:21～26 mmol/L SB:21～25mmol/L	反映代谢性酸碱平衡的重要指标 SB＞25mmol/L 表示代谢性碱中毒,SB＜21mmol/L 表示代谢性酸中毒 健康人 AB 与 SB 数值相同,酸碱失衡时两值不一致,当 AB＞SB 时,说明有呼吸性酸中毒存在;AB＜SB 时,说明有呼吸性碱中毒存在,AB 与 SB 两者均低于正常,为代谢性酸中毒失代偿;AB 与 SB 两者均高于正常,代谢性碱中毒失代偿	
	氧饱和度(SaO$_2$)		95%～98%	血氧含量减少,与缺氧、血红蛋白减少有关,或两者兼有	
	血氧含量(CtO$_2$)		成人:6.6～10.2mm/L		

(岳立萍　刘　晓)

第四节　临床危急值应用

危急值是指检验结果出现时,表明患者可能正处于有生命危险的边缘状态,临床医师能及时得到检验信息,迅速给予患者有效的干预措施或有效治疗,就可能挽救患者生命,否则,有可能出现严重后果,失去最佳救治机会,这种可能危及患者安全或生命的检查数值称为危急值。

一、临床危急值项目分类

1. 检验项目　"危急值"项目至少包括血钙、血钾、血糖、血气、血小板计数、白细胞计数、凝血酶原时间、凝血活酶时间等。

2. 影像诊断项目　"危急值"项目至少包括出血、梗死、穿孔、气胸等。

3. 超声诊断项目　"危急值"项目至少包括积水、积液、梗阻等。

二、临床危急值报告范围

(一)临床检验危急值范围

项目	范围	危急值范围		
		单位	高值	低值
凝血	PT	秒	＞35	＜8
	APTT	秒	＞70	＜10
生化	K	mmol/L	＞6.2	＜2.8
	Na	mmol/L	＞160	＜120
	Glu	mmol/L	＞24.8	＜2.2
	Ca	mmol/L	＞3.25	＜1.5
	CK-MB	U/L	≥50	
	肌钙蛋白	Ng/ml	≥0.3	
血常规	白细胞	10^9/L	＞30.0	＜1.5
	血红蛋白	g/L	＞200	＜60
	血小板	10^9/L	＞500	＜40
微生物	血培养		阳性	

查见疟原虫和微丝蚴都作为危急值上报范围。另外对于未定为"危急值"的检验项目,有可能危及生命的,检验科也应该立即通知临床

(二)血气分析项目危急值

项目名称		单位	危急值		备注
			低于(≤)	高于(≥)	动脉血
血气分析	pH		＜7.25	＞7.55	动脉血
	PCO_2	mmHg	＜20	＞70	动脉血
	PO_2	mmHg	＜45		动脉血
	HCO_3	mmHg	＜10	＞40	动脉血
	血氧饱和度	%	＜75		动脉血

(三)影像诊断科检查危急值

1. 脑疝、脑水肿。

2. 大面积脑梗死、脑出血。

3. 脊柱爆裂骨折压迫脊髓。

4. 弥漫性肺水肿。

5. 肺动脉栓塞。

6. 张力性气胸。

7. 胃肠道穿孔。

8. 绞窄性肠梗阻。

9. 腹腔脏器破裂。

10. 急性症胰腺炎。

11. 肠系膜上动脉栓塞。

12. 主动脉夹层。

13. 异物。

14. 置管异常(胃管插入气管、PICC 管位置异常等)。

(四)超声诊断科检查危急值

1. 肾积水 肾集合系统积术>2cm,肾皮质厚度<1cm。

2. 腹腔及胸腔积液 外伤或手术后 48h 内腹腔、腹膜后间隙、胸腔内大量积液或出现类似实性的云雾状回升需警惕活动性出血。

3 胆道梗阻 胆管或胆囊腔内出现细密的云雾状回声需注意化脓性胆管或胆囊炎。

4. 经脉血栓 外伤或手术四肢静脉和(或)颈静脉内实性回声,血流不充盈。

5. 心脏压塞 心脏导管治疗后 24h 内血压降低,心包积液需注意心包积血。

6. 宫外孕 有停经史、血 hCG 指标升高且有盆腔积液者需高度警惕。

7. 其他 心肌梗死室壁瘤形成并发心脏破裂。

三、住院患者危急值报告与处理流程

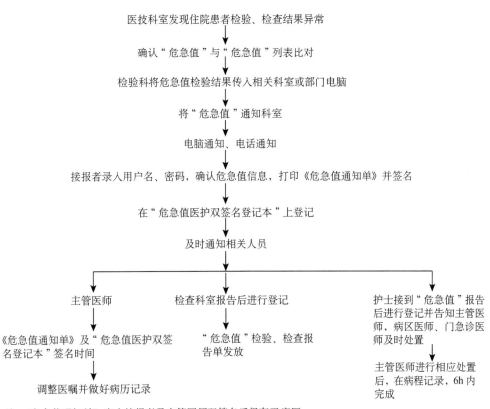

注:《危急值通知单》应由接报者及主管医师双签名后保存于病历

四、临床常见危急值应急处理

(一)低钾血症的处理(2.8mmol/L)

1. 临床表现

(1)骨骼肌表现:患者感到疲乏、全身性肌无力,肢体软瘫,呼吸机麻痹,呼吸、吞咽困难等。

(2)消化系统:恶心、腹胀、便秘、肠麻痹等。

(3)中枢神经系统:反应迟钝、嗜睡、昏迷等。

(4)循环系统:房、室心动过速,室颤、心搏骤停等。

(5)泌尿系统:夜尿多、蛋白尿等。

2. 紧急处理

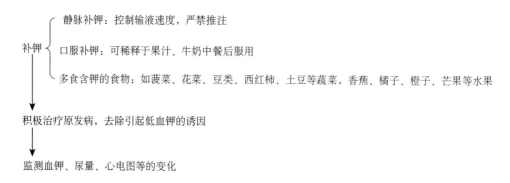

(二)高钾血症的处理(>6.2mmol/L)

1. 临床表现 心率减慢,房室传导阻滞,室颤,心脏停搏;皮肤苍白、湿冷,四肢松弛性瘫痪;动作迟钝、嗜睡等。

2. 紧急处理

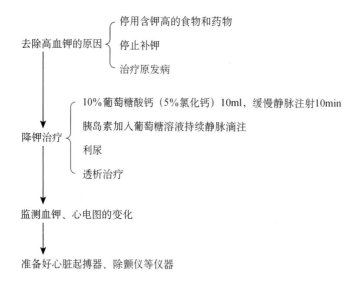

(三)低钠血症(<120mmol/L)

1. 临床表现　软弱无力、恶心呕吐、头痛、肌肉痛性痉挛、抽搐、木僵、昏迷和颅内压升高等症状。

2. 紧急处理

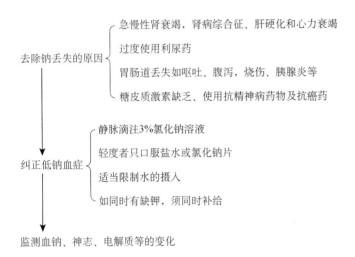

去除钠丢失的原因 ── 急慢性肾衰竭，肾病综合征、肝硬化和心力衰竭
　　　　　　　　　　 过度使用利尿药
　　　　　　　　　　 胃肠道丢失如呕吐、腹泻，烧伤、胰腺炎等
　　　　　　　　　　 糖皮质激素缺乏、使用抗精神病药物及抗癌药

纠正低钠血症 ── 静脉滴注3%氯化钠溶液
　　　　　　　　 轻度者只口服盐水或氯化钠片
　　　　　　　　 适当限制水的摄入
　　　　　　　　 如同时有缺钾，须同时补给

监测血钠、神志、电解质等的变化

(四)高钠血症(>160mmol/L)

1. 临床表现　神志恍惚、烦躁不安、抽搐、癫痫样发作、昏迷乃至死亡等。

2. 紧急处理

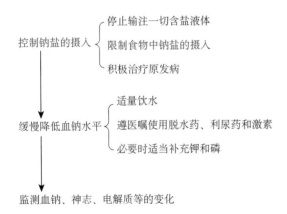

控制钠盐的摄入 ── 停止输注一切含盐液体
　　　　　　　　　 限制食物中钠盐的摄入
　　　　　　　　　 积极治疗原发病

缓慢降低血钠水平 ── 适量饮水
　　　　　　　　　　 遵医嘱使用脱水药、利尿药和激素
　　　　　　　　　　 必要时适当补充钾和磷

监测血钠、神志、电解质等的变化

(五)低血糖症(<2.2mmol/L)

1. 临床表现　出汗、颤抖;心悸、心率加快;软弱无力、面色苍白;饥饿、流涎;头晕、视物不清、思维迟钝、步态不稳,可有幻觉等。

2. 紧急处理

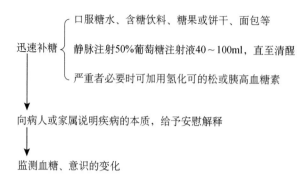

迅速补糖 {
口服糖水、含糖饮料、糖果或饼干、面包等
静脉注射50%葡萄糖注射液40~100ml，直至清醒
严重者必要时可加用氢化可的松或胰高血糖素
}

↓

向病人或家属说明疾病的本质，给予安慰解释

↓

监测血糖、意识的变化

(六)高糖血症(>24.8mmol/L)

1. **临床表现** 恶心、呕吐；头痛、嗜睡；尿量减少，皮肤弹性差；脉细速，血压下降；反射迟钝甚至消失，昏迷等。

2. 紧急处理

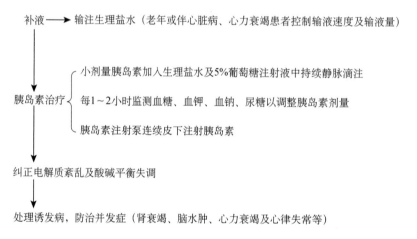

补液 ——→ 输注生理盐水（老年或伴心脏病、心力衰竭患者控制输液速度及输液量）

胰岛素治疗 {
小剂量胰岛素加入生理盐水及5%葡萄糖注射液中持续静脉滴注
每1~2小时监测血糖、血钾、血钠、尿糖以调整胰岛素剂量
胰岛素注射泵连续皮下注射胰岛素
}

↓

纠正电解质紊乱及酸碱平衡失调

↓

处理诱发病，防治并发症（肾衰竭、脑水肿、心力衰竭及心律失常等）

(七)低氧血症[<5.3kPa(40mmHg)]

1. **临床表现** 呼吸困难，可出现"三凹征"；口唇、指甲发绀；心动过速，血压下降，心律失常；精神错乱，抽搐，昏迷；胃肠道黏膜应激性溃疡引起上消化道出血等。

2. 紧急处理

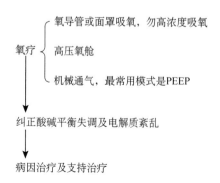

氧疗 {
氧导管或面罩吸氧，勿高浓度吸氧
高压氧舱
机械通气，最常用模式是PEEP
}

↓

纠正酸碱平衡失调及电解质紊乱

↓

病因治疗及支持治疗

(八)缺氧伴二氧化碳潴留($PaO_2<60mmHg$,$PaCO_2>50mmHg$)

1. **临床表现**　呼吸浅慢或潮式呼吸；失眠、烦躁、躁动、昼睡夜醒、肌肉震颤；皮肤充血、温暖多汗、血压升高、心率加快等。

2. **紧急处理**

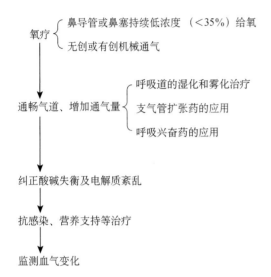

氧疗 { 鼻导管或鼻塞持续低浓度（<35%）给氧
无创或有创机械通气

↓

通畅气道、增加通气量 { 呼吸道的湿化和雾化治疗
支气管扩张药的应用
呼吸兴奋药的应用

↓

纠正酸碱失衡及电解质紊乱

↓

抗感染、营养支持等治疗

↓

监测血气变化

（刘　晓　李　歆）

参 考 文 献

胡成进.2005.检验结果临床解读.北京:人民军医出版社

寇丽筠.2001.临床基础检验学.北京:人民卫生出版社

覃志坚.2004.最新检验与临床.南宁:广西科学技术出版社

王维治.2006.神经病学.北京:人民卫生出版社

第 **7** 章

参考试题及答案

第一节 急症救护程序

一、参考试题

(一)单项选择题

1. 某男,被汽车撞伤 30min 后入院,神志清晰,血压 18.7/12.0kPa(140/90mmHg),诊断骨盆骨折、左股骨骨折,据此可以确定他属于( )

    A. 多处伤   B. 联合伤   C. 多发伤

    D. 复合伤   E. 以上都不是

2. 多发伤伤员出现下列情况,应首先抢救( )

    A. 开放性气胸   B. 休克   C. 四肢开放性骨折

    D. 昏迷   E. 肠膨出

3. 创伤性休克患者到达急诊室后,下列哪项首选( )

    A. 立即行 X 线、B 超检查,明确伤情   B. 建立静脉通路,补足血容量

    C. 剖腹探查,了解有无腹腔脏器损伤   D. 应用血管活性药物

    E. 查血、备皮,积极准备手术

4. 一个颅脑外伤的患者,入院后应立即观察的项目是( )

    A. 生命体征   B. 意识   C. 肢体活动

    D. 皮肤温度和中心温度差   E. 瞳孔

5. 根据国际通用的格拉斯哥昏迷分级(Glasgow Coma Scale,GCS)计分法,9～12 分为( )

    A. 清醒   B. 模糊

    C. 昏迷   D. 深昏迷

6. 瞳孔出现何种改变是脑疝的典型表现( )

    A. 双侧瞳孔散大   B. 双侧瞳孔缩小

    C. 一侧瞳孔进行性散大   D. 双侧瞳孔固定

7. 颅脑外伤后出现高热的患者可以采用亚低温治疗,目前临床常用半导体冰毯机制冷与药物降温相结合方法,给予使患者肛温一般维持在多少度,持续多少天(　　)

    A. 30～34℃,3～10d　　　　　　　　B. 30～34℃,10～15d

    C. 25～30℃,10～15d　　　　　　　　D. 25～30℃,3～10d

8. 张力性气胸急救处理为(　　)

    A. 立即输氧改善呼吸　　　　　　　B. 立即穿刺排气降低胸膜腔内压

    C. 立即补液改善循环　　　　　　　D. 立即应用抗生素减少感染

    E. 立即予以高压氧治疗

9. 开放性气胸急救首先是(　　)

    A. 抗生素治疗　　　　B. 药物镇痛　　　　C. 伤部固定

    D. 手术治疗　　　　E. 闭合伤口

10. 下列哪项不是胸腔闭式引流不畅的原因(　　)

    A. 引流导管残渣阻塞　　B. 引流管侧孔紧贴胸壁　　C. 胸壁置管伤口太小

    D. 引流管内压力太大　　E. 引流管扭曲

11. 肋骨骨折最常见于(　　)

    A. 1～3肋骨　　　　B. 4～7肋骨　　　　C. 7～9肋骨

    D. 9～10肋骨　　　　E. 11～12肋骨

12. 以下哪项不是腹膜刺激征的表现(　　)

    A. 压痛　　　　　　　　　　B. 腹肌紧张

    C. 反跳痛　　　　　　　　　D. 绞痛

13. 下列哪项不属于空腔性脏器(　　)

    A. 胃　　　　　　　B. 肾　　　　　　　C. 膀胱

    D. 胆囊　　　　　　E. 肠

14. 腹腔灌洗术中如出现什么情况,常提示有内脏损伤(　　)

    A. 灌洗出血性液体　　B. 在灌洗液中找到细菌者　　C. 灌洗出肠内容物

    D. 灌洗出胆汁　　　　E. 以上都是

15. 为了促使感染局限化,控制感染,腹部创伤患者应采取的卧位是(　　)

    A. 半卧位　　　　　　　　　B. 平卧位

    C. 头低足高位　　　　　　　D. 侧卧位

16. 轻型电击伤患者心脏听诊至少连续听诊几分钟(　　)

    A. 1min　　　　　　B. 2min　　　　　　C. 3min

    D. 4min　　　　　　E. 5min

17. 某患者触电后,神志清楚,仅感心慌、乏力、四肢发麻,至少应就地观察多长时间(　　)

    A. 30min　　　　　　B. 1～2h　　　　　　C. 2～3h

    D. 3～4h　　　　　　E. 5h

18. 现场急救电击伤患者的第一步是(　　)

    A. 切断电源　　　　　　B. 胸外心脏按压　　　　C. 包扎创面

    D. 注射TAT　　　　　　E. 预防感染

19. 关于淡水溺水的病理生理变化,下列哪项是不正确的( )

    A. 血容量增加   B. 低钾血症   C. 低钠血症

    D. 低氯血症   E. 低蛋白血症

20. 抢救溺水后肺水肿患者,常用多少浓度的乙醇置于氧气湿化瓶内随氧气吸入( )

    A. 10%～20%   B. 20%～30%   C. 30%～40%

    D. 40%～50%   E. 50%～60%

21. 海水溺水者宜输入下列哪种液体( )

    A. 平衡盐注射液   B. 10%葡萄糖盐水   C. 2%～3%氢氧化钠

    D. 生理盐水   E. 5%葡萄糖注射液

22. 溺水患者的尿液可呈什么颜色( )

    A. 桔红色   B. 棕色

    C. 乳白色   D. 黄绿色

23. 热衰竭患者的突出表现是( )

    A. 脑水肿   B. 肺水肿   C. 超高热

    D. 肌肉痉挛   E. 外周循环衰竭

24. 中暑时最易发生痛性痉挛的肌肉是( )

    A. 腹直肌   B. 胸大肌   C. 肠平滑肌

    D. 腓肠肌   E. 肱二头肌

25. 热射病的临床特征为( )

    A. 高热、无汗、意识障碍   B. 高热、无汗、循环障碍

    C. 高热、多汗、意识障碍   D. 颅温升高,体温不一定升高

    E. 颅温升高,常有骨骼肌痉挛

26. 抢救热射病患者时,病室温度以多少为宜( )

    A. 5～10℃   B. 10～15℃   C. 15～20℃

    D. 20～25℃   E. 25～30℃

27. 下列哪项不是"阿托品化"的指标( )

    A. 颜面潮红、干燥   B. 体温正常或轻度升高

    C. 心动过速   D. 瞳孔轻度扩大

28. 以下哪项不是重度有机磷中毒的指征( )

    A. 神经系统受累   B. 呼吸衰竭

    C. 血胆碱酯酶活性＞0.3   D. 血胆碱酯酶活性＜0.3

29. 敌百虫中毒的患者禁用哪种溶液洗胃( )

    A. 清水   B. 1%盐水

    C. 1:5000 高锰酸钾溶液   D. 2%碳酸氢钠溶液

30. 以下哪项不是毒蕈碱样症状的表现( )

    A. 瞳孔散大   B. 多汗

    C. 流涎   D. 支气管痉挛

31. 关于一氧化碳中毒,下列哪项是不正确的( )

A. 皮肤、黏膜呈樱桃红   B. 流涎

C. 由于大量 HbCO 形成所致   D. 积极采用高压氧治疗

E. 部分患者可能发生"迟发性脑病"

32. 下列哪项不是一氧化碳中毒的急救措施（   ）

     A. 迅速脱离中毒现场   B. 高压氧治疗   C. 持续低流量给氧

     D. 高流量给氧   E. 尽早使用脱水药

33. 抢救一氧化碳中毒患者的最首要的措施是（   ）

     A. 迅速脱离中毒现场   B. 静脉滴注 ATP、辅酶 A   C. 预防脑水肿

     D. 吸氧、纠正缺氧   E. 休克时纠正休克

34. 以下哪项不是重症一氧化碳中毒患者纠正缺氧的急救措施（   ）

     A. 立即将患者移至新鲜空气处   B. 给高流量吸氧

     C. 有条件时给高压氧治疗   D. 立即换血

35. 有机氟类制剂人中毒剂量为（   ）

     A. 1～10mg/kg   B. 2～10mg/kg   C. 3～10mg/kg

     D. 4～10mg/kg   E. 5～10mg/kg

36. 遇有机氟类杀鼠剂口服中毒者，首先应给予（   ）

     A. 建立静脉通路   B. 抽血化验

     C. 详细全身检查   D. 催吐或洗胃

37. 下列哪项是有机氟类杀鼠剂最常见的临床表现（   ）

     A. 消化系统症状   B. 心血管系统症状   C. 神经系统症状

     D. 呼吸系统症状   E. 泌尿系统症状

38. 有机氟类杀鼠剂毒性大，可出现几次药害，而引起中毒（   ）

     A. 1 次   B. 2 次   C. 3 次

     D. 4 次   E. 5 次

39. 心前区捶击：施救者右手握空心拳，小鱼际肌侧朝向患者胸壁，快速从多少厘米的高度向下捶击患者胸壁，连续叩击 1～2 次，每次 1～2s（   ）

     A. 10～20   B. 20～30

     C. 30～40   D. 40～50

40. 心肺复苏术单人施救时按压与吹气比例为（   ）

     A. 30∶2   B. 5∶1

     C. 15∶1   D. 5∶2

41. 重复人工呼吸和胸外按压共几次后再判断患者有无呼吸和心跳，如无，继续上述动作 3～5 分钟后重新判断（   ）

     A. 1   B. 2

     C. 3   D. 5

42. 强调急性心肌梗死要尽早治疗是因为一般超过几小时的再灌注治疗，几乎没什么益处（   ）

     A. 12   B. 10

C. 8　　　　　　　　　　　　　D. 6

43. 重度心力衰竭患者每日钠盐摄入量可控制在（　　）

　　A. 5g　　　　　　　　　　　　B. 2.5g

　　C. 1g　　　　　　　　　　　　D. 0.5 g

44. 急性心力衰竭是由于急性心脏病变引起心排血量显著、急剧降低导致组织器官灌注不足和急性淤血综合征。临床上以哪种心力衰竭为多见（　　）

　　A. 左侧心力衰竭　　　　B. 右侧心力衰竭　　　　C. 全心力衰竭

45. 心功能Ⅱ～Ⅲ级患者,可以（　　）

　　A. 慢跑　　　　　　　　　　　B. 打太极拳

　　C. 做操　　　　　　　　　　　D. 室外平地散步

46. 测量血压前安静休息至少 5min 以上,禁止吸烟或饮用咖啡等刺激性饮料多长时间（　　）

　　A. 30min　　　　　　　　　　B. 25min

　　C. 20min　　　　　　　　　　D. 15min

47. 根据被测对象选择合适的袖带,袖带缚于被测者上臂,下缘应在肘弯上多少厘米处,听诊器胸件置于肘窝肱动脉处（　　）

　　A. 1　　　　　　　　　　　　B. 1.5

　　C. 2　　　　　　　　　　　　D. 2.5

48. 大咯血患者绝对卧床休息,如患部明确则取何种体位以利于血的咯出（　　）

　　A. 患侧卧位头部转向一侧　　　　　　B. 平卧位

　　C. 坐位　　　　D. 半坐位　　　　E. 头高位

49. 大咯血的体征包括（　　）

　　A. 咳嗽伴咯血

　　B. 一次咯血量≥300ml 或 24h 咯血量≥600ml

　　C. 肺部叩诊一侧呼吸音减弱和(或)出现啰音

50. 大量研究表明,80％以上 ARDS 发生于原发病后（　　）

　　A. 48～72h　　　　B. 24～48h　　　　C. 12～24h

　　D. 3d 以后　　　　E. 5d 以后

51. 胸部 X 线片示融合成大片状浸润阴影,支气管充气征明显,常是下列哪一期 ARDS 的临床表现（　　）

　　A. 损伤期　　　　　　　　　　B. 相对稳定期

　　C. 呼吸衰竭期　　　　　　　　D. 终末期

52. 重症 ARDS 患者需要用呼吸机辅助呼吸时,常选用的呼吸模式是（　　）

　　A. 同步间歇指令呼吸(SIMV)　　　B. 控制通气(CMV)

　　C. 呼气终末正压呼吸(PEEP)　　　D. 呼气末负压通气(NEEP)

　　E. 间歇正压通气(IPPV)

53. 窒息主要有（　　）

　　A. 中毒性　　　　　　B. 呼吸性　　　　　　C. 缺氧性

D. 遗传性   E. 外伤性

54. 窒息的表现是(　　)

A. 因二氧化碳分压升高、引起短时间内呼吸中枢急剧抑制

B. 全身痉挛,血管收缩,血压升高

C. 心动过速

D. 痉挛突然消失,血压升高

E. 痉挛突然消失,呼吸逐渐变深加快

55. 上消化道大量出血是指在数小时内失血量超出(　　)

A. 500ml   B. 1000ml

C. 1200ml   D. 1500ml

56. 大量出血达全身血量的多少,即可产生休克(　　)

A. $10\% \sim 20\%$ B. $20\% \sim 30\%$

C. $30\% \sim 50\%$ D. $40\% \sim 50\%$

57. 目前诊断上消化道出血病因的首选检查方法(　　)

A. X线钡剂检查   B. 选择性动脉造影

C. 胃镜检查   D. 放射性核素^{99m}锝(^{99m}Tc)标记红细胞扫描

58. 对肝性脑病患者要注意水、电解质平衡,但下列哪项不妥(　　)

A. 水不宜摄入过多   B. 不需补钾   C. 限制钠盐

D. 正确记录出入水量   E. 根据需要测定血电解质

59. 肝性脑病患者进行清洁灌肠,其溶液最好选用(　　)

A. $0.1\% \sim 0.2\%$肥皂水   B. 甘油稀释液

C. 50%硫酸镁溶液   D. 高渗盐水

E. 生理盐水 100ml 加白醋 10ml

60. 肝性脑病患者哪一临床分期,脑电图检查仍属正常(　　)

A. 前驱期   B. 昏迷前期   C. 昏睡期

D. 昏迷期   E. 躁动期

61. 肝性脑病常有较明显的诱因,常见的有(　　)

A. 上消化道出血   B. 高蛋白饮食   C. 大量放腹水

D. 快速排钾利尿   E. 以上都是

62. 男,56 岁,诊断为急性胰腺炎,经治疗后腹痛、呕吐基本消失,开始饮食宜(　　)

A. 无渣半流食   B. 低脂低蛋白流食   C. 高脂高蛋白流食

D. 高脂高蛋白流食   E. 低脂高蛋白流食

63. 急性胰腺炎患者出现哪种临床表现提示预后不良(　　)

A. 发热持续不退   B. 腹痛明显加重   C. 呕吐频繁

D. 手足抽搐   E. 巩膜皮肤黄染

64. 处理急性胰腺炎的最重要措施是(　　)

A. 抗菌治疗   B. 手术治疗   C. 大量输液

D. 抑制胰液分泌   E. 解除疼痛

65. 急性胰腺炎患者营养支持分 3 个阶段,以下关于 3 个阶段描述错误的是( )
    A. 第一阶段完全胃肠外营养 2～3 周,以减少对胰腺分泌的刺激
    B. 第一阶段完全胃肠外营养 1～2 周,以减少对胰腺分泌的刺激
    C. 第二阶段肠内营养,采用经空肠造口灌注要素饮食,3～4 周
    D. 第三阶段逐步恢复到经口进食。做好 TPN、EN 的护理,防止并发症

66. 关于休克的病情观察,下列哪项不正确( )
    A. 精神状态反应脑灌流情况
    B. 肢体的温度、色泽反映体表灌流情况
    C. 血压、脉压反映血管痉挛程度
    D. 尿量:成人在 5ml/h 以上说明组织灌流良好
    E. 中心静脉压正常值为 0.49～1.18kPa(5～12cmH$_2$O)

67. 休克患者的神志意识变化可反映( )
    A. 血容量变化　　　　　B. 周围血管阻力变化　　　　　C. 心排血量的变化
    D. 脑部血液灌流情况　　E. 组织缺氧程度

68. 休克早期表现错误的是( )
    A. 烦躁不安　　　　　　B. 面色苍白　　　　　　　　　C. 脉搏细弱
    D. 血压下降　　　　　　E. 尿量减少

69. 处理休克的根本措施是( )
    A. 扩容疗法　　　　　　B. 消除病因　　　　　　　　　C. 纠正电解质紊乱
    D. 防止肾衰竭　　　　　E. 纠正酸中毒

70. 诱发弥漫性血管内凝血(DIC)最常见的病因是( )
    A. 胎盘早剥　　　　　　B. 恶性肿瘤　　　　　　　　　C. 严重创伤
    D. 感染性疾病　　　　　E. 大面积烧伤

71. 控制 DIC 最根本的治疗措施是( )
    A. 抗凝疗法　　　　　　B. 抗纤溶治疗　　　　　　　　C. 抗血小板凝集药物
    D. 去除病因,治疗原发病　E. 补充凝血因子和血小板

72. 以下哪项不是 DIC 应用肝素的指征( )
    A. 严重的出血和血栓形成危及生命,而病因又不能迅速去除时
    B. 准备补充凝血因子或纤溶制剂而促凝物质又仍可能在血液中起作用时
    C. DIC 后期,以继发性纤溶为主者
    D. 慢性和亚急性 DIC

73. 脑桥出血患者瞳孔可出现何种变化( )
    A. 双侧瞳孔散大　　　　　　　　　　　B. 双侧瞳孔缩小
    C. 一侧瞳孔散大　　　　　　　　　　　D. 一侧瞳孔缩小

74. 瞳孔缩小指瞳孔直径小于( )
    A. 1mm　　　　　　　　　　　　　　　B. 2mm
    C. 3mm　　　　　　　　　　　　　　　D. 4mm

75. 下列脑出血护理措施中哪项是错误的( )

A. 绝对卧床休息 3～4 周   B. 密切观察生命体征、瞳孔、意识

C. 正确使用脱水药   D. 保持排便通畅,必要时高位灌肠

76. 脑血栓形成的临床表现不包括(　　)

     A. 失语   B. 意识障碍

     C. 血性脑脊液   D. 偏瘫

77. 缺血性中风常见的并发症不包括(　　)

     A. 肺部感染   B. 深静脉血栓

     C. 骨折   D. 泌尿系感染

78. 癫痫持续状态是指癫痫持续发作长于多少分钟或多少次以上连续发作,发作期间意识不恢复(　　)

     A. 30,2   B. 15,4

     C. 2,30   D. 30,1

79. ASE 的发作以哪些人多见(　　)

     A. 老年人   B. 儿童

     C. 成年人   D. 婴儿

80. DKA 最常见的诱因是(　　)

     A. 感染   B. 外伤

     C. 手术   D. 饮食失控

81. DKA 补液宜先快后慢,前 4 小时可补总量的多少,前 8 个小时补总量的多少(　　)

     A. 1/2,2/3   B. 1/3,2/3

     C. 1/3,1/2   D. 1/2,3/4

82. DKA 胰岛素治疗时主张选用哪种胰岛素,小剂量静脉持续滴注(　　)

     A. 短效   B. 中效

     C. 长效   D. 混合

83. 低血糖危象是指血糖低于多少,引起交感神经过度兴奋和中枢神经异常的症状及体征(　　)

     A. 3.5mmol/L   B. 5.5mmol/L

     C. 2.8mmol/L   D. 3.8mmol/L

84. 凡怀疑低血糖危象的患者即采血测定(　　)

     A. 血糖   B. 电解质

     C. 肝功能   D. 血常规

85. 出现低血糖危象应立即静脉补充(　　)

     A. 0.9%氯化钠注射液   B. 平衡液

     C. 5%碳酸氢钠   D. 5%～10%葡萄糖注射液

86. 当腋下体温超过多少度时称为高热,超过多少度为超高热(　　)

     A. 39,41   B. 39.9,41

     C. 40,41   D. 39,42

87. 体温超过 39℃,波动幅度大,体温上下波动在 2℃以上是哪种热型(　　)

A. 稽留热　　　　　　　　　　　　B. 间歇热

C. 不规则热　　　　　　　　　　　D. 弛张热

88. 体温维持在39～40℃以上的数天或数周,每天体温上下波动不超过1℃者是哪种热型(　　)

A. 稽留热　　　　　　　　　　　　B. 间歇热

C. 不规则热　　　　　　　　　　　D. 弛张热

89. 下列哪项不属于急性喉阻塞的临床表现(　　)

A. 吸气性呼吸困难　　　B. 吸气性喉喘鸣　　　C. 出现三凹征

D. 出现潮式呼吸　　　　E. 面色发绀

90. 喉气管异物最严重的并发症是(　　)

A. 声嘶　　　　　　　　B. 喉痛　　　　　　　C. 喉头梗阻

D. 急性喉炎　　　　　　E. 肺部感染

91. 吸气性喉喘鸣是喉阻塞的一个重要症状,尤见于(　　)

A. 喉水肿　　　　　　　B. 咽后壁脓肿　　　　C. 小儿急性喉炎

D. 双侧声带外展麻痹　　E. 喉肿瘤

92. 急性喉阻塞患者出现严重呼吸困难时,首先应采取的紧急措施是(　　)

A. 吸氧　　　　　　　　B. 明确病因　　　　　C. 建立静脉通道

D. 气管切开或环甲膜穿刺 E. 取头高足低位

93. 下列患者中哪些不会出现昏迷伴眼底改变(　　)

A. 高血压脑病　　　　　　　　　　B. 糖尿病非酮症高渗性昏迷

C. 慢性肾功能衰竭　　　　　　　　D. 高热

94. 下列选项中不会出现昏迷伴血压升高的是(　　)

A. 高血压脑病　　　　　　　　　　B. 糖尿病酮症酸中毒

C. 颅内压增高　　　　　　　　　　D. 子痫

95. 昏迷患者急救措施不包括(　　)

A. 平卧位,头偏向一侧　　　　　　B. 氧气吸入

C. 口腔护理　　　　　　　　　　　D. 密切观察病情变化

96. 一位正在鼻出血的患者首先采用的治疗方法是(　　)

A. 找出血原因　　　　　B. 局部止血　　　　　C. 输血

D. 补液　　　　　　　　E. 全身用止血药

97. 以下哪项不是鼻出血的全身原因(　　)

A. 凝血机制障碍　　　　B. 高血压　　　　　　C. 风湿性心脏病

D. 妇女月经期　　　　　E. 化学物质中毒

98. 老年人鼻出血部位常见于(　　)

A. 利特尔动脉丛或克静脉丛　　B. 鼻-鼻咽动脉丛　　C. 鼻中隔后部动脉性出血

D. 鼻中隔前下方　　　　　　　　E. 鼻中隔中部

99. 鼻出血最常见的部位是(　　)

A. 鼻中隔前下方　　　　B. 鼻腔后部　　　　　C. 下鼻道后部

D. 鼻顶　　　　　　　　　　E. 鼻窦

100. 腹痛十分剧烈且迅速累及全腹应考虑( )
　　 A. 急性胆囊炎　　　　　　　　B. 急性重型胰腺炎
　　 C. 急性阑尾炎　　　　　　　　D. 胃、十二指肠溃疡穿孔

101. 急性胰腺炎疼痛可放射至( )
　　 A. 左腰背部　　　　　　　　　B. 左肩胛部
　　 C. 右肩胛部　　　　　　　　　D. 腹股沟部

102. 消化性溃疡穿孔可导致( )
　　 A. 胀痛　　　　　　　　　　　B. 阵发性绞痛
　　 C. 刀割样或烧灼样痛　　　　　D. 钻顶样疼痛

103. 持续性胀痛的同时伴有溢出样呕吐提示有( )
　　 A. 低位小肠梗阻　　　　　　　B. 高位小肠梗阻
　　 C. 麻痹性肠梗阻　　　　　　　D. 机械性肠梗阻

104. 轻度脱水时失水占体重的( )
　　 A. 1%～2%　　　　　　　　　 B. 2%～3%
　　 C. 2%～4%　　　　　　　　　 D. 3%～4%

105. 等渗脱水者先饮何种溶液后淡盐水,低渗性脱水者先饮淡盐水后何种溶液( )
　　 A. 糖水,盐水　　　　　　　　 B. 糖水,糖水
　　 C. 盐水,盐水　　　　　　　　 D. 盐水,糖水

106. 代谢性酸中毒的病因不包括( )
　　 A. 碱过多　　　　　　　　　　B. 酸产生过多
　　 C. 氢离子排出减少　　　　　　D. 高钾血症

107. 缺氧和二氧化碳潴留同时存在,可见于何种类型的酸碱平衡失调( )
　　 A. 代谢性酸中毒　　　　　　　B. 代谢性碱中毒
　　 C. 呼吸性酸中毒　　　　　　　D. 呼吸性碱中毒

108. 代谢性酸中毒者给予哪种浓度的氧气吸入( )
　　 A. 1～2L/min　　　　　　　　 B. 2～4L/min
　　 C. 4～6L/min　　　　　　　　 D. 6～8L/min

109. 异位妊娠最常发生于( )
　　 A. 输卵管　　　　　　　　　　B. 卵巢
　　 C. 宫颈　　　　　　　　　　　D. 腹腔

110. 输卵管妊娠患者自体血回输时,以下哪项不符合腹腔血液回输的条件( )
　　 A. 妊娠<16周　　　　　　　　 B. 胎膜未破
　　 C. 出血时间<24h　　　　　　　D. 血液未受污染、镜检红细胞破坏率<30%

111. 子痫是妊娠高血压综合征发展的最严重阶段,按子痫发生的时间,哪种子痫多发
( )
　　 A. 产前子痫　　　　　　　　　B. 产时子痫
　　 C. 产后子痫　　　　　　　　　D. 以上都不是

112. 子痫伴昏迷患者应采取（　　）

    A. 去枕平卧位 　　　　　　　　　　B. 头低侧卧位

    C. 中凹卧位 　　　　　　　　　　　D. 以上都不是

113. 以下对子痫体征叙述不正确的是（　　）

    A. 瞳孔散大，抽搐时神志清楚 　　　B. 血压急剧增高，脉速而弱

    C. 呼吸急促，有时伴有体温升高 　　D. 少尿或无尿，全身轻度至重度水肿

114. 硫酸镁的药理作用不包括（　　）

    A. 解痉 　　　　　　　　　　　　　B. 降压

    C. 利尿 　　　　　　　　　　　　　D. 兴奋呼吸

（二）多项选择题

1. 心脏骤停主要表现为（　　）

    A. 突然意识丧失或伴有全身抽搐 　　B. 呼吸停止或呈叹息样呼吸

    C. 大动脉（颈、股动脉）搏动消失 　　D. 瞳孔散大

2. 急性心肌梗死是在冠状动脉病变基础上，发生冠状动脉血供急剧减少或中断，使相应的心肌严重而持久地急性缺血性坏死，是冠心病的一种严重类型。临床表现有（　　）

    A. 持久地胸骨后剧烈疼痛 　　　　　B. 发热

    C. 白细胞计数和血清心肌酶谱增高 　D. 心电图进行性改变

3. 急性心肌梗死并发症有（　　）

    A. 乳头肌功能失调或断裂 　　　　　　　　B. 心脏破裂

    C. 栓塞 　　　　D. 心室壁瘤 　　　　　　E. 心肌梗死综合征

4. 属于急性心力衰竭，X线检查的有（　　）

    A. 肺门蝴蝶影并向周围扩展 　　　　B. Kerley B 线

    C. 心界扩大，心尖搏动减弱 　　　　D. 左室射血分数小于50%

5. 患者为60岁以上高龄，血压下降过快、过猛可导致冠状动脉或脑动脉供血不足，患者有何种病史（　　）

    A. 冠心病 　　　　　　　　　　　　B. 脑血管病

    C. 肾功能不全 　　　　　　　　　　D. 糖尿病

6. 高血压危象一般收缩压降至，舒张压降至多少即可（　　）

    A. 150～170mmHg 　　　　　　　　B. 160～180mmHg

    C. 100～110mmHg 　　　　　　　　D. 110～120mmHg

7. 下面哪些是急性重症哮喘的症状（　　）

    A. 喘息、咳嗽、呼吸困难 　　　　　B. 面色苍白，口唇发绀

    C. 强迫端坐呼吸，不能平卧 　　　　D. 脉率＞120 次/min 或变慢或不规则

8. 咯血者均应进行胸部 X 线透视，可见肺部（　　）

    A. 不规则环状透光阴影或蜂窝状影 　B. 或浸润性病灶

    C. 或浸润影伴空洞 　　　　　　　　D. 或团块

9. 门脉高压胃底-食管静脉曲张破裂会有哪些体征（　　）

    A. 蜘蛛痣 　　　　　　　　　　　　B. 脾大

    C. 腹水   D. 左锁骨上凹淋巴结肿大

10. 对急性宫外孕体征叙述正确的是(　　)

    A. 腹腔内出血多时,患者呈贫血貌并可出现休克体征

    B. 腹部检查有明显压痛、反跳痛,尤以患侧为剧

    C. 盆腔检查后穹隆饱满、触痛、宫颈明显举痛

    D. 子宫稍大而软、腹腔内出血多时呈漂浮感

11. 急性宫外孕保守性手术的适应证为(　　)

    A. 要求保留生育功能者

    B. 病情稳定,腹腔内出血少者

    C. 无明显粘连、炎症和大范围的输卵管破坏者

    D. 一侧输卵管已被切除的年轻患者

(三)填空题

1. 多发性创伤是指在同一致伤因素作用下,机体有_____以上解剖部位或脏器同时或相继遭受严重损伤,其中至少有一处损伤可危及生命。

2. 当多发性创伤患者伴有开放性气胸时,应立即_____。

3. 当多发性创伤患者疑有腹腔内出血时,应立即行_____、_____检查,必要时行剖腹探查。

4. _____是严重多发伤的重要抢救措施,也是抗休克成功的关键。

5. 颅内压升高时,典型的生命体征变化是二慢二高,即_____、_____、_____、_____。

6. 颅脑损伤患者发生癫痫的主要原因是_____、_____、_____、_____。

7. 颅脑外伤后出现高热的患者可以采用亚低温治疗,目前临床常用半导体冰毯机制冷与药物降温相结合方法,给予患者肛温一般维持在____,持续____天。

8. 硬膜外血肿瞳孔变化的特征是_____、_____。

9. 当多根多处肋骨骨折时,胸壁失去肋骨支撑,大块胸壁"软化",呼吸运动时,与其他部位胸壁活动相反,吸气时凹陷,呼气时向外凸出,严重影响呼吸功能,称为_____,此种呼吸称为_____。

10. 张力性气胸患者皮下扪诊时可有握雪感,听诊时可有捻发感,这是_____的特异体征。

11. 损伤性血胸胸腔穿刺抽出_____时即可明确诊断。

12. 对气胸者,可行胸腔闭式引流术,引流出胸腔内的积气,常选在_____插管引流。

13. 腹部创伤损伤实质性脏器或大血管常可引起_____,损伤空腔性脏器常导致内容物流入腹腔而造成_____。

14. _____是腹部创伤最首要的表现。

15. 腹腔穿刺术是一种简易、有效的诊断方法,多用于诊断腹部闭合伤。如抽出_____,常提示腹腔内出血。

16. 腹部闭合性损伤的患者,未明确诊断前禁用_____,以免掩盖症状。

17. 低压交流电(220~380伏)触电者最多见,常因_____导致死亡。

18. 高压电触电者多引起_____、_____致呼吸暂停、窒息,导致死亡。

19. 电击伤轻型患者一般无阳性体征,但应重视心脏听诊,连续听诊3~5min可听到_____。

20. 电击伤患者如出现酸中毒,可采用_____静脉滴注来纠正。

21. 根据吸入水分的性质及病理生理变化不同,可将溺水分为_____和_____。

22. 淡水溺水时,血中电解质的主要变化为血钾_____,血钠、血氯_____。

23. 对溺水患者进行施救时,常用的倒水方法有____、____和_____。

24. 溺水患者救治中应注意维持循环功能,对血压不稳或低血压状态,在中心静脉压监测下,掌握好输液量和速度,将_____、_____、_____三者结合起来分析以指导输液治疗。

25. 中暑患者降温措施包括_____、_____、_____、_____四种。

26. 重度中暑有_____、_____、_____、_____四种临床分型。

27. 观察降温效果时,如有_____、_____则停用药物降温。

28. 体表降温时:冰袋应置于_____、_____、_____、_____等大血管走行处。

29. 急性有机磷农药中毒可表现为三大症状,即_____、_____和_____。

30. 阿托品应用于有机磷中毒患者救治中,应遵循_____、_____和_____的原则。

31. 一氧化碳中毒在生活中发生率很高,其主要表现为_____、_____、_____系统中毒症状。

32. 一氧化碳中度中毒患者的碳氧血红蛋白饱和度为_____。

33. 一氧化碳中毒患者应迅速纠正缺氧,给予高浓度吸氧,有条件者应积极采用_____。

34. 在重度一氧化碳中毒昏迷患者中,应注意观察神经系统的表现,以便及时防治_____,它是一氧化碳中毒急性期的延续。

35. 有机氟类制剂可经_____、_____、_____吸收。

36. 有机氟进入人体后,脱去氨基转化为_____,阻断三羧酸循环,阻碍丙酮酸代谢,妨碍正常_____。

37. _____是有机氟中毒的特效解毒剂。

38. 有机氟类杀鼠剂中毒可致心肌损害,可选用1,6二磷酸果糖及能量合剂营养心肌,禁用_____。

39. 美国心脏病学会于1980年为冠心病患者心搏骤停所作定义是:冠心病发病后_____内心脏停搏为心搏骤停。

40. 判断心脏是否已突然停搏,凭_____和触不到_____搏动两个特征就可以判断,应立即实施抢救。

41. 人脑耐受循环停止的临界时限为_____分钟(WHO)。

42. 心肺复苏术(cardiopulmonany resuscitation,CPR)是针对心脏停搏、呼吸停止的危机状况采用的人工呼吸和胸外心脏按压的急救措施,以建立人工呼吸和循环,也称基础生命支持,主要包括_____、_____、_____,目的是提供大脑最低限度的血液供应,防止脑的永久性损害。

43. 急性心肌梗死是在冠状动脉病变基础上,发生冠状动脉血供急剧减少或中断,使相应的心肌严重而持久地_____,是冠心病的一种严重类型。

44. 急性心肌梗死心电图的肯定性改变是出现异常、持久的_____及持续的、进行性的_____段抬高。

45. 向患者及家属解释急性期卧床休息可减少心肌耗氧量,减轻心脏负荷,防止病情加重。发病后_____天内患者必须绝对卧床休息,可平卧或半卧,由护士帮助完成日常生活照护,限制探视。

46. 急性心力衰竭是由于急性心脏病变引起_____显著、急剧降低导致组织器官灌注不足和急性_____综合征。

47. 急性左心衰竭起病急,病程进展迅速,一旦发生要迅速处理,立即让患者取_____。

48. 急性左心衰竭立即给予高流量氧气吸入,流量为_____,湿化瓶内加入_____乙醇湿化或使用有机硅消泡剂,以降低肺内泡沫的表面张力,使泡沫破裂,改善肺泡通气。

49. 轻度心力衰竭患者每日钠盐摄入量可控制在_____g左右。

50. 高血压危象是高血压急症之一,是指由于周围血管阻力突然上升,致使血压明显升高引起的一系列临床表现,血压以收缩压显著升高为主,可高达_____,舒张压也相应升高至_____。

51. 一般收缩压降至_____,舒张压降至_____即可。

52. 高血压危象降压要做到_____、_____、_____。

53. 高血压危象降压用药可选用_____、_____、_____。

54. 急性重症哮喘(急重哮喘)是指_____、_____、_____突然加重或在原有的基础上进行性加重。从哮喘发作后短时间内即进入危重状态,临床上常难以处理。

55. 急性重症哮喘(急重哮喘)痰液检查涂片在显微镜下可见较多_____,及_____退化形成的尖棱结晶,黏液栓和透明的哮喘珠。

56. 急性重症哮喘(急重哮喘)心电图可出现心动过速,肺型_____波。

57. 面色苍白、口唇发绀,被迫采取前弓位,可有明显的三凹征,双肺满布哮鸣音,危重哮喘患者呼吸音或哮鸣音可明显降低甚至消失,表现为所谓的"_____"。

58. 咯血是指_____以下呼吸道任何部位的出血,经喉、口腔而咯出称咯血。一次咯血量_____,或24h咯血量_____。

59. 大咯血急救原则主要是_____,使_____通畅,同时进行_____抢治。

60. 咯血停止后且病情稳定后再给予_____、_____的食物。

61. 实验证明室内每日开窗通风_____次,_____min,即可有效地净化空气。

62. 急性呼吸窘迫综合征(简称ARDS)是一种继发的,以_____和_____为特征的综合征。

63. ARDS的病因常与_____、_____、_____、_____等因素引起的肺损害有关,是急性呼吸衰竭中较为严重、处理棘手、死亡率最高的临床综合征。

64. 呼吸困难或窘迫是ARDS主要的临床表现之一。其特点是_____、_____、_____,气急和口唇、甲床发绀用一般氧疗法不能改善。

65. 窒息主要表现为_____或其他_____产物蓄积引起的刺激症状和缺氧引起的中枢神经麻痹症状交织在一起。

66. 高浓度吸氧,流量_____,必要时呼吸机辅助呼吸。

67. 一氧化碳中毒,大量的一氧化碳由呼吸道吸入肺,与_____结合成_____,阻碍了氧与_____的结合与解离,导致组织_____造成的窒息。

68. 上消化道出血是指_____的消化道,包括食管、胃、十二指肠或胰胆等病变引起的出血。

69. 气囊压迫止血持续压迫时间最长不应超过____h。

70. 食管胃底静脉曲张破裂大出血的止血措施是_____、_____、_____、_____。

71. 改善急性失血性周围循环衰竭的关键是要输足量全血,肝硬化患者宜用_____。

72. 肝性脑病又称_____,是严重肝病引起以代谢紊乱为基础的中枢神经系统功能失调的综合病征,以_____、_____、_____为主要临床表现。

73. 肝性脑病常有较明显的诱因,常见有_____、_____、_____、_____、_____等。

74. 根据患者意识障碍程度、神经系统表现和脑电图改变,将肝性脑病分为_____、_____、_____、_____四期。

75. 肝性脑病在治疗过程中应注意观察用药后的疗效及不良反应,如使用_____时,应注意有无肾脏及听觉功能损害。

76. 急性胰腺炎血糖在发病后常用升高,若超过_____表示预后严重。

77. 进行肠道内营养导管者,给予要素饮食要注意三度_____、_____、_____。

78. 重症急性胰腺炎指急性胰腺炎伴有_____、_____、_____、_____局部并发症者,后者往往比较严重。

79. 胰腺炎病因上分_____、_____两型。

80. 休克根据病因分类,可分_____、_____、_____、_____和_____五类。

81. 外科最常见的休克多为_____、尤其是_____、其次为_____。

82. 休克是_____、_____、_____和_____的病理过程,它是一个由多种病因引起的综合征。

83. DIC 临床表现为_____、_____、_____、_____。

84. DIC 时常用的抗凝药是_____。

85. DIC 使用肝素的禁忌证:_____、_____、_____。

86. 基底节区出血可出现典型"三偏"体征,即_____、_____、_____。

87. 脑梗死最常见的类型有_____、_____、_____等。

88. 脑梗死 CT 扫描常显示梗死区_____。

89. 低体温能够降低_____,从而降低脑血流量及_____。低温治疗应使体温维持在_____℃的范围内并持续 48~72h。

90. 控制 SE 的关键是选择强有力的_____。

91. 癫痫发作时应做好"五防",即防_____,防_____,防_____,防脱臼及防骨折。

92. 全身惊厥性癫痫持续状态(GCSE)典型表现为_____、_____,发作时意识障碍,发作期间意识障碍不恢复。

93. 糖尿病酮症酸中毒是糖尿病最常见的急性并发症,以_____、_____和代谢性酸中毒为主要表现。

94. 糖尿病酮症酸中毒患者呼气中有____,为 DKA 最特有的表现。

95. 抢救 DKA 的首要措施是_____。

96. 引起低血糖的病因,根据低血糖发作的特点可分为_____、_____、_____ 3 类。

97. 低血糖患者葡萄糖耐量试验(OGTT)血糖呈_____曲线。

98. 糖尿病患者发生低血糖危象常见于_____、_____、胰岛素用量过大及_____等。

99. 高热常见热型有_____、_____、_____、_____四种。

100. _____可有效控制中枢性高热,对减轻脑水肿,降低颅内压,促进脑功能恢复及降低病死率起重要作用。

101. _____是治疗高热患者的关键措施。

102. 急性喉阻塞是耳鼻喉科的一种急症,以_____为主要表现,可在发病几小时甚至几分钟内引起窒息而危及生命,必须予以重视。

103. 吸气性呼吸困难可引起_____凹陷、_____凹陷及_____凹陷为表现的吸入性三凹征。

104. 吸气性喉喘鸣是喉阻塞的一个重要症状,吸入气流急速通过狭窄的_____时,气流的摩擦和声带颤动即可发出哮吼和笛鸣。

105. 引起喉阻塞的病变在声门或声门附近者多出现_____的症状。

106. 昏迷的常见病因可分为_____和_____两大类。

107. 昏迷程度取决于意识水平下降的程度,常通过_____、瞳孔对光反射、_____来判断。

108. 昏迷伴有脑膜刺激征,常见于_____或_____等。

109. 鼻出血部位因年龄而异,儿童和青年多在_____。

110. 鼻出血患者局部止血方法中,黏膜下注射法是将_____或_____注射于出血黏膜下,压迫破裂血管止血。

111. 填塞压迫法包括_____和_____两种方法。

112. 鼻出血局部止血时,可用浸以_____或_____的棉片填入鼻腔内止血,然后寻找出血点。

113. 急腹症中最早和最主要症状为_____。

114. 急腹症急救处理的"四禁原则"为_____、_____、_____、_____。

115. 腹膜刺激征:_____、_____、_____。

116. 腹腔脓肿可分_____、_____、_____。

117. 脱水分为等渗性脱水、_____和低渗性脱水。

118. 尿量_____,不宜补钾。

119. 补钾严格控制速度和浓度,一般每日补钾量在_____g,每小时不超过_____g。

120. 呼吸性碱中毒时,可给予_____CO_2氧气混合吸入。

121. 正常人体血液的pH通过体内缓冲系统,肺、肾及离子交换几个方面的调节以维持在_____。

122. 输卵管妊娠发生部位以_____最多见,其次为_____,伞部及间质部妊娠少见。

123. 输卵管妊娠的三大典型症状_____、_____、_____。

124. B超检查时在输卵管部位看到_____或_____即可确诊为输卵管妊娠。

125. 输卵管妊娠内出血时,血液积聚于直肠子宫陷凹,后穹隆穿刺可抽出_____。

126. 子痫是在子痫前期的基础上进而有_____或伴有_____。

127. 子痫患者眼底检查可见_____、_____,严重时出现视网膜渗血、出血,甚至视网膜剥离。

128. 子痫的急救处理原则为：_____、_____、_____、_____、_____。

129. 子痫患者使用硫酸镁前应做以下检查：_____、_____、_____、_____。

(四)简答题

1. 简述多发性创伤的诊断标准。

2. 简述脑水肿的观察与护理要点。

3. 简述严重胸外伤的急救措施。

4. 简述腹部创伤的救护要点。

5. 简述电击伤的急救措施。

6. 溺水患者出现肺水肿该如何处理？

7. 重症中暑如何降温？

8. 简述有机磷农药中毒的分级标准。

9. 简述急性一氧化碳中毒的急救措施。

10. 简述有机氟类杀鼠剂中毒的急救措施。

11. 简述心肺复苏的原则。

12. 简述溶栓的适应证。

13. 简述正确测量血压的方法。

14. 简述急性重症哮喘(急重哮喘)的出院指导。

15. 简述大咯血的出院指导。

16. 简述 ARDS 的急救措施。

17. 简述窒息的急救措施。

18. 简述上消化道出血的健康教育。

19. 简述肝性脑病的临床分期。

20. 减少胰酶分泌的措施有哪些？

21. 简述休克的急救措施。

22. 简述 DIC 的预防措施。

23. 简述急性喉阻塞的救护要点。

24. 鼻出血的局部止血方法有哪些？

25. 请简述外科急腹症的特点。

26. 请简述急性宫外孕的救护要点。

二、参 考 答 案

(一)单项选择题

1. C	2. A	3. B	4. B	5. B	6. C	7. A
8. B	9. E	10. D	11. B	12. D	13. B	14. E
15. A	16. E	17. B	18. A	19. B	20. D	21. E
22. A	23. E	24. D	25. A	26. D	27. C	28. C

29. D	30. A	31. B	32. C	33. A	34. D	35. B
36. D	37. C	38. B	39. B	40. A	41. D	42. A
43. C	44. A	45. D	46. A	47. D	48. A	49. C
50. B	51. D	52. C	53. A	54. B	55. B	56. C
57. C	58. B	59. E	60. A	61. E	62. B	63. D
64. D	65. B	66. D	67. D	68. D	69. B	70. D
71. D	72. C	73. B	74. B	75. D	76. C	77. C
78. A	79. B	80. A	81. B	82. A	83. C	84. A
85. D	86. A	87. D	88. A	89. D	90. C	91. C
92. D	93. D	94. D	95. C	96. B	97. D	98. C
99. A	100. D	101. A	102. C	103. C	104. C	105. A
106. A	107. C	108. B	109. A	110. A	111. A	112. B
113. A	114. D					

(二)多项选择题

1. ABCD　2. ABCD　3. ABCDE　4. ABC　5. ABC　6. BC　7. AC
8. ABCD　9. ABC　10. ABCD　11. ABCD

(三)填空题

1. 两个或两个

2. 将开放性气胸变为闭合性

3. 腹腔穿刺术　B超

4. 补充有效循环血量

5. 脉搏慢　呼吸慢　血压高　体温高

6. 外伤致大脑皮质激惹或损伤　颅内压增高　高热　脑缺氧

7. 30～34℃　3～10

8. 血肿侧开大　对光反应消失

9. "浮动胸壁"或"连枷胸"　反常呼吸

10. 皮下气肿

11. 不凝固血液

12. 锁骨中线第2肋间

13. 严重出血及休克　腹膜炎

14. 腹痛

15. 不凝固血液

16. 镇痛药

17. 心室纤维颤动

18. 呼吸中枢麻痹　呼吸肌强直性收缩

19. 偶发的期前收缩

20. 5%碳酸氢钠

21. 海水溺水　淡水溺水

22. 增高　下降

23. 膝顶法　肩顶法　抱腹法

24. CVP　动脉压　尿量

25. 环境降温　体表降温　体内中心降温　药物降温

26. 中暑高热　中暑衰竭　中暑痉挛　日射病

27. 呼吸抑制　深昏迷　血压下降(收缩压低于80mmHg)

28. 头　颈　腋窝　腹股沟

29. 毒蕈碱样症状　烟碱样症状　中枢神经系统症状

30. 早期　足量　维持足够时间

31. 缺氧性中枢　呼吸　循环

32. 30%～40%

33. 高压氧治疗

34. 迟发性脑病

35. 呼吸道　消化道　皮肤

36. 氟乙酸　氧化磷酸化代谢

37. 乙酰胺(解氟灵)

38. 洋地黄

39. 1h

40. 深度昏迷　大动脉

41. 4～6

42. 开放气道A(Airway)　人工呼吸B(Breath)　恢复循环C(Circulation)

43. 急性缺血性坏死

44. Q波或QS波　ST

45. 1～3

46. 心排血量　淤血

47. 端坐位

48. 6～8 L/min　20%～30%

49. 5

50. 250～260mmHg　120～140mmHg

51. 160～180mmHg　100～110mmHg

52. 迅速　安全　有效

53. 硝普钠　可乐定　酚妥拉明

54. 气喘　咳嗽　胸闷

55. 嗜酸性粒细胞　嗜酸性粒细胞

56. P

57. 沉默胸

58. 喉　≥300ml　≥600ml

59. 止血　呼吸道　病因

60. 高蛋白　高维生素易消化

61. 1～2　30

62. 急性呼吸窘迫　低氧血症

63. 创伤　休克　感染　误吸　氧中毒

64. 起病急　呼吸频率＞28次/分　呼吸困难呈进行性加重

65. 二氧化碳　酸性代谢

66. 4～6L/min

67. 血红蛋白　碳氧血红蛋白　血红蛋白　缺氧

68. 屈氏韧带以上

69. 24

70. 药物止血　气囊压迫止血　内镜治疗　外科手术或经颈静脉肝内门体静脉分流术

71. 新鲜血

72. 肝昏迷　意识障碍　行为失常　昏迷

73. 上消化道出血　高蛋白饮食　大量放腹水　快速排钾利尿　感染

74. 前驱期　昏迷前期　昏睡期　昏迷期

75. 新霉素

76. 11mmol(200mg/dl)

77. 温度　浓度　速度

78. 脏器功能衰竭　出现坏死　脓肿　假性囊肿等

79. 胆源性　非胆源性

80. 低血容量性休克　感染性休克　心源性休克　神经原性休克　过敏性休克

81. 低血容量休克　创伤性休克　感染性休克

82. 机体有效循环血容量减少　组织灌注不足　细胞代谢紊乱　功能受损

83. 出血　栓塞　微循环障碍　溶血

84. 肝素

85. DIC后期,以继发性纤溶为主者慎用　颅内或脊髓内出血者禁忌　伴有血管损伤或新鲜创面者,肺结核咯血、溃疡病出血者慎用

86. 病灶对侧中枢性偏瘫　偏身感觉障碍　同向偏盲

87. 脑血栓形成　脑栓塞　腔隙性脑梗死

88. 低密度影

89. 脑代谢　颅内压　32±1

90. 足量的抗癫痫药物

91. 坠床　舌咬伤　下颌脱臼

92. 阵发性或持续性肌肉节律性强直　阵挛或强直-阵挛

93. 高血糖　高酮血症

94. 烂苹果味

95. 迅速纠正失水以改善微循环与肾功能

96. 空腹低血糖　餐后低血糖　药物引起

97. 低平

98. 延迟进餐　剧烈运动　注射胰岛素后吸收不均匀

99. 稽留热　间歇热　不规则热　弛张热

100. 冰毯

101. 迅速而有效地降温

102. 吸气性呼吸困难

103. 胸骨上窝　锁骨上窝　肋间隙

104. 声门裂

105. 声音嘶哑

106. 原发性　继发性

107. 角膜反射　压眶反应

108. 颅内炎症　颅内出血或脑疝

109. 鼻中隔前下方的 Little 区

110. 局部麻醉药　硬化剂

111. 鼻腔填塞法　后鼻孔填塞法

112. 1％～2％麻黄碱液　0.1％肾上腺素液

113. 急性腹痛

114. 禁食水　禁灌肠或禁服泻药　禁镇痛药　禁止活动

115. 腹部压痛　反跳痛　腹肌紧张

116. 膈下脓肿　盆腔脓肿　肠间隙脓肿

117. 高渗性脱水

118. ＜500ml/d

119. 7.5～15　1

120. 5％

121. 7.35～7.45

122. 壶腹部　峡部

123. 停经　阴道流血　腹痛

124. 妊娠囊　胎心搏动

125. 陈旧性不凝血

126. 抽搐发作　昏迷

127. 视网膜眼底小动脉痉挛　视神经乳头水肿

128. 积极控制抽搐　防止受伤　减少刺激　加强监护　适时终止妊娠

129. 膝腱反射必须存在　呼吸每分钟不少于 16 次　尿量每小时不少于 25ml　必须准备 10％葡萄糖酸钙 10ml

(四)简答题

(略)。

第二节　危重症患者的监护

一、参考试题

(一)单项选择题

1. 下列哪项不是右心衰竭的临床表现(　　)

    A. 颈静脉充盈或怒张
    B. 肝脏肿大和压痛

    C. 周围型发绀
    D. 咳嗽吐粉红色泡沫痰

2. 心搏病患者用力排便而引起的严重意外是(　　)

    A. 肛裂
    B. 心搏骤停

    C. 便血
    D. 直肠曲张

3. 急性心肌梗死常见的死亡原因是(　　)

    A. 严重心律失常
    B. 心力衰竭

    C. 心源性休克
    D. 发热

4. 急性心肌梗死患者第1周必须(　　)

    A. 绝对卧床
    B. 床上四肢活动

    C. 搀扶室内活动
    D. 日常生活自理

5. 什么是应用最早、最广泛的心血管病治疗技术(　　)

    A. 经皮冠状动脉成形术
    B. 经静脉心内膜人工心脏起搏术

    C. 心导管消融治疗
    D. 经皮心脏瓣膜成形术

6. 冠心病介入治疗的基本手段是(　　)

    A. 经皮冠状动脉成形术
    B. 经皮心脏瓣膜成形术

    C. 粥样斑块机械旋磨切除术
    D. 定向冠脉粥样斑块切除术

7. 下列哪项不是冠状动脉急性闭塞的原因(　　)

    A. 冠状动脉夹层
    B. 冠状动脉内血栓形成

    C. 冠状动脉痉挛
    D. 冠状动脉穿孔

8. 术后若发现穿刺侧肢体疼痛、肤色苍白或发绀、肢体发凉、足背动脉搏动减弱或消失,应考虑(　　)

    A. 冠状动脉急性闭塞
    B. 冠状动脉内血栓形成

    C. 动脉血供不良或血栓形成
    D. 冠状动脉夹层

9. 确定给氧浓度的首要指标为(　　)

    A. 发绀的轻重
    B. 动脉血气变化
    C. 呼吸困难的程度

    D. 神志状态
    E. 肺功能检查结果

10. 下列药物中,常用的中枢兴奋药是(　　)

    A. 尼可刹米
    B. 西地兰
    C. 哌替啶(杜冷丁)

    D. 苯巴比妥
    E. 地塞米松

11～13题共用题干:患者女性,65岁,肺心病病史21年,此次患肺炎,两周来咳嗽、咳痰,今晨呼吸困难加重,烦躁不安,神志恍惚。查体:体温37.4℃,脉搏110/min,呼吸36/min,节律不整,口唇发绀,两肺底闻及细湿啰音,心(－),腹(－),血压正常。

11. 患者可能出现了下列哪个并发症(   )
    A. 呼吸衰竭   B. 上消化道出血   C. 急性脑出血
    D. 肾衰竭   E. 急性心力衰竭

12. 何种卧位可以解除患者的呼吸困难(   )
    A. 平卧位   B. 左侧卧位   C. 右侧卧位
    D. 半卧位   E. 头低足高位

13. 此时对患者的治疗哪项不宜(   )
    A. 静脉滴注氯化钾   B. 给予镇静药   C. 低流量持续吸氧
    D. 给予呼吸兴奋药   E. 使用人工呼吸器

14. 患者,女性,因慢性阻塞性肺气肿入院治疗,根据病情需维持吸氧浓度为29%,此时应调节的氧流量是(   )
    A.4L/min   B.2L/min   C.1L/min
    D.3L/min   E.5L/min

15. 呼吸衰竭缺氧二氧化碳潴留患者不可能出现(   )
    A. 呼吸深快   B. 发绀   C. 皮肤干燥
    D. 心率、血压变化   E. 球结膜充血水肿

16. 慢性呼吸衰竭缺氧最早的表现为(   )
    A. 呼吸困难   B. 头痛、烦躁   C. 昼睡夜醒
    D. 口唇、肢端发绀   E. 皮肤潮红、多汗

17. 慢性阻塞性肺病合并呼吸衰竭时,在治疗过程中易发生哪种电解质紊乱(   )
    A. 低钠血症   B. 高钾低氯血症   C. 低钙血症
    D. 高钙血症   E. 低钾、低氯血症

18. 有一慢性肺源性心脏病失代偿期的老年患者,经吸氧、利尿、洋地黄类药物治疗后,呼吸困难减轻,但出现昼睡夜醒及多言,首先考虑并发症(   )
    A. 肺心脑病   B. 肺部感染   C. 脑梗死
    D. 洋地黄中毒   E. 短暂性脑缺血发作

19. 通过Savan-Ganz导管热稀释法可测出什么指标(   )
    A. PAWP   B. CO
    C. CI   D. SV

20. 休克患者应用血管扩张药前应掌握的原则是(   )
    A. 测血压   B. 了解尿量
    C. 控制输液   D. 补充血容量

21. 漂浮导管的使用主要反映(   )
    A. 心脏功能   B. 呼吸功能
    C. 循环变化   D. 中心静脉压

22. 治疗呼吸性酸中毒的措施包括( )
    A. 及早拔管
    B. 呼吸机调节不当
    C. 与原发病无关
    D. 调节呼吸机参数,增加每分钟通气量

23. 以下哪些说法不正确( )
    A. CVP↓ BP↓ 血容量不足
    B. CVP↑ BP↓ 心功能不全
    C. CVP↑ BP↑ 心排量↓
    D. CVP↑ BP正常 循环阻力↑

24. 应用碳酸氢钠纠正代谢性酸中毒,应注意的问题是( )
    A. 可能使血钾降低,引起室颤
    B. 停止钾盐的输入
    C. 如患者在呼吸机使用中,应调大吸/呼比减少 CO_2 的排出
    D. 最好经中心静脉输入,以免引起静脉血栓

25. 关于血钾浓度的变化,不正确的是( )
    A. 大量呕吐后 pH 上升,导致血钾浓度降低
    B. 血钾浓度主要取决于细胞外液 pH 和钾的储存
    C. 细胞外液 pH 下降时,血钾浓度升高
    D. 细胞外液 pH 升高时,血钾浓度升高

26. 意识障碍严重程度,可根据格拉斯哥评分标准,那项是正确的( )
    A. 轻型:GCS 12~15 分,中型:GCS 6~11 分,重型:GCS 3~5 分
    B. 轻型:GCS 13~15 分,中型:GCS 9~12 分,重型:GCS 3~8 分
    C. 轻型:GCS 11~15 分,中型:GCS 6~10 分,重型:GCS 3~6 分
    D. 轻型:GCS 13~15 分,中型:GCS 7~12 分,重型:GCS 3~6 分

27. 护理颅底骨折脑脊液漏的过程中,采取的方案哪一个是错误的( )
    A. 绝对卧床休息
    B. 禁止擤鼻涕
    C. 预防感冒
    D. 禁止腰穿
    E. 清洗后将漏液的鼻孔或外耳道填塞

28. 急性颅内压增高的症状,以下哪项是错误的( )
    A. 头痛
    B. 呕吐
    C. 心率加快
    D. 意识障碍
    E. 血压升高

29. 颅脑损伤低温治疗的护理不包括( )
    A. 观察心率
    B. 复温时可使用热水袋
    C. 加强营养
    D. 每1小时翻身1次防压疮
    E. 降温毯置于躯干部

30. 有一头部外伤者来院急诊时,呼唤其姓名能睁眼,可答题不确切,刺痛能躲避,其格拉斯哥评分为( )
    A. 9 分
    B. 8 分
    C. 10 分
    D. 11 分
    E. 12 分

31. 小脑幕切迹疝的症状下列哪项是错误的( )
    A. 一侧瞳孔散大
    B. 对侧肢体运动障碍
    C. 头痛剧烈
    D. 体温升高
    E. 意识障碍

32. 桥脑损伤时的瞳孔变化为( )

    A. 双侧瞳孔针尖样缩小,对光反应消失   B. 双侧瞳孔针尖样缩小,对光反应存在

    C. 一侧瞳孔散大,对光反应消失   D. 对侧瞳孔散大,对光反应迟钝

    E. 一侧瞳孔散大,对光反应迟钝

33. 过快的心率反而使心输出量下降,主要原因是(　　)

    A. 心脏的收缩期缩短   B. 心脏的舒张期缩短   C. 冠状动脉血流下降

    D. B+C   E. 以上均是

34. 临床上对抗肝素的常用药物是(　　)

    A. 鱼精蛋白   B. 双嘧达莫(潘生丁)   C. 右旋糖酐

    D. 6-氨基乙酸   E. 羧基苄胺

35. 胸部手术后心律失常最常见的类型为(　　)

    A. 房性期前收缩   B. 室性期前收缩   C. 窦性心动过速

    D. 房颤   E. 心动过缓

36. 心脏压塞下列哪项诊断不正确(　　)

    A. 心率增快,脉搏细弱   B. 中心静脉压降低   C. 颈静脉怒张

    D. 心包阴影增宽   E. 穿刺有心包积液

37. 一般患者中心静脉压<5cmH$_2$O 时为(　　)

    A. 血容量正常,不需补液   B. 肾功能衰竭,应限制补液

    C. 心功能不全,应减慢补液   D. 血容量不足,应加速补液

38. 中心静脉压是指(　　)

    A. 左心房压力   B. 右心房及上下腔静脉压力

    C. 肘正中静脉压力   D. 股静脉压力

    E. 右心房及右心室的压力

39. 空气层流技术在通过高效过滤器和鼓风机高效滤过后,空气中直径在多大的微粒能被清除(　　)

    A. 0.4μm   B. 0.6μm   C. 0.2μm

    D. 0.3μm   E. 0.5μm

40. 骨髓移植后最易引起感染的革兰阴性致病菌是(　　)

    A. 金黄色葡萄球菌   B. 溶血性链球菌   C. 铜绿假单胞菌

    D. 结核杆菌   E. 大肠埃希菌

41. aGVHD 会发生于造血干细胞移植术后(　　)

    A. 160d   B. 130d   C. 110d

    D. 90d   E. 70d

42. 对进行骨髓采集的患者应监测的内容为(　　)

    A. 呼吸、脉搏、血压、血氧饱和度   B. 呼吸、脉搏、血压、体温

    C. 体温、脉搏、呼吸、神志   D. 体温、呼吸、血压、神志

    E. 脉搏、血压、体温、血氧饱和度

43. 下列哪项不属于骨髓移植术后并发症(　　)

    A. 口腔黏膜炎   B. 出血性膀胱炎   C. 肝静脉阻塞综合征

D. 血栓性静脉炎　　　　　E. 间质性肺炎

44. 医源性急性放射病初期为防高尿酸血症,照射后应嘱患者每日进水量在(　　)

    A. 1500～2000ml　　　　B. 2000～2500ml　　　　C. 2500～3000ml

    D. 3000～3500ml　　　　E. 3500ml 以上

45. 自体骨髓移植时,是在回输后呼气中有大蒜味由于冷冻的骨髓中含有(　　)

    A. 巨细胞集落刺激因子(GMCSF)　　　B. 枸橼酸钠

    C. 肝素　　　　　　　　　　　　　D. 二甲亚砜(DMSO)

    E. 顺铂(DDP)

46. 为了判定全环境保护措施的效果,每1～2周须对层流病房的哪些人或物进行微生物检测(　　)

    A. 物品、空气、患者、医护人员　　　B. 物品、空气、消毒液、医疗器械

    C. 环境、患者、消毒液、医护人员　　　D. 环境、患者、医护人员、医疗器械

    E. 物品、敷料、患者、医护人员

47. 在骨髓回输过程中如果患者出现腰酸、血红蛋白尿,说明患者出现了何种反应(　　)

    A. 菌血症　　　　　　　B. 心脏负荷过重　　　　C. 溶血反应

    D. 出血倾向　　　　　　E. 肾功能损害

48. 医护人员日常净化处理应做到的三勤为(　　)

    A. 勤监测　勤洗澡　勤洗手　　　　B. 勤更衣　勤洗澡　勤洗手

    C. 勤监测　勤消毒　勤整理　　　　D. 勤洗手　勤消毒　勤更衣

    E. 勤更衣　勤洗澡　勤洗头

49. 下列疾病中不是肝移植适应证的是(　　)

    A. 肝恶性肿瘤　　　　　　　　　　B. 终末期良性肝病

    C. 先天性胆道闭锁　　　　　　　　D. 远外转移的肝癌

50. 肝移植术后自主呼吸未恢复时靠呼吸机进行机械通气辅助支持,呼吸机模式常为(　　)

    A. 高频率的间隙指令通气(SIMV)　　　B. 高频率正压呼吸(HFPPV)

    C. 高频率射流通气(HFJV)　　　　　D. 高频率震荡通气(HFO)

51. 关于肝移植术后时间与排斥反应的关系,下列说法正确的是(　　)

    A. 超急性排斥反应多发生在术后1周内,甚至在术中即刻或术中数小时发生

    B. 急性排斥反应通常发生在术后7～10d

    C. 慢性排斥反应多在术后1个月或更长时间发生

    D. 以上说法都是正确的

52. 查血中肌酐明显增高提示(　　)

    A. 肾小管吸收差　　　　B. 前列腺炎症　　　　C. 肾小管滤过差

    D. 膀胱炎症　　　　　　E. 肾盂炎症

53. 判断肾小球滤过功能最可靠的是(　　)

    A. 内生肌酐清除率　　　B. 酚红试验　　　　　C. 血尿素氮测定

    D. 血肌酐测定　　　　　E. 血尿酸测定

54. 少尿是指24h尿量少于(　　)
  A. 100ml   B. 200ml   C. 300ml
  D. 400ml   E. 500ml

55. 尿毒症伴高血钾时,最有效的治疗方法是(　　)
  A. 输入小苏打   B. 输入钙剂
  C. 输入高渗葡萄糖加胰岛素   D. 口服钠型离子交换树脂
  E. 血液透析

56. ARF 最早的表现是(　　)
  A. 血压低   B. 红细胞增多   C. 心力衰竭
  D. 厌食、上腹部饱胀 E. 肺炎

57. 在我国引起急性胰腺炎的最常见病因是(　　)
  A. 大量饮酒和暴饮暴食   B. 胆道疾病
  C. 高钙血症   D. 手术创伤

58. 下列哪项最能提示为重症胰腺炎(　　)
  A. 休克   B. 黄疸   C. 高热
  D. 上腹压痛和反跳痛 E. 两侧腹部出现皮下出血

59. 患者,男性,50岁,某晚餐后,凌晨1:00被发现猝死在床上,脐周皮肤青紫色,此例的死因最可能是(　　)
  A. 心肌梗死   B. 脑血管意外
  C. 消化性溃疡穿孔   D. 急性重症胰腺炎

60. 患者,男性,40岁,急性胰腺炎住院治疗1周,出院3周后仍持续上腹部痛和背痛。查体:中上腹可触及一界限不清的包块,无压痛,血白细胞计数和中性百分比正常。最可能是(　　)
  A. 胰腺脓肿   B. 胰腺蜂窝织炎
  C. 胰腺水肿   D. 胰腺假性囊肿

61. 下列哪项检查对急性胰腺炎诊断的价值最大(　　)
  A. 腹部 X 线   B. 腹部 B 超
  C. 腹部 CT   D. 胃镜

62. 急性胰腺炎时,下列哪项可引起高热不退(　　)
  A. 急性重症胰腺炎   B. 出现黄疸
  C. 并发胰腺假性囊肿   D. 并发胰腺脓肿

63. 关于上消化道出血哪项不正确(　　)
  A. 屈氏韧带以上的消化道出血 B. 呕血均呈棕褐色
  C. 多数患者可出现低热   D. 血中尿素氮浓度可增高

64. 上消化道大出血伴休克时的首要护理措施为(　　)
  A. 准备急救用品和药物   B. 建立静脉输液通道
  C. 去枕平卧头偏向一侧   D. 迅速配血备用

65. 关于上消化道出血哪项不正确(　　)

A. 急性大出血时血象是早期诊断和病情观察的依据

B. 胃内积血 250～300ml 可引起呕血

C. 每日出血 50～100ml 可出现黑粪

D. 周围血中可见晚幼红细胞和嗜多彩红细胞

66. 患者,女性,45 岁,3 年前确诊肝硬化,常有上腹部隐痛,纳差。1 天前突然呕吐棕褐色胃内容物 1 次,量约 200ml。最可能的出血原因是(　　)

A. 食管胃底静脉曲张破裂出血　　　　B. 胆道出血

C. 消化性溃疡　　　　D. 食管癌

67. 患者,男性,50 岁,5 年前确诊肝硬化,5h 前突然出现呕血,伴有头晕、心悸。检查:血压 70/40mmHg,脉搏 124/min,血红蛋白 60g/L。估计出血量(　　)

A. <500ml　　　　B. 500～800ml

C. 1000～1500ml　　　　D. >1500ml

68. 上消化道出血患者的饮食护理,下列哪项不正确(　　)

A. 严重呕血者要暂时禁食 8～24h　　　　B. 溃疡伴小量出血一般不需禁食

C. 食管胃底静脉曲张破裂出血要禁食　　　　D. 一般溃疡出血可进牛奶等流质

E. 粪隐血试验持续阳性,应暂时禁食

69. 危重患者机体常处于(　　)

A. 高分解、低代谢状况　　　　B. 低分解、低代谢状况

C. 高分解、高代谢状况　　　　D. 低分解、高代谢状况

70. 危重患者营养支持的最佳途径(　　)

A. 经中心静脉肠外营养支持(CPN)　　　　B. 经周围静脉肠外营养支持(PPN)

C. 肠道营养(EN)　　　　D. PN+EN 联合营养支持

71. 在肠道功能允许的情况下,危重患者进入 ICU 后多长时间开始肠内营养(　　)

A. 12～24h　　　　B. 24～48h

C. 48～72h　　　　D. 6～12h

72. 外周静脉营养最常见的并发症是(　　)

A. 脓毒血症　　　　B. 气栓　　　　C. 静脉炎

D. 静脉栓塞　　　　E. 糖代谢紊乱

73. 配制好的肠外营养液应保持在多少度的冰箱在多长时间内输注(　　)

A.4℃,24～48h　　　　B. 零下 4℃,48～72h

C.4℃,48～72h　　　　D. 零下 4℃,24～48h

74. 疼痛是患者的(　　)

A. 客观感受

B. 机体面临刺激的信号

C. 医务人员凭经验所作的对患者疼痛强度的判断

D. 一种情感体验和不愉快的感觉

75. 生命体征包括(　　)

A. 血压、脉搏、呼吸　　　　B. 血压、脉搏、呼吸、体温

C. 血压、脉搏、呼吸、体温、疼痛　　　D. 血压、脉搏、疼痛

76. 急性疼痛是指少于几个月的疼痛(　　)
　　A. 1个月　　　　　　　　　　　　　B. 1周
　　C. 2个月　　　　　　　　　　　　　D. 3个月

77. 患者自控镇痛是Sechzer在20世纪什么年代提出的一种治疗方法(　　)
　　A. 60年代　　　　　　　　　　　　B. 70年代
　　C. 80年代　　　　　　　　　　　　D. 90年代

(二)多项选择题

1. 创伤伤员现场抗休克的主要措施是(　　)
　　A. 止血　　　　　　　　　　　　　B. 扩容
　　C. 抗休克　　　　　　　　　　　　D. 吸氧

2. 休克评估(　　)
　　A. 心率　　　　　　　　　　　　　B. 体循环灌注
　　C. 快速心肺功能评价　　　　　　　D. 血压

3. 颅脑、脊柱伤及其他外伤的急救措施以什么为主(　　)
　　A. 止血　　　　　B. 包扎　　　　　C. 固定
　　D. 搬运　　　　　E. 止痛

4. 创伤伤员现场抗休克的主要措施是(　　)
　　A. 止血　　　　　　　　　　　　　B. 扩容
　　C. 抗休克　　　　　　　　　　　　D. 吸氧

5. 以下哪种情况属于多发伤(　　)
　　A. 颅骨骨折+颈椎损伤　　　　　　B. 腹腔内出血+肾破裂
　　C. 骨盆骨折+股骨干骨折　　　　　D. 肋骨骨折+右臂骨折

6. 颅脑损伤后的补液原则是(　　)
　　A. 静脉输液量限制在2500～3000ml/d　B. 24h均衡输入
　　C. 补液以盐药水为主　　　　　　　D. 输注人血白蛋白可以减轻脑水肿
　　E. 脑水肿者应先用脱水药,后酌情补液

7. 重型颅脑损伤的急救原则是(　　)
　　A. 保持气道通畅　　B. 抗休克　　　C. 使用脱水药
　　D. 大量快速输液　　E. 严密观察病情并记录

8. 脑室引流的引流管拔除指征是(　　)
　　A. 颅内压<220mmH$_2$O　　　　　　B. 置管已超过7d需要继续引流
　　C. 脑脊液清亮　　　　　　　　　　D. 头痛减轻
　　E. 脑脊液无菌生长

9. 在应用脱水过程中护理中应注意(　　)
　　A. 快速滴入　　　B. 观察尿量　　　C. 防止外渗
　　D. 注意检查肾功能的变化　　E. 常规间隔2～4h应用1次

10. 肾移植术后急性心力衰竭的处理方法正确的是(　　)

A. 加快输液速度 　　　　B. 嘱患者平卧 　　　　C. 摇高床头

D. 乙醇湿化吸氧 　　　　E. 强心、利尿

11. 肾移植术后出血的常见原因有(　　)

A. 动、静脉吻合口裂开 　　B. 感染 　　　　C. 吻合口附近出血

D. 输液过多 　　　　E. 感染性动脉瘤破裂

12. 重症患者营养支持的目的(　　)

A. 维持机体氮平衡 　　　　B. 保持组织器官的结构与功能

C. 调节机体免疫和内分泌功能 　　D. 促进患者康复

E. 减少术后并发症的发生率和死亡率

13. 疼痛的规范化处理包括(　　)

A. 缓解疼痛 　　　　B. 改善功能

C. 提高生命质量 　　　　D. 身体状态和精神状态的维护和改善

14. 疼痛治疗的方法包括(　　)

A. 药物治疗 　　　　B. 外科手术

C. 物理治疗 　　　　D. 心理疗法

15. 危重患者的心理反应包括(　　)

A. 急躁 　　　　B. 紧张

C. 恐惧 　　　　D. 孤独

16. 机械通气时极易使患者产生(　　)

A. 知觉剥夺 　　　　B. 时间感觉障碍

C. 谵妄 　　　　D. 羞怯感

(三)填空题

1. 左心衰竭时是指_____淤血,右心衰竭时是指_____淤血。

2. 急性心肌梗死的诱因有:_____、_____、_____、_____、_____、_____等。

3. 急性心肌梗死最突出的症状是_____。

4. 消融治疗用_____、_____、_____、_____等方法,使该区域心肌坏死或损坏。

5. 目前,消融治疗被广泛应用于_____、_____、_____以及室性心动过速的治疗。

6. PTCA 的中文全称为_____。

7. PTCA 加支架置入术的患者,股动脉处保留动脉鞘管_____小时,拔除动脉鞘管时血管穿刺处压迫 15～20min 以彻底止血,绷带卷宽胶布_____包扎,用1kg 左右的砂袋压迫_____h 时,穿刺侧肢体制动__h。

8. 经皮冠状动脉介入治疗的并发症主要有:_____、_____、_____。

9. 多发伤是指_____受到的损伤。

10. 急救治疗原则_____、_____、_____、_____、_____、_____。

11. 脑外伤或创伤性脑缺氧常使_____增高,导致_____减少,通过正常代偿机制,往往促使_____增加来提高心排血量。

12. 中心静脉压正常值是_____。

13. 心包压塞是指_____。

14. 装置胸腔闭式引流管时,要注意短管通到瓶塞即可,长管深入液面下_____cm。

15. 左心室肌的前负荷是_____,后负荷是_____。

16. 肾移植术后倘若患者尿液少于每小时 30ml,在排除尿管扭曲、打折的情况下,首先考虑_____的问题。

17. 移植肾自发性破裂的临床表现为_____、_____、_____等。

18. 排斥反应分为_____、_____、_____和_____四种。

19. 急性胰腺炎患者在发病 2d 内出现休克,首先治疗措施应为_____。

20. 重症急性胰腺炎常见的局部并发症有_____和_____。

21. 禁食在治疗急性胰腺炎中的最主要原因是_____。

22. 急性胰腺炎的发病哪种酶原起最主要的作用_____。

23. 引起上消化道出血最常见病因有_____、_____、_____、_____。

24. 成人每天消化道出血_____ml,粪便隐血试验呈阳性;每天出血量_____ml,可出现黑粪。上消化道短时间内出血_____ml,可引起呕血。

25. 常用的抑酸药有_____和_____两类。

26. 常用的质子泵抑制药药物包括_____、_____、_____、_____、_____。

27. 肠内营养根据成分可分为_____、_____、_____、_____。

28. EN 的并发症主要有_____、_____和_____。

29. 营养支持的途径:_____、_____。

30. 危重患者营养支持的目标:_____、_____、_____。

31. _____的问世为今周围静脉肠外营养支持提供了必要的物质基础。

32. 进行肠外营养循环输注过程中应观察以下并发症_____、_____、_____、_____。

33. 患者自控镇痛(PCA)的应用范围包括:_____、_____、_____、_____。

34. 阿片类镇痛药的不良反应包括:_____、_____、_____、_____、_____。

35. 疼痛是_____所引起的不愉快感觉和情感体验。

36. 特殊类型的疼痛包括_____、_____、_____、_____、_____。

37. 危重患者的心理问题主要由以下几方面所导致:_____、_____、_____。

(四)简答题

1. 心力衰竭患者水肿的原因及特点是什么?

2. 如何早期识别 AMI 患者?对可疑的患者如何处理?

3. 多发伤的概念包括哪三方面内容?

4. 如何观察术后的胸腔内出血?

5. 肝移植术后一般监护主要包括哪些方面?

6. 某肾移植患者术后第一天,尿量 480ml/h,其中一路液体为升压药每分钟 12 滴,计算另一路(或多路)液体的滴数总和(按 1ml=20 滴计算)。

7. 简述重症急性胰腺炎使用肠内营养时注意事项。

8. 如何观察有无活动性出血?

9. 静脉营养液配制的注意事项有哪些?

10. 镇痛泵的护理包括哪些?

11. 危重患者的心理护理包括哪些?

二、参 考 答 案

(一)单项选择题

1. D	2. B	3. A	4. A	5. B	6. A	7. D
8. C	9. B	10. A	11. A	12. D	13. B	14. B
15. C	16. A	17. E	18. A	19. B	20. D	21. A
22. B	23. C	24. A	25. C	26. D	27. E	28. C
29. B	30. D	31. D	32. A	33. B	34. A	35. C
36. B	37. D	38. B	39. D	40. C	41. D	42. B
43. D	44. B	45. D	46. A	47. C	48. B	49. D
50. A	51. D	52. C	53. A	54. D	55. E	56. D
57. B	58. E	59. D	60. D	61. C	62. D	63. B
64. B	65. A	66. C	67. D	68. E	69. C	70. C
71. B	72. C	73. A	74. D	75. C	76. C	77. B

(二)多项选择题

1. ABC	2. BCD	3. ABCD	4. ABC	5. ABC	6. BDE	7. ABCE
8. BCDE	9. ABCD	10. CDE	11. ABCE	12. ABCDE	13. ABCD	14. ABCD
15. ABCD	16. ABC					

(三)填空题

1. 肺　体静脉
2. 紧张　劳累　情绪激动　饮食过饱　排便用力　感染
3. 心前区疼痛
4. 高能电流　激光　射频电流　冷冻
5. 室上性心动过速　心房扑动　心房颤动
6. 经皮冠状动脉成形术
7. 4~6　8 字加压　6　12
8. 冠状动脉急性闭塞　冠状动脉夹层　冠状动脉穿孔及心包填塞
9. 多发伤是指在单一致伤因素作用下,机体同时或相继有两个或两个以上的解剖部位或脏器
10. 维持呼吸道通畅,解除窒息　积极抗休克治疗　彻底止血　正确处理各部位创伤注意预防并发症　手术后的监测与处理
11. 脑组织血流减少　心率　心肌收缩力
12. 6~12cmH$_2$O
13. 血液和其他体液短时间内聚集在心包腔内造成积血或心包积液
14. 3~4
15. 左心室舒张末期的容积或压力　主动脉压

16. 血容量不足

17. 移植肾区突发剧痛并出现逐渐增大的肿块　血压降低　尿量减少

18. 超急性　加速性急性　急性　慢性

19. 快速补充血容量

20. 胰腺脓肿　假性囊肿

21. 减少胰腺分泌

22. 胰蛋白酶原

23. 消化性溃疡　食管胃底静脉曲张　应激性病变　胃肿瘤

24. 5～10　60～100　250～300

25. H_2受体拮抗药　质子泵抑制药

26. 奥美拉唑(商品名:洛赛克)　兰索拉唑(商品名:达克普隆)　潘托拉唑(商品名:潘托拉唑)　雷贝拉唑(商品名:波利特)　埃索美拉唑(商品名:耐信)

27. 要素膳　非要素膳　组件膳　特殊膳

28. 胃肠道反应　管道阻塞反流　误吸　肺部感染

29. 肠内营养　肠外营养

30. 纠正营养物的异常代谢　提供合理的营养底物　改善肠黏膜屏障功能　减少内毒素和细菌易位

31. 脂肪乳剂

32. 高血糖　低血糖　脱水　水过多

33. 各种术后疼痛　各种癌痛患者　患者分娩痛　产后痛

34. 便秘　恶心呕吐　嗜睡及过度镇静　尿潴留　瘙痒　眩晕

35. 组织损伤或潜在组织损伤

36. 反射性疼痛　心因性疼痛　躯体痛　内脏痛　特发性疼痛

37. 疾病治疗　病室环境　意外创伤

(四)简答题

(略)。

第三节　急救监测技术

一、参考试题

(一)单项选择题

1. 心搏骤停早期诊断的主要依据为(　　)
   A. 发绀　　　B. 瞳孔散大　　　C. 大动脉搏动和神志消失
   D. 脑电波消失　　　E. 心电图呈室颤

2. 心搏骤停时最常见的心律失常是(　　)
   A. 室颤　　　B. 心脏停搏　　　C. 心电-机械分离

D. 房颤　　　　　　　　　　E. 室上速

3. 成人心肺复苏时,胸外心脏按压的频率为(　　)

　　A. 50~60/min　　　　　　B. 60~70/min　　　　　　C. 70~80/min

　　D. 100~120/min　　　　　E. 120~140/min

4. 心肺复苏心脏按压时,按压与放松时间比为(　　)

　　A. 70%~30%　　　　　　B. 60%~40%　　　　　　C. 50%~50%

　　D. 40%~60%　　　　　　E. 30%~70%

5. 应用压力传感器时,下述哪项不正确(　　)

　　A. 校零时传感器需与右心房高度一致　　B. 监测时传感器需与右心房高度一致

　　C. 体位改变时重新校零　　　　　　　　D. 体位改变时只需相应调整传感器高度

　　E. 确保压力传导通路无气泡

6. 下列哪项关于中心静脉压的叙述是不正确的(　　)

　　A. 中心静脉压的正常值是 $0.49~0.98kPa(5~10cmH_2O)$

　　B. 中心静脉压的变化一般比动脉压晚

　　C. 中心静脉压低于 $0.49kPa(5\ cmH_2O)$ 时,表示血容量不足

　　D. 中心静脉压高于 $1047\ kPa(15\ cmH_2O)$ 时,提示有肺循环阻力增加,心功能不全

　　E. 中心静脉压受血容量、静脉血管张力等因素影响

7. 表示肺动脉导管进入肺动脉的压力波形是(　　)

　　A. 压力上升支突然升高,下降支迅速回到零点

　　B. 压力上升支不变,下降支显著升高

　　C. 压力波形呈平台,波幅减低

　　D. 呈一直线

　　E. 以上都不是

8. 下列哪项指标不符合心功能不全的表现(　　)

　　A. 肺小动脉楔压>2.4kPa

　　B. 中心静脉压>1.8kPa

　　C. 左心室舒张末压<1.06kPa

　　D. 左心室射血分数<40%

　　E. 心排指数<2.02L/min·m²

9. 综合Ⅰ导联的负极在哪侧锁骨中点下缘,正极位于哪侧锁骨中点下缘(　　)

　　A. 右、右　　　　　　　　　　B. 右、左

　　C. 左、左　　　　　　　　　　D. 左、右

10. 综合Ⅰ导联的波形类似于标准哪个导联。综合Ⅱ导联的波形类似于标准哪个导联。
综合Ⅲ导联的波形类似于标准哪个导联(　　)

　　A. Ⅰ、Ⅱ、Ⅲ　　　　　　　　B. Ⅱ、V₁、Ⅲ

　　C. Ⅰ、V₅、Ⅲ　　　　　　　　D. Ⅰ、V₁、Ⅲ

11. P波较为清楚的模拟导联为(　　)

　　A. 综合Ⅱ导联　　　　　　　　B. 综合Ⅲ导联

C. 综合Ⅰ导联   D. MCL$_1$导联

12. 双腔起搏,双腔感知,R波抑制及P波触发的起搏器是(   )

    A. AAI   B. DDI

    C. VVI   D. DDD

13. 下列哪项不是永久心脏起搏器的适应证(   )

    A. 慢性房颤经常出现心跳长间隙

    B. 病态窦房结综合征

    C. 洋地黄中毒引起的二度Ⅱ型房室传导阻滞

    D. 慢性Ⅲ度房室传导阻滞

14. 同步电复律系指应用患者心电图的哪种波来触发复律器放电(   )

    A. P波   B. Q波

    C. R波   D. T波

15. 心室颤动时,我们采用哪种电复律(   )

    A. 同步

    B. 非同步

16. 下列哪项不能使用同步电复律(   )

    A. 心房扑动   B. 心房颤动

    C. 阵发性室上性心动过速   D. 心室扑动

17. 当患者出现心室颤动或心室扑动时,必须争分夺秒地迅速除颤。首次电能多少为宜,以期一次复律成功(   )

    A. 50~150J   B. 100~200J

    C. 200~300J   D. 250~350J

18. 电除颤成功的标志是心电图波形为(   )

    A. 一直线   B. 传导阻滞波

    C. 窦性心律波   D. 起搏波

19. 有阻塞性通气功能障碍的患者,呼吸机参数吸/呼时间应设置在(   )

    A. 1:1.5~2   B. 1:2~2.5

    C. 1:1~1.5   D. 1:2.5~3

20. 气管内吸痰一次不能超过15s,其主要原因是(   )

    A. 吸痰器工作时间过长易损坏   B. 吸痰管通过痰液过多易阻塞

    C. 引起患者刺激性呛咳造成不适   D. 引起患者缺氧和发绀

    E. 吸痰盘暴露时间过久造成细菌感染

21. 患者,呼吸衰竭呈昏迷状态,现给予呼吸机辅助呼吸,痰液沉积较深,需要给患者气管内吸痰,下列方法正确的是(   )

    A. 吸净口腔内痰液后再吸气管内痰液   B. 插管时打开吸引负压

    C. 吸痰时从深部向上提拉,左右旋转   D. 一次吸痰不超过30s

    E. 吸痰后将管内痰液吸水冲净后再用

22. 患者使用人工呼吸机后,如通气量合适,不应出现的症状是(   )

A. 吸气时看到胸廓起伏　　　B. 肺部呼吸音清晰　　　C. 生命体征平稳

D. 情绪稳定　　　E. 皮肤潮红、出汗

23. 机械通气治疗患者,呼吸道压力上限报警与下列哪项因素无关(　　)

A. 分泌物沉积、痰栓形成　　　　　B. 自主呼吸频率过快致人机对抗

C. 呼吸机螺旋管内积水　　　　　D. 呼吸机导管连接不紧密,管道漏气

E. 呼吸道痉挛

24. 下面说法错误的是(　　)

A. 头面部出血时可压迫一侧面动脉,它位于同侧下颌骨下缘、咬肌前缘

B. 颈部出血可压迫双侧颈总动脉,将其压向第 6 颈椎横突上,达到止血目的

C. 肩部出血时可在锁骨上凹扪及锁骨下动脉搏动,对准第 1 肋骨压迫

D. 腋动脉压迫可从腋窝中点压向肱骨头,肱动脉压迫可从肱二头肌内侧沟中部将动脉向外压向肱骨干

25. 踝关节包扎法应该用以下哪种包扎法(　　)

A. 螺旋形包扎法　　　　　B. 螺旋反折包扎法

C. 蛇形包扎法　　　　　D. 8 字型包扎法

26. 口对口人工呼吸时每次吹气时间为(　　)

A. 0～0.5s　　　　　B. 0.5～1.0s

C. 1～1.5s　　　　　D. 1.5～2.0s

(二)多项选择题

1. 引起中心静脉压升高的原因有(　　)

A. 左心功能不全　　　B. 右心功能不全　　　C. 静脉回流加速

D. 输液过快过多　　　E. 卧位转为立位

2. CRRT 适用于哪些疾病(　　)

A. ARF 合并高钾血症　　　　　B. 挤压综合征

C. 乳酸酸中毒　　　　　D. 肝性脑病

3. CRRT 技术特点包括(　　)

A. 血流动力学稳定　　　　　B. 溶质清除率低

C. 补充液体和胃肠外营养不受限制　　　D. 清除炎性介质和细胞因子

E. 有效控制酸碱、电解质平衡

4. 前稀释法输入置换液的优点包括(　　)

A. 置换液用量小　　　B. 不易凝血　　　C. 出血发生率低

D. 置换液用量大　　　E. 易凝血

5. 临时性血管通路分为(　　)

A. 股静脉穿刺　　　　　B. 颈内静脉穿刺

C. 锁骨下静脉留置导管　　　　　D. 动静脉内瘘

6. CRRT 机器运行过程中动脉压力报警原因(　　)

A. 血流量不足　　　　　B. 静脉壶内有气泡或杂质

C. 患者低血容量状态　　　　　D. 动脉管受压、扭曲

7. 漏血报警常见原因（　　）

  A. 滤器破膜   B. 废液壶光洁度不够、探测器污染

  C. 假报警、黄疸或服用利福平等 D. 设置的超滤量过大

8. 在现场较易实施的通气方法为（　　）

  A. 手指掏出法   B. 口对口人工呼吸法

  C. 简易呼吸器呼吸法   D. 气管切开术

9. 以下包扎注意事项中正确的是（　　）

  A. 根据伤口大小及位置选择合适的包扎材料和方法

  B. 包扎前伤口必须先盖上无菌敷料，避免直接触及伤口

  C. 包扎时适当添加衬垫物，防止局部皮肤受压，并注意保持肢体的功能位

  D. 包扎松紧适宜，注意露出肢体的末端，以便随时观察血液循环

10. 昏迷者或有恶心呕吐者，搬运时应采取哪种体位（　　）

  A. 仰卧位   B. 俯卧位   C. 侧卧位

（三）填空题

1. 基础生命支持中的 ABC 是指＿＿＿＿、＿＿＿＿、＿＿＿＿。

2. 单人 CPR 时，按压/通气比率为＿＿＿＿＿＿。

3. 胸外心脏按压的部位为＿＿＿＿，按压幅度为＿＿＿＿。

4. 终止室颤最有效的方法是＿＿＿＿＿＿。

5. 平均动脉压（MAP）正常值为＿＿＿＿＿＿。

6. 中心静脉压（CVP）的高低，主要反映＿＿＿＿和＿＿＿＿＿＿。

7. 肺小动脉楔压正常值为＿＿＿＿＿＿。

8. 心脏指数（CI）正常值为＿＿＿＿＿＿。

9. 心电监护仪的种类有＿＿＿＿、＿＿＿＿和＿＿＿＿。

10. 综合Ⅱ导联的负极在＿＿＿＿，正极位于＿＿＿＿间，接地电极置于右侧胸大肌下方。心电图波形类似于心电图的＿＿＿＿导联。

11. 综合Ⅲ导联的负极在＿＿＿＿，正极位于＿＿＿＿，接地电极置于右侧胸大肌下方。心电图波形近似于标准＿＿＿＿导联。

12. 安置电极贴膜时应清洁皮肤，用＿＿＿＿涂擦脱脂后贴牢电极贴膜片，尽可能降低电阻抗，这样可减少＿＿＿＿和＿＿＿＿。

13. 造成心电监测伪差的原因有＿＿＿＿、＿＿＿＿、＿＿＿＿、＿＿＿＿。

14. ＿＿＿＿、＿＿＿＿或＿＿＿＿，可发生肌肉震颤，心电图示波表现为细小而不规则的波动，影响观察和记录。

15. 电极的粘贴应避开除颤时电极板的位置。留出易于除颤的＿＿＿＿及＿＿＿＿。

16. 起搏器命名的前三位编码分别为：第一位表示＿＿＿＿；第二位表示＿＿＿＿；第三位表示＿＿＿＿。

17. 永久性起搏器安置通常选择＿＿＿＿、＿＿＿＿、＿＿＿＿、＿＿＿＿或＿＿＿＿插入电极。

18. 永久起搏器安装术后可能出现的与手术相关的并发症有：＿＿＿＿、＿＿＿＿和＿＿＿＿。

19. 永久起搏器置入术后 1 个月内，应避免大幅度的转体活动及上臂向＿＿＿＿向

大幅度运动,易造成电极脱位。

20. 停止起搏后,_____或_____或_____,称之为起搏器依赖。

21. 永久起搏器置入术后 3～5d,患者需取_____或_____(卧位)。

22. 电复律器由_____、_____、_____电极板与电源等部分组成等部分组成。

23. 电复律的适应证为:_____、_____、_____、_____。

24. 心房扑动电复律时,设定电能为_____焦耳;心房颤动、室上性心动过速为_____焦耳。

25. 患者仰卧位行电复律时,电极板阳极放在_____,阴极放在_____。

26. 电复律后常见的并发症有_____、_____、_____、_____、_____。

27. 机械通气的相对禁忌证主要有:_____、_____、_____、_____、_____。

28. 连续性肾脏替代治疗是以连续而缓慢的血液流速和(或)透析液流速,通过_____和(或)_____的方式,进行溶质交换及水分清除的血液净化治疗的总称。

29. 置换液输入途径有_____种,分为_____、_____。

30. 联机生产置换液原则_____、_____。

31. 全身肝素化抗凝法,优点是_____、_____,缺点是_____、_____、_____等。

32. 在使用止血带期间,应每隔_____小时放松止血带 1 次。

33. 上止血带时间不能超过_____h。

34. 有口腔外伤如口唇撕裂或因其他原因而无法施行口对口人工呼吸者,宜进行_____。

35. 绷带基本包扎法:_____、_____、_____、_____、_____等。

(四)简答题

1. CRRT 的技术的治疗模式有哪些?

2. 骨折固定的注意事项有哪些?

二、参考答案

(一)单项选择题

1. C	2. A	3. D	4. C	5. D	6. B	7. B
8. C	9. B	10. C	11. D	12. D	13. C	14. C
15. B	16. D	17. C	18. A	19. B	20. D	21. C
22. E	23. D	24. B	25. D	26. C		

(二)多项选择题

1. BCD	2. ABCD	3. ACDE	4. BC	5. ABC	6. ACD	7. ABC
8. ABC	9. ABCD	10. BC				

(三)填空题

1. 开放气道　人工呼吸　胸外心脏按压

2. 15:2

3. 胸骨中下 1/3 处　4～5cm

4. 电除颤

5. 8.0～13.3kPa

6. 右心室前负荷　血容量

7. 0.67～2.0kPa

8. 2.8～4.2L/min·m²

9. 多功能床边监护仪　遥控式心电监护仪　动态心电图监测仪

10. 右锁骨中点下缘　左腋前线第4～6肋　V_5

11. 左锁骨中点外下缘　左锁骨中线肋弓上缘　Ⅲ

12. 酒精棉球　伪差　报警

13. 交流电干扰　肌电干扰　线路连接不良　电极放置位置不当

14. 患者精神紧张　输液反应　低温疗法时寒战

15. 心前区　心尖部

16. 起搏心腔　感知心腔　感知形式

17. 头静脉　锁骨下静脉　颈内静脉　颈外静脉　髂静脉

18. 感染　出血　皮肤压迫性坏死

19. 上　后

20. 无自身心搏　自身心室逸搏间期≥3s　自身心搏极慢不足以维持循环功能者

21. 半卧位　高枕平

22. 蓄电和放电装置　同步与非同步触发器　心电示波仪

23. 心室颤动及心室扑动　室性心动过速　阵发性室上性心动过速　心房扑动　心房颤动

24. 50～100　100～150

25. 胸骨右缘第2～3肋间处　左腋前线心尖水平

26. 心律失常　低血压　心肌损伤　呼吸抑制　肺栓塞或周围血管栓塞　急性肺水肿或心脏扩大(局部皮肤灼伤)

27. 巨大肺大疱　气胸　纵隔气肿未引流　支气管胸膜瘘　大量胸腔积液　大量咯血后气道未通畅

28. 弥散　对流

29. 两　前稀释　后稀释

30. 现配现用　无菌操作

31. 方便　过量可用鱼精蛋白迅速中和　出血发生率高　药代动力学多变　血小板减少

32. 1

33. 5

34. 口对鼻人工呼吸法

35. 环形包扎法　螺旋形包扎法　螺旋反折包扎法　蛇形包扎法　8字型包扎法

(四)简答题

(略)。

第四节　急救药物的备用及常用急诊检验项目及标本采集

一、参考试题

(一)单项选择题

1. 稀释后的清开灵必须在多长时间用完(　　)
    A. 2h
    B. 3h
    C. 4h
    D. 5h

2. 尼可刹米作用时间短,一次静脉注射只能维持多长时间(　　)
    A. 2～5min
    B. 5～10min
    C. 10～15min
    D. 15～20min

3. 癫痫持续状态的首选药物是(　　)
    A. 苯巴比妥钠
    B. 地西泮
    C. 异丙嗪
    D. 氯丙嗪

4. 发生不良事件后,由当事人书写护理不良事件报告,填写后多长时间内交护理部(　　)
    A. 6h
    B. 12h
    C. 24h
    D. 48h

5. 盐酸肾上腺素在治疗时对血压的影响与剂量有关,常用剂量可以使(　　)
    A. 收缩压升高
    B. 舒张压升高
    C. 收缩压升高而舒张压不升或下降
    D. 收缩压和舒张压均不升

6. 10%的葡萄糖酸钙注射液稀释后缓慢注射时,每分钟不超过(　　)
    A. 3ml
    B. 4ml
    C. 5ml
    D. 10ml

7. 使用维生素 K_1 预防新生儿出血时,可在分娩前何时给母亲肌内注射或缓慢推注 2～5mg(　　)
    A. 6～12h
    B. 12～24h
    C. 24h
    D. 24～28h

8. 呋塞米与下例哪种药物合用发生低氯性碱中毒机会增加(　　)
    A. 20%甘露醇
    B. 碳酸氢钠
    C. 10%葡萄糖酸钙
    D. 平衡液

9. 70岁以上老年人必须留陪伴1人,陪伴年龄应在多少岁内,并活动自如(　　)
    A. 50岁
    B. 60岁
    C. 70岁
    D. 80岁

10. 加强手术技能的培训,尽量缩短手术时间,减少组织创伤。若手术时间超过多长时间,手术切口应加无菌巾(　　)
    A. 2h
    B. 4h
    C. 6h
    D. 8h

11. 多长时间应进行器械大保养及检修 1 次（　　）

　　A. 每日　　　　　　　　　　　　　B. 每月

　　C. 每季度　　　　　　　　　　　　D. 每年

12. 发生护理不良事件的高风险人群是工作多少年以下的低年资护士（　　）

　　A. 1 年　　　　　　　　　　　　　B. 2 年

　　C. 3 年　　　　　　　　　　　　　D. 4 年

13. 防止体位不当造成损伤,加强术中观察,多少分钟检查 1 次,观察肢体末端血供,按摩受压肢体每次 3～5min（　　）

　　A. 5　　　　　　　　　　　　　　B. 10

　　C. 15　　　　　　　　　　　　　D. 20

14. 对于不稳定型心绞痛,用 β 受体阻滞药和舌下含硝酸盐无效时,可以使用（　　）

　　A. 心痛定　　　　　　　　　　　　B. 硝酸甘油

　　C. 曲马朵　　　　　　　　　　　　D. 吗啡

15. 使用新斯的明的禁忌证是（　　）

　　A. 青光眼　　　　　　　　　　　　B. 阵发性室上性心动过速

　　C. 重症肌无力　　　　　　　　　　D. 机械性肠梗阻

16. 普通胃管应多长时间更换鼻饲管 1 次,注意加强口腔护理（　　）

　　A. 每日　　　　　　　　　　　　　B. 每周

　　C. 每月　　　　　　　　　　　　　D. 每季度

17. 昏迷病人一般禁食多长时间,如无不良反应,方可正常鼻饲高热量、高营养的流食（　　）

　　A. 2d　　　　　　　　　　　　　B. 3～5d

　　C. 5～7d　　　　　　　　　　　　D. 7～10d

18. 输血后的储血袋放 4℃冰箱保留多长时间（　　）

　　A. 6h　　　　　　　　　　　　　B. 12h

　　C. 24h　　　　　　　　　　　　　D. 36h

19. 使用热水袋时,清醒、能活动的成人,水温为（　　）

　　A. 30～40℃　　　　　　　　　　　B. 40～50℃

　　C. 50～60℃　　　　　　　　　　　D. 60～70℃

20. 临床上毛果芸香碱主要用于治疗（　　）

　　A. 重症肌无力　　　　　　　　　　B. 青光眼

　　C. 术后腹胀气　　　　　　　　　　D. 房室传导阻滞

21. 阿托品引起便秘的原因是（　　）

　　A. 抑制胃肠道腺体分泌　　　　　　B. 使括约肌兴奋

　　C. 抑制排便反射　　　　　　　　　D. 松弛肠道平滑肌

22. 使用过量最易引起心律失常的拟肾上腺素能药物是（　　）

　　A. 去甲肾上腺素　　　　　　　　　B. 间羟胺

　　C. 麻黄碱　　　　　　　　　　　　D. 肾上腺素

23. 有机磷引起中毒的机制是（ ）
    A. 直接兴奋 M 受体
    B. 直接兴奋 N 受体
    C. 持久地抑制磷酸二酯酶
    D. 持久地抑制胆碱酯酶

24. 患者,男性,34 岁,建筑工人,一次事故严重外伤,大量出血,血压下降少尿,经抢救低血压和血容量已纠正后,尿量仍很少,为避免肾衰竭的进展,应给予哪种药物（ ）
    A. 氢氯噻嗪
    B. 呋塞米螺内酯氨苯蝶啶
    C. 卡托普利
    D. 去甲肾上腺素

25. 下列哪一因素最能引起肺泡-动脉 CO_2 分压差增大（ ）
    A. 缺氧
    B. 吸入纯氧
    C. 肺泡无效腔量增加
    D. 潮气量过大

26. 影响氧离曲线 P50 的因素包括（ ）
    A. 血液 pH
    B. CO_2
    C. 温度
    D. A 和 B 和 C

27. 血氧含量与下列哪一项有关（ ）
    A. 血红蛋白含量
    B. 血氧分压
    C. CO_2 分压
    D. A 和 B

28. 下列哪项不符合呼吸性酸中毒合并代谢性酸中毒的血气分析结果（ ）
    A. $PaCO_2$ 升高
    B. HCO_3^- 减少
    C. AB＝SB≤正常值
    D. BE 负值减小

29. 诊断呼吸衰竭最重要的血气分析指标为（ ）
    A. 动脉血氧分压低于 60mmHg
    B. 动脉血二氧化碳分压高于 50mmHg
    C. pH 低于 7.35
    D. 二氧化碳结合力高于 29mmol/L

30. 呼吸衰竭时下列检查中哪项不符合慢性呼吸性酸中毒的表现（ ）
    A. $PaCO_2$ 升高
    B. pH 可正常或降低
    C. HCO_3^- 上升
    D. SB＞AB

31. 甘露醇治疗脑水肿应（ ）
    A. 快速静脉注射
    B. 250ml,1min 滴完
    C. 250ml,40min 滴完
    D. 250ml,20min 滴完
    E. 250ml,5min 滴完

32. 触电后心脏骤停复苏时的首选药物是（ ）
    A. 异丙肾上腺素
    B. 去甲肾上腺素
    C. 盐酸肾上腺素
    D. 利多卡因
    E. 阿托品

33. 哪种酶在急性心肌梗死起病 6～12h 后升高,24～48h 达高峰,3～6d 降至正常（ ）
    A. 肌酸激酶(PK)
    B. 天冬酸氨基转移酶(AST,曾称 GOT)
    C. 乳酸脱氢酶(LDH)

34. 目前治疗哮喘最有效的药物是（ ）
    A. 茶碱
    B. 糖皮质激素
    C. β₂受体激动药
    D. 抗胆碱类药

35. 控制哮喘急性发作的首选药物是（ ）

A. 茶碱   B. 糖皮质激素

C. β_2 受体激动药   D. 抗胆碱类药

36. ARDS 诊断标准中,氧合指数应( )

  A. $PaO_2/FiO_2 < 200mmHg$ B. $PaO_2/FiO_2 < 240mmHg$

  C. $PaO_2/FiO_2 < 220mmHg$ D. $PaO_2/FiO_2 < 180mmHg$

  E. $PaO_2/FiO_2 < 160mmHg$

37. 以下哪项不是抗血小板药物( )

  A. 双嘧达莫(潘生丁)   B. 复方丹参

  C. 右旋糖酐-40   D. 阿司匹林

38. 抗凝血药物不包括( )

  A. 阿司匹林   B. 速避凝

  C. 抵克力得   D. 都可喜

39. 控制 SE 的有效首选药物是( )

  A. 地西泮   B. 氨基比林

  C. 苯妥英钠   D. 得理多

40. 当血清钠多少时,有水中毒可能( )

  A. <110mmol/L   B. <115mmol/L

  C. <120mmol/L   D. <130mmol/L

(二)多项选择题

1. 盐酸洛贝林剂量过大时会引起( )

  A. 心动过速   B. 传导阻滞

  C. 呼吸抑制   D. 惊厥

2. 哪种患者必须使用腕带标识( )

  A. 神志不清   B. 精神异常

  C. 危重   D. 青年

3. 哪种患者禁用阿托品( )

  A. 青光眼患者   B. 前列腺肥大

  C. 高热患者   D. 婴幼儿

4. 急性重症哮喘(急重哮喘)的动脉血气分析有( )

  A. $PaCO_2 > 5.33kPa(45mmHg)$ B. $PaO_2 < 8.00\ kPa(60mmHg)$

  C. $SaO_2 < 90\%$ D. 肺功能 PEF<100L/min

5. 可用于大咯血止血的药物有( )

  A. 卡巴克洛(安络血)   B. 6-氨基己酸   C. 对羧基苄胺

  D. 垂体后叶素   E. 苯巴比妥(鲁米那)

(三)填空题

1. 应用多巴胺治疗前必须先_____。

2. 硝酸甘油在输注的过程中必须注意患者的_____和_____。

3. 去乙酰毛花苷注射液禁止与_____注射剂合用。

4. 药品应按照_____保存,特殊药品按要求保存(如需避光、冷藏等)、药品不得混装。

5. 盐酸洛贝林剂用于各种原因引起的_____抑制。

6. 对患有高血压、冠心病、直立性低血压的患者,指导其学习_____下床的活动方法,避免姿势快速转换。

7. 在使用监护仪时,如报警音出现_____s内护理人员必须进行处理。交接班时,要查看上一班的主要_____信息,并注意该项体征变化情况。

8. 洋地黄最重要的反应是各类心律失常,最常见者为_____,多呈二联律或三联律。

9. 胰岛素采用皮下注射法,注射部位应_____,以免形成硬结和_____,影响药物的吸收及疗效。

10. 西地兰给药前必须测_____。

11. 胆碱酯酶复能剂主要包括_____、_____、_____和_____。

12. 胆碱酯酶活性降至正常人均值_____时。

13. _____在急性心肌梗死起病 6h 达高峰,3~4d 恢复正常。

14. ARDS 患者应迅速纠正缺氧,有利于萎陷的肺泡扩张,一般均需_____氧疗,使 PaO_2 升至_____。

15. 若 $PaCO_2 >$_____,$PaO_2 <$_____,提示有呼吸窘迫综合征,立即配合气管插管,给予机械通气。

16. 常用的抗血小板药物有_____、_____、_____、_____。

17. 低血钾时心电图有特征性改变:ST 段_____,T 波低而宽,或伴有 U 波,QT 间期延长。

18. 代谢性碱中毒时,$PCO_2 >$_____ mmHg,pH $>$_____,$[HCO_3^-] > 27$mmol/L。

(四)简答题

1. 叙述在对一名成年男性进行 CPR 时,按压的部位在哪里? 按压的深度是多少? 按压的频率是多少? 按压和通气的比值是多少? 机械通气的频率是多少?

2. 西地兰用药期间的注意事项有哪些?

3. 简述急性心力衰竭的使用利尿药、血管扩张药、洋地黄制剂的护理。

二、参 考 答 案

(一)单项选择题

1. C	2. B	3. B	4. C	5. C	6. C	7. B
8. B	9. C	10. C	11. D	12. C	13. C	14. B
15. D	16. B	17. C	18. C	19. D	20. B	21. D
22. D	23. D	24. D	25. C	26. D	27. D	28. D
29. A	30. D	31. D	32. C	33. B	34. B	35. C
36. A	37. B	38. D	39. A	40. C		

(二)多项选择题

1. ABCD   2. ABC   3. ABC   4. ABCD   5. ABCD

(三)填空题

1. 纠正低血容量

2. 脉搏　血压

3. 钙

4. 原包装

5. 中枢性呼吸

6. 渐进性

7. 5~10　报警

8. 室性期前收缩

9. 交替　脂肪萎缩

10. 脉搏

11. 解磷定　氯磷定　双复磷　双解磷

12. 70%以下

13. 肌酸激酶(PK)

14. 高浓度(>50%)　较为安全的低水平(8 kPa以上)

15. 6.67kPa　8.0kPa

16. 潘生丁　阿司匹林　右旋糖酐-40　噻氯匹定

17. 下降

18. 40　7.45

(四)简答题

(略)。

视频目录

（扫描二维码观看视频）

1. 心肺复苏技术

2. 有创伤性测量法

3. 中心静脉压监测

4. 多功能监护仪的应用技能

5. 心电图机的应用技能

6. 心脏电复律

7. 呼吸机使用技术

8. 应用呼吸机病人吸痰法

9. 气管插管固定技术

10. 经口气管插管病人
    的口腔护理

11. 插胃管操作流程

12. 电动洗胃机洗胃

13. 简易呼吸器使用技术

14. 连续性肾脏替代治疗

15. PICC 置管技术

16. 导尿法

17. 脑室引流

18. 胸腔引流管护理

19. 气管切开的护理

20. 肢体保护性约束技术